CORNELL PUBLICATIONS IN THE HISTORY OF SCIENCE

THE CORRESPONDENCE OF MARCELLO MALPIGHI

VOLUME I
1658 – 1669

1

CORNELL PUBLICATIONS IN THE HISTORY OF SCIENCE

THE CORRESPONDENCE OF
MARCELLO MALPIGHI

EDITED BY

HOWARD B. ADELMANN

VOLUME I
1658 – 1669

CORNELL UNIVERSITY PRESS
ITHACA AND LONDON
1975

This book has been published with the aid of a grant from the Hull Memorial Publication Fund of Cornell University.

First published 1975 by Cornell University Press.
Published in the United Kingdom by Cornell University Press Ltd.,
2-4 Brook Street, London W1Y 1AA.

International Standard Book Number 0-8014-0802-4
Library of Congress Catalog Card Number 73-9867

Printed in Belgium by the St. Catherine Press, Ltd.

MAGISTRIS OPTIMIS VIVENDIQUE PRAECEPTORIBVS

BENJAMIN FREEMAN KINGSBVRY

MDCCCLXXII – MCMXLVI

NECNON

ALBERT HAZEN WRIGHT

MDCCCLXXIX – MCMLXX

LVBENTISSIMO CORDE ATQVE ANIMO

DISCIPVLVS PIVS

CONTENTS

CONTENTS OF VOLUME I

THE CORRESPONDENCE

PREFACE

The editions of the correspondence of eminent scientists which have already appeared or are still in process of publication—those of Antoine Laurent Lavoisier, Antony van Leeuwenhoek, Isaac Newton, Henry Oldenburg, Bernardino Ramazzini, and Lazzaro Spallanzani, to name but a few conspicuous examples—reflect the heightened interest of historians of science in the epistolary activities of scientists and demonstrate how such collections of letters, particularly when they are extensive and include both sides of a correspondence, may contribute to an understanding of the writers and of the era in which they lived.

An edition of the correspondence of Marcello Malpighi, one of the most distinguished figures in seventeenth-century biology and medicine, requires no apologia. The extant letters exchanged between him and more than one hundred fifty correspondents, some of whom were of great eminence, have been dispersed into numerous repositories, the most important of which is the Biblioteca Universitaria of Bologna. About one-third of the surviving letters written by Malpighi himself have remained unpublished, as have about two-thirds of those addressed to him. Those which have been published are scattered through a considerable number of books and journals; they have sometimes been carelessly transcribed; and they are, in general, far from adequately annotated. Thus, a large mass of documents important for the interpretation of the scientific milieu of the seventeenth century has been accessible in the original only to a few, and only with great difficulty, and even that part which has been published cannot be used to best advantage by students of the history of science.

To make this precious resource readily available to students of Malpighi, of his correspondents, and of his age, and to ensure its preservation, the extant correspondence of Malpighi (including occasional relevant letters not addressed to him) is here presented as a companion piece to my *Marcello Malpighi and the Evolution of Embryology*.

Although the work is designed primarily for the use of scholars acquainted with the original languages, since others may use it as well the letters are provided with brief English summaries. Wherever possible, the annotations identify all persons mentioned (and include a brief list of biographical references), explain allusions to books and to events, and, in general, provide the apparatus necessary for an appreciation of the letter's significance. For the larger setting my earlier work on Malpighi may be consulted.

Consulti, when unmistakably such, have not been included. A distinction between a *consulto* and a personal letter is, however, sometimes difficult to make. My practice has been to regard as a letter any communication provided with a personal salutation, even though in content the letter amounts essentially to a *consulto*. It is to be hoped that in the near future someone with the proper qualifications will edit and publish Malpighi's *consulti* with suitable medical annotation.

Whenever possible, the letters have been transcribed from the original manuscripts. Where drafts or copies of a letter are extant in addition to the recipient's copy, the latter has been used, and only significant deviations from it in other copies have been mentioned in the notes. When the recipient's copy has not been available, the text follows either a draft or a record copy, or if these are lacking, what appears to be the most reliable manuscript copy. Letters available only in published sources have been transcribed exactly as they appear in these sources. The transcriptions from manuscripts are designed to be faithful to them, but concern for the reader's convenience has made some slight departures seem advisable. Note the following practices:

1) The letters have been numbered and arranged chronologically; those of which only the year is known follow those more completely dated and are arranged in alphabetical order according to the recipient. When not dated, letters in response are placed immediately after the letters to which they are replies. Letters to which no date could be assigned are placed at the end of the final volume and are arranged in alphabetical order of repository or private owner.

2) Old-style Julian dates and other systems of dating that deviate from the Gregorian calendar have been given as they stand, but corrected to the Gregorian style.

3) The writers' usages and spellings have been preserved, except that *v* has been used for consonantal *u*, *W* for *Vu* (as in Willis) and *uu* (as in Greuue); but the letters *i* and *j* have been retained as written.

4) Capitals have been retained wherever they have been identified with certainty, but in doubtful cases a small letter has been preferred if this agrees with modern practice. Words that are not capitalized following a full stop have usually been allowed to stand as written unless clarity seemed to demand capitalization.

5) Some changes have been made in the punctuation. A period has been placed after all abbreviations, often instead of a colon. However, commas with the force of a full stop have usually been allowed to stand as written, and the final sentences of paragraphs have been left without a full stop where this is the case in the original. Apostrophes have been added where these are customarily found. In transcriptions from the Italian only grave accents have been employed.

6) The abbreviations for Signor, Signora, Signore, Signori, Padron, Padrone, and, in some cases for San, Santa, and Santo have been left as they stand. Other abbreviations, wherever the full form is unequivocal, have been silently expanded; wherever expansions are putative, however, they have been enclosed in square brackets. Raised letters forming part of abbreviations have ordinarily been lowered.

7) Deleted matter that is still legible has been retained only when thought to be of significance, and in these few cases it has been enclosed in pointed brackets.

8) Words or phrases which I have found to be illegible, or which are irrecoverable because of damage to the manuscript, are indicated by a 2-em dash enclosed in square brackets, and the nature and extent of the ellipses have been stated in the notes.

10) In clear cases of a writer's unintentional repetition of a word or words, the repeated matter has been silently omitted.

11) Italics have, in general, been employed only for material underlined in the original. Deviations from this practice are mentioned in the notes.

12) Pharmaceutical signs have been retained.

13) Symbols for currency have been converted to the names of the coins.

14) All material introduced by the editor, with the exceptions noted in (6), has been enclosed in square brackets.

15) Autograph signatures have been given in capitals, others in capital and lower-case letters, and all have been expanded to the full form in brackets.

16) All postscripts are printed after the signatures.

17) Marginal comments are given in the notes.

18) In sum, I have adhered as closely as possible to the manuscripts. The reader should be aware that atypical and ungrammatical forms, deviant spellings, and so forth, have been retained, usually without comment, if the sense is not affected.

It is likely that some letters still in private hands and others in public collections have eluded my search. I shall be grateful to anyone who calls such letters to my attention.

ACKNOWLEDGMENTS

For the generous assistance that has been given me in this work I am, of course, in large measure indebted to the institutions and persons mentioned in my *Marcello Malpighi and the Evolution of Embryology*. Renewing my heartfelt thanks to them all, I here refer my readers to the acknowledgments there made, and take occasion to correct the unfortunate omission of the name of Dr. Horace Magoun, who first encouraged me to apply to the National Science Foundation for support of my researches; I thank him belatedly but deeply.

It goes without saying that my heaviest indebtedness in the present work is to the owners of the letters here printed, whether institutions, private persons, or dealers; they are named at the beginning of each letter, and in my notes I have acknowledged the kindness of those, whether the representatives of institutions or friendly scholars, who have helped me to interpret a point or to find a necessary document.

My deep sense of gratitude, however, impels me to mention once again by name certain institutions and individuals to whom my debt is heaviest: the Biblioteca Universitaria and the Biblioteca Comunale dell'Archiginnasio of Bologna, the Royal Society of London, the Biblioteca Estense of Modena, and the kind scholars and friends who have not only made Italy a home away from home for me during my periods of investigation there but have assisted me constantly with advice and encouragement—in Bologna, the Cavaliere Luigi D'Aurizio, Professor Vincenzo Busacchi, Signor Clemente Franchini, and Professor Alessandro Simili; in Milano, Professor Luigi Belloni; and in Modena, Professor Pericle Di Pietro. Of scholars at home, I take pleasure in acknowledging assistance from Dr. Robert M. McKeon and Father Robert E. McNally, S.J.

Special mention must be reserved for my assistants at home, whose faithful and intelligent aid in the checking of my manuscript, the verifying of references, and the preparation of the index has contributed immeasurably to making this a better book than it would otherwise have been; first Margaret Tallmadge May and then Carol Jordan, Mary Cullen, and Dr. Patricia Kirkwood deserve my lasting appreciation and my heartfelt thanks.

2

For constant scholarly advice and assistance in every phase of the preparation of this work I once more owe to my learned friend Dr. Dorothy M. Schullian, until recently curator of the History of Science Collections in the Cornell University Library, a particular vote of thanks for the countless ways in which she has contributed to this book. I urge my readers to consult her book, *The Baglivi Correspondence from the Library of Sir William Osler*, which will, however, reveal only in part how deep is my indebtedness.

I must also renew my cordial thanks for the assistance given me by the staff of the Cornell University Library.

To the Hull Memorial Publication Fund, whose generous subvention has made possible the publication of this work, and to the Cornell University Press and its talented staff goes my grateful acknowledgment of their support.

And I am equally appreciative of the grants made by the National Science Foundation in support of the research upon which this book is based.

HOWARD B. ADELMANN

Ithaca, New York
August 1973

ABBREVIATIONS

ADS	Autograph draft, signed; that is, a draft written and signed by the same person, who may be presumed to have usually made and signed a fair copy to be sent to the addressee.
ADuns	Autograph draft, unsigned; that is, a draft written by the sender but left without signature.
ALS	Autograph letter, signed; that is, a fair copy (sometimes not unique) of a letter written and signed by the sender.
ALuns	Autograph letter, unsigned.
BA	Bologna. Biblioteca Arcivescovile.
BAc	Bologna. Accademia delle Scienze dell'Istituto di Bologna.
BC	Bologna. Biblioteca Comunale dell'Archiginnasio.
BU	Bologna. Biblioteca Universitaria.
Cart.	Carteggio.
Collez. autogr.	Collezione degli (di) autografi.
FiFM	Firenze. Biblioteca della Facoltà di Medicina, Università di Firenze.
FiN	Firenze. Biblioteca Nazionale Centrale.
Lb	Letter Book of the Royal Society.
LoRS	London. Library of the Royal Society.
LoWH	London. Wellcome Historical Medical Library.
LS	Letter, signed; that is, a letter signed by the sender but written by another person.
Luns	Letter, unsigned.
MAS	Modena. Archivio di Stato.
ME	Modena. Biblioteca Estense.

ABBREVIATIONS

MoBO	Montreal. Osler Library.
MS, MSS	Manuscript, manuscripts.
OED	*The Oxford English Dictionary*.
PiU	Pisa. Biblioteca Universitaria.
Publ.	Published.
Racc.	Raccolta.
RL	Roma. Biblioteca Lancisiana.

See also the list of manuscripts consulted in Adelmann (1966, I, *xvii-xix*).

THE CORRESPONDENCE

MARCELLO MALPIGHI TO FRANCESCO MARIA FIORENTINI[1]
Pisa, 16 March 1658[2]

Text: Lucca, Biblioteca Governativa, MS(ALS) 1269 (MSS Fiorentini O.37)
Publ.: G. Sforza (1879, *753-754*); Münster (1951a); Ceccarelli (1962, *509*)

Malpighi regrets that he has been unable to find in Pisa the books desired by Fiorentini;
he will try elsewhere. He replies to a request by Fiorentini for information about the telescope
in use at Pisa by reporting what Carlo Rinaldini has told him of its construction and
performance. See also Adelmann (1966, I, *159, 170*).

Molt'Illustre et Eccellentissimo Sig. e Pron. Colendissimo
Giunto in Pisa in conformità de i commandi riceuti da Vostra Signoria
Eccellentissima con ogni possibile diligenza hò procurato resti servita de i
libri desiderati, ne in coteste librarie antiche de Padri dei Servi, e San.
Catterina[3] è stato possibile ritrovar cosa a proposito; Non manc[h]erò però
procurarli in altro luoco, benche per la scarseza delle librarie particolari
stimo quasi impossibile. Circa poi la notitia che desidera del canochiale, mi
referisce, il Sig. Rinaldini,[4] che diverse volte alla presenza del Serenissimo
Gran Duca[5] s'è pratticato, et è riuscito benissimo, stante che mostra una gran
lattitudine di paese, con questo però, che non ingrandisce molto; la sua
struttura è in tutto simile a gl'ordinarij nella grandezza delle lenti, solo
questo hà di particolare, che hà più lenti convesse, quali multiplicate sino al
numero di quattro porgono la figura inversa, mà aggiunt[av]i[6] la quinta si
erge. Questa è quella pocha cognitione, che [bre]vemente porgo a Vostra
Signoria Eccellentissima pregandola della continuatione [de i] suoi bramati
commandi, quali soli possono alimentare la [devo]ta servitù di chi vive per
sempre
Di Vostra Signoria Molt'Illustre et Eccellentissima
Pisa li 16 Marzo 1658
Devotissimo et Obligatissimo Servitore vero
MARCELLO MALPIGHI

1. For Francesco Maria Fiorentini, historian, physician, and botanist of Lucca, see
Haller (1774, I, *449*); Targioni Tozzetti (1780, III, *184-185*); Tiraboschi (1834, XXVII,
203-206); Inghirami (1844, XIII, *53-54*); De Renzi (1846, IV, *137, 411*); G. Sforza (1879);
Saccardo (1901, *48*); Paoli (1940); Coturri (1956; 1959); Ceccarelli (1961, *6-21*; 1962);
Ceccarelli and Manara (1963); Adelmann (1966, I, *153* n12, *159, 170*).
2. Dated 1659 by Münster (1951a).

3. For the library of the Dominican Convent of Santa Caterina at Pisa, which dates from the thirteenth century, see Pelster (1925); Taurisano (1952); *Annuario delle biblioteche italiane* (1958, pt. 2, *136*).

4. For Carlo Rinaldini, a member of the Accademia del Cimento, see Patin (1682, *52-57*); Targioni Tozzetti (1780, I, *345-347, 430-433*); Colucci (1791, XIII, *cxxi-cxxiii*); A. Fabroni (1795, III, *393-398*); Tiraboschi (1834, XXVIII, *136-137*); Antinori (1841, *71-74*); Poggendorff (1863, II, *360*; 1879, *360, 385*); Ornstein (1928, *80*); P. Riccardi (1952, I, 2nd pagination, *347-348*); Adelmann (1966, I, *140, 145, 159, 178, 509*); W. E. K. Middleton (1971, *34-35 et alibi*).

5. Ferdinand II de' Medici, who together with his brother, Prince Leopold, founded the Accademia del Cimento. For Ferdinand and his brothers, see Pieraccini (1947, II, pt. 2, *167-324*); W. E. K. Middleton (1971, *18-88 passim, et alibi*).

6. This and the following three hiatuses are due to a burn in the paper.

2 GIOVANNI ALFONSO BORELLI[1] TO MALPIGHI
Firenze, 26 May 1659

Text: BU, MS(LS) 2085, IX, *1-2*

Borelli has arrived in Florence and reports the activities and plans of the English anatomists, John Finch and Thomas Baines, who will remain in Tuscany throughout the coming summer and winter. He will try to strike up an acquaintance with them. The dissection of an ostrich will give him the welcome opportunity of observing the muscles. He sends greetings to various friends at Pisa. See also Adelmann (1966, I, *153, 160* n6, *161-162*).

Molto Illustre et Eccellentissimo Sigr. mio, e Pron. Osservandissimo

Sono arrivato assai stracco sabato alle 15 hore, et il doppo desinare fui a riverire quest'Altezze, et appunto trovai una bellissima preparatione anatomica fatta da questi Sigri. Inglesi[2] con incredibil diligenza, et uno di essi che fù il Sigr. Giovanni mostrò in una tavola la dispositione delle reni e di tutti gl'altri ordegni spermatici; disse d'haver osservato a Padova in uno che lungo tempo haveva patito di Gonorrea che ritrovò negl'epididimi un condotto assai largo, e manifesto fatto dalla corrosione di quella marcia nel suo transito. Non disse nulla di quei vasi, o budellini[3] che compongono la sustanza de' testicoli; si che io più mi confermo che Tilmanno[4] pretenda supprimere quella bella inventione della Buona Memoria dell'Uberio.[5]

Di più, il medesimo Sigr. Giovanni Inglese tagliò un utero di cerva gravida, e con una politia stupenda separò da quella membrana[6] piena di siero, nella quale nuota l'embrione un altro gran vaso aderente a quello in forma di sacco[7] dentro del quale vi è un altro fluore alquanto più gialliccio, di quello nel quale nuota il feto; e questo tal fluore giallo si continua per un condotto[8] de' vasi umbillicali fin dentro la vessica della detta bestiolina; e quel che riusci più grato fù il vedere scorrere il detto fluor giallo per detto canale fino alla detta vessica, e di quivi per un foro fatto con la punta d'un coltellino scappar fuori grondando si che come ella vede quell'opinione antica che i bambini nell'utero della madre urinassero si trova ora verissima ancorche asseverantemente negata, e derisa dall'Arveo.[9]

Promise poi di far vedere molte cose nuove, et inopinate. E continuaranno ad habitare in Firenze la state dove attenderanno ad intagliar le figure per stampare queste loro nuove inventioni essendo da Sua Altezza[10] abbondantemente provisti di tutte le commodità per far quell'osservationi anatomiche che à loro piaceranno. L'Inverno poi verrano à legere à Pisa se bene senza salario. Volendo eglino trattare, et esser trattati da Sigri. Alla grande; io poi procurarò stringer l'amicitia con esso loro cooperando in questo la benignità del Serenissimo Gran Duca; il qual prima del mio arrivo li havea informato di me, e de miei studij con istima superiore al mio merito. Si che Pron. mio ci potremo pigliar varij spassi e già si comincia con far tagliare uno struzzo dove a mia sodisfattione potrò considerar la struttura de' muscoli; il che mi riuscirebbe assai piu suave se io potessi haver fortuna che Vostra Signoria vi fusse presente, e vi cooperasse; ma non vo dir altro finche mi riesca di potere in qualche parte sodisfar la mia inclinatione di servire agl'amici. Favoriscami Vostra Signoria participar questa lettera al Sigr. Cavalier Guidi[11] al quale abbraccio, e riverisco cordialmente, e priego che non si dia in preda alla malinconia perche forsi non est abbreviata manus domini. Havrei a scrivere molt'altre cose mà non è bene confidar tanto alla penna. L'abbraccio per fine, e riverisco insieme con il Sigr. Apollonio,[12] Sigr. Barbati,[13] Sigr. Puccini,[14] Sigr. Zannetti,[15] e Sigr. Terenzi.[16] Il medesimo dica al Sigr. Cavalier Maffei[17] s'egli non è partito, e cosi anco al Sigr. Cotti.[18]

Firenze 26 Maggio 1659
Di Vostra Signoria Molto Illustre et Eccellentissima

Affezionatissimo Servitore
GIO[VANNI] ALFONSO BORELLI

1. With Giovanni Alfonso Borelli, gifted mathematician, astronomer, and iatrophysicist, Malpighi had enjoyed a most fruitful association during his stay at Pisa from 1656 to 1659. For his career and his relationship with Malpighi, see, for example, J. B. Denis (1672, *291-294*); Mongitore (1714, II, 2nd pagination, *51*); Zavarrone (1753, *148-149*); Mazzuchelli (1762, II, pt. 3, *1709-1714*); Eloy (1778, I, *413-415*); A. Fabroni (1778, II, *227-324*; 1795, III, *437-483*); Targioni Tozzetti (1780, *passim*); D'Afflitto (1794, II, *178-234*); Corniani (1819, VII, *243-255*); Jourdan (1820, II, *405-407*); Delambre (1821, II, *332-334*); Dezeimeris (1831, I, pt. 2, *468-472*); Tiraboschi (1834, XXVIII, *81-87*); Antinori (1841, *63-71*); Minieri Riccio (1844, *62-63*); Accattatis (1870, II, *215-220*); Del Gaizo (1886; 1890; 1907; 1908; 1909a; 1909b; 1914); Caverni (1891-1900, I-VI, *passim*); Arenaprimo (1900, *197-206*); Chinigò (1900, *309-313*); G. Oliva (1900, *219*); G. Ziino (1900); M. Foster (1901, *54-83, 88*,

176-179, 281-283); Nigido-Dionisi (1903, *199-202 et passim*); Polimanti (1912); Giovannozzi (1916); Capparoni (1931; 1932, I, *64-66*); Meier (1937); Barbensi (1938; 1947); Cannavò (1945); Nordenskiöld (1946, *151-153*); Serrus (1947); Armitage (1950); Bastholm (1950, *163-176*); Franceschini (1951); Koyré (1952; 1961, *459-520*); Steno (1952, I, *28 et alibi*); Aliquò Lenzi and Aliquò Taverriti (1955, I, *101-103*); Derenzini (1958; 1959; 1960); Busacchi and Muratori (1964); Bonora (1965); Adelmann (1966, I, *144-152, 293* n2, *331, 332, 379, 398, et alibi*); Fulton and Wilson (1966, *220-222*); Dal Santo (1967); E. Clarke and O'Malley (1968, *162-165*); F. S. Rossi (1968); Altieri Biagi (1969, *237-307*); *Dictionary of Scientific Biography* (1970, II, *306-314*); *Dizionario biografico degli Italiani* (1970, XII, *543-551*); Galluzzi (1970); Balaguer Perigüell (1971); De Caprariis (1971); W. E. K. Middleton (1971, *27-30 et passim*) and the additional references given by L. Ferrari (1947, *133*).

2. These were the English anatomists, Sir John Finch and the friend of his bosom, Sir Thomas Baines, who had arrived in Pisa shortly before Malpighi left there in 1659. For their career and their relations with Malpighi and Borelli, see Ward (1740, *227-232*); Eloy (1778, II, *233*); Targioni Tozzetti (1780, I, *269-270, 272* ff.); A. Fabroni (1795, III, *466-467, 532-534, 610, 615, 687*); T. F. Henderson (1885, II, *441*); Moore (1889, *18*); Malloch (1917); Steno (1952, I, *190, 228, 296, et alibi*); Sells (1964, *119-120*); Adelmann (1966, I, *138, 153, 159-171, 198-199, 201, 213-219, 227-239, 253, 261, 653, 662, 664, 686, 699, 700, 708* n5, *et passim*) and the literature there cited. See also the Index of this work.

3. That is, the seminiferous tubules.

4. That is, Tilman Trutwin (Tilimano, Tilmann, Tilmannus, or Tilmano Tructwyn), the skillful anatomical demonstrator who performed dissections for Aubry and Finch and, at times, for Borelli; see Targioni Tozzetti (1780, I, *275-277*; III, *350-357*); A. Fabroni (1795, III, *435*); Malloch (1917, *23* ff., *42*); Steno (1952, I, *189, 190, 228, 251, 296*); Adelmann (1966, I, *153-154, 161, 187, 201, 207, 214, 228, 232* n1, *242*).

5. That is, Claude Aubry (Claudius Auberius or Uberius, Claudio Aubery, Aubriet, or Uberio), the Lorrainese anatomist who first demonstrated the seminiferous tubules of the testis in 1658 at Borelli's house in Pisa. The demonstration was attended by Malpighi and described by Aubry in his *Testis examinatus* (Florentiae, 1658). See Borelli (1680, I, *341-342*); Malpighi (BU, MS 2085, VI, *2* verso; 1697, I, *4*; 1902, *13-14*); Targioni Tozzetti (1780, I, *212*; III, *192*); A. Fabroni (1795, III, *531, 580*); Jourdan (1820, I, *408*); L. Belloni (1964, *81-82*); Adelmann (1966, I, *152-155, 161, 177* n2, *215, 225, 272, 316, 725-726*).

6. The amnion.

7. The allantois.

8. The urachus.

9. That is, William Harvey. See his *Exercitationes de generatione animalium* (1651, *281-283*; 1653, *518-522*; 1847, *557-559*).

In view of the extensive literature concerning this well-known figure, attention is called only to the distinguished recent works of Busacchi (1959; 1964); E. Ferrario, Poynter, and Franklin (1960); Keynes (1966); Pagel (1967; 1970-1971); Pagel and Poynter (1960); Poynter (1960); C. Webster (1967); and Whitteridge (1971). See also the *Isis Cumulative Bibliography* (1971, I, *542-547*).

10. That is, Ferdinand II de' Medici, grand duke of Tuscany.

11. From what Borelli says in later letters to Malpighi we learn that the Cavaliere Guidi, a native of Volterra, was a friend of both men, that he carried money and goods for them between Italy and Sicily, that one of his villas was near the Medici Villa Ambrogiana not far from Montelupo, and that in 1664 he was injured during a fight with a Barbary ship. Derenzini (1959, *233* n19) identifies him as *Comandante* of the Tuscan fleet. For frequent mentions of him in this correspondence, see the Index.

12. Apollonio Apolloni, a native of Piraino, was a lecturer on medicine at Pisa from 1658 to 1662; see A. Fabroni (1795, III, *609-610, 689*); Adelmann (1966, I, *205, 206*).

13. That is, Girolamo Barbato, a lecturer on medicine at Pisa from 1655 to 1662, who is perhaps best known for his *De sanguine et eius sero exercitatio* (Venetiis, 1665), in which he is said to have first described blood serum.

See Mazzuchelli (1758, II, pt. 1, *275*); Portal (1770, III, *352-353*); A. Fabroni (1795, III, *575-577, 689*); Jourdan (1820, I, *542*); Vedova (1832, I, *72*); De Renzi (1846, IV, *50, 136*); Hirsch (1884, I, *284*); Adelmann (1966, I, *153-154, 166, 181, 198, 206, 337, 400-401, 565-566* n13, *719-720*; II, *826*).

14. Giuseppe Puccini was a lecturer on medicine at Pisa from 1655 to 1681 according to A. Fabroni (1795, III, *577, 689*), or only until 1674 according to V. Capponi (1878-1883, *321-322*).

15. For Giovanni Zanetti, a lecturer on medicine at Pisa from 1657 to 1666, see A. Fabroni (1795, III, *575-577, 689*) and Adelmann (1966, I, *178*). See also letters 24, 30, 135, 148.

16. For Luca Terenzi, lecturer on medicine at Pisa from 1658 to 1697, see Crescimbeni (1721, III, *160-162*); Cinelli Calvoli (1747, IV, *291*); A. Fabroni (1795, III, *610-611, 689*); Steno (1952, I, *228-229*); Adelmann (1966, I, *238, 248, 249, 509, 526* n6, *547, 548, 606*).

Terenzi will be mentioned frequently in later letters.

17. Probably the Giovanni Maffei who was a lecturer on logic and philosophy for many years at Pisa and who, according to A. Fabroni (1795, III, *399-400, 686, 690*), was a champion of the Peripatetics. See also Cinelli Calvoli (1746, III, *232*); Targioni Tozzetti (1780, I, *345*).

18. I am unable to identify this Signor Cotti. De Backer (1891, II, *1561*; IX, *140*) lists the Jesuit Giovanni Maria Cotti, a teacher of grammar, who was born at Mantua in 1609 and who about 1670 was in Vicenza, where he served for twelve years as rector; he died in 1688. I have, however, been unable to establish that he was the Signor Cotti mentioned in this letter by Borelli.

3   BORELLI TO MALPIGHI[1]
Firenze, 11 July 1659

Text: BU, MS(LS) 2085, IX, *4*

Borelli comments upon Giovanni Domenico Cassini's high praise of his book and then proceeds to speak of the works of various authors which he would like to have Malpighi find for him in Bologna. He gives his opinion of Fabricius ab Aquapendente's work (on motion) and of Highmore's observations on respiration. Various mutual friends are mentioned. See also Adelmann (1966, I, *162-163*).

Molto Illustre et Eccellentissimo Sigr. mio, e Pron. Osservandissimo

Ricevo questa settimana la sua cortesissima lettera[2] con un altra inclusa del Sigr. Cassini[3] nella quale egli per sua gentilezza s'avanza tanto nelle lodi del mio libro[4] che mi farebbe dubbitare della sua sincerità quand'io non fossi stato preoccupato dal concetto che Vostra Signoria me ne ha formato. Li ho risposto rendendoli quelle gratie che ho potuto maggiori

Con tutto che Andrea Berlicom[5] sia cartesiano nell'affare del moto del cuore desiderarei ch'ella lo scorresse per vedere se v'è nulla di nuovo.

Parimente se in cotesta filosofia conti Aristotile conoscera Vostra Signoria
che egli corrisponda al titolo mi favorisca di prenderlo a nome mio. Intorno
alla giunta di Francesco Xaverio[6] ecc. sopra la quadratura del cerchio sappia
Vostra Signoria che questo mi fu venduto dal Manolessi[7] insieme con l'opere
del Padre Gregorio di S. Vincenzo,[8] e del Midorgio;[9] ma poi ho ritrovato
che la dett'appendice del detto Xaverio è imperfetta, e vi mancano alcuni
fogli; si che quando cotesta sia intera Vostra Signoria favorisca torla per me;
però con questo patto che Vostra Signoria mi mandi la lista di quello ch'hà
speso, e spenderà per conto mio se vuole che per l'avvenire io li dia alt[r]i
incommodi. Passo ora al libro dell'acquapendente[10] il quale ancorche
m'habbia crucifisso con le sue dispute con Galeno, et Aristotile, e con le sue
innumerabili chiacchiere replicando bene spesso le medesime cose un
centinaio di volte; tuttavia ne ho ritratto finalmente che le cose che ho
speculato io, intorno al medesimo suggetto sono nuove, ne pure odorate à
mille miglia dal detto Fabritio; e da i suoi predecessori, e però maggiormente
mi son rincorato di proseguir la mia opera

La raggione, et osservatione dell'Igmoro[11] intorno la respiratione mi è
paruta assai strana, e crederei che fusse necessario rivedere in fatti l'esperienza
ch'egl'arreca perch'io dubito che vi sia qualch'equivoco. Sarebbe in ogni
modo bene procurare il detto libro se si potesse havere costi in Bologna.
Dispiacemi dell'occupationi litigiose del Sigr. Mariani[12] al quale Vostra
Signoria riverisca in mio nome. Rallegromi poi sommamente che Messer
Ascanio[13] abbia ripigliato la penna, e con quest'occasione riceva un carissimo
baciamano del Sigr. Visconte Don Iacopo Ruffo,[14] il quale in proposito di
Misser Ascanio mi risponde che l'aspetta con gran desiderio

Perch'io suppongo che cotesti librai non vorranno dare in iscambio de miei
libri altri che quelli che si sono stampati a Bologna; però sarà bene che
Vostra Signoria se ne facci dar la lista acciò ch'io potesse farne la scelta. Li
mando il libro di Luca Valerio[15] per il procaccio il quale havrà tempo l'amico
di tenerlo un mese intero e quando abbia bisogno di tempo maggiore procurarò la proroga. Il Sigr. Massini[16] la risaluta, et io di tutto cuore l'abbraccio,
e bacio le mani, e l'istesso dice Agostino.[17]
Firenze 11 luglio 1659.
Di Vostra Signoria Molto Illustre et Eccellentissima

Affezionatissimo Servitore
GIO[VANNI] ALF[ONSO] BORELLI

[At top of last page in Borelli's hand:] il Serenissimo Prone.[18] e gia netto
di febbre.

1. Malpighi, it should be noted, has now returned to Bologna after three years in Pisa.

2. This letter from Malpighi has not been located.

3. For the distinguished astronomer, Giovanni Domenico Cassini, who had since 1650 been a lecturer at Bologna and who would be called to Paris by Louis XIV in 1669, see Niceron (1727, VII, *287-322*; 1731, X, pt. 2, *236-248*); Cinelli Calvoli (1735, II, *99-101*; 1747, IV, *544*); Lalande (1771, I, *217-220*; II, *59, 118, 296-297, 351, 410-414, 661-663, 672, 674, 720, 728*; III, *299-300*); Bailly (1779, II, *307-453 passim, 480, 678-680*); A. Fabroni (1779, IV, *202-325*); Targioni Tozzetti (1780, I, *249-250*); J. K. Fischer (1801, I, *472, 494, 499-500*; 1802, II, *92, 421, 516, 519, 524-526, 528, 535, 537, 540-542, 562, 594-595*; 1802, III, *370-371, 429*; 1803, IV, *285, 288-289, 303-304, 421*); Corniani (1819, VIII, *43-48*); Delambre (1821, II, *686-804*); Tiraboschi (1834, XXVIII, *108-117*); Mazzetti (1848, *87*); *Biographie universelle* (1854, VII, *133-136*); *Nouvelle biographie générale* (1855, IX, *38-51*); R. Wolf (1877, *449-451 et alibi*); Caverni (1891, I, *194*; 1892, II, *257, 437, 438, 449, 518*; 1893, III, *470*); Busacchi (1956, *425-432*); Tabarroni (1968); *Dictionary of Scientific Biography* (1971, III, *100-104*); *Isis Cumulative Bibliography* (1971, I, *230*).

4. Probably Borelli's *Euclides restitutus* (Pisis, 1658). See C. Vasoli (1961).

5. This was Andreas van Berlicom (Andries van Berlicum). From 1628 until his death in 1656 he served as secretary of the city of Rotterdam; in 1641 he was named curator of the Latin School there. See *Nieuw Nederlandsch biografisch Woordenboek* (1911, I, *317-318*; 1924, VI, *106*). The book of his referred to here is *Elementorum de rerum naturalium gravitate. . . libri XII* (Roterodami, 1656).

6. That is, the Jesuit mathematician François Xavier Aynscomb (Aynscom, Aynscombe), born at Antwerp, though of English origin; see *Biographie nationale* (1866, I, *576-578*); De Backer (1890, I, *715*).

The work of Aynscomb's referred to here is his defense of Grégoire de Saint-Vincent: *Expositio ac deductio geometrica quadraturarum circuli, R. P. Gregorii a S. Vincentio ... cui praemittitur liber de natura et affectionibus, rationum ac proportionum geometricarum* (Antverpiae, 1656).

7. Probably the Bolognese bookseller and publisher, Carlo Manolessi, who many years earlier had been sentenced to three lashes and three years in prison for having kept prohibited books in his shop. He died shortly after 1660, and his business was continued by his sons. See Battistella (1905, *160*); Sorbelli (1929, *130, 131, 134, 151-152*).

8. For Father Grégoire de Saint-Vincent, the Jesuit mathematician, see Kästner (1799, III, *221-250*); Huygens (1888, I, *53* nn; 1908, XI, *314-317*; and most other volumes, *passim*); De Backer (1896, VII, *439-443*; App., *ii*); Descartes (1901, IV, *231*; 1903, V, *321 et alibi*); *Biographie nationale* (1911-1913, XXI, *141-171*); Scherz in Steno (1952, I, *108*); *Isis Cumulative Bibliography* (1971, II, *434*).

The work of his referred to was probably his *Opus geometricum quadraturae circuli . . .* (Antverpiae, 1647).

9. This was the friend of René Descartes, the mathematician Claude Mydorge, for whom see Jöcher (1751, III, *787-788*); *Biographie universelle* (XXXIX, *666*); *Nouvelle biographie générale* (1866, XXXVII, *88*); Huygens (1891, IV, *268* n); Marie (1884, *193-194*); Descartes (1897, I, *257*; 1898, II, *539-540*; 1903, V, *67-68, 89-90, et alibi*); *Isis Cumulative Bibliography* (1971, II, *210*).

The work referred to appears to be Mydorge's commentary on Jean Leurechon's *Récréations mathématiques*; in the edition published at Paris in 1638 (see Mydorge [1638]) the quadrature of the circle is dealt with in problem XXXIII (pp. 58-65). It is possible, however, that Borelli was speaking of the edition published at Paris in 1659.

10. This was the distinguished Paduan anatomist, Hieronymus Fabricius ab Aquapendente (Girolamo Fabrici or Fabrizio d'Acquapendente); see Portal (1770, II, *195-229*); Haller (1774, I, *285-288*); Eloy (1778, II, *179-181*); Jourdan (1821, IV, *99-103*); Dezeimeris

(1834, II, pt. 1, *261-265*); Tiraboschi (1834, XXII, *91* ff., *186-192*); Hirsch (1885, II, *323-325*); Adelmann in Fabricius ab Aquapendente (1942); L. Belloni (1952); Stefanutti (1957); Castellani (1961); *Dictionary of Scientific Biography* (1971, IV, *507-512*); *Isis Cumulative Bibliography* (1971, I, *401-402*).

The works of his in question are probably *De musculi artificio, ossium dearticulationibus* (Vicentiae, 1614) and *De motu locali animalium* (Patavii, 1618).

11. That is, the English physician and anatomist, Nathaniel Highmore, for whom see Portal (1770, II, *676-680*); Haller (1774, I, *442*; 1779, III, *22-23*); Eloy (1778, II, *524-525*); Jourdan (1822, V, *187-188*); Dezeimeris (1837, III, *129-130*); Hirsch (1886, III, *202*); Moore (1891); Tacke (1923); Grondona (1963); Adelmann (1966, I-V, *passim*); *Dictionary of Scientific Biography* (1972, VI, *386-388*).

For Highmore's views on respiration, see his *Corporis humani disquisitio anatomica* (1651, *180-190*).

12. This was Malpighi's friend and mentor, the philosopher and physician Andrea Mariani. He was born in Bologna on 21 April 1593 and awarded the degree of doctor of philosophy in the Studium there on 15 October 1618. The degree of doctor of medicine was awarded him at Padua on 26 April 1628. With some interruptions Mariani lectured in the Bologna Studium for forty years, from 1618 to 1622 on logic, and thereafter, until he was made emeritus in 1658, on philosophy. He died in 1661. His career and his relations with Malpighi have been sketched in some detail by Adelmann (1966, I, *64, 123, 124-125, 128-129, 134-135, 137, 155* n2, *163, 167, 169, 174, 186, 199, 216, 311, 408* n3, *432* n9). See also G. B. Capponi (1672, *22-26*); Eloy (1778, III, *167*); Fantuzzi (1786, V, *261-263*); Jourdan (1824, VI, *194*); Mazzetti (1848, *200, 335*; 1848a, *68*); Forni and Pighi (1962, *206-207*).

13. I am unable to identify further this Messer Ascanio, who is mentioned again in letter 8.

14. For Don Giacopo Ruffo, Viscount Francavilla, the pupil and friend of both Malpighi and Borelli, and at various times the host of both at Cattaratto near Messina, see Malpighi (1697, I, *24*); Litta (1912, Ser. 2, no. 55, Ruffo di Calabria, plate XI); V. Ruffo (1916, *21-23*); M. Fisch (1953, *536* n87); Adelmann (1966, I, *147-148, 198, 203, 205, 211, 212, 216, 217, 219* n7, *220, 239, 249, 255, 259, 285, 291, 293, 314, 372, 398*; II, *829*).

15. For the Ferrarese mathematician, Luca Valerio, see Baruffaldi (1811, *152-154*); Caverni (1895, IV, *109, 355-357*; 1898, V, *21, 556*); P. Riccardi (1952, I, 2nd pagination, *569-571*); and the additional references given by L. Ferrari (1947, *677*) and P. Riccardi (1952, I, 2nd pagination, *569-570*).

From what Malpighi says in a letter to Marchetti (no. 16), the work of Valerio's in question appears to be *De centro gravitatis solidorum* (Romae, 1604). See also letters 8, 9.

16. Possibly Innocenzo Massini, lecturer on civil law at Pisa from 1656 to 1668; see A. Fabroni (1795, III, *8, 292-293, 683*); Vermiglioli (1829, II, *94* n3).

17. That is, Borelli's servant, Agostino Riccardi; see his letter to Malpighi (no. 7) added to Borelli's letter of 20 September 1659 (no. 6).

18. The Grand Duke Ferdinand II or his brother, Prince Leopold de' Medici.

4 BORELLI TO MALPIGHI
Firenze, 14 July 1659

Text: BU, MS(LS) 2085, IX, *5*

Borelli specifies which of the Manzini brothers he was referring to in an earlier letter (not located). He reports on his own health and extends his sympathy to Malpighi in the latter's indisposition. He asks Malpighi's opinion of Ruland's recommendation of oil or balsam of sulphur and comments on Conring's and Malpighi's experiments. He would be glad to have Malpighi find and send him a servant. Malpighi's decision not to return to Pisa has troubled him extraordinarily. See also Adelmann (1966, I, *163*).

Molto Illustre et Eccellentissimo Sigr. mio, e Pron. osservandissimo

Alla sua gratissima lettera de i 12[1] soggiungo che intorno al Sigr. Mansini non vorrei ch'ella equivocasse perch'io intendo il Sigr. Dottor Carlo Antonio,[2] non già quell'altro cavaliere suo fratello che è poeta[3] ma caso che si fusse preso quest'equivoco Vostra Signoria mi favorisca in ogni modo di darne uno al Sigr. Carl'Antonio[4] insieme con i debiti saluti, et inchini.

Io veramente fin ora non ho voluto intrigarmi con medici, ne con spetiali, et ho solamente usato la mattina di bere un po' po' d'acqua commune con poco succo di limone, e ne ho veduto buoni effetti; ma se la necessità mi sforzarà farò capitale del conseglio di Vostra Signoria dispiacemi dell'inquietitudine che l'ha caggionato cotesto suo infermo, e la compatisco grandemente. La ringratio poi della cortesia con la quale continua a favorirmi per cavar quante maggiori notitie si possano da quell'amico[5]

Vorrei che Vostra Signoria mi dicesse il suo sentimento intorno la centuria, et esperienze di Rolando[6] particolarmente intorno alle cose della chirurgia dove egli attribuisce tanti miracoli all'oglio, o balsamo di Zolfo[7] che io non so se sia la medesima cosa

Intorno al Coringio[8] io non mi posso dar ad intendere attrattion veruna nelle parti dell'animale ben può essere che tagliato una vena o arteria di là dal taglio il sangue sia spinto dalla compression de muscoli, e dell'altre viscere che si muovono; mà per servire a Vostra Signoria la prima occasione che vi sarà di taglio vedrò d'accertarmene

Intorno all'altr'osservatione che l'acqua in un gran vase esposta al sole meridiano senza vento si muova circolarmente mi è giunt'affatto nuova, et io dubito che vi possa essere qualch'altra caggione non avvertita di cotal sintoma, e se Vostra Signoria rifarrà l'esperienze in altri vasi dove non vi siano piante mà solamente acqua non vi vedrà tal moto circolare. Ho io ben osservato molte volte che nel fondo di detti vasi non molto profondi vi è una gran quantità di granellini d'aria ò esalationi in forma di ruggiada, i quali non è impossibile che tal volta si muovano obliquamente se i pori dalli quali scappan fuori saranno obliquamente disposti, e cosi una gran copia di essi potrebbero agitar l'acqua circolarmente ma s'ella torrà un semplice vaso di terra, o pur di Rame dubito ch'ella non vi vedrà tal moto circolare. Mi favorisca d'accertarsene con le debite cautele di non esser preceduta qualch'agitatione come di tutti gl'altri particolari e me ne dia avviso

9

Inquanto al Servitore se è possibile Vostra Signoria procuri in ogni modo d'inviarmelo supponendo ch'ella s'accertarà prima de i suoi talenti perche io qui patisco di servitù grandemente. Il Sigr. Cavalier Guidi[9] che è qui la risaluta, e la ringratia dell'affetto

Passo ora a quello che mi ha straordinariamente afflitto sentendo che ella s'habbi lasciato attrarre con tanta violenza dalla virtù calamitica della torre degl'Asinelli. Io tardarò fin all'ultimo a chieder la licenza ch'ella m'impone al Serenissimo Principe Leopoldo:[10] chi sà? Forse in questo tempo si mutasser le circonstanze, et ella mutasse risolutione. Intanto l'abbraccio di tutto cuore, e bacio le mani insieme con il Sigr. Mariani, e Casini.[11]

Firenze 14 Luglio 1659

Di Vostra Signoria molto Illustre et Eccellentissima

Affezionatissimo Servitore

GIO[VANNI] ALF[ONSO] BORELLI

1. This letter from Malpighi has not been located.

2. For the Bolognese astronomer, Carlo Antonio Manzini, see G. B. Capponi (1672, *94-96*); Aprosio (1673, *594*); Fantuzzi (1786, V, *206-207*); Galilei (1909, XX, *475 et alibi*).

3. Of the two brothers of Carlo Antonio Manzini, Luigi and Giovanni Battista, Borelli is here referring to the latter, who was still living in 1659. Luigi had died in 1657. Both were the authors of many now largely forgotten belles lettres.

For Giovanni Battista, see Ghilini (1647, I, *99*); Cinelli Calvoli (1746, III, *266*); Fantuzzi (1786, V, *208-211*; 1794, IX, *145*).

For Luigi, see G. B. Capponi (1672, *299-304*); Cinelli Calvoli (1746, III, *267*); Fantuzzi (1786, V, *211-215*; 1794, IX, *146*); Mazzetti (1848, *196-197*); and consult the additional references given by L. Ferrari (1947, *436*).

4. It is not certain what Borelli wished Malpighi to give Carlo Antonio Manzini, but we we may surmise that it was one of his books, possibly *Euclides restitutus* (Pisis, 1658). Manzini later sent Borelli his *Stella Gonzaga* (Bononiae, 1654). See letters 5, 20.

5. The friend Borelli had in mind here was probably Andrea Mariani, for whom see letter 3 n12.

6. That is, the physician and Hellenist Martin Ruland, the Elder, for whom see Haller (1777, II, *152-154*); Eloy (1778, IV, *135*); Jourdan (1825, VII, *72-73*); Hirsch (1887, V, *120*).

The work of Ruland's referred to is his *Curationes empiricae*, ten *centuriae* of which were published during the sixteenth century. Editions containing all ten appeared at Basel and at Lyons in 1628.

7. This is the balsam of Ruland, for which see Manget (1703, I, *404*); James (1743, I, *s. v.* Balsamum); Capello (1754, *19*); Spielmann (1783, pt. 2, *61*).

8. Borelli is dissenting from the physician, philosopher, and polyhistorian Hermann Conring, who in chapter 42 of his *De sanguinis generatione, et motu naturali* (1646, *422* ff.) argues that the blood is moved through the vessels in part by attraction, in part by the pulse, both assisted by the force of gravity and *vacui fuga*. All the parts of the body possess some power of attraction by virtue of the heat resident in them, but the heart, possessing the greatest degree of heat, has the greatest power of attraction. The venous blood is therefore moved toward the heart primarily by means of the supreme attractive power of the heart. Obviously the blood in the arteries cannot be moved from the heart to the various parts by attraction alone, for if it were, it would be moving from the part of greatest attractive power, the heart, toward

parts of progressively less attractive power. In the arteries, therefore, the blood is moved from the heart to the various parts primarily by the pulse. Conring explains the flow of blood from both ends of a cut vessel by *vacui fuga*. See also letters 44 n3 and 72 n7.

For Conring, see Niceron (1732, XIX, *249-286*; XX, *173*); Eloy (1778, I, *697-698*); Jourdan (1821, III, *313-319*); Dezeimeris (1831, I, pt. 2, *858-861*); Hirsch (1885, II, *67*); Steno (1952, I, *69-71*).

9. For the Signor Cavaliere Guidi, see letter 2 n11.

10. Prince Leopold de' Medici, later cardinal; see Targioni Tozzetti (1780, I, *367* ff.); Moroni (1847, XLIV, *93*); Pieraccini (1947, II, pt. 2, *292-394*); W. E. K. Middleton (1971, *11-91 passim, et alibi;* 1971a).

11. That is, Andrea Mariani and Giovanni Domenico Cassini; see letter 3 nn12, 3.

5   BORELLI TO MALPIGHI
Firenze, 30 August 1659

Text: BU, MS(LS) 2085, IX, *25-26*

Borelli is embarrassed by Manzini's request for criticism of his *Stella Gonzaga*. He reports on his indisposition and asks for advice, and then he tells of the Grand Duke's and Prince Leopold's reactions to the news that Malpighi wishes to return to Bologna. Malpighi's experiments are commented upon again and some news of the Studium at Pisa is reported. See also Adelmann (1966, I, *163*).

Molto Illustre et Eccellentissimo Sigr. mio, e Prone. Osservandissimo

Prima che mi arrivasse la sua cortesissima de 26[1] mi pervenne una lettera del Sigr. Conte Manzini[2] insieme con due copie d'un suo libretto intitolato Stella Gonzaga sopra del quale mi richiede il mio sincero sentimento: ma perch'egli loda nell'istesso suo libro cotesta sua inventione con encomij tropp'eccessivi non sò se riceverebbe volentieri qualche sincero avvertimento: Però io hò preso risolutione di allungar la cosa con il pretesto d'esser convalescente, e non poter per ora applicarmi à cose speculative in questo tempo Vostra Signoria mi farà favore con ogni segretezza, c confidenza di chieder consiglio al Sigr. Mariani, e Sigr. Casini[3] del modo come mi debbo portare per non procacciarmi l'alienazione del detto Sigr. Manzini in cambio della sua amicitia non volendo io adular ne moltiplicarmi mali affetti

Intorno ai miei malanni gia mi son chiarito che non sono le reni che mi dogliano, ma tutti i muscoli, e particolarmente quelli di tutta la schiena, et ho osservato che dopp'un straordinario esercizio havendo caminato meno di due miglia il dolore universale s'accrebbe bestialmente, e trovo ch'ogni mattina doppo il riposo del letto mi sento meglio. Quì vi è chi mi vuol' dare ad intendere che questi sian flussioni catarrali ecc., e pure questo male mi è venuto dopp'una dissenteria d'un mese, e mezzo, et in questi tempi caldissimi

11

dove spesso si suda ne io fo disordine di bere ne di frutti, si che dovrei credere
più tosto dà aridità che dà abbondanza di somiglianti humori catarrosi hab-
b'origine il mio male però in niuno conto inchino a questi decotti di china,[4] e
cose somiglianti ch'alcuni amici mi consigliano. Ho scritto tutto questo
distesamente accio ch'ella ne discorra con il Sigr. Mariani, e mi scrivano il
commune lor sentimento

Ieri finalmente per il continuato stimolo di Vostra Signoria ma con mia
grande repugnanza significai al Serenissimo principe Leopoldo[5] la scusa che
Vostra Signoria vuole per rimanersene a Bologna le posso assicurar con ogni
sincerità come anco se n'accorse il Sigr. Oliva[6] ch'era presente che Sua Altezza
hebbe molto dispiacere di questa sua risoluzione perch'alle prime parole
proemiali ch'io dissi di questa scusa m'interroppe la detta Altezza dicendo:
e perche? continuai poi a dire ch'era già finita la condotta, e che gl'interessi
domestici lo necessitavano a rimanersene a casa ecc. Lo stesso sentimento
mostrò il Serenissimo Gran Duca[7] poco doppo quando il medesimo Sigr.
Principe li diede questa nuova. siche Sigr. mio io haverei scommesso il naso
che Vostra Signoria quest'anno haverebbe havuto e l'ordinaria, et anco
augumento grossissimo. Ma già che la cosa è ita cosi sia certo almeno che per
l'avvenire quand'ella volesse risolversi frà qualche tempo di ritornare a Pisa
potrà forse con molto vantaggio farlo

Vegga che già ella ha trovato che l'acqua una volta al sole non circola
continui ora l'esperienza per chiarirci. Intorno al Servitore non se ne pigli
briga gia ch'è tanto difficile a trovarsi poi che già qui ne ho rintracciato uno
taliter, qualiter, il qual si porta mediocremente se non si guasta. Intorno alle
letture di filosofia[8] ch'ella dice non v'è novità nessuna solamente si è data una
lettura di logica al Sigr. Alfonso Marsilij[9] ultimo figliolo del Sigr. Alessandro[10]
ben cognito a Vostra Signoria questo si è fatto com'ella comprenderà più in
riguardo della persona, e della famiglia che in riguardo del merito, e dell'età.
Questo stesso credo che difficultarà qualche poco la catedra di logica che
desidera il Sigr. Marchetti[11] tanto più che s'è scoverto un altro concorrente
ch'è l'Albizini,[12] il quale li suoi amici si vantano d'haverla in Corbona, ma io
fin'ora le tengo per ciance, e stratagemme solite, ma ben presto Vostra
Signoria ne saprà la riuscita. L'abbraccio finalmente, e la riverisco come fò
al Sigr. Mariani, e Sigr. Casini.
Firenze. 30 Agosto 1659
Di Vostra Signoria Molto Illustre et Eccellentissima

Affezionatissimo Servitore
GIO[VANNI] ALF[ONSO] BORELLI

1. This letter from Malpighi has not been located.

2. That is, Carlo Antonio Manzini; see letter 4 n2. His *Stella Gonzaga* had been published in Bologna in 1654.

3. That is, Andrea Mariani and Giovanni Domenico Cassini; see letter 3 nn12 and 3, respectively.

4. That is, chinaroot, *Smilax china* L. (not *china china* or quinine), which was introduced into Europe in the third decade of the sixteenth century. Like other, related species (*Smilax medica, Smilax officinalis,* and, perhaps, *Smilax ornata*), known as sarsaparilla, it soon became widely used in the treatment of various maladies, notably syphilis. Almost immediately, however, a number of distinguished physicians (for example, Vesalius [1546; 1936 (cf. Cushing [1962, *60-61*]; O'Malley [1964, *214-216*]; Schmitz and Tek Tiong Tan [1967])]; Falloppio [1600, *721-722*]; Massaria [1607, *458-459*]; and Cardano [1663, VII, *265-270*]) expressed scepticism as to the virtues of chinaroot, or denied it any value in the treatment of syphilis. It will often be mentioned later by Malpighi and his correspondents.

For the preparation, use, and value of both chinaroot and sarsaparilla, see, for example, Schröder (1669, *404, 451*; 1677, 2nd pagination, *52, 172-173*); Manget (1703, I, *554-555*; II, *861*); Lemery (1716, *144, 487*); Astruc (1740, I, *149-150*; II, *644, 679, 695, 697, 721, 738, 744, 759, 767, 769, 770, 772, 774, 784, 786, 822, 824, 830, 844, 845, 857, 858, 860, 867, 868, 879, 904, 1002, 1028-1030*); James (1745, II, III, *s. vv.* China, Sarsaparilla); Lewis (1768, *212-213, 524-525*); Spielmann (1783, pt. 1, *79, 188-189*); *Index Catalogue of the Library of the Surgeon-General's Office* (1891, Ser. 1, XII, *536-537*; 1892, XIII, *205*; 1910, Ser. 2, XV, *112*; 1911, XVI, *63*; 1931, Ser. 3, IX, *378*). See also the Index of this work.

5. That is, Leopold de' Medici.

6. For Antonio Oliva (Uliva), member of the Accademia del Cimento and lecturer on medicine at Pisa from 1663 to 1667, see Targioni Tozzetti (1780, I, *224-228, 434-435*; II, pt. 2, *698*); A. Fabroni (1795, III, *402, 445, 613-617, 689*); Tiraboschi (1834, XXVIII, *135-136*); Antinori (1841, *74-75*); Poggendorff (1863, II, *322*; 1879, *359*); Accattatis (1870, II, *254-257*); Aliquò Lenzi and Aliquò Taverriti (1955, III, *30-31*); Adelmann (1966, I, *140, 141, 145, 147, 168, 198, 201-202, 227, 233, 238, 403*); W. E. K. Middleton (1971, *35-36 et alibi*). Adelmann (1966, I, *140*) follows Poggendorff (1879, *359*) in erroneously setting the date of Oliva's death in 1668; he did not take his life for probably a little more than 20 years after this date: in the Malpighi correspondence he is mentioned last in letter 268 (21 April 1671), when he was certainly still alive.

7. Ferdinand II de' Medici.

8. According to A. Fabroni (1795, III, *404-405, 688, 689, 690*), a lectureship in philosophy at Pisa was awarded in 1659 to Pietro Boccantini, who held the chair until 1672 along with a lectureship in medicine from 1663. From 1672 until his death in 1678 he served as *Magister chirurgiae.*

9. Alfonso Marsili was made a lecturer in logic at Pisa in 1659, when he was only seventeen years old. He held this post until 1661, when he was made a lecturer in philosophy. He died in 1666. See A. Fabroni (1795, III, *404-405, 686*).

10. For Alessandro Marsili, a member of the Accademia del Cimento and lecturer on philosophy at Pisa from 1638 to 1662, see Targioni Tozzetti (1780, I, *343-345, 433-434, 524-525*); A. Fabroni (1795, III, *18-20, 277, 389-390*); Tiraboschi (1834, XXVIII, *131*); Antinori (1841, *70-71*); Poggendorff (1863, II, *59-60*; 1879, *359*); Galilei (1909, XX, *476 et alibi*); Ornstein (1928, *80*); Adelmann (1966, I, *139, 170, 286*); W. E. K. Middleton (1971, *33-34 et alibi*).

11. For Borelli's student, the classical scholar and mathematician Alessandro Marchetti, who was a lecturer successively in logic, philosophy, and mathematics at Pisa from 1659 to 1714, see Negri (1722, *18-20*); Stecchi (1727); Niceron (1728, VI, *300-307*); Cinelli Calvoli (1746, III, *271-273*); A. Fabroni (1778, II, *329-354*; 1795, III, *7, 474, 484-492,*

546, 686, 687, 690); Targioni Tozzetti (1780, I, *235-237, 317, 453, 493, 520*); Corniani (1819, VIII, *124-133*); Tiraboschi (1833, II, *18*; 1834, XXVIII, *138*; XXIX, *154-156*); Inghirami (1844, XIII, *323-324*); Carducci (1889, *213-272*); Caverni (1892, II, *513-515*; 1895, IV, *246-247, 454-458, 475*); Ghetti (1900); Maugain (1909, *136-139*); D'Ancona and Bacci (1920, III, *575*); Steno (1952, I, *227, 228-229*); Derenzini (1959); Saccenti (1965; 1966); Adelmann (1966, I, *170, 178, 181, 188-189, 332, 403, 717, 718* n).

12. For Giovanni Andrea Albizzini, who lectured on philosophy at Pisa from 1661 to 1666 and who had previously lectured on logic there, see Targioni Tozzetti (1780, I, *358*); A. Fabroni (1795, III, *399, 686, 690*).

6 BORELLI TO MALPIGHI
Firenze, 20 September 1659

Text: BU, MS(LS, with autograph addition) 2085, I, *113-115*
Publ. (in part): Malpighi (1697, I, *3, 103-104*; 1698, *5*); Atti (1847, *22*)

Borelli discusses his illness. He regrets his inability to find out for Malpighi how to prepare *cristallo di monte*. The fact that Malpighi continues to concern himself with the theory of purgatives and diuretics pleases him, and he comments upon the supposed diuretic properties of asparagus. See also Adelmann (1966, I, *165-166*).

Molto Illustre et Eccellentissimo Sigr. mio, e Prone. Osservandissimo

Questa volta parmi che con meno ambiguità possa dire di stare un tantin meglio particolarmente in questi dui ultimi giorni, ma ne i tre precedenti hò havuto una pessima stretta di dolor di petto irritata da un'accidental tosse. del resto i dolori vanno vagando come prima benche sopra il rene destro che è poi uno de muscoli esterni il dolore è ancor perseverato, però non si sente allora ch'io non m'appoggio in quella parte ne ripiego la schiena; nelle braccia poi, e nelle gambe il dolore non è perseverante, mà di tanto in tanto si fa sentire, o mi par di sentirlo nelle membrane dell'ossa, non gia de muscoli. Sottosopra mi pare di passarla meglio;[1] siche seguito pieno di buona speranza ad eseguire i consigli del Sigr. Mariani.[2]

Perche io soglio starmene in camera ho commesso ad Dottor Terenzi[3] che s'informi del modo come si usa di preparare il cristallo di monte,[4] e questa mattina m'ha mandato a dire che havendolo domandato a' tre medici vecchi de i più principali della citta non gl'hanno saputo dir nulla resta solo da [i]nformarsi dal Dottor Maggiotti[5] che è il più antico, e più stimato della città, e se tal risposta verrà a tempo prima di mandar questa lettera l'aggiugnerò in una proscritta. In tanto io li posso dire d'haver veduto a Messina certe cartuccie che le battezzavano cristallo preparato fatte da certo speziale famoso di Catania chimico Era questa tal polvere di color che inclinava al bigio, o al berrettino segn'evidente che il cristallo non era semplicemente pesto, e trito poiche in tal caso dovea essere la polvere candidissima, e però bisogna che vi fusse fatta qualche calcinazione o cosa simile

Godo ch'ella continui la sua fatica. Intorno ai medicamenti purganti elettivi[6] parmi ottima la cogniettura di Vostra Signoria ch'oltr'ad aprire le bocche dell'arterie, dell'intestini e stomaco con la sua acredine una part'entri, e penetri fin al cuore, dove fermentando il sangue può far mill'effetti buoni, e cattivi. Ma circa il modo di scaricarsi gli dett'humori del sangue negl'intestini non credo che sia bisogno ricorrere a nuova operatione di dett'humori bastando la primiera apertura fatta dal gia detto medicamento nelle bocche dell'arterie intestinali nel suo primiero passaggio. Con la medesima facilità parmi poter risolvere il secondo problema; perche può essere che un medicamento diuretico non facci il primiero effetto d'aprire, e dilatare le bocche dell'arterie intestinali (ò perche sia contemperata la sua acredine da altr'humori lenificanti, o perche la superficie interna degl'intestini sia ben armata di quello stagno, o cose simili alla flemma, o pure perche somiglianti succhi diuretici sono accommodati ad entrare nelle bocche delle vene lattee con gran sollecitudine prima ch'abbian tempo corrodendo di stimolare, e dilatare le bocche dell'arterie intestinali). Supposto questo seguiti a caminare il detto succo diuretico pian piano per il cuore fermentarà ora una parte, ora un altra del sangue, la quale resa più fluvida, et acquosa può facilmente scappar via dall'arteria magna nelle reni, e nella vessica, ne vi rimane raggione perche debbano dett'humori serosi scaricarsi negl'intestini; poiche non essendo preceduta apertura in dette estremità arteriali continuarà la sua circolatione il sangue per le vene miseraiche per acquoso, et alterato ch'egli si sia, e di nuovo ripassando per il cuore, e per le reni continuarà qui a spurgarsi il dett'humor seroso dove si ritrova l'esito.

Quest'operatione com'ella vede sarebbe possibile se poi la natura se ne serve io non ardirei pronuntiarlo potendo ella in molte maniere conseguire i suoi fini

Restami solo uno scrupolo intorno al vero effetto di questi diuretici; et havrei sommamente caro che Vostra Signoria se ne chiarisse con l'esperienza senza far conto di tant'autori che lo scrivono per cosa certa. Il mio motivo è questo. Tutti credono che gli sparaci siano diuretici, e la raggione che n'arrecano è perche prima di mezz'ora fanno andare il siero per le reni, e per la vessica; il che si conosce dalla puzza dell'orina, ne l'è già mai passato per la fantasia che con la medesima sollecitudine s'urina quelche s'è bevuto a tavola ancorche non puzzi di sparaci; Ne meno hann'havut'avvertenza di misurar l'urina per chiarirsi se caeteris paribus quando si mangiano sparaci s'urina più che in altri tempi. Ora parmi di haver osservato di non haver

io fatto maggior copia d'urina ne giorni ch'ho mangiato sparaci di quello
che solevo fare altri giorni prima, e poi. Ora se la cosa stà cosi quest'è un
grand'inditio per dubitare anco de i sedani, del persemelo, et altre cose
simili: Ne è cosa nuova che gl'Aristoteli, e i Galeni abbiano referite per vere
cose più enormi come quella delle macchie sanguigne degli specchi fatte con
la vista delle mestruate. Dico questo in somma per stimolare a Vostra Signoria
a chiarirsi di questa verità con gl'occhi aperti, e farmen'avvertito. Finisco con
pregarli da Dio felicità, e li bacio affettuosamente le mani assieme con il
Sigr. Mariani.
Firenze 20 7bre 1659
Di Vostra Signoria molto Illustre et Eccellentissima

Affezionatissimo Servitore
GIO[VANNI] ALF[ONSO] BORELLI[7]

1. A marginal note in Borelli's hand reads: "non sò s'ho scritto che solo nel capo non ho
havuto mai dolore."
2. That is, Andrea Mariani; see letter 3 n12.
3. That is, Luca Terenzi; see letter 2 n16.
4. Crystal of the mountains, that is, quartz crystals. See letter 580 n10.
5. I am unable to identify further this Doctor Maggiotti. He is never mentioned again.
6. Malpighi was interested in the theory of purgation and had apparently written about
the matter in connection with the dialogues he was preparing and intended to send on to
Borelli for criticism. The dialogues are referred to further in letters 9, 25, and 57. The
copies of them in Malpighi's possession were destroyed in the burning of his home in 1684.
See Atti (1847, *18* ff.); Adelmann (1966, I, *135, 155-157, 165-167, 471* n1; II, *821*).
7. See the appended letter of Agostino Riccardi (no. 7).

7 AGOSTINO RICCARDI TO MALPIGHI
[Firenze, 20? September 1659][1]

Text: BU, MS(ALS) 2085, I, *115*

Agostino Riccardi, Borelli's servant, writes that he is leaving Borelli's employ and going to
Rome. He would be glad to execute any commissions Malpighi might give him.

Molto Illustre et Eccellentissimo Sigr. mio e Pron. Colendissimo

Per l'importune richieste de i miei parenti sono sforzato a lasciar la servitù
al Sigr. Dottore, isserò fra poco sarò di partenza per Roma. Intanto se Vostra
Signoria Eccellentissima mi ha a comandare qualche cosa per quella volta
trovarà sempre un suo devotissimo Servitore quale sempre me li sono dichiarato, e se per l'innanzi non l'hò hauto fortuna di servirla in cosa alcuna spero
adesso mentre sto di partenza aspettare qualche suo comando; o doppo che

sarò a Roma con accennarne solamente Vostra Signoria Eccellentissima al
Sigr. Dottore Borelli, mentre di nuovo megli esibisco
Di Vostra Signoria molto Illustre et Eccellentissima

Devotissimo Servitore

AGOSTINO RICCARDI

1. Appended to letter 6.

8 BORELLI TO MALPIGHI
Firenze, 4 October 1659

Text: BU, MS(LS) 2085, IX, *6-7*

Borelli reports himself in better health and gives further news of Finch and Baines and of
the Studium at Pisa. He expresses his interest in the printing at Bologna of a new edition of
the works of Benedetto Castelli and makes suggestions as to its contents. See also Adelmann
(1966, I, *160* n6, *166*).

Molto Illustre et Eccellentissimo Sigr. mio, e Pron. Osservandissimo

Trovomi la sua cortesissima de i 30[1] del passato, e prima li dico che mi
conformarò con il consiglio del Sigr. Mariani,[2] del giuditio del quale io ne fò
quella stima che è dovere. Parmi che chiaramente io vada migliorando;
poiche i dolori sono come addormentati, e poco si fanno sentire quand'io non
fò movimenti di corpo straordinarij. Ho osservato di nuovo che essendo
cessati i sudori notturni doppo che l'aria s'è rinfrescata mi pare che quelle
materie acri habbiano preso la strada dell'urina poiche sento nell'orinare un
ardore insolito. Veggo poi che il star caldo mi giova assai, et ogni poco di
fresco m'accresce la tosse, e pure è impossibile ch'io stia sempre imprigionato
in camera come successe iersera che mi partij assai tardi dalla camera del
Gran Duca,[3] dove questi Notomisti Inglesi[4] osservorno non sò che differenza
ne i vasi spermatici d'un mulo dai cavalli per volerne ritrarre la caggione
della loro sterilità. Ma in verbo Inglese li vuò dire in confidenza il giudizio
ch'io ne feci di loro molto tempo fà, del quale ora tutti se ne vann'accorgendo.
Eglino sono superbissimi, et ambitiosissimi a tutti disprezzano in Italia dicono
non v'esser niuno che sappia notomia, e quando se l'insegna, e mostra qualche
cosa non mai sognata da loro come è successo a me con una gran sfacciatag-
gine la contradicono, e vilipendono; per il contrario loro non mostrano altro
che quell'anticaglie già muffe; se ben si vantano d'haver grandi, e nuove
inventioni che le conservano in petto. Il Gran Duca gl'hà offerto a tutti due
700 scudi perche leggano a Pisa, e non se ne contentano, si che io dubito già
che il Gran Duca se n'è qualche poco scandalezzato di loro che li lascierà
andare a fare i fatti suoi. In somma Sig. Marcello quest'oltramontani che
s'empieno la bocca de fat[ti] nostri chiamandoci doppij, et artificiosi, e

fraudolenti fanno come le Puttane, ch'a tutte le femine ch'incontrano l'in-
giuriano bagascia. Io già mi son dichiarato con il Gran Duca, et anco persua-
solo che non mi costringa ad insegnarli niuna cosa de i miei capricci per non
venire la 2ª volta a quegl'acri risentimenti quando li mostrai la struttura del
cuore,[5] e che in quanto a me gia mi son chiarito di non poterne cavar cosa di
buono; perche l'anticaglie le sappiamo tutti, e ne sono pieni tutti li libri; ne
loro che fanno l'arcifanfani si hanno voluto giàmai degnare di tagliare quelle
cose, e nel modo ch'io ho loro richieste

Intorno alla polvere con il libro che dispensavano quei Siciliani[6] io veramente non ne sò nulla, ne saprei che mi fare per servire il Sigr. Mariani.
Hò saputo anco oltre alle cose scritte del ruolo che sia stato condotto non sò
che giovane medico di Faenza.[7] Me rallegrarò sentendo che Vostra Signoria
abbi conseguito il suo intento[8] da cotesto senato come anco che Misser
Ascanio[9] facci progresso in qualunque linguaggio. Ho veduto l'indice delle
cose stampate del Manolessi[10] e dicali da mia parte che ancor ch'egli abbia
finito di stampare le cose del Padre Don Benedetto Castelli,[11] egli v'ha lasciato
le cose più belle, e più singolari, e sono un maraviglioso, e squisito trattato
del modo di farsi la vista, e due epistole al Galileo della natura de i colori
particolarmente del bianco, e nero. Or Vostra Signoria li dica da mia parte
che io li mandarei subbito copia di questi ammirabili libretti purch'egli mi
mandi una copia di queste diffinitioni aggiunte sopra il moto de fiumi, e sopra
le lagune di Venetia con patto di cancellar qualche cosa che io l'avvisarò che
son certo che il Padre Don Benedetto non voleva che si stampassero, e di
questa verità gli ne farò far testimonianza al Serenissimo Principe Leopoldo
come informatissimo mostrando ancora alcune lettere del Torricell[i][12] che
dicono il medesimo. Il rimedio qui si riduce a poca cosa, e forse anco consul-
tando con quest'altri Sigri. della nostra scuola discepoli del medesimo Padre
Castelli come sono io potremo con qualche dichiarazione, o postilla rimediare
alla riputazione di quel grand'huomo, e dell'opera istessa. Aggiungesi l'utile
che ne trarrebbe lo stampatore per l'aggiunta di queste due opere, che sono più
rare, e stimate di tutte l'altre.[13]

Con la seguente risponderò qualche cosa intorno a i succhi acidi che mutano
i colori, come anco risponderò intorno alla permuta, o imprestito di Luca
Valerio,[14] che in questi dui giorni non ho havuto tempo di servirla. La 1ª
seguente li saprò dir qualche cosa. Intanto l'abbraccio di tutto cuore e bacio
insieme con il Sigr. Mariani.
Firenze 4 8bre 1659.
Di Vostra Signoria Molto Illustre et Eccellentissima

Affezionatissimo Servitore
GIO[VANNI] ALF[ONSO] BORELLI

1. This letter from Malpighi has not been located.

2. That is, Andrea Mariani; see letter 3 n12.

3. Ferdinand II de' Medici.

4. That is, Sir John Finch and Sir Thomas Baines; see letter 2 n2.

5. The spiral course of the fibers of the heart, which is what Borelli probably demonstrated to Finch and Baines, was, according to Malpighi (BU, MS 2085, VI, *2*; 1902, *12-13*), first demonstrated by himself at Borelli's home in 1656. Borelli (1681, II, *80*), however, claims to have been the one who made the discovery. See Adelmann (1966, I, *152, 166*); Bernabeo (1969).

6. I have been unable to identify this powder or the Sicilians dispensing it. Perhaps it was the *polvere di Sicilia* mentioned by Erminia Santa Croce Lancelotta when writing a history of her indispositions (ALS, dated, Rome, 10 October 1690; in possession [in 1956] of Signor B. Galanti of Paris; copy in BAc, III, *75-75* verso [in hand of G. B. Morgagni?]).

She writes, "V'è chi mi consiglia per addolcire l'acidi quella polvere di Sicilia, non so se costì ve ne sia contezza essendo poco che è venuta alla luce, li Gesuiti la decantano, la chiamano con nome di polvere del fondacaro e chi del gran Diavolo la chiama, chi belicarso [?], in sustanza è una terra assai grave, Sin ora non mi sono arrischiata prenderne."

7. I have been unable to identify this young physician from Faenza or to discover that anyone from Faenza was appointed at Pisa in 1669.

8. Borelli is referring here to Malpighi's request for an increment in salary which was read in the Bolognese Senate on 22 August. On 2 September the Assunti recommended an increment of 300 lire (bringing Malpighi's salary to 500 lire) and this recommendation was finally approved by the Senate on 9 December 1659. See Costa (1912, *39*); F. Franchini (1930, *79*); Adelmann (1966, I, *165*).

9. This Messer Ascanio was mentioned in letter 3.

10. That is, Carlo Manolessi; see note 13, below, and letter 3 n7.

11. For Don Benedetto Castelli, pupil of Galilei and teacher of Borelli, lecturer on mathematics at Pisa from 1622 to 1626 and later at the Sapienza in Rome, distinguished contributor to our knowledge of hydraulics, see Ghilini (1647, II, *42*); Allacci (1663, *62*); Cozzando (1694, *53-54*); Armellini (1731, I, *92-97*; 1735, III, *24*); Jöcher (1750, I, *1744*); Haller (1774, I, *567*); François (1777, I, *183*); A. Fabroni (1778, I, *235-261*; 1792, II, *104, 393, 404-409*; 1795, III, *440, 450, 687*); Targioni Tozzetti (1780, I, *183-186, 313*); Peroni (1816, I, *240-242*); Corniani (1819, VII, *186-192*); Tiraboschi (1834, XXVIII, *87-93*); Antinori (1841, *5* ff.); Inghirami (1843, I, *412-413*); Mazzuchelli (1878); Caverni (1891, I, *157-159, 179, 272-274*; 1892, II, *37, 238-239, 423-424, 506-507*; 1898, V, *21-22*); Guerrini (1907); A. Favaro (1907-1908; 1920); Del Gaizo (1909a, *276-279*); Galilei (1909, XX, *412-413*); P. Riccardi (1952, I, 1st pagination, *289-293*); Adelmann (1966, I, *144-145, 150, 188*); Altieri Biagi (1969, *93-153*); *Dictionary of Scientific Biography* (1971, III, *115-117*).

12. For the mathematician and physicist, Evangelista Torricelli, Galilei's assistant and later his successor as mathematician to the Grand Duke Ferdinand II at Florence, see Niceron (1731, XV, *19-24*); *Raccolta d'elogi d'uomini illustri toscani* (1770, IV, *ccccxxx-ccccxxxxviii*); Mittarelli (1775, *173-175*); A. Fabroni (1778, I, *345-399*); Targioni Tozzetti (1780, I, *173-182*); Corniani (1819, VII, *233-243*); Hercolani (1834, I, *11-19*); Antinori (1841, *22* ff.); Inghirami (1844, III, *374-375*); A. Montanari (1886, II, *76*); Caverni (1891, I, *178* ff., *283-285, 378* ff., *389-390, 456* ff., *517-518, 525*; 1892, II, *363-365*; 1893, III, *28-29, 595-596*; 1895, IV, *200* ff., *240* ff., *337-338, 547* ff., *568*; 1898, V, *18-19, 27-28, 95-97, 304-306, 573-575*); Saccardo (1901, *108*); Galilei (1909, XX, *548*); Torricelli (1919-1944); D'Ancona and Bacci (1920, III, *505-506*); Mieli (1921, I, *299-311*); E. Bortolotti (1947, *108* ff.); P. Riccardi (1952, I, 2nd pagination, *542-545*); Rossini (1956); Società Torricelliana di Scienze e Lettere (1959); Altieri Biagi (1969, *169-217*).

13. In the foregoing passage Borelli has been referring to the third edition of Castelli's

Della misura dell'acque correnti which, under the editorship of Carlo Manolessi, was published at Bologna in 1660 by the heirs of Dozza. The printing of the work seems to have been completed, or almost so, by September 1659, and indeed, preceding the *Dimostrazioni geometriche* beginning on page 59, it contains an additional frontispiece dated 1659.

This third edition contains among other things not previously published two letters of Castelli (pp. 125-142) regarding the Fiume Morto and the Serchio and also his reflections on the Venetian lagoon (pp. 99-125), parts of the work which Borelli wished to have Manolessi send to him in return for Castelli's work on vision, and two of his letters to Galilei on the nature of colors, copies of which Borelli possessed and was willing to send to Manolessi for publication. These were not printed until 1669, however, when they were included in Castelli's *Alcuni opuscoli filosofici*, which was published at Bologna.

Borelli does not specify what he desired to have Manolessi omit from his edition of *Della misura dell'acque correnti*.

Three additional letters of Castelli to Galilei on the nature of colors *rimaste inedite, perchè reputate a torto dai nostri predecessori non degne d'essere pubblicate* (A. Favaro [1907-1908, *85*]) were published by A. Favaro in Galilei (1906, XVII, *121-123, 133-134, 156-169*). See also A. Favaro (1907-1908, *45* ff.); P. Riccardi (1952, I, 1st pagination, *289-291*).

14. For Luca Valerio and this book of his, see letters 3, 9, 16.

8A   HERCOLE MARIA PELLEGRINI[1] TO MALPIGHI
Crevalcore, 20 October 1659

Text: BC, Collez. autogr. Pallotti (ALS), XXV, 1489

Some wine is being sent to Malpighi, and it should be opened by an experienced person. Malpighi's uncle sends his greetings and inquires about wine for his wife. Pellegrini asks Malpighi to deliver enclosures to Signor Rinaldo.

Molto Illustre et Eccellentissimo Sigr. Osservandissimo

Inviai per Pilone il carro di vino quale fù scaricato conforme gl'ordinai, mà non già aperti conforme gl'ordinai prego pertanto Vostra Signoria à compiacersi di fargli aprire da persona pratica et si averti che questo fatto è pericoloso di restar offeso, per la forza del vino, e nel aprire si averta bene à non levare affato il corone ma si levi lentemente sino è svaporato, è come hò detto la persona che opperara sia ben pratica accio non resti offeso, e di gratia non manchi di farli aprire che porta pericolo che il vino fracassi le botte è tutto vadi à male.

Il Sr. suo Cio[2] la saluta, e la prega à favorirlo per il servitio del vino, per la sua consorte, che pertanto potra mandare gl'ingredienti che giudica, con l'avissare la qualita del vino che si ricerca et il modo che si deve tenere che di tutto questo spendera prontamente sara rinborsato, e mi favorisca pertanto recapitare l'inchluse al Sigr. Rinaldo[3] e per fine gli bacio le mani.

di Crevalcore il di 20 8bre 1689

Di Vostra Signoria Molto Illustre et Eccellentissima

Affezionatissimo Servitore

HERCOLE MA[RI]A PELLEGRINI

[Address:] Al Molt Illustre et Eccellentissimo Sigr. Osservandissimo / Il Sigr. Dottor Marcello Malpighi / Bologna

1. This Pellegrini was possibly a member of the Bolognese senatorial family of this name. Possibly, too, he was the Ercole Maria Pellegrini whose property on the Via Galliera in Bologna is mentioned by Guidicini (1869, II, *161*) as bounding on the north another piece of property sold on 27 June 1658. I have, however, found no Ercole Maria of the period of this letter in Montefani Caprara (BU, MS 4207, LXVI, *236-275*).

2. *Cio*, sic for *Zio*. This uncle was probably Alessandro Alfiere Malpighi, who died in 1680. See Adelmann (1966, *8* n1).

3. We may probably assume that this Signor Rinaldo was the Rinaldo Accursi of letter 82 and later letters.

9 BORELLI TO MALPIGHI

Pisa, 7 November 1659

Text: Atti (1847, *20-21*)

Also publ.: (in part) Malpighi (1697, I, *2-3, 103*; 1698, *3*)

Borelli has returned to Pisa from the country and reports on his health and the remedies he has been using. He adverts once more to Carlo Manolessi's edition of Castelli and to Luca Valerio's book, then criticizes at length the two dialogues Malpighi had sent him. See also Adelmann (1966, I, *73* n4, *166-167*).

Ricevo assai tardi due lettere di V. S., una del 22 recatami dal signor Barbati[1] con i due suoi dialoghi, e l'altra del 28 inviatami da Firenze. E prima la stanza mia in villa è riuscita molto breve, perchè avendo io chiesto licenza dal Granduca[2] di tardare la venuta a Pisa finchè piovesse abbondantemente, il caso ha apportato che sia diluviato alcuni giorni prima d'ognissanti, si che la mia puntualità per non chieder nuova licenza mi costrinse a venirmene, e mi trovo per grazia di Dio con assai buona salute se non avessi questo po' di tosse che mi perturba più con l'opinione che con gli effetti. Ho preso molti giorni lo sciroppo d'altea,[3] ma forse per esser fatto col miele mi turbava un po' lo stomaco, e mi cagionava qualche doloretto di corpo, però dopo averne consumato una buona boccia, non ne ho rifatto dell'altro, ma in suo cambio piglio la sera un cucchiaio di zucchero rosato.[4] Ma io veggo esser necessario pensare a rimedii più efficaci; però priego V. S. che facci intorno a questo fatto un serio consulto con il signor Mariani.[5] Intorno agl'interessi del signor Marcolessi[6] io non so che cosa si abbia risoluto Sua Altezza[7] non avendo ricevuto ancor sue lettere, poichè tutti giudicano che io sia ancora in villa. Ma mi persuado che a quest'ora avrà l'Altezza Sua già scritto quello che bisognerà fare per la correzione del libro del padre Castelli.[8] Mi scrive il signor Candido del Buono[9] che già aveva inviato a V. S. il libro di Luca Valerio,[10] intorno al quale non starò a replicar altro intorno all'osservanza della promessa fatta da detto Marcolessi.

Passo ora alla seconda sua lettera ed ai suoi dialoghi[11] e prima l'assicuro con ogni sincerità che ci ho avuto gusto non ordinario, e stimo che per ora ella non si pigli un fastidio al mondo della frase, e proprietà della lingua, ma solamente pensi alle dottrine, ed al modo efficacissimo di provare con somma chiarezza e metodo convincente i suoi concetti, per il che fare sarebbe necessario che V. S. desse una scorsa ai primi dialoghi del Galileo del sistema mondano,[12] dove vedrebbe non pochi esempi del metodo che dovria V. S. osservare nel dialogare per esser chiaro, convincente, ed osservare il costume e la dignità delle persone, che fanno la parte del maestro, e degli avversari. Dico questo, perchè osservo gran diversità di stile e di costume dal primo al secondo dialogo. Nel primo V. S. è convenientemente disteso, e trattandosi di quelle poche esperienze fatte intorno al sangue può passare che un semplice cerusico le abbia avvertite, sebbene anco stimerei bene che il medesimo cerusico non se ne facesse autore, ma che testificasse d'essere stato avvertito ed ammaestrato da un uomo grande, ed averlo egli poi esperimentato. Similmente il costume del medico Galenista, che si riduce a cedere ad un cirusico idiota non mi par bene osservato, e meglio vorrei che egli con qualche scusa sfuggisse, e mutasse ragionamento quando si riduce ad essere stretto.

Nel secondo dialogo la dottrina è copiosissima, e messa così stretta, che pare affogata, il che è contro la natura del dialogo. Di più non mi par convenevole che V. S. introduca un cerusico a parlar di cose così squisite ed eccellenti, e con tanta dottrina, la quale starebbe meglio in bocca d'un quarto dialogante che fosse medico, e filosofo eccellente e pratico e libero nel filosofare, ed a questo non sarebbe inverisimile che il medico Galenista di tanto in tanto cedesse, ma non prima d'esser stato evidentemente convinto interrogando prima ad una ad una tutte le premesse, estorquendole dalla bocca dell'avversario, sicchè finalmente potrebbe ed alla forza delle ragioni ed alla autorità veneranda del dialogante cedere l'avversario Galenista, cedere dico scansando e sfuggendo il discorso del qual si trattava. Questo in somma è quello che per ora mi sovviene. Intanto V. S. seguiti allegramente che io l'assicuro e giuro da galantuomo che l'opera sarà per riuscire assai più squisita e famosa di quello che V. S. s'immagini. Mi conservi ella intanto nella sua grazia, mentre io le bacio affettuosamente le mani insieme con il signor Mariani e Cassini.[13]

Pisa 7 novembre 1659.

1. That is, Girolamo Barbato; see letter 2 n13. The two letters from Malpighi mentioned here have not been located.

2. Ferdinand II de' Medici.

3. The marshmallow; for references to its medicinal uses, see letter 341 n5.

4. "Rosed sugar," L. *saccharum rosatum* or *conserva rosarum*, It., *zucaro* or *zucchero rosato*, a conserve made of rose petals and sugar. For its preparation and uses in medicine, see Schröder (1669, *447*; 1677, 2nd pagination, *242*); Lemery (1716, *465*); *Pharmacopoea Taurinensis* (1736, *91*); James (1745, III, *s. v.* Rosa); Lewis (1768, *484*); *Antidotarium Coll. Med. Bononiensis* (1770, *115*); Spielmann (1783, pt. 2, *285-286*).

5. That is, Andrea Mariani; see letter 3 n12.

6. Marcolessi is clearly Atti's incorrect transcription of Manolessi. For Carlo Manolessi, see letter 3 n7.

7. That is, Prince Leopold de' Medici.

8. For Benedetto Castelli and this book of his, see letter 8 nn11, 13.

9. Candido and Paolo Del Buono were both pupils of Galilei and both participated in the activities of the Accademia del Cimento, the former actively and the latter by correspondence. For the brothers, see Targioni Tozzetti (1780, I, *182-183, 435-442, 519, 526*); Tiraboschi (1834, XXVIII, *129-131*); Antinori (1841, *77-80*); Poggendorff (1863, I, *342*; 1879, *356-357*); Caverni (1891, I, *413*; 1892, II, *163-164*); Galilei (1909, XX, *406*); Ornstein (1928, *80*); W. E. K. Middleton (1971, *30-31 et alibi*).

10. For this book of Luca Valerio's, see letters 3, 8, 16.

11. See letter 6 n6.

12. Galilei's *Dialogo . . . dove . . . si discorre sopra i due massimi sistemi del mondo Tolemaico, e Copernicano* was published at Florence in 1632.

13. That is, Giovanni Domenico Cassini; see letter 3 n3.

10 BORELLI TO MALPIGHI
Pisa, 11 December 1659

Text: BU, MS(LS) 2085, IX, *8*

Borelli is pleased to hear that Malpighi has had relief from the pains he had been suffering and asks why he had had blood let. Then, after describing his own ills at some length, he reports briefly miscellaneous news. See also Adelmann (1966, I, *151, 167-168*).

Molt'Illustre et Eccellentissimo Sigr. Mio, e Prone. Osservandissimo

Mi rallegro sommamente, chè ella sia guarita de i dolori, chè la travagliavano: resto però con qualche curiosità della resoluzione di cavarsi sangue, in somigliante caso, e se si è mosso da esperienza in altri casi simili, o pure da discorso sopra le cagioni, et occasioni del tal male. Vengo ora à i miei guai, i quali mi si rendono tanto più dispiacevoli quanto chè quì non hò persona, chè sia del genio mio, con la quale possa trattare, e prender consiglio sopra le cose mie. Il tumore, che comparve dietro l'orecchia destra è quasi sfumato per traspirazione con unzioni, ed impiastri, et il dolore è assai cessato: L'ulceretta poi del penultimo dito del piè destro non è ancor' finita di guarire: ma quando mi credevo, essersi ridotta à buon segno cominciai à sentire un' grand'ardore, e dolore in un'altro dito del medesimo piede non contiguo all'affetto, e dopo avermi dato una pessima nottata senza sonno, m'accorsi la mattina, chè tutto il detto dito era divenuto bianco, et ampolloso, come se fusse scottato, e rotta la cuticola n'uscì certa marcia serosa, e così credo, chè bisognerà continovare nel letto molto più di quello, chè mi credevo. Di più son trè giorni, chè sento certo dolore sotto l'ala del braccio sinistro al taglio del muscolo verso la scapola, e mi sono accorto, chè in quel luogo v'è un noccioletto, sì chè si vede, chè io sono assai scombussolato internamente, nè sò, chè resoluzione mi pigliare, e Vostra Signoria, non vuol' far' caso di quell'abbondanza d'orina, della quale le hò scritto più d'una volta, chè se bene ella m'ha fatto un' benefizio di farmi passar' la tosse, dubito, ch'abbi fatto quest'altri danni, essendo rimasto il sangue senza la convenevole dosa aquea. Favoriscami di grazia farci reflessione, e discorrerne con il Sigr. Mariani.[1] In quanto al libro del Padre Riccioli[2] vi è tempo à mandarmelo; chè per ora son' tanto ingolfato attorno i conici d'Apollonio,[3] chè non posso pensare ad'altro, e questa è la cagione, chè per ora dorme il mio trattato de movimenti dell'animale.[4] Aspetto con desiderio la lezione stampata,[5] chè Vostra Signoria dice di volermi inviare. Fin'ora non sò chè si sia fatto à palazzo osservazion' nessuna anatomica: sò bene, chè i Sigri. notomisti Inglesi[6] si sono dati ora à non volere attaccare dispute verbali; mà in ogni occasione vogliono fare scritture, nelle quali poi si veggono le cose muffe antiche: attualmente si sono attaccati con l'Oliva[7] in disputa per il vacuo, chè è difeso dall'Oliva, e negato dagl'Inglesi; mà son certo, chè daranno nelle cose volgari, nè faranno cosa di buono. Già hò scritto à Vostra Signoria chè comincio à moderar' l'uso del' fuoco in camera. Il Sigr. Marchetti[8] la reverisce, e mi dice, chè le hà scritto intorno le faccende dello studio, e de circoli[9] passati, e veramente mi dicono, chè siano occorse scene ridicolosissime frà l'Indiano,[10] i due suoi concorrenti. E per fine l'abbraccio di tutto quore, e le bacio le mani, come fò al' Sigr. Mariani, e Cassini.[11]

Pisa 11 Xbre 1659

Di Vostra Signoria Molt'Illustre et Eccellentissima

Affezionatissimo Servitore

GIO[VANNI] ALF[ONSO] BORELLI

1. That is, Andrea Mariani; see letter 3 n12.

2. Which work of the Jesuit mathematician, Father Giovanni Battista Riccioli, Borelli had in mind is not clear. The possibilities are: *Geographicae crucis fabrica et usus* (Bononiae, 1643); *Almagestum novum* (Bononiae, 1651); and his response to Theodorus Skuminowicz in the latter's very recently published *Epistola paschalis* (Dantisci, 1659).

For Riccioli, see A. Fabroni (1778, II, *359-378*); Barotti (1793, II, *270-277*); Ughi (1804, II, *129*); Corniani (1819, VII, *200-202*); Delambre (1821, II, *274-323*); Poggendorff (1863, II, *628*); Caverni (1891, I, *213-214*; 1895, IV, *281-282, 298-299, 324, 418*); De Backer (1895, VI, *1796-1805*); P. Riccardi (1952, I, 2nd pagination, *370-374*).

3. In reconstructing books V, VI, and VII of the *Conics* of Apollonius Pergaeus from an Arabic manuscript entrusted to him by Prince Leopold of Tuscany, Borelli had the collaboration of Abraham Ecchellensis. Their efforts resulted in the *Apollonii Pergaei Conicorum lib. V. VI. VII.*, published at Florence in 1661. There was a second edition in 1679. See Adelmann (1966, I, *146, 149, 151, 168, 170, 186, 198, 723*) and letters 17, 38.

For Apollonius, see Marie (1883, I, *134-177*); Sarton (1927, I, *173-175*); Heath (1931, *352-376 et alibi*; in Apollonius Pergaeus [1961, *lxviii* ff.]); Ver Eecke in Apollonius Pergaeus (1963, i-l); *Dictionary of Scientific Biography* (1970, I, *179-193*); *Isis Cumulative Bibliography* (1971, I, *46*).

4. Borelli's *De motu animalium* would not appear until 1680-1681, but meanwhile his *De vi percussionis* and *De motionibus naturalibus*, which he regarded as necessary introductions to it and really a part of it, were published in 1667 and 1670, respectively. See letters 170 n10, 181 n6, 183 n5, 189 n16, 196 n14, 225 n5, and consult the Index.

5. What this printed lesson was I cannot say. It may have been a printed syllabus (written by someone other than Malpighi) such as was required at Bologna by the ordinances of 1639 (see Adelmann [1966, I, *65, 168* n2]).

6. That is, Sir John Finch and Sir Thomas Baines; see letter 2 n2.

7. That is, Antonio Oliva; see letter 5 n6.

8. That is, Alessandro Marchetti; see letter 5 n11.

9. The *circoli* were public disputations in which all members of the audience were permitted to discuss the questions at issue with the lecturer in charge. They were originally held while the participants were walking about, hence the name. See also letters 30, 90, 94, 98, 113, 122, 362A, and Zaccagnini (1930, *149*).

10. Who this *Indiano* or "ignoramus" was, I have been unable to ascertain. Over a year later (see letter 30) Malpighi was moved to refer to a participant in the *circoli* at Pisa as an *Indiano Indianissimo*, but whether this was the same person I do not know. Of the two rivals, one may have been Giovanni Battista Gornia (see letter 16 n7).

11. That is, Giovanni Domenico Cassini; see letter 3 n3.

11 BORELLI TO MALPIGHI
Pisa, 21 February 1660

Text: BU, MS(LS) 2085, IX, *10*

Borelli reports again on the state of his health and asks for advice.

Molt'Illustre et Eccellentissimo Sigr. e Pron. mio Osservandissimo

Ricevo la gratissima di Vostra Signoria de i 10[1] con l'incluso biglietto del

Sigr. Mariani,[2] il discorso del quale mi piace sommamente, e con ogni puntualità eseguirò il suo ordine, e quello di Vostra Signoria in tutte le sue parti. Restami solo d'anteporre, chè se la massa del mio sangue è alterata, cioè non in quel' suo stato di prima, e se è anco vero, chè l'evacuazione del sangue non produce debolezza considerabile, come hò provato io alcuni anni a dietro, quando dalle vene emoroidali mi usciva tal volta delle libbre di sangue senza debilitarmi punto; perchè dico non tentare qualche evacuazion' di sangue; dal chè forse ne potrebbe conseguire la diminuzione del dolor di capo, e di tanta quantità di sangue forse formentata più non secondo il modo consueto; ma questo sia detto con ogni rispetto movendo solamente, e mottivando. Procurerò d'aver la china,[3] e procurar l'altre cose conforme mi scrive Vostra Signoria e cominciando i tempi buoni potrò effettuare quel che si richiede Restami solamente che Vostra Signoria mi scriva brevemente quanta quantità di brodo si a prender per mattina e quanta dosa vi si deve porre di china, e quanti giorni si ha da continuare e quanta deve esser la cassia,[4] e quanti giorni ha da correre dall'una all'altra purga? Ed in fine mi scriva tutte quelle minuzie, che ella stima necessarie e utili. Io poi continovo nel medesimo stato: me la passo quanto più posso allegramente; impiego pochissime hore agli studij: agli scolari fò dar lezione al Sigr. Marchetti,[5] et insieme fò quanto posso per scemmar' le fatiche del capo. Rallegromi che gl'interessi di Vostra Signoria vadin pigliando buona piega. E per fine a Vostra Signoria et al Sigr. Mariani e Cassini[6] fò mille riverenze

Pisa 21 Feb[braio] 1660

Di Vostra Signoria Molt'Illustre et Eccellentissimo

Affezionatissimo Servitore

GIO[VANNI] ALF[ONSO] BORELLI

[Address:] Al Molt'Illustre et Eccellentissimo Sigr. mio e Pron. Osservandissimo / Il Sigr. Dottore / Marcello Malpighi / Bologna

1. This letter from Malpighi has not been located.

2. That is, Andrea Mariani; see letter 3 n12.

3. That is, chinaroot; see letter 5 n4.

4. That is, purging cassia (*Cassia* or *Cathartocarpus fistula*); for its preparation and use, see Schröder (1669, *491-492*; 1677, 2nd pagination, *261-262*); Manget (1703, I, *488-489*); Lemery (1716, *121-122*); *Pharmacopoea Taurinensis* (1736, *15-16*, *118*); Lewis (1768, *193-194*); *Antidotarium Coll. Med. Bononiensis* (1770, *29, 199*); Spielmann (1783, pt. 1, *67*; pt. 2, *70*).

5. That is, Alessandro Marchetti; see letter 5 n11.

6. That is, Giovanni Domenico Cassini; see letter 3 n3.

12 BORELLI TO MALPIGHI
Pisa, 18 March 1660

Text: BU, MS(LS) 2085, IX, *13-14*

Borelli continues to lament the state of his health. Doubtful of the correctness of his physician's diagnosis and of the value of the treatment suggested, he would once more like to have the opinion of Malpighi and Andrea Mariani.

Molt'Illustre et Eccellentissimo Sigr. mio e Prone. Osservandissimo

Poche buone nuove posso darle questa settimana della mia salute; poichè oltre i miei guai devo non solo sentire i discorsi stravolti, chè si fanno sopra di mè, mà ancora è necessario soggiacere all'imperio indiscreto di cervelli tali. Sappi Vostra Signoria che dà alcuni giorni in quà il tumore del capo è cresciuto secondo l'altezza, e secondo la latitudine; poichè s'è allargato à torno à torno per lo spazio di cinque dita, e la sua altezza nelle parti di mezzo sarà intorno ad'un' dito, e poco meno, avendo io fatto radere tutta quella parte, e poi applicatoci tre dita insieme premendo vicendevolmente or' l'uno, or' l'altro si conosce evidentemente, che tutto quello spazio è ripieno di qualche umore, non già di materia dura; poichè rappresenta al tatto appunto quello, ch'esperimentiamo premendo con le dita o una borsa, o una vescica piena d'acqua. Il' dolore poi nel detto tumore è stato eccessivo, e quando non sentivo dolore nel tumore, lo sentivo nella tempia destra così acerbo, chè solamente in questa occasione è stato necessario astenermi à leggere anco le lettere: or trovandom'io così afflitto, et addolorato mi parve di chiamare questo Sigr. Notomista[1] il più antico; ma il Puccini[2] voll'in tutti i modi chè io vi chiamassi anco il Bellucci;[3] e gli proposi lo stato del' male, e che considerassero se era cosa suppurabile, o pure che vi si dovesse dar taglio ecc. La cosa poi mi sortì al roverscio di quel' ch'io mi pensavo, perchè dissero, chè il male non era altro, chè gomma gallica, e che però era necessario venire a decotti di legno,[4] sudori ecc. Ed'avendo io risposto; che ero pratichissimo de i dolori gallici per avern'io altri tempi patito, e che questi erano toto caelo diversi da quelli in tutte le loro circostanze; eglino s'attaccorno alle mie parole, e conchiusero come articolo di fede, che almeno questa fusse qualche reliquia del male ch'io patij 17 anni sono: alla quale ostinazione finalmente io replicai, che l'operazion[i] devono essere corrispondenti alla certezza maggiore, o minore, che si hà delle cose; e chè però io non volevo suggettarmi à far' medicamenti così tediosi e pericolosi per rimediar' poi ad un sospetto, o

27

coniettura de loro Signorie Eccellentissime e di più aggiunsi che tutti i legni e salse io l'avevo provate insufficienti a sradicare quel' male finchè mi ridussi al' suffumigio del' mercurio, il che a Messina si fà con grandissima facilità: e che però io ero resoluto per adesso di non far altro, che pigliar' questo decotto di china,[5] e che mi contentavo che sopra il tumore vi applicassero esternamente qualsivoglia cerotto, ancorchè vi mettessero le corna del diavolo peste, e de facto c'an posto non sò che ceroto di ranocchi co'l mercurio;[6] del quale in molti giorni non hò visto effetto considerabile. Il contrasto poi hà seguitato per molti giorni tanto che venutami l'impazienza io dissi loro, che è cosa solita, non intendendo le nature di alcuni morbi particolari, di ridurgli à i luoghi communi di peste, malignità, e morbo gallico: e pure è vero, ch'io hò visto più volte à Messina adoprare il suffumigio del mercurio per quei mali che mostravano averne bisogno, contro i quali non avendo punto giovato, era indizio manifesto, che non tutti quei mali che vengono arruolati da Medici fra i gallici sian tali; è che finalmente questo è un ricorrere a i rimedij della nostra ignoranza, come all'antipatie, virtu occulte ecc. Quello poi che mi hà fatto più arrabiare si è, che non hò potuto farmi cavare un po' di sangue con gli pretesti soliti de i freddi, et altre minchionerie. Hò preso una volta sola la cassia,[7] nella quale vi anno voluto ficcare un po' di cremor di tartaro:[8] hò anco fin'ora fatto tre serviziali, che mi anno giovato assai; se pure questo mancamento di quei gravissimi dolori s'hà riconoscere dalle dette purghe, o pure da'l mancamento della flussione. Basta ch'io mi trovo à letto meno martirizato de i primi giorni: e questa è la seconda mattina che ho preso il decotto; ed'io non sò se sia opinione, o verità, che iermattina che presi il decotto senza il succo di cicoria,[9] mi parve che facesse subito una buona operazione di copiosa urina assai bianca, e chiara; dove che la precedente notturna era un po' rossa: questa mattina poi non sol' ho hauto nausea grandissima del prender quel boccone di succo di cicoria concreta alquanto viscoso, e dispiacevole, ma ancora non m'è seguitato quella copia d'orina bianca come il giorno prima. Ora io seguiterò con questi stessi decotti; ma se intanto Vostra Signoria giudicasse co'l Sigr. Mariani[10] di voler' alterar' la nostra prima intenzione, e caricar' la dosa me lo scrivino pure; perchè sanno certo la gran fede, ch'io ho alle Signorie loro, e la sicurezza dell'amor che mi portano. Finisco con abbracciarla caramente, e baciarle le mani insieme co'l Sigr. Mariani, e Cassini.[11]

Pisa 18 Marzo 1660
Di Vostra Signoria Molt'Illustre et Eccellentissima

Affezionatissimo Servitore
GIO[VANNI] ALF[ONSO] BORELLI

1. I am unable to identify this anatomist. Could it have been Sir John Finch (see letter 2 n2)?

2. That is, Giuseppe Puccini; see letter 2 n14.

3. For Tommaso Bellucci, prefect of the botanical garden and lecturer on botany at Pisa, see Mazzuchelli (1760, II, pt. 2, *710*); A. Fabroni (1795, III, *225-227, 531, 681, 687*); Inghirami (1844, XII, *219*); V. Capponi (1878-1883, *40-41*); Saccardo (1895, *26*); Adelmann (1966, I, *143, 153, 201*). See also letter 56.

4. The "wood" Borelli mentions is guaiac wood, which since the early sixteenth century had been widely employed in the treatment of syphilis. The treatment, as Fisch (1947, *47-48*) says, "was one of those epidemic delusions to which the medical profession, like every other, is subject. The prestige of the wood was greatly enhanced by widespread acceptance of the doctrine of the American origin of the disease. . . . The only really effective remedy then known was mercury. . . . The mercurial poisoning that followed was often more terrible than the disease itself. Only the harmless guaiac treatment, with its endless refinements and adaptations, gave full scope to the scholastically trained minds of the physicians. Only it was long and intricate enough, and called for sufficient variety of services, to gratify the vanity of their well-to-do patients." For some methods of using the wood, see D. M. Schullian's translation of Nicolaus Pol's *De cura morbi gallici per lignum guaycanum libellus* in M. Fisch (1947, *49-87*).

Borelli, as we see, thought the guaiac treatment irksome and was sceptical of its value, preferring the inhalation (*suffumigio*) of mercury fumes, which he had previously tried while in Messina. For the practice of suffumigation of mercury, see the indices in Astruc (1740, I, *DCIII*; II, *1178-1180, 1192-1193*); Colles (1881, *75-76*).

5. That is, of chinaroot; see letter 5 n4.

6. That is, Giovanni da Vigo's emplastrum of frogs and mercury. See Manget (1703, I, *834*); Spielmann (1783, pt. 2, *166-167*); and *Antidotarium Coll. Med. Bononiensis* (1770, *282-284*), where it is said to relieve the joint pains and soften and resolve the strumous tumors associated with syphilis.

For Da Vigo, a native of Rapallo, physician to Pope Julius II and one of the most famous surgeons of the fifteenth century, see Portal (1770, I, *257-269*); Haller (1774, I, *156*; 1774a, *176-179*; 1775, II, *597*); Eloy (1778, IV, *533-535*); Jourdan (1825, VII, *438*); Hirsch (1888, VI, *115*); Gurlt (1898, I, *919-942*).

7. See letter 11 n4.

8. For the use of cream of tartar as a purge, see *Antidotarium Coll. Med. Bononiensis* (1770, *394*); Spielmann (1783, pt. 1, *204-205*; pt. 2, *94*). See also letter 317 n16.

9. For the medicinal uses of chicory, *Cichorium intybus* L. (It., *radechio* or *radicchio*), see Castiglione (1668, *53*); Schröder (1677, 2nd pagination, *53-54*); Manget (1703, I, *566-567*); Lemery (1716, *147-148*); *Pharmacopoea Taurinensis* (1736, *76, 108-109*); James (1745, II, *s.v.* Cichorium); Lewis (1768, *213-214*); *Antidotarium Coll. Med. Bononiensis* (1770, *162, 173, 186*); Spielmann (1783, pt. 1, *80*).

10. That is, Andrea Mariani; see letter 3 n12.

11. That is, Giovanni Domenico Cassini; see letter 3 n3.

13 BORELLI TO MALPIGHI
Firenze, 24 April 1660

Text: BC, Collez. autogr. (LS), IX, 2731
Publ.: Münster and Gerocarni (1943, *66-67*)

Borelli asks Malpighi to send him a statement of the expense he has gone to in providing him with books. He would like to receive Pietro Mengoli's new book and is awaiting Andrea Mariani's advice in regard to canna (*Arundo*) root. See also Adelmann (1966, I, *169*).

Molt'Illustre et Eccellentissimo Sigr. mio, e Prone. Osservandissimo
   Ricevo la sua carissima de i 19.[1] et in quanto à i libri, che ella dice inviarmi, mi protesto, che se Vostra Signoria non mi manda una nota distinta delle spese per sapere quello che io avrò da rifare, che sarà questa l'ultima volta, che io chiederò à Vostra Signoria, che mi proveda di libri: adunque se ella mi vuol' far' cosa grata, e non levarmi l'adito d'esser sodisfatto in altre occasioni di curiosità, mi facci favore di mandarmi la soddetta nota. Vedrò volentieri questo nuovo libro del' Sigr. Mengoli,[2] et aspetto di sentire il' senso del' Sigr. Mariani[3] intorno alla radice di canna;[4] che per adesso à me non mi serve; poiche adopro la china ossuta,[5] e ne averò forsi per altri 20 giorni. Ora per fine a Vostra Signoria di tutto quore abbraccio, e riverisco insieme co'l Sigr. Mariani.
Firenze 24 Aprile 1660
Di Vostra Signoria Molt'Illustre et Eccellentissima
                                    Affezionatissimo Servitore
                                    GIO[VANNI] ALF[ONSO] BORELLI

[Address:] Al Molt'Illustre et Eccellentissimo Sigr. mio, e Pron. Osservandissimo / Il Sigr. Dottor Marcello Malpighi / Bologna

   1. This letter from Malpighi has not been located.
   2. For Pietro Mengoli, who had been lecturing in the Bologna Studium on arithmetic from 1648-49 to 1652-53 and, with the exception of 1651-52 and 1652-53, since 1650-51 on mechanics, and who would hold a lectureship in mathematics until 1685-86, see Cinelli Calvoli (1746, III, *322*); Fantuzzi (1788, VI, *9-11*); Mazzetti (1848, *208*); Costa (1912, *40*); Vacca (1915); E. Bortolotti (1947, *137-138*); P. Riccardi (1952, I, 2nd pagination, *150-152*); *Isis Cumulative Bibliography* (1971, II, *171*).
   The book of Mengoli's referred to is probably his *Geometriae speciosae elementa* (Bologna, 1659).
   3. That is, Andrea Mariani; see letter 3 n12.

4. This was probably *Arundo donax*, the giant reed. See James (1743, I, *s.v.*).

5. That is, the bony chinaroot (*Smilax china*), of which two kinds were recognized, the *carnea* and the *petrosa* or *ossea*; see *Pharmacopoea Taurinensis* (1736, *17-18*); *Antidotarium Coll. Med. Bononiensis* (1770, *197*). Cf. letter 5 n4.

14 MALPIGHI TO [BORELLI]
[Bologna, after 24 April 1660]

In response to letter 13 (24 April 1660)

Text: BC, Collez. autogr. (ADuns), IX, 2731
Publ.: Münster and Gerocarni (1943, *67*)

This rough draft of part(?) of Malpighi's reply tells of Andrea Mariani's use of canna root instead of chinaroot in treating syphilis. See also Adelmann (1966, I, *169*).

Circa la radice di cana[1] il Sig. Mariani[2] se ne serve continuam[ente] et in particolare nel conciar i vini in cambio di china[3] et ha per esper[imento] che fà andare particolar[mente] negl'affetti di lue galli[ca]

Il primo che gl'insegnò il servirsi della cana in cambio della china cioe della rad[ice] fù il Dottor Pietro Antonio Cavalli[4] che legeva e medicava in ⟨Mant[ov]a⟩[5] Stud[i]o di quelle Altezze circa l'anno 1626[6] quale hora e capucino e S[c]icliano da S[c]icli huomo da bene e di buone lettere in Medicina e l'anno passato fù vistto dal Sig. Mar[iani] in Venetia Capu[ccino] predic[atore] mà hà perduto l'uno e l'altro ochio che volendosi cavar la cataratta da uno hà perso tutti due — quello che più li preme perche egli era in punto di publicare stampati in rame una grandissima opera delle piante e loro virtù e di più adesso hà pensieri grand[i] d'un medicamento da lui trovato.

Intorno al secondo punto
Per coloratio stima[7]

1. Probably the giant reed; see letter 13 n4.
2. That is, Andrea Mariani; see letter 3 n12.
3. Chinaroot; for references to its medicinal uses, see letter 5 n4.
4. That is, the Capuchin father, Francesco da Scicli (Pietro Antonio Cavalli or Cavallo); see Mongitore (1708, I, *240*); Toselli (1747, *99*); Cimarosto (1846, *708*); G. M. Mira (1875, I, *212*); Gubernale (1909, *97*).
Mariani, who was a lecturer at the Studium in Mantua for three years from 1626 to 1629, probably met Cavalli there at that time, and it was probably from Mariani that Malpighi learned that Cavalli was lecturing there "circa l'anno 1626."

I owe to Dr. G. Nigri, Director of the Archivio di Stato at Mantua, the following information about Cavalli's activities there; I quote from his letter of 23 August 1966:

"Archivio Gonzaga—Serie Q (Istruzione Pubblica e Belle Arti)—*Busta 3366* (anni 1433-1757): contiene vari elenchi a stampa degli insegnanti che leggevano nel 'Pacifico Ginnasio Mantovano' e delle lezioni da essi tenute.

"In uno di questi elenchi, datato 5 novembre 1625, compare il nome di Pietro Antonio Cavalli come lettore di due materie:

" '*Ad theoricam extraordinariam Medicinae* Excellentissimus Artium et Medicinae Doctor D. Petrus Antonius Cavalli Siclensis Siculus. (Leget de Morbis in genere ipsorum temporibus, et causis, necnon etiam de Symptomatibus. Hora secunda matutina.)'

" '*Ad lecturam Chymiae* Idem Excellentissimus Artium et Medicinae Doctor D. Petrus Antonius Cavalli Siclensis Siculus. (Leget de Distillatione, ac praeparatione medicamentorum Chymicorum, omnium vero praxim [Fausto Vialardi Ducali distillatore operante] monstrabitur in Aulica officina Distill. diebus vacantibus. Hora secunda matutina.)'

"In una carta senza data cronica si trova scritto:

" 'Il Medico Cavalli leggerà la Medicina Teorica per straordinario, con lo stipendio di trecento e cinquanta scudi.'

"In un altro elenco a stampa del 1626 si trova ancora:

" '*Ad practicam extraordinariam Medicinae* Excellentissimus Artium et Medicinae Doctor D. Petrus Antonius Cavalli Siclensis Siculus (leget de Morbis mulierum. Hora secunda pomeridiana).'

"Negli elenchi del 1627 il Cavalli non è più presente."

5. In this draft this word preceding *Studio* was apparently deleted; it seems to have been *Mant[ov]a*. In the fair copy Malpighi may have written *nello Studio Mantovano*, where, as we have learned, Cavalli was lecturing in 1626.

6. The Studium of Mantua was inaugurated in 1624 under the auspices of the Jesuits, during the rule of Ferdinando Gonzaga, who died on 29 October 1626 and was succeeded by Vincenzo II.

7. Apparently random jottings for the remainder of the letter.

15   BORELLI TO MALPIGHI
Firenze, 8 May 1660

Text: BU, MS(LS) 2085, IX, *15*

Borelli has not benefited from taking decoctions of chinaroot for forty days and doubts his physicians' diagnosis of syphilis. He speaks of the suffumigation of cinnabar practiced easily and safely but without any benefit at Messina and elsewhere. If his pains continue he would be willing to run any risk to cure them. See also Adelmann (1966, I, *169*).

Molt'Illustre et Eccellentissimo Sigr. mio, e Prone. Osservandissimo

Ricevo la sua carissima de i 4,[1] la quale m'ha arrecato gran' confusione d'animo; perch'io veggo, che questi dolori non m'abbandonano; anzi al' capo

di 40 e più giorni, che prendo questi decotti di china,[2] non solo non veggo
progressi di meglioramento, ma mi veggo tornare all'indietro; perchè i dolori,
se ben' non sono continovi, tutta via allor' che starnuto, o tosso, o fò altro
movimento gagliardo, si fanno sentire acerbissimamente; nè creda che
l'applicazione agli studij sia stata estraordinaria poichè ella è stata nulla, o
poco più di quella de i giorni passati: io poi quì sono da tutti tenuto per
cervello ostinato, che non mi son' lasciato persuadere dal' decreto di questi
Sigri. Dottori, che credono indubitatamente essere infezione gallica, et il'
Gran' Duca[3] stesso con molto affetto hà cercato, ch'io mi lasci persuadere.
Per altro i suffumigij di cinabrio[4] sono cosa facilissima e si praticano à
Messina,[5] et altrove con gran' sicurezza, ne si vede, chè faccino danno nessuno;
anzi à persone che non avevano morbo gallico; mà erano pieni d'altre
infermità, mi ricordo benissimo, chè i detti suffumigij non fecero giovamento
veruno; ma ne anco danno: dall'altra parte, se questi dolori mi seguitano, io
non sò, come potrò resistere; e più tosto, che tolerare una vita dolorosa, e
disperata io mi contenterò di correre qual'si voglia rischio, di finire io, o pure
i dolori. Finisco con abbracciarla caramente, e baciarle le mani insieme co'l
Sigr. Mariani.[6]
Firenze 8 Maggio 1660
Di Vostra Signoria Molt'Illustre et Eccellentissima

Affezionatissimo Servitore
GIO[VANNI] ALF[ONSO] BORELLI

[Address:] Al' Molt'Illustre et Eccellentissimo Sigre. e Prone. Osservandissimo /
Il Sigr. Dottore Marcello Malpighi / Bologna

1. This letter from Malpighi has not been located.
2. Chinaroot; for references to its medicinal uses, see letter 5 n4.
3. Ferdinand II de' Medici.
4. For Borelli's further comments on suffumigation with cinnabar, see letter 28. For the
use of cinnabar in medicine, see Schröder (1669, *218-219*); Manget (1703, I, *569-583*);
Lewis (1768, *93-94, 218-219*).
5. Note in margin here reads: "Il Sigr. Dottore Marcello Malpighi."
6. Andrea Mariani; see letter 3 n12.

16 MALPIGHI TO ALESSANDRO MARCHETTI[1]
Bologna, 25 May 1660

Text: Pisa, Biblioteca Universitaria, Cart. Marchetti (ALS), II, cod. 357; cf. U. Morini and
L. Ferrari (1902, *18*).

Some of the books wanted by Marchetti have been purchased and sent on. Malpighi
would like to know how his friend, Giovanni Battista Gornia, is faring. See also Adelmann
(1966, I, *170*).

Molt'Illustre et Eccellentissimo Sig. e Pron. Colendissimo
   [——]² vi hò procurato ritrovar i libri che [Vostra Signoria Eccellentissima
con sua mi dice]³ desiderare, et hò ritrovato quei soli che ved[e] descritti nella
nota infrascritta,⁴ circa i prezzi hò procurato star basso, mà bisogna passar
per le mani d'un solo che li h[à] stampati, gl'altri con buona occasione si
procureranno, e [Lu]ca Valerio de centro gravitatis⁵ si ristampa costi, che
quando sarà in termine s'inviarà; frà tanto veda se altro gli occorre, e con
ogni libertà mi commandi; tutta la somma del denaro, che costano detti libri
e di Giulij⁶ quaranta, quali come ella avisa li potrà consignare al Sig. Gornia,⁷
o a chi più li piace. Dalle letter[e] del Sig. Borelli intendo, che detto Sigre.
goda una mediocre sanità, et assai bene se la passi, il che non m'è di poco
solievo desiderando che un tanto Padrone, et amico viva con buona salute
longo tempo. Haverò poi caro una volta con suo commodo intendere che
buon credito e fama s'habbi aquistato il mio Paesano, e questo con libertà, e
secretezza mentre di tutto cuore riverendola mi rassegno al solito
Di Vostra Signoria Molt'Illustre et Eccellentissima
                                        Devotissimo et obligatissimo Servitore
                                        MARCELLO MALPIGHI
                                        Bologna li 25 Maggio 1660

Libri inviati⁸

Pappo Aless:	Giulij	12—
P: Caval: Geom: Indiv:	Giulij	7—
Direct: uranomet:	Giulij	7—
Exerc: geomet:	Giulij	9—
Specch: ustorio	Giulij	2—
Rota planetar:	Giulij	2—
		40—⁹

[Address:] Al Molt'Illustre et Eccellentissimo Sig. e Pron. Colendissimo il
Sig. / Alessandro Marchetti / Empoli

1. For Marchetti, see letter 5 n11.

2. Here an indeterminate number of words (perhaps ten or twelve) cannot be deciphered because of fading and a hole in the paper.

3. Conjectural reading of a badly faded passage.

4. The works listed are the *Mathematicae collectiones* (Bononiae, 1660) of Pappus of Alexandria and the following of Father Bonaventura Cavalieri: 1) *Geometria indivisibilibus continuorum nova quadam ratione promota* (Bononiae, probably in the edition of 1653); 2) *Directorium generale uranometricum* (Bononiae, 1632); 3) *Exercitationes geometricae sex* (Bononiae, 1647); 4) *Lo specchio ustorio* (Bologna, probably in the edition of 1650); *Trattato della ruota planetaria perpetua* (Bologna, 1646).

For Pappus, regarded as "the last of the great Greek mathematicians," see Marie (1883, II, *44-62*); Sarton (1927, I, *337-338*); Heath (1931, *434-465 et alibi*); Loria (1950, *72-77 et alibi*); *Isis Cumulative Bibliography* (1971, II, *269*); and other standard histories of mathematics.

For Bonaventura Cavalieri, see Ghilini (1647, I, *34-35*); Picinelli (1670, *94*); Argellati (1745, I, pt. 2, *406-407*; II, pt. 2, *1975*); A. Fabroni (1778, I, *267-301*); Frisi (1778, 2nd pagination, *1-53*); Corniani (1819, VII, *193-199*); Piola (1844); Mazzetti (1848, *90*); Caverni (1891, I, *159-160, 354, 371*; 1892, II, *26-27, 183, 311-312, 408*; 1895, IV, *118-137 passim, 308-309*; 1898, V, *87-90, 321-323, 408-409, 484, 581-582, 631*); A. Favaro (1915); Thorndike (1944, *393-395*; 1958, VII, *118-119*); E. Bortolotti (1947, *101-108*); Adelmann (1966, I, *96-97 et alibi*); Altieri Biagi (1969, *155-168*); *Dictionary of Scientific Biography* (1971, III, *149-153*); *Isis Cumulative Bibliography* (1971, I, *234-235*).

5. As previously noted, Borelli too was interested in Luca Valerio's *De centro gravitatis solidorum*. See letters 3, 8, 9.

6. When the papal silver grosso or carlino was increased in weight and value by the currency reforms of Pope Julius II, it became known as the giulio. See Martinori (1915, *183-184*).

7. That is, Giovanni Battista Gornia, the lifelong friend of Malpighi, who will be mentioned frequently in this correspondence. Born in San Giovanni in Persiceto in 1633, he is the *paesano* to whom Malpighi refers a few lines farther on in this letter and again in his letter to Alessandro Marchetti of 4 January 1661 (no. 30), when he regretted that his countryman lacked the ready chatter to convince the *Indiano Indianissimo* in the *circoli* at Pisa. He may also have been one of the unnamed *concorrenti* of the *Indiano* whom Borelli mentioned in his letter of 11 December 1659 (no. 10).

Gornia was awarded the doctorate in medicine and philosophy at Bologna in 1657 (Bronzino [1962, *162*]) and was not long afterward elected a member of the Accademia dei Gelati. He served as lecturer on medicine in the Pisa Studium from 1659 until 1679, when Cosimo III directed that he be paid a pension of 200 scudi for the remainder of his life.

A skillful practitioner, he served both Ferdinand II and Cosimo III of Tuscany as personal physician and accompanied the latter on his travels in Spain, France, and England from September 1668 until the end of October 1669. While in England with his prince, Gornia was honored with the degree of doctor of medicine by Oxford University on 4 May 1669 (14 May, N.S.) and attended a meeting of the Royal Society on the 27th of that month (6 June, N.S.). He died in 1684 (see letter 481 & n2).

For Gornia's correspondence with Oldenburg in 1669 and 1670, see Oldenburg (1969, VI, *86-90, 100, 391-392, 467-468*). See also G. B. Capponi (1672, *253-255*); Orlandi (1714, *156*); Birch (1756, II, *374, 376, 379*); Fantuzzi (1784, IV, *187-188*); A. Fabroni (1795,

III, *611-612, 689*); Gio. Forni (1921); Adelmann (1966, I, *225* n1 *et alibi*); Gelmetti (1968; 1968a; 1968b); and consult the Index of the present work.

8. See note 4, above.

9. Note the mistake in addition!

17 BORELLI TO MALPIGHI
Fiorenza, 12 June 1660

Text: BU, MS(LS) 2085, IX, *17-18*

Borelli is pleased to hear that Malpighi's health has improved. The Accademia del Cimento has resumed its sittings, and Borelli has demonstrated to it an experiment proving that there is no positive levity. The English anatomists (Finch and Baines) have left for England. He does not know whether the printing of his edition of Apollonius will be finished during the summer. The Grand Duke is studying the shapes of various vegetable and mineral salts. See also Adelmann (1966, I, *170*).

Molt'Illustre et Eccellentissimo Sigr. mio, e Prone. Osservandissimo

Sento con mia sodisfazione nella sua lettera degli 8,[1] che stia meglio de i dolori, che pativa; e che abbia potuto ripigliare le sue speculazioni intorno alle quali lodo, che Ella scansi il' trattare di quelle qualità, tanto spinose nella filosofia commune; e che si dia à cose sensate ed' esperienze; perchè 'n queste sole Vostra Signoria si potrà fare onore, le quali non ammettono quelle 'ngegnose distinzioni di nervo 'mpropio, e cose simili. Quì poi è vero, che s'è ripresa l'Accademia[2] con mia sodisfazione; e si vanno continovamente mettendo in campo cose curiose, e belle e le dirò una sperienza mia, fatta questa mattina, per la quale evidentemente si conchiude, che non si dia leggierezza positiva;[3] mà che 'l fuoco, e quèi che son' chiamati leggieri vadino allò 'nsù, spinti dalla compressione de i fluidi più gravi, qual'è l'aria in rispetto del' fuoco, e l'acqua in rispetto del' legno. La sperienza è stata questa. Hò fatto accomodare una boccia di vetro all'estremità d'un' cannello similmente di vetro, lungo un' braccio, e mezzo: ed in detta boccia di vetro v'hò fatto accomodare appiccata, ad un' ferro filato una pallina d'incenso, et altre materie atte à far' fumo: poi feci riempire la boccia, et il' cannello d'Argento vivo, e rivoltata con la bocca 'n giù sommersa sotto il' livello d'un'altro vaso pien' d'argento vivo, si fece il' solito vacuo d'aria nella boccia superiore di detto instrumento in maniera, che la pallina d'incenso rimaneva nel' vacuo; o per dir' meglio dove non era punto d'aria: poi con una lente cristallina, et anche con uno specchio ustorio, si mandavano i raggi del' sole uniti dentro la boccia precisamente sopra la detta pallina d'incenso, dall'unione dei quali raggi prima si riscaldò, e poi cominciò ad uscir' fuori il' fumo, e si vide con estrema meraviglia de' circostanti, conforme io avevo predetto, che 'l fumo dovea prima zampillare perpendicolarmente alla superficie della pallina, mà che poi dovea torcere 'l moto allo 'ngiù, e non allo 'nsu: e così de facto succedette; a punto come fanno i zampilli delle fonti obliqui, i quali dopo usciti da' forami torcono allo 'ngiù. Ed eccole, o mio Sigre., un'evidentissima prova, che non si dia levità. Si seguita di mano in mano à far' dell'altre cose. In quanto à i Sigri. Notomisti Inglesi[4] è intorno à un' mese, che si partirono per andare in Inghilterra, con proposito di tornare à Ogni Santi. Di quel' loro libro anatomico non se n'è visto pur' principio. In quanto alla stampa degli ultimi libri d'Apollonio,[5] è cosa che và alla lunga, nè sò, se sarà finita questa state. Devo anche avvisarla, come 'l Serenissimo Gran Duca[6] hà fatto con grandissima diligenza cercare le figure de i sali di varie materie vegetabili, e minerali: e si è trovato tanta costanza nelle dette figure, che s'è arrivato à conoscere ne i sali di tartaro quelli che avean mescolato dell'allume, che si suol' mettere per accomodare 'l vino à Pistoia, dalla diversità delle figure. Di più da diverse erbe solutive, cavatone i sali, s'è visto, che muovono 'l corpo soavemente, mà in copia, e in lungo tempo: io credo, che s'arriverà à qualchè cosa buona. Io poi l'abbraccio di tutto quore, e la riverisco 'nsieme co'l Sigr. Mariani.[7]

Fiorenza 12 Giugno 1660

Di Vostra Signoria Molt'Illustre et Eccellentissima

Affezionatissimo Servitore

GIO[VANNI] ALF[ONSO] BORELLI

1. This letter from Malpighi has not been located.

2. The Accademia del Cimento; for its history, see Targioni Tozzetti (1780, *passim*); Antinori (1841; 1868, *108-267*); Caverni (1891, I, *197* ff. *et passim*); Maylender (1927, II, *7-16*); Ornstein (1928, *73-90*); A. R. Hall in Accademia del Cimento (1964, *vii-xvi*); Adelmann (1966, I, *138* ff. *et alibi*); W. E. K. Middleton (1971).

3. In his *De motionibus naturalibus a gravitate pendentibus* Borelli (1670a, *79-205*) deals at some length with the disproof of positive levity. For the experiments which were performed in the Accademia del Cimento to disprove the ancient idea of positive levity, see the Academy's *Saggi di naturali esperienze* (1666, *ccvii-ccxvi*; 1841, *131-135*); Poggendorff (1879, *399-400*); W. E. K. Middleton (1971, *55, 221-225, 339*). See also letter 18.

4. That is, Sir John Finch and Sir Thomas Baines; see letter 2 n2.

5. Borelli's edition of Apollonius did not appear until 1661. See also letters 10, 38.

6. Ferdinand II de' Medici.

7. That is, Andrea Mariani; see letter 3 n12.

18 BORELLI TO MALPIGHI
Firenze, 31 July 1660

Text: BU, MS(LS) 2085, IX, *19*

Borelli sympathizes with Carlo Fracassati for what has happened to him because of his pursuit of the true philosophy and gives advice on the proper way to conduct oneself in promoting it. Alessandro Marsili and another friend seem to have been convinced by Borelli's experiment designed to disprove positive levity. See also Adelmann (1966, I, *170, 287*).

Molto Illustre Sigre. mio Eccellentissimo

Con non poco sentimento ò letto quello che è intervenuto al Sigre. Fracassati[1] per essere egli seguace della vera filosofia, ma se ella si ricordasse quello che sempre io ò inculcato non senemaraviglierebbe punto; la strada di promovere la vera filosofia non è il fare orationi declamatorie, e dispute strepitose poi che quelle non persuadono gli indifferenti e fanno adirare gli avversari, si che è necessario seguitare una strada la quale senza danno de nostri piacevolmente ci conduca al nostro fine, e questa si è col fare copia grande di allievi di ingegno e giudizio fino i quali finalmente secondo l'ordine della natura dovendo rimanere al mondo doppo che i pertinaci vechi saran morti non sarà dificile il rendere familiare e domestiche le dottrine nove e pelegrine ne dubiti Vostra Signoria che di qua a quaranta anni non s'abino i posteri a vergognare per le presenti oppinioni conforme oggidi ci maravigliamo che un concilio nationale togliesse il vescovado,[2] e condanasse per eretico quel'galanthuomo perche credeva ritrovarsi gli antipodi. conchiudo in somma che Vostra Signoria continovi i suoi studi intrepidamente con pensiero di non volerli comunicare à chi li dispreza et odia ma solamente ai suoi amici e scolari. qui poi le cose sono a migliore stato poich[e] il contradire a Galeno e alla anticaglia e cagione di merito e stima non ordinaria. qui si ritrova il Sigre. Alessandro Marsili,[3] e viene ogni mattina alla nostra accademia di Palazo[4] et non so se parli ex corde quando dice essersi finalmente persuaso dalla mia esperienza dimostrativa non darsi legierezza positiva.[5] È anche occorso un altro caso dilettevole che quell altro amico noto a Vostra Signoria finalmente si è ridotto a cedere una mia evidenza contrastata due anni continovi ma pero con gravità, e tuono magistrale. Finisco con abbracciarla caramente e baciarli le mani insieme con i Sigri. Mariani[6] Casini,[7] e Fracassati ecc.

Di Firenze 31 Luglio 1660
Di Vostra Signoria Molto Illustre et Eccellentissima

Affezionatissimo Servitore
GIO[VANNI] ALF[ONSO] BORELLI

1. For Malpighi's friend, Carlo Fracassati, anatomist and lecturer in medicine at Bologna and, at various times while on leave from Bologna, at Pisa and Messina (where he died in 1672), see Cinelli Calvoli (1735, II, *337-338*); Portal (1770, III, *294-295 et alibi*); Eloy (1778, II, *250*); Targioni Tozzetti (1780, I, *270-271, 294-297*); Fantuzzi (1783, III, *357-359*); A. Fabroni (1795, III, *535-537, 543-544, 613, 689*); Jourdan (1821, IV, *234*); Dezeimeris (1835, II, pt. 2, *378-379*); Mazzetti (1840, *396*; 1848, *130-131*; 1848a, *61*); Medici (1857, *168* ff.); Hirsch (1885, II, *419*); Caverni (1893, III, *31, 160*); Arenaprimo (1900, *228-231*); Busacchi (1949); Bronzino (1962, *160*); Forni and Pighi (1962, *40-41*); Adelmann (1966, I, *127-128*, and consult the Index); Ascanelli (1969, *173-175*).

2. Borelli is alluding to Virgil, Bishop of Salzburg (d. 780). See Moroni (1860, CI, *65*); White (1923, I, *102-106*); Adelmann (1966, I, *170* n5).

3. For Alessandro Marsili, see letter 5 n10.

4. The Accademia del Cimento.

5. See letter 17 n3.

6. That is, Andrea Mariani; see letter 3 n12.

7. That is, Giovanni Domenico Cassini; see letter 3 n3.

19   BORELLI TO MALPIGHI
Fiorenza, 21 August 1660

Text: BU, MS(LS) 2085, IX, *21*

Measures are being taken to recover the money sent to Malpighi by Alessandro Marchetti. Borelli is pleased to hear that Malpighi has been observing the "lungs" of fishes and he will inform Malpighi of any interesting observations that may be made in larger species. See also Adelmann (1966, I, *171*).

Molto Illustre Sigre. et Eccellentissimo Prone. Osservandissimo

Trovasi il Sigre. Marchetti[1] in Firenze per i suoi interessi et havera egli cura di riavere questi danari[2] tanto sciochamente cambiati dal canonaco suo fratello perche gli consegno a certo corriero di Milano pero con riceute ecc. basta sopra questo affare ci pensera lui. Rallegromi dell'osservazione fatta da Vostra Signoria sopra i pulmoni[3] de pesci è crederò che ne pesci maggiori si potra meglio osservare et io lo [*for* hò] scritto à Messina dove sono pesci vastisimi particolarmente i tondi[4] che arrivano a piu di seicento librè è caso che si osse[r]vi qualche cosa curiosa lo scrivero a Vostra Signoria intanto mi conservi nella sua buona grazia mentre io aff[ettuosamen]te le bacio le mani in sieme col' Sigre. Mariani[5] e Cassini[6]

Fiorenza 21 Agosto 1660

Di Vostra Signoria Molto Illustre et Eccellentissima

Affezionatissimo Servitore

GIO[VANNI] ALF[ONSO] BORELLI

[Address:] All Molto Illustre et Eccellentissimo Sigre. mio Osservandissimo /
Il Sigre. Marcello Malpighi / Bolognia

1. That is, Alessandro Marchetti; see letter 5 n11.
2. This money is doubtless that which Marchetti was sending Malpighi for the books
which the latter had purchased for him. See letters 16, 20.
3. That is, the gills.
4. *Tondi*, a slip for *tonni*, the tunny or tuna.
It is probable that of the five or six species of tunny found in the Mediterranean, Borelli
was referring to the largest of them, the common tuna (*Thynnus thynnus*). See D'Arcy
Thompson (1947, *79-90*).
5. That is, Andrea Mariani; see letter 3 n12.
6. That is, Giovanni Domenico Cassini; see letter 3 n3.

20   BORELLI TO MALPIGHI
Fiorenza, 27 August 1660

Text: BU, MS(LS) 2085, IX, *23-24*

Borelli sends some news of the Pisa Studium and of the English anatomists. He agrees that
the chyle-filled vessel Malpighi had told him about does exist. He has been persuaded to take
the decoction made by Claude Bérigard, but after five days of it his head feels worse. See also
Adelmann (1966, I, *171*).

Molt'Illustre et Eccellentissimo Sigr. Mio, e Pron. Osservandissimo

Hò significato al' Sigr. Marchetti,[1] che Vostra Signoria hà riceuto quel'
denaro:[2] egli stà occupato su la pretendenza di passar' quest'anno avanti allo
straordinario di Filosofia, quanto prima n'avviserò à Vostra Signoria l'esito.
Mi pare, che abbino ricondotto il' Vergerio[3] con grosso salario e verrà con
l'Apollonio;[4] mà non già il' Buon huomo[5] per quanto mi dicono. Già avevo
auto notizia del' libro stampato dal' Sigr. Manzini,[6] e mi son' meravigliato, che
egli non me l'abbi mandato; nè sò imaginarmi; perchè egli senza occasion'
nessuna mostri meco questa alienazione; faccia quel' che comanda In quanto
al' libro Vostra Signoria non lo tolga per mè; perche non ne hò bisogno.

In quanto à i Sigri. Anatomici,[7] che ora si ritrovano in Londra io non saprei
dirle cosa particolare osservata da loro; perchè non vendevano se non cose
vecchie, credo però che vi sia quel' tal' vaso; ch' Vostra Signoria dice esser'
pien' di chilo;[8] ma i Moderni Anatomici chiamano quella materia non chilo;
mà succo simile à quello, che è contenuto dentro le membrane, che è simile
al' bianco dell'uovo. Parmi poi, che non sijno ancora aggiustati della strada
dove si conduca, nè donde abbia origine.

Io poi mi son' lasciato persuadere à pigliare i decotti, che fà il Beriguardi,[9] de i quali ne dicono miracoli; mà io in capo di cinque giorni mi sento più tosto aggravato il' capo; non sò poi se questa sia la strada di guarire. Starò à vederne la fine, e le ne darò avviso; mentre per fine à Vostra Signoria, al' Sigr. Mariani e Cassini[10] bacio le mani.

Fiorenza 27 Agosto 1660

Di Vostra Signoria Molt'Illustre et Eccellentissima

Affezionatissimo Servitore

GIO[VANNI] ALF[ONSO] BORELLI

1. That is, Alessandro Marchetti; see letter 5 n11.

2. Borelli is referring again to the payment for the books which Malpighi had sent Alessandro Marchetti, who had succeeded in getting an appointment as lecturer in philosophy at Pisa after serving for one year as lecturer in logic. See also letters 16, 19.

3. That is, Girolamo Vergerio, a native of Capodistria, who after receiving his doctorate at Padua had been lecturing at Pisa since 1653. He stayed there until 1665, when he was called to Padua, where he remained until he died, probably in 1680. See Papadopoli (1726, I, *172*, *176*, *371-372*); Eloy (1778, IV, *504-505*); A. Fabroni (1795, III, *574-575*, *689*), Stancovitch (1888, *256-258*).

4. That is, Apollonio Apolloni; see letter 2 n12.

5. That is, Giovanni Bonomo (Bonomi), who, according to A. Fabroni (1795, III, *609*, *689*), was a lecturer in medicine at Pisa from 1656 to 1660. See letter 46.

6. That is, Carlo Antonio Manzini; see letter 4 n2. His *L'occhiale all'occhio* was published at Bologna in 1660, and this was probably the book Borelli meant here. Perhaps his response to Manzini's request for his opinion of the latter's *Stella Gonzaga* (see letter 5 n2) proved unsatisfactory; hence Manzini's failure to send his later book.

7. Sir John Finch and Sir Thomas Baines (see letter 2 n2) once more.

8. The identity of this chyle-filled vessel is uncertain. Perhaps it was the chyle-filled vessel Malpighi found at the umbilicus (of a guinea pig dissected on 1[?] August) which Borelli refers to in his letter of 4 September (no. 21); cf. Adelmann (1966, I, *171* and nn2, 4).

9. This was probably Claude Bérigard (or Beauregard), a native of Molines who had been prefect of the botanical garden at Pisa in 1636-1637 and lecturer in philosophy there from 1627 until 1639, when he went to Padua as professor of philosophy, a post which he held until he died in 1663. Bérigard had devised a well-known antivenereal medicine which Francesco Redi (see his letter of 14 November 1683 to Doctor Giovanni Neri in Redi [1779, I, *344-346*]) tells us contained mercury, and this is probably the decoction Borelli refers to here.

For Bérigard, see Papadopoli (1726, I, *12*, *172*, *173*, *370*); Niceron (1735, XXXI, *123-127*); Brucker (1766, IV, *463-486*); Targioni Tozzetti (1780, I, *81-82*, *228-235*); A. Fabroni (1795, III, *224*, *379-384*, *532*, *681*); Jourdan (1820, II, *177*); *Biographie universelle* (1854, IV, *28*); *Nouvelle biographie générale* (1866, V, *526-527*); *Dictionary of Scientific Biography* (1970, II, *12-14*).

10. That is, Andrea Mariani and Giovanni Domenico Cassini; see letter 3 nn12, 3.

21 BORELLI TO MALPIGHI
Fiorenza, 4 September 1660

Text: BU, MS(LS) 2085, IX, *27-28*

Borelli is confined to his quarters while continuing to take Bérigard's decoction, though with no benefit. He alludes again to the chyle-filled vessel Malpighi has found in the umbilicus. The new language Hérigone employs in his mathematical works Borelli finds as difficult to follow as Chinese. See also Adelmann (1966, I, *171* n7).

Molt'Illustre et Eccellentissimo Sigr. mio, e Prone. Osservandissimo

Perchè mi trovo in camera sequestrato per cagion' di questi decotti[1] non posso dirle nulla di nuovo nè dello studio, nè d'altre faccende. Piacemi che Vostra Signoria attenda à far' qualchè osservazione anatomica: et in quanto al' vaso, che Vostra Signoria dice vedersi nell'umbelico pien' di chilo,[2] ci hò qualchè difficoltà; perchè finalmente si vede, che nel' mezo della placenta uterina v'è un' notabile spazio, che è confine di tutto quello, chè vien' per l'umbelico dalla madre, e poco più in là si veggono i termini de i vasi interni del' feto, i quali anno la sua circolazione separata da quella di fuori; sichè io stimo questa materia molto scabrosa.

Se cotesto suo amico pretende far' progressi nelle cose matematiche, crederò, chè senza l'Arrigonio[3] potrà tirarsi avanti quanto vuole; perchè non vi mancano mille libri, da i quali l'Arrigonio hà copiato, che parlano in lingua christiana, dove che per intendere questo huomo vi bisogna del' tempo per imparare quel' suo nuovo linguaggio, ch'io l'assomiglio appunto alla lingua chinesa, la quale con un' sol' carattere esprime qualsivoglia parola; mà però i nostri bambini imparano à leggere con somma prestezza, quando i Chinesi nella lor' vecchiaia an' bisogno ancora d'imparare à leggere: e questo è il' giudizio ch'io ne fò di detto Autore. Per altro i suoi libri, che sono molti non si trovano nelle botteghe di Firenze; à Roma potrebb'esser' che vi fossero

Sono al' decimo terzo giorno di questo decotto, e non mi sento giovamento nessuno; perchè quel' doloretto di capo, allor'ch'io fò qualchè forza notabile si fà tutta via sentire oltre che dormo quasi nulla la notte; tutta via mi danno buon'animo, ed io presto le ne saprò dir' la nuova. In tanto l'abbraccio, e le bacio le mani insieme con il' Sigr. Mariani, e Cassini.[4]
Fiorenza 4 7bre 1660
Di Vostra Signoria Molt'Illustre et Eccellentissima

Affezionatissimo Servitore
GIO[VANNI] ALF[ONSO] BORELLI

42

[Address:] Al' Molt'Illustre et Eccellentissimo Sigre. e Pron. mio Osservandissimo / Il' Sigr. Dottor Marcello Malpighi / Bologna

1. That is, Bérigard's decoction; see letter 20 n9.

2. See letter 20 n8.

3. That is, Pierre Hérigone, with whose work (especially his edition of Euclid) Borelli was undoubtedly familiar. For Hérigone's *Cursus mathematicus* in six volumes, see Kästner (1799, III, *46-48*); *Dictionary of Scientific Biography* (1972, VI, *299*); and the catalogues of the British Museum and Bibliothèque Nationale.

4. That is, Andrea Mariani and Giovanni Domenico Cassini; see letter 3 nn12, 3.

22 BORELLI TO MALPIGHI
Fiorenza, 18 September 1660

Text: BU, MS(LS) 2085, IX, *29-30*
Publ.: Adelmann (1962, *55-56*)

Borelli is pleased to hear of Malpighi's experiments on the lungs and makes suggestions for further investigation. Observations upon Saturn are being carried out at Florence, and in the Accademia del Cimento it has fallen to Borelli to report upon works by Huygens and Divini. Borelli has finished taking Bérigard's decoction. See also Adelmann (1966, I, *173-174*).

Molt'Illustre et Eccellentissimo Sigre. e Pron. mio Osservandissimo

Le occupazioni mie, che sempre più, e più si vanno moltiplicando non permettono, che io faccia una lunghissima cicalata, come io desideravo. Mi sono mirabilmente piaciute l'esperienze,[1] chè Vostra Signoria hà fatto per chiarirsi della communicazione dell'aria, e del' sangue negli estremi e sottili vasi del' polmone. Le ricordo bene, chè è molto difficile far' passare acqua, o altro liquore da un' vaso all'altro diverso de i polmoni; perchè l'estremità sottilissime di quei vasi negli animali morti rimangono occupate, e ripiene da sangue acquagliato, ed ingrumato; si chè bisogna pensare al' modo di far' l'esperienza mentre l'animale vive, e respira, o pure far' sì chè segua il' morto dell'animale senza, che i suoi polmoni sian' ripieni di sangue: il' chè forse seguirà con tagliare, mentre l'animal' vive, il' setto trasverso; perche allora i polmoni occupano pochissimo spazio, e di più si può con gran' prestezza troncare la vena cava, e subito con una siringa mandare acqua tiepida dal' destro ventricolo del' quore ne i polmoni; e cosi si potrebbero gli estremi sottilissimi vasi lavare, e nettare dal' sangue, e poi far' l'esperienze con l'acque tinte, e veder' se penetrano. Vorrei scriver' molto più sopra questa materia, mà 'l tempo mi manca. Passo alla seconda lettera di questa settimana:[2] e prima la ringrazio della lista de i libri; ma però due settimane prima un'altra consimile balla di libri compagna di quelli, che hà ricevuto il' Manolessi,[3] è venuta quì à Firenze con i medesimi libri appunto; anzi con qualche vantaggio. Ed io già ne hò pres[o] alcuni, che facevano per mè, mà però mi son' riusciti un' poco cari, avendo speso un' doblone in poche cose. Riverisca da parte mia il' Sigr. Mariani, ed il' Sigr. Cassini;[4] ed à questo dirà, che quì stiamo occupati intorno l'osservazioni di Saturno con tele[s]copij de i più lunghi forsi, che siano visti, ed à me è toccato nel-l'Accademia[5] di Sua Altezza[6] di far' le relazioni, e censure delle due operette dedicate al' Serenissimo Principe dall'Eugenio, e da Eustachio[7] intorno al-l'apparente forma di Saturno, delle quali cose ne parteciperò lor' Sigri., quando però Sua Altezza lo permetta

Io poi hò finito i medicamenti,[8] e non m'anno fatto giovamento sensibile. Tutti però vogliono, che m'avrà in ogni modo à giovare. Starò à vedere. In' tanto l'abbraccio, e le bacio le mani caramente insieme con tutti cotesti Sigri.

Fiorenza 18 7bre 1660
Di Vostra Signoria Molt'Illustre et Eccellentissima

Affezionatissimo Servitore
GIO[VANNI] ALF[ONSO] BORELLI

1. For Malpighi's observations and experiments on the lungs leading to the publication of the first and second parts of his *De pulmonibus* in 1661, see Adelmann (1962; 1966, I, *171* ff.) and the valuable studies of Anzalone (1961; 1966).

2. These two letters from Malpighi have not been located.

3. Probably Carlo Manolessi, the Bolognese bookseller and publisher; see letter 3 n7.

4. That is, Andrea Mariani and Giovanni Domenico Cassini; see letter 3 nn12, 3.

5. The Accademia del Cimento.

6. Ferdinand II de' Medici.

7. The two works in question are: 1) Eustachio Divini's attack on Christiaan Huygens's *Systema Saturnium* (Hagae Comitis, 1659), entitled *Brevis annotatio in Systema Saturnium Christiani Eugenii*, and 2) Huygens's response to Divini, entitled *Brevis assertio Systematis Saturnii sui*. Both are dedicated to Prince Leopold of Tuscany. The first of these works, often attributed, and probably correctly, to Honoré Fabri, was first published at Rome in 1660. Later in the same year it was reprinted at The Hague by Huygens and issued along with his response to it. Huygens's response was apparently also issued separately at The Hague in 1660 (see the catalogue of the British Museum), and it was reprinted at Florence in the same year.

For the dispute between Huygens and Divini (Honoré Fabri), see Huygens (1925, XV, *391-402*); Bell (1947, *34, 44*); Adelmann (1966, I, *146, 174*).

For Huygens, see Delambre (1821, II, *549-586*); Poggendorff (1879, *563-564, 569, 589-593, 601-624, 635-653, 671-672, 754-755*); *Nieuw Nederlandsch biografisch Woordenboek* (1911, I, *1179-1180*); *Isis Cumulative Bibliography* (1971, I, *611-613*); *Dictionary of Scientific Biography* (1972, VI, *597-613*); and the *Oeuvres complètes* published by the Société Hollandaise des Sciences (1888+).

For Divini, see Targioni Tozzetti (1780, I, *244-249, 521*); Vecchietti and Moro (1795, IV, *14-17*); G. C. Gentili (1837); Poggendorff (1879, *372, 374-375*); Saccardo (1891); Bonelli (1964); *Dictionary of Scientific Biography* (1971, IV, *128*).

8. That is, Bérigard's decoction; see letter 20 n9.

23   BORELLI TO MALPIGHI
Fiorenza, 25 September 1660

Text: BU, MS(LS) 2085, IX, *31-32*
Publ.: Adelmann (1962, *57*)

Borelli comments further on Malpighi's observations on the lungs and makes additional suggestions for the conduct of Malpighi's experiments. See also Adelmann (1966, I, *174*).

Molt'Illustre et Eccellentissimo Sigr. Pron. mio Osservandissimo
Ricevo la gratissima sua de i 21,[1] e con grandissimo mio gusto hò letto l'osservazione fatta ne i polmoni; ed aspetto anche di sentire quell'altre osservazioni, che Vostra Signoria vuol' fare negli animali vivi. Intanto potrebbe ne' i polmoni di qualchè bue leggiermente toglier' via la membrana esterna, e grattando con la costola d'un' coltello andar' radendo il' parenchima senza troncare i vasi de polmoni, e dopo sgizzare la sua acqua tinta per vedere in quelle estremità de i vasi scoverti se risuda, o nò, ò se comunica negli altri vasi per anastomasi o nò. In somma Vostra Signoria seguiti con ogni accuratezza à fare quest'esperienze; perchè io comprendo quanto importi esser' questi maneggi fatti da persone di giudizio fine. Oltre poi ch'io desidererei per altre ragioni che Vostra Signoria s'esercitasse assài nella Notomia. In tanto à Vostra Signoria, al' Sigr. Mariani, al' Sigr. Cassini,[2] al' Sigr. Fracassati[3] bacio affettuosamente le mani.
Fiorenza 25 7bre 1660
Di Vostra Signoria Molt'Illustre et Eccellentissima
Affezionatissimo Servitore[4]
GIO[VANNI] ALF[ONSO] BORELLI

[Address:] Al' Molt'Illustre et Eccellentissimo Sigr. mio e Pron. Osservandissimo / Il' Sigr. Dottor Marcello Malpighi / Bologna

1. This letter from Malpighi has not been located.
2. That is, Andrea Mariani and Giovanni Domenico Cassini; see letter 3 nn12, 3.
3. That is, Carlo Fracassati; see letter 18 n1.
4. Here a note in the margin reads: "Sigr. Dottore M. Malpighi."

24 BORELLI TO MALPIGHI
Fiorenza, 9 October 1660

Text: BU, MS(LS) 2085, IX, *33-34*
Publ.: Adelmann (1962, *57-58*)

Borelli again makes suggestions for the conduct of Malpighi's further experiments and observations on the lungs. See also Adelmann (1966, I, *174*).

Molt'Illustre et Eccellentissimo Sigr. mio, e Pron. Osservandissimo

Ricevo questa settimano [*sic*] la sua cortesissimo delli 5.[1] e prima crederei esser' bene non andar per vie indirette con Amici, e però ne potrà Vostra Signoria stessa parlare al Sigr. Cassini[2] chiedendone informatione di quest'opera, che egli vuol publicare. Intorno all'uso dell'acqua forte per corrodere il parenchima de polmoni non ne son pratico, ne hò visto usare altro, che il grattar leggiermente con il taglio d'un' coltello obliquamente mosso, ne mi posso dare ad intendere, che in qualunque modo che si operi non si habbia à produr qualche laceratione ne gli estremi vasi, ò almeno mutatione di sito; ma per il proposito nostro non so che pregiudichi molto, perche al'meno si vedrà uscire l'aria, e qualsivoglia liquore da gli estremi di qualunque de i tre generi de vasi. Intorno al' Sr. Dottor Zannetti[3] si ritrova quì, e continuarà la sua lettura, et hà voluto, ch'io presentassi la supplica, e non son fuori di speranza, che egli habbia d'havere l'augumento solito, del' che presto ne saremo chiariti quando al' ritorno della Corte dà Villa si publicarà il ruolo. In tanto alli Sigri. Mariani[4] Cassini, e Fracassati[5] riverisco, come anco à Vostra Signoria
Fiorenza li 9 Ottobre 1660.
Di Vostra Signoria molt'Illustre et Eccellentissima

Affezionatissimo Servitore
GIO[VANNI] ALF[ONSO] BORELLI

[Address:] Molt'Illustre et Eccellentissimo Sigr. mio, e Pron. Osservandissimo /
Il Sigr. Dottor' Marcello Malpighi / Bologna

1. This letter from Malpighi has not been located.
2. That is, Giovanni Domenico Cassini; see letter 3 n3. I am unable to identify the work which Borelli says Cassini intended to publish. The earliest work of Cassini's published after the date of this letter which I have been able to find is some ephemerides of his published at Modena in 1662 along with those of Cornelio Malvasia, but whether this is the work in ques-

tion here is doubtful. Delambre (1821, II, *695*) says that in 1661 Cassini published *sa méthode graphique pour les éclipses du Soleil*, but, like him, I have not been able to trace this.

3. That is, Giovanni Zanetti; see letter 2 n15.

4. That is, Andrea Mariani; see letter 3 n12.

5. That is, Carlo Fracassati; see letter 18 n1.

25 BORELLI TO MALPIGHI
Fiorenze, 6 November 1660

Text: BU, MS(LS) 2085, IX, *35-36*
Publ. (in part): Atti (1847, *24-25*)

Borelli criticizes a dialogue written by Malpighi. He wishes Malpighi would write more fully about his new experiments, and he comments upon his observations on the digestion of bone. He regrets that Malpighi's affairs are still unsettled and suggests that his sisters might be sent to a monastery, for this would permit Malpighi to leave Bologna. If he were interested, Borelli would begin to negotiate for an ordinary lectureship for him in the Studium at Pisa. See also Adelmann (1966, I, *174-175*).

Molt'Illustre et Eccellentissimo Sr. mio, e Pron. Osservandissimo

Il Sabbato passato non potei rispondere à la cortesissima[1] di Vostra Signoria per esser ito in campagna per ordine di Sua Altezza, speravo poi poter' legere con qualche attentione la dottissima scrittura[2] di Vostra Signoria, mà non è stato possibile, e solamente gli hò dato una superficialissima scorsa in più volte, e però non mi arrischio à scriver cosa particolare: generalmente piacemi, che ella da i medesimi testi di Galeno procuri cavare la falsità delle medesime dottrine correnti, ma dovendo Vostra Signoria persuadere à gl'istessi Galenisti, credo, che dovrebbe molto più impinguarsi, e snocciolarsi la materia, perche eglino sono avvezzi à rispondere à qualunque difficoltà con una parola, benchè ella non faccia al' proposito: se poi intende persuadere i filosofi liberi, eglino non si curan' punto di quel', che si dica Galeno, ma solamente badano alle inventioni. Mà già che Vostra Signoria hà preso questa strada, io l'esorto à seguitare, et impinguar' quanto più può la materia, e con più puntualità far' spiccare le contradittioni nel' testo di Galeno ecc. Vorrei anche, che intorno l'esperimenti nuovi, che ella si stendesse più copiosamente e con più chiarezza. Mi è parso principalmente bella la speculatione intorno all'uso de pulmoni; hò visto anco l'osso corroso,[3] mà Vostra Signoria havrà più gusto considerando i lucci,[4] i quali bene spesso hanno il ventricolo pieno di pesci, l'ossa de quali si veggono intenerite, e tritate, è pure quel' succo, che si trova nel' loro ventricolo non è punto corrosivo, anzi hà alquanto del' dolce; e quì non è stato possibile da' molti di questi Sigri Chimici trovare qualche acqua forte dolce vegga Vostra Signoria se riescisse esser più fortunato. Seguiti in ogni modo Vostra Signoria li suoi studij, perche io l'assicuro, ch'ella è per la buona strada. Dispiacemi, che i negotij di Vostra Signoria non s'habbino potuto ancora aggiustare, e giàche la cosa riesce tanto difficile,[5] forse sarebbe bene, che Vostra Signoria pensasse mettere le Sigre. sue sorelle in qualche monastero, essendo ella libera potrebbe starsene qualche anno fuor di Bologna, e se ella si risolvesse cominciarei d'adesso à negotiare per una lettura ordinaria nello studio di Pisa. Mi avvisi ella il suo senso, mentre io di tutto cuore la riverisco insieme col Sr. Mariani Cassini,[6] e Fracassati[7]

Fiorenze di 6. 9bre 1660

Di Vostra Signoria molt'Illustre et Eccellentissima

Affezionatissimo Servitore

Servitore

GIO[VANNI] ALF[ONSO] BORELLI

   1. This letter from Malpighi has not been located.

   2. This was one of the dialogues Malpighi had been working on; see letter 6 n6.

   3. For Malpighi's experiments on the digestion of bone, see Malpighi (1697, I, *3*); Adelmann (1966, I, *156*).

   4. *Luccio*, the pike, *Esox lucius*.

   5. For the tangled state of Malpighi's family affairs at this time, see Adelmann (1966, I, *122, 168, 175, 191, et alibi*).

   6. That is, Andrea Mariani and Giovanni Domenico Cassini; see letter 3 nn12, 3.

   7. That is, Carlo Fracassati; see letter 18 n1.

26 [CARLO FRACASSATI] TO MALPIGHI

[Bologna], XIII. Kalend. Ianuarij 1660[1] = 20 December 1660

Text: BU, MS (in hand of Malpighi) 936, I, B
Copy: BC, Collez. autogr., XLI, 11,199
Publ.: Malpighi (1697, I, *4-5*; 1698, *6-7*)

Fracassati doubts that the lungs contain no "flesh" and urges Malpighi to study the cooked lung in order to ascertain whether this belief that they do not contain "flesh" is correct. See also Adelmann (1966, I, *175*).

Male plicato Frater expunctus[2] philosophari laete

Iterum patientiam tuam disrumpo, et merito convicia mea provoco, etenim molestum tibi futurum reor, quod a dictis tuis nimis audacter defficere contendam, dum ut opinionem meam de proprio pulmonum parenchimate

tueri possim, tibi linceo anathomico, coctum pulmonem in ius vocando, praestigia texere, et oculos tuos damnare laboro. Non hoc procacitati meae vitio vertas, sed humanae imbecilitati, quae sibi non displicet, et philautiam suam extollit filios suos, vel cercopitecus amat, et oblectatur ingenium, vel a male dolata, quam abortivit offa species rei pro re ipsa aliquando imponit, lypiens cunctarum mulierum nobilis amasius, ollas, quas in fenestris multiplici flore Flora[3] comendaverat, tamquam ornatas mulieres, quae salutationes fenestris incubantes aucuparentur, petulca corporis sinuatione venerabatur, et testam creta repletam pro capite fuco suo lasciviente salutabat; fortasse ipse carnem credidi cum molosso carnis umbram, sed oro te qua socratica polles patientia, ut oculos cocto pulmoni adijcere velis, si satis haec perlustratio tibi non erit ad palinodiam canendam, mihi tua dicta [ad] eiurandam nimis carneam sententiam sunt futura imperia, nec temere mihi videor hanc usque secutus, quia non videtur natura unquam partem aliquam organicam moliri, et valido inservientem motui, quae omnigena fere non scateat partium syndrome: habeas pro exemplo cor textum villis carneis, membraneis tunicis, vasis, et osse aliquando pro basi; In ventriculo adsunt fibrae carneae ad contractionem, ciborumque subactionem, nec existimandum motum pulmonum ex necessitate materiae omnino dependere, nam et aliqualiter videtur esse in nostra potestate, praeterea si circa pulmonem lambente cultro utaris modo in vas aliquod, aut membranam non offendas frustulum carnis nullo labore cultri acie delibare poteris, accedat quod ita coctus videtur, ni fallor, fibras refere, et demum si ex odore licet substantiam rerum venari, odor a carne cocta non absimilis. Quod si urgeas difficultatem separationis; carnem musculorum ab omnibus fibris vindicatam, quae intime se carni miscent, non nisi maximo cum negotio videndam dabis, quantumvis ad hanc non ut in pulmone aer subeat. Vale.
XIII. Kalend. Ianuarij 1660.

1. Fracassati should have written 1661.
2. The rather forced play on words here is characteristic of Fracassati: L., *Male plicato* = Ital., *Mal piegato* = Malpighi; L., *Frater expunctus* = Ital., *Fra cassatus* = Fracassati.
3. The Roman goddess of flowers and blooming vegetation.

27   [CARLO FRACASSATI] TO MALPIGHI
[Bologna], VI. Kalend. Ianuarij 1660[1] = 27 December 1660

Text: BU, MS (in hand of Malpighi) 936, I, B
Publ.: Malpighi (1697, I, *5-6*; 1698, *7-8*)

Fracassati describes the lungs of the Indian fowl and admits the presence in them of spaces which receive air from the trachea. He also gives his ideas on the function of the lungs. See also Adelmann (1966, I, *175-176*).

Suo Anathomico Oresti, et Mercurio
indigitanti vera in dubijs Trivijs
avijsque Naturae
Pylades difractus
χαρμα[2]

Ea me incessit speculationis in re anathomica libido, ut ingenium vel sub orrore noctis dare lucem velit, et feriantis etiam in somno sensibus obiectorum, quae ipse non videt assequi posse sibi arroget naturam. Hoc totum mea mentis scintilula, licet more exhalationum tumultuario feratur cursu, tuo astro melius suo stanti in firmamento debet, et modicam licet lucem maximo tuo mutuatur a splendore. Quare quemadmodum consuevere maiora lumina sinceras, et subtiliores exhalationes syderam ditare in flammam, et in astrorum censum vocare contra impura phaenomena igne vindice perdere, meos impetus utcunque philosophicos admotis calcaribus instigare, vel per avia nimium extorres in definitum[3] ipsis tuo iudicio, et imperio suorum itinerum semitam castigare candide ut debeas, oro.

Aperiam itaque, quae in sectione galli indici circa pulmones hoc noctis adinvenerim; primo aspectu credidi famulam ip[s]os extraxisse, etenim oculo se non prodebant, sed veluti consulto delitescere vellent sibi ipsis membranulam praetexuerant, ut rimantium oculorum obtutus frustraretur; etenim pene spem abigeram omnem, me deinceps potuisse pulmones illos adinvenire, et iam ad alterum secandum gallum cultrum dirigebam, cum vero instaret famula nunquam possem pulmones cum ventriculo, et parte, et parte tracheae (quod in culinarijs muneribus ab ipsis praestatur) avelli iterum circa prius sectum gallum pervicaci sectione irascor, ratus certior servili monitu factus pulmonis quantumvis spiritus aeris non omnino in spiritum potuisse abire; en tandem video illos intra sinuatas costas adeo secessisse, ut illico crediderim sibi locum illum violenta contractione fecisse, nam summa contemplatione

sum admiratus costas (non ut in nobis leves) et modice curvatas, sed falcatas
adeo ut messoriam falcem imitentur, et acie, qua extenduntur infesta intimum
thoracem componant, quo fit, ut videantur simul binae pulmonibus latibula
eformasse, et hoc pulmonum forma testatur, quia licet ad interiora non sint
in multos lobulos divisi ad exteriora tamen parum secantur, et tot ipsorum
sunt sectiones, quot intervalla costarum. Fibrosi videntur, et inter illorum
fibrulas vasculum mediat, sive, ut melius loquar in fibrulis illis vasculum
producitur, fibrulae sunt rectae secundum costarum ductum opinabar ipse
quod re vera fibrae non essent, sed potius pulmonis speciem fibrarum
indidisse [& inde factum esse][4] costarum latibulum [ex][4] ligamentis musculorum mesopleurorum, et intercostalium intimorum, quibus ipsi intime adhae-
rent, vel premuntur. Caeterum inter secandum observabam in extima parte
faciliorem esse sectionem secundum ductum fibrarum istarum licet adigendo
intimius cultrum non videretur idem ordo servari, sed aliquando ictus
interciperetur, et coactus essem vel abscindere obicem, vel invertere sectionem.
Colorem quod attinet pulmones ij sunt impense rubri, robore tamen minime
saturato praesertim secundum extimam superficiem; dum interea ad sobolem
vasorum investigandam pneumatica uti exploratione ab imisso[5] cum flatu
vitrea fistula in alterum vas pulmonis coepit intus ebullire sanguis saturatior
illo, qui extremam superficiem pulmonum imbuerat, quare et propagines
non licuit observare ad interiora vergente vase, et coniurante in spiritus
fugam varijs locis per scissuras pulmone. Praecipuum quod ad te consideratione rapit, est, quod veluti conclusis intra costas, ut dixi veluti in capsulis
pulmonibus, varijsque membranarum ligamentis ipsos detinenti[bu]s; nemo
poterat assequi aut coniectare quomodo ante moverentur pulmones; solum
ad implantationem vasorum e corde ad pulmones ascendentium magna
vesica alias continens hinc inde adstructa erat, quae patentiorem edebat
motum inflata quam reliqui pulmones, qui videbantur pondere premi, et
insueto ad motum parenchimate gravari; rubebant enim pro ut in infantibus
assolet, in quibus otiari dicuntur, quod reliquum est occupatissima lustrandi
pervicacia sum assecutus spatia illa, quae in vitulino pulmone deprehendisti,
quae membranulis septa luciditate sua praeseferunt speculum cerebri, adeo
ut in hunc modum quicunque pulmo a me veluti laminosus existimetur.
His suppositis quo ad structuram quid de usu dicendum? Scio te hunc non
latere, cogitata tamen mea non verebor tamquam ad aram medicam apud
te deponere non tali lenocinio, ut tuam (quod absit) veluti subdole extor-
queam quantumvis fideles crediturus in aures, verum ut illa diligenti examine
scruteris, et difficultatibus propositis, si licebit, solutis, ut asseras, vel avertas.
Aer a trachea dispergitur per substantiam pulmonum inflatis spacijs, et reliqua
vasa inflata obscurat. ergo aer tracheae reliqua vasa ambit nec ipsa subit;

etenim vasa illa vel in maiorem molem attollerentur, vel permisso libero exitu spiritui per tracheam flacescerent, et ipsa flacescente pulmone.

Inflata arteria non inflatur pulmo. ergo non per omnia spatia pulmonis excurrit, sed fortasse ad solas carnes extenditur, idem sequitur in vena.

Admisso sanguinis circuitu datur transitus ab arteria pulmonaria ad venam pulmonariam. ergo dabitur consensus inter ista vasa.

Concludamus ergo aerem elatere, et pondere suo premendo ad latera vasa, motum sanguinis sollicitare, inflatis spatijs, in quibus aliquam ipse trahit moram; expiratur postea aer, quia si spacia usque tensa manerent, non darent locum pressis aliquantisper arteriae pulmonariae vasis, ut se sanguini recipiendo a corde aptarent, et fortasse intimior est vena, ut magis prematur, et sanguis ulterius ad cor propellatur; et licet detur hiatus vasorum in carnes, non sequitur sputum sanguinis, quia trachea inflat spacia non carnes, nam caro citra disruptionem non posset ad tantam molem elevari; hinc respiratio fit necessitate organorum, dum enim affluit a corde per arteriam pulmonariam sanguis, vasa attoluntur, modice elevantur spacia, et loca excitantur, quae statim aer implet; expiratio postea collabentibus vasis, et inanitis carnibus perficitur, dum ita aer excluditur. Haec mea licet levia aequo animo accipias, et conatus meos ne verso pollice damnes enixe rogo, sed ad maiora lacescas,[6] et corrigas; sapientis enim est laudare non tantum illum, qui in arena adoream tulit, sed et qui congredi non timuit.
Dat[ae sunt] in Hermatena mea VI. Kalend. Ianuarij *1660*.

1. Fracassati should have written 1661.
2. The published versions read Χαίρειν.
3. The published versions read correctly *definitam*.
4. From the published versions.
5. The published versions read correctly *immissa*.
6. The published versions read correctly *lacessas*.

28 BORELLI TO MALPIGHI
Pisa, 31 December 1660

Text: BC, Collez. autogr. (LS), IX, 2732
Publ.: Münster and Gerocarni (1943, *67*)

Borelli is perplexed by the answer made to his inquiry whether Malpighi would accept a call to a chair at Pisa. He was pleased to have Malpighi's account of Carlo Fracassati but would like to have further information. He answers Malpighi's inquiry as to the source of the copious salivation following suffumigation with cinnabar. See also Adelmann (1966, I, *176*).

Molt'Illustre et Eccellentissimo Sigr. Mio e Pne. Osservandissimo

Nell'ultima lettera di Vostra Signoria de 21.[1] mostra esser' veramente della setta Apollinea, imperoche a guisa degl'Oracoli, o pur' del testo d'Ipocrate non mi da campo di cavare l'interno del suo senso; perche se ella non vuole uscir' di Bologna se non doppo havere aggiustati i suoi interessi, allora non par; che ella habbi più occasione di assentarsi come ella dice. Ma sia come si voglia, già ella sa, che io sono per conformarmi al suo gusto, persuadendomi, che ella non prenderà risoluzione senza esser' maturamente consigliata seco medesimo, e così aspettarò, che ella mi dia il cenno, quando vuole ch'io cominci a servirla: non lasciarò tra tanto di andar' destramente disponendo le cose per il fine, ch'io desidero. Ho sommamente cara la relazione, che ella mi da del Sr. Fracassati,[2] ma haverei oltr'a ciò desiderato, che la m'havesse accennato quanto il detto Sre. inchini alle novità, che nella medicina di mano in mano si vanno scoprendo, o pure stia ancora tenacemente radicato nelle anticaglie. Intorno all'informazion', che la desidera se lo sputo copioso doppo il suffumigio del Cinabrio[3] venghi dalla sola bocca, cioè dalle parti superiori del capo, o pure venga dal polmone con tosse. Sappia Vostra Signoria che assolutamente per quello che io so, viene dal palato, e dalle glandule della gola, e del Cervello, poiche in quel tempo è necessario appoggiar' il capo fra dui guanciali alti, fra i quali vi si accomoda una piccola catinella, o altro simil' vaso, e con la bocca aperta anche dormendo esce continuamente la detta saliva, ne si sente punto di tosse, se non allora, che per inavvertenza qualche poco di saliva nel respirare entra nell'aspera arteria, e questo è quanto li posso dire di quello che hò esperimentato io: se poi vi sia varietà in varij soggetti io non lo so. Finisco con abbracciarla caramente et baciarli le mani insieme con i Sri. Mariani, Cassini,[4] e Fracassati. E li rendo felicissime, e moltiplicate queste feste e quelle di molti altri anni. Pisa. 31. Dicembre. 1660.

Di Vostra Signoria Molt'Illustre et Eccellentissima

Affezionatissimo Scrvitore

GIO[VANNI] ALF[ONSO] BORELLI

[Address:] Al Molt'Illustre et Eccellentissimo Sigre. e Pne. Osservandissimo Il/ Sigre. Marcello Malpighi / Bologna

1. This letter from Malpighi has not been located.
2. That is, Carlo Fracassati; see letter 18 n1.
3. Cinnabar; for references to its medicinal uses, see letter 15 n4.
4. That is, Andrea Mariani and Giovanni Domenico Cassini; see letter 3 nn12, 3.

29 BORELLI TO MALPIGHI
Pisa, 4 January 1660 = 4 (14?) January 1661[1]

Text: BU, MS(LS) 2085, I, *118*
Copy (in part): BU, MS (in hand of Malpighi) 936, I, B, *5*
Publ.: (in part) Malpighi (1697, I, *6*; 1698, *9*); (in part) Atti (1847, *24*); Adelmann (1962, *58-60*)

Malpighi has sent Borelli a copy of his epistle on the lungs, and Borelli urges him to publish it with a dedication to Ferdinand II. He suggests that certain passages be emended and made clearer, that additional procedures be employed, including the injection of mercury, and that drawings be added. See also Adelmann (1966, I, *176-178, 181, 183*).

Molt'Illustre Et Eccellentissimo Sigr. Mio Osservandissimo

Ricevo la gratissima sua de i 4.[2] con l'inclusa epistola,[3] la quale hò letto con estremo mio gusto e perche lasciate le cerimonie, e parlando, come si deve fra amici cari, io desidero che Vostra Signoria le dia alcune leggieri ritoccatine, e poi la stampi per non perdere la gloria dell'invenzione, e per non dare occasione a qualche assassino, de i quali non ne mancano, di farsi bello delle fatighe di Vostra Signoria; per far' questo io non so se sia meglio, che Vostra Signoria soggiunga la seconda, et anco la terza epistola se bisognerà, per dichiarar' meglio le cose, o pure ripulire, e raffinar' questa medesima, et arricchirla d'esempi, e figure, e poi pubblicarla diretta al Serenissimo Gran Duca:[4] ella ci pensi, e risolva quel, che li par' meglio. Le cose, che a me paiono doversi ritoccare, e dichiarare, son' queste. Comincia Vostra Signoria diligenti indagine apparent pulmones conglobari infinitis membranulis inflabilibus mutua communione orbiculorum etc.[5] veggo che questa è la conclusione, che Vostra Signoria intende di provare; ma ella è espressa con termini tali, che non ben' si comprende il senso, perche questa voce conglobari, vuol' dir' rendersi sferico come palla, che non so come si possa accomodare con membrane, ma se la intendesse di palline vote membranose, come la schiuma, non so se possa sussistere, perche se le palline della schiuma fussero tutte bucate, si che l'aria potesse scappar' via, non vi sarebbe schiuma. forse il senso è, che siano a guisa di spugne, o cosa simile, ma questo hà bisogno di dichiarazione, e vuol' essere espresso con voci proprie et esemplificato con figure. L'altra conclusione è, che 'l pulmone sia pieno d'infiniti lobuli, i quali dice esser' triangulari,[6] non so se possa essere inteso senza maggior' dichiarazione con voci proprie, et esemplificato con molte figure,

54

se bisognano. Ne perche le cose sono assai piccole si dovranno stimare difficili a disegnarsi, et intagliarsi, perche Vostra Signoria può fare le cose in grande protestandosi, che per maggior' chiareza è necessario alterar' le dimensioni di detti lobuli, o membrane, e loro siti: una cosa simile fece il Cartesio[7] nella sua filosofia, e meteora, il quale con quel suo bello, et artificios[o] modo di spiegarsi, e dichiararsi hà affascinato non pochi huomini da bene.

Per esempio si potrebbe fare un' disegno d'un' pezuolo di polmon' di Cane in quel modo che si rappresenta esposto a i raggi del sole: 2.º facendo un'altro disegno del medesimo pezuol' di polmone, quando l'arteria pulmonaria sia gonfiata

Intorno all'esperienza dell'acqua tinta, ella è veramente mirabile, tutta via par' ch'ella ancora habbi bisogno d'una narrazione historica più prolissa e distesa, perche non par', che si convinca, che la finale comunicazione de i vasi del pulmone si faccia in quei spazietti, o vescighette senza anastomasi perche se questo fusse vero, le dette membrane rimarebbero mai sempre tinte di rosso, dovendo rimaner' qualche poco di sangue fra gl'anfratti angulari di quelle vescighette, conforme i muscoli son' tinti dal rossor' dal sangue, ancorche le fibre della carne ben' lavate siano qualche poco bianche. Di piu se l'inchiostro dalla trachea passa alla vena pulmonaria, dovrebbe finalmente vedersene passare notabil' quantità nel sinistro ventricolo del quore: ne l'esperienza del taglio del pulmon' per traverso par' che convinca, perche in questo caso quei canaletti minutissimi, e vicinissimi potrebbero produr' qualche fallacia, mescolandosi inavvertentemente i liquori con l'aria ecc. Di più non veggo qui a Vostra Signoria far' menzione d'un' ricordo ch'io li diedi di lavar' ben' bene il sangue, che rimane ne i sottili canali de i polmoni prima che l'animal' sia morto, com'io li scrissi. In somma la cosa merita, che ella ci pensi attorno, ci travagli, la perfezioni, e la dichiari, e faccia presto per non perderla. L'altra parte dell'uso de polmoni credo che ci si possa dire anche altre cose, come anco intorno alla flussibilità de gl'humori, la quale nel mio modo di filosofare, come ella sà, hà mille ripieghi: Or basti questo per ora, e lei come hò detto procuri di perfezionar' questa, o in forma d'epistola od'altro trattato, com'ella vuole, perche l'usanza moderna è di stampare anche un' sol foglio di carta, de quali ne potrei arrecar' mille esempi si che Vostra Signoria seguiti allegramente, e mi scriva con ogni liberta quello, che vuole, ch'io faccia.

Godo estremamente della relation' che mi da del Sr. Fracassati,[8] e se l'occasione, e la fortuna buona secondaranno i miei desiderij, mi parrà d'haver' fatto un'acquisto non ordinario, servendo un suggetto di tanto merito. Ho scritto a Firenze, che prendano l'opere del Galileo[9] e vorrei che lo m'avvisasse il prezzo, che l'hà pagate, che così me ne fà instanza l'amico, a chi vanno:

intanto l'abbraccio di tutto quore, e riverisco insieme con il Sr. Mariani,[10] Fracassati, e Cassini.[11]

Pisa. 4. Gennaio. 1660.

Di Vostra Signoria Molt'Illustre Et Eccellentissima

Affezionatissimo Servitore

GIO[VANNI] ALF[ONSO] BORELLI

a mia richiesta Vostra Signoria[12] in cambio d'inchiostro, o altra acqua tinta schizi con una siringhetta per i canali grossi della Trachea, o arteria pulmonaria dell'argento vivo,[13] il quale s'insinua per canali sottilissimi e così si potrà evidentemente chiarire della comunicazione di detti vasi, et in che luogo si fà.

[Address:] Al Molt'Illustre Et Eccellentissimo Sigre. E / Prone. Osservandissimo Il Sr. Marcello Malpighi / Bologna

1. This date is uncertain. The manuscript clearly reads "4. Gennaio. 1660." The dating is Tuscan style, hence the year is changed to 1661. In the copy made by Malpighi, published in the *Opera posthuma* (BU, MS 936, I B), Malpighi correctly dates the letter "1661" and, possibly with good reason, changes "4" to "14" January.

2. The letter of Malpighi's which Borelli acknowledges here has not been located; it may have been written on the 4th of either December or January. I am inclined to accept the latter date and to accept Malpighi's correction of the date of Borelli's letter.

3. That is, a manuscript copy of the first of Malpighi's two epistles on the lungs, the further history of which will be followed in subsequent letters.

4. Ferdinand II de' Medici.

5. Cf. the altered wording in Malpighi (1661, *3-4*; 1687, II, *320*).

6. In the definitive version of this epistle the lobules are not said to be triangular.

7. That is, René Descartes. Borelli has in mind Descartes's *Discours de la méthode pour bien conduire sa raison . . . Plus la dioptrique, les météores et la géométrie.*

8. That is, Carlo Fracassati (see letter 18 n1), for whom Borelli was trying to obtain a lectureship at Pisa. See letters 46, 63, 70, 74, 75, 84, 88-90.

9. It appears reasonable to assume that these were the *Opere* of Galilei published at Bologna in 1655 and 1656 under the editorship of Carlo Manolessi. See P. Riccardi (1952, I, 1st pagination, *518-519*).

10. That is, Andrea Mariani; see letter 3 n12.

11. That is, Giovanni Domenico Cassini; see letter 3 n3.

12. *A mia richiesta V. S.* is added in Borelli's hand.

13. Malpighi followed this suggestion to inject mercury and thus became the first to record the use of mercury injections for anatomical investigation. See F. J. Cole (1944, *180*); Adelmann (1962; 1966, I, *183*).

30 MALPIGHI TO MARCHETTI
Bologna, 4 January 1661

Text: ALS, in 1963 in possession of Il Polifilo, Milan; cf. U. Morini and L. Ferrari (1902, *18*)
Publ.: Tondini (1782, I, *93-94*)

Malpighi is pleased with the news Marchetti has given him of the *circoli* at Pisa; the persecutions instigated by the ignorant there do not surprise him. He has heard from Borelli of Marchetti's success as a lecturer. He is sorry to hear that his countryman (Giovanni Battista Gornia) does not have enough ready chatter to convince that *Indiano Indianissimo*; against Zanetti he will have difficulty standing up. Malpighi has seen Carlo Rinaldini for a few hours but has no further news to pass on except that homicides are continually occurring in Bologna. See also Adelmann (1966, I, *178*).

Molt'Illustre et Eccellentissimo Sig. e Pron. Osservandissimo

[Con non][1] ordinari[o] mio gusto hò letto la cortese[2] di Vostra Signoria Eccellentissima god[endo som]mamente delle nuove, che per occasione de i circoli[3] accadono, ne [mi] maraviglio delle persecutioni, et attentati degl'ignoranti, et ostinati negl'anticaglie, perche io giornalmente con i miei amici la provo, mà si come io me ne rido, il simile credo facci[a] lei come più prudente di me. Dal Sig. Borelli già intesi, che con suo honore, e sommo applauso frametteva cose nuove nel leggere, e spero che a poco a poco si potriano adomesticare queste bestie selvaggie.

Mi spiace, che il mio Pae[s]ano[4] non habbi in circolo tante chiachere che possi convincere qu[ell']Indiano Indianissimo essendo per altro molto copioso, e pronto. Sò bene che durerà fatica a star a petto al Sig. Zanetti[5] essendo mo[lto] ben fondato, e forte nel argumentare.

Hò veduto di Passaggio il Sig. Rinaldini,[6] che se n'andava ad Ancona sua Patria, et hò ha[vu]to fortuna riverirlo, e servirlo per poche hore; non hò altro di nuovo da participarle se non continui homicidij,[7] che giornalmente accadono mentre per l'urgenza del tempo rassegnandomi al solito resto per sempre
Di Vostra Signoria Molt'Illustre et Eccellentissima
Devotissimo et obligatissimo Servitore
MARCELLO MALPIGHI

Bologna li 4 Gennaio 1661

1. The bracketed matter throughout this letter does not appear in the photograph of the manuscript from which I transcribe; it is, however, given in the transcription of Tondini (1782, I, *93*).

2. This letter from Alessandro Marchetti (see letter 5 n11) has not been located.

3. For the *circoli*, see letter 10 n9.

4. That is, Giovanni Battista Gornia; see letters 10 n10, 16 n7.

5. That is, Giovanni Zanetti; see letter 2 n15.

6. That is, Carlo Rinaldini; see letter 1 n4.

7. On the frequency of homicide at Bologna during this period, see Adelmann (1966, I, *178* & n3, *236*).

31   MALPIGHI TO [BORELLI]
[Bologna, 18 January 1661][1]
In response to letter 29 (4 [14?] January 1661)

Text: BU, MS(ADuns) 2085, I, *119*
Publ.: Adelmann (1962, *60-62*; 1966, I, *178* n4)

Malpighi reports further on his observations on the lungs. He is still uncertain about the anastomosis of veins with arteries and promises to try the experiments which Borelli has suggested. See also Adelmann (1966, I, *178-179*).

Con non ordinario gusto hò letto l'erudita sua lettera[2] e perche ⟨nei⟩ il ⟨spatio⟩ tempo che mi dà la partenza del corriere è di poch'hore per tanto non posso se non tochar poche cose intorno a i motivi et insieme dar tempo alla resolutione che stimarò espediente.

E prima per hora crederei fosse meglio caso mi risolvessi a publicar queste osservationi il far una lettera o trattato coposioso [*sic*] nel modo ch'ella desidera che è l'aggiungere nove lettere e per tanto procurerò far gl'esperimenti che mi accenna

Intorno la sostanza del pulmone io hò stimato che i pulmoni siano un aggrato di vesichette vedendo io con la lente inviata che è ⟨quando⟩ nei pulmoni non tanto ⟨esteriormente⟩ sotto la membrana che li veste esteriormente quanto internamente tagliati ⟨sono⟩ una massa d'orbicini minori d'un grano di miglio e se si gonfino altro non si vede che una multiplicatione di questi orbicini. E di più osservai l'altro giorno un pezetto di pulmone resicato quale havea come spongha infiniti vacuetti orbicula[ri] anzi che in detto pezetto vidi parti pertinte di sangue et altre non e per tanto havrei caro che Lei col suo ochiale che fà di gran longa maggiore l'osservasse e mi dicesse il suo senso.

Ne fò resicare uno per considerar ⟨meglio questa⟩ sostanza quale anche per quella potei osservare quando e resicato ⟨mostra filimenti⟩ sottili

⟨Intorno poi al instanza Ne stimo crederei possi esser impossibile che

58

benche questi orbicini potesse esse[re] aperti con un foro angusto che amettesse l'aere⟩

e per esser quasi diafani e tensi orbicularmente m'è parso bene il credere che siano membrane estese e non carni come si crede tanto più che col gonfiare si vede che i pulmoni crescono ⟨cinque o⟩ sette o otto volte più di mole ⟨mole m'è parso credibile che siano una⟩ e potria essere che fossere una matassa di membrane sopra poste et unite in quella guisa che vediamo fabricate le celle del api. Sò Galeno stesso e gl'altri anatomici chiamano la carne del pulmone spongiosa mà non parmi che i soli fori della spongia siano sufficienti a far questo cosi eccedente augmento e conservare quella diafaneità e grandezza d'orbicini. Inoltre ⟨hoggi⟩ hieri apunto col Sig. Fracassati che fece una solenne anatomia d'un asino osservai in quei ⟨spati⟩ interstiti del pulmone un agregato di vesicette diafane che sono tra un lobetto e l'altro di diversa grandezza conspicue quali ricevono e transmettono l'aere orbicularmente si che non parmi incredibile che aria ⟨esterna[?]⟩ entrata per un foro angusto ⟨ricevendo l'aria⟩ non si possa estendano orbicularmente ⟨quale poi per lo stesso uscendo li rende flaccidi e voti⟩ e di poi uscendo per lo stesso lasciar va[c]uati e compressi assieme

Intorno poi alle mutue anastomosi delle vene et arterie io pratticaro gl'esperimenti acennati solo si deve soggiungere ⟨che⟩ una cosa che mi fà inspiritare et e che hò osservato questi giorni con una patienza grande che le vene che si propagano agl'intestini dal mesenterio e ramificate le circondano ⟨e⟩ nel fine e terminationi estreme s'anastomizano vene con vene ne mai hò potuto veder anastomizatione d'arteria con vena anzi che nella pelle d'un coniglio alquanto resicata dallo piede d'avanti e di dietro si vedono propagate quattro vene con quattro arterie compagne e queste nel dorso o parte media s'uniscono con i rami capillari e le vene s'anastomizano solamente con le vene, ne per quello hò potuto veder mai con le arterie.

[The foregoing is written on one side of the cover of a letter addressed in an unidentified hand to Malpighi. On the other side Malpighi wrote the following, possibly included in the fair copy:] questo però e pe[r]petuo che per conservar l'estima superficie e terminatione uguale e la propagatione di quei interstitij uguali e per non far spatij voti unite diversamente le basi i coni e fianchi di questi lobetti quali sono di questa figura

1. The date of this incomplete and obviously rough draft is taken from Borelli's acknowledgment of 28 January (letter 32).

2. That is, Borelli's letter of 4 (14?) January 1661 (no. 29).

32   BORELLI TO MALPIGHI
Pisa, 28 January 1660 = 28 January 1661
In response to letter 31 (18 January 1661)

Text: BU, MS(LS) 2085, I, *123*
Publ.: (in part) Malpighi (1697, I, *6*; 1698, *9*); (in part) Atti (1847, *24*); Adelmann (1962, *62-63*)

Borelli continues to urge Malpighi to publish his observations on the lungs. He is sceptical about the anastomosis of blood vessels and thinks that those which have been reported are *lusus naturae*. He would like further news of Carlo Fracassati's progress and asks Malpighi to send him a copy of the engraving of Giovanni Domenico Cassini's plan for the proposed junction of the Reno with the Po. See also Adelmann (1966, I, *179-180, 181, 183*).

Molt'Illustre Et Eccellentissimo Sigr. Mio E Pne. Osservandissimo

Ricevo co'l solito mio gusto la sua lettera de i 18., e torno di nuovo ad' inculcarla, che la si risolva di pubblicarla, perchè altrimenti l'anderà in bordello, o pure altri se ne accorgerà, e la darà fuori, perche la cosa è di tanta importanza, che merita comparire in pubblico, ancor che fusse un' mezo foglio. In' quanto poi all'osservazioni de i polmoni io non c'ò potuto far' altro, perche com'ella sà, io quì non ò un'amico di mio genio, che si diletti di tagliare, e da per me solo non posso, e così contro mia voglia bisogna ch'io mi privi di cosa, che a me sarebbe dilettosissima. In' quanto poi alla considerazione, ch'ella mi fà intorno alla differenza della spugna all'aggregato di vescighette, e mi pare che la controversia si possa facilmente aggiustare, perche nella spugna il mantenersi quei spazij dilatati può dependere dalla rigidità delle fibre, che compongono quegl'interni spazietti, o canaletti, che se fussero flessibilissimi, e cedenti, sarebbe l'istesso che quell'aggregato di vescighette. Ò visto ancora in questa cartuccia certa cosa, che Vostra Signoria la chiama Spongia incoata[1], ch'io non so quel, che ella si sia: havrei caro, che m'informasse meglio. Io credo poi che vi sia molto da filosofare intorno la natura della spugna, e del feltro, e come succhi l'acqua, faccenda che non credo che sij stata intesa sin'ora. Intorno a quel, che ella scrive come maraviglioso, che l'estremità delle vene del mesenterio s'anastomizano fra di loro, la cosa è degna d'essere osservata meglio, ma non già ch'io creda, che il' sangue possa girare da una vena all'altra, perche s'è vero quel', ch'anno osservato i moderni anatomici, qualsivoglia vena del mesenterio legata si gonfia non dalla parte del fegato, ma dalla parte delli intestini: e benche il Bartolini,[2] l'Iemoro,[3] et altri, abbin' trovate non so che anastomasi ne i vasi del fegato,[4] et altrove, io sempre ò creduto, che questo sia un' scherzo della natura, o per dir' meglio un'accidental' necessità, come tal' volta si vede, che per un'istesso stipite si osserva un fico duplicato, o mela, o cosa simile; et a me, che intendo la necessità, e la causa dimostrativa del passar' il sangue per gl'estremi capillari canali delle vene, son' sicuro, che non vi bisognano anastomasi per farsi quest'operazione. Vegga in ogni modo Vostra Signoria, perche qualunque osservazione, che ella acquisti di nuovo, sempre sarà stimabile, e grata. Havrò caro di sentir' nuova del' progresso dell'anatomia fatto dal Sr. Fracassati,[5] al quale da mia parte affettuosamente baci le mani. Non so, se mi sono scordato di scrivere, ch'io havrei bisogno di vedere quel' disegno stampato in rame del taglio del Reno e comunicazione co'l Pò di Ferrara, il quale è stato ultimamente fatto dal' Sr. Cassini,[6] e n'è venuto una sola copia al Serenissimo Principe[7] mandata dal Sr. Cornelio Malvasia.[8] Priego Vostra Signoria che da mia parte ne chieda una copia al detto Sr. Cassini, e me la mandi, et a lui insieme con Vostra Signoria, et il Sr. Mariani[9] riverisco caramente.

Pisa. 28. Gennaio. 1660.

Di Vostra Signoria Molt'Illustre Et Eccellentissima

Affezionatissimo Servitore

GIO[VANNI] ALF[ONSO] BORELLI

[Address:] Al Molt'Illustre Et Eccellentissimo Sigr. Mio E Pne. / Osservandissimo Il Sigr. Marcello Malpighi / Bologna

1. See Malpighi (1661, 5; 1687, II, *321*).

2. For the distinguished Danish anatomist, Thomas Bartholin, the Elder, see Loredano (1647, *409-411*); Portal (1770, II, *571-608*); Haller (1774, I, *400-408*; 1777, II, *653-666*; 1779, III, *346-347*); Eloy (1778, I, *270-274*); Jourdan (1820, I, *592-603*); Dezeimeris (1828, I, pt. 1, *288-297*); Hirsch (1884, I, *310-312*); *Thomas Bartholin . . . Mindeskrift paa 300 Aarsdagen for hans Fødsel* (1916); Maar in Bartholin (1916); Lundsgaard (1918); Ehrencron-Müller (1924, I, *276-290*); *Dansk biografisk Leksikon* (1933, I, *205-214*); Garboe (1949-1950); Bartholin (1961); *Dictionary of Scientific Biography* (1970, I, *482-483*); *Isis Cumulative Bibliography* (1971, I, *112-113*).

3. That is, Nathaniel Highmore; see letter 3 n11.

4. For Thomas Bartholin's discussion of vascular anastomoses in the liver and elsewhere, see his *Anatome* (1686, *55, 134-136, 161, 247, 266, 360*); for Nathaniel Highmore on the same subject, see his *Corporis humani disquisitio anatomica* (1651, *50, 65*).

5. That is, Carlo Fracassati; see letter 18 n1.

6. That is, Giovanni Domenico Cassini; see letter 3 n3. I have not seen the original issue of his plan, but it is reproduced with some additions made to it in 1765 as plate III of the

fourth volume of *Raccolta d'autori che trattano del moto dell'acque*, of which I have used the second edition (Firenze, 1765-1774). Cf. letter 1022 & n1.

The controversy between Bologna and Ferrara over the discharge of the waters of the Reno will be dealt with at various times later on in this correspondence; see letter 961 n16.

7. That is, Prince Leopold de' Medici.

8. For Cornelio Malvasia, the Bolognese senator and patron of letters to whom Malpighi had dedicated his defense of conclusions in 1653, see Malpighi (BU, MS 2085, VI, *1* verso; 1902, *10*); Ghiselli (BU, MS 770, XXXIV, *284-293*); G. B. Capponi (1672, *110-117*); Fantuzzi (1786, V, *159-162*); Guidicini (1876, II, *92-94*); Adelmann (1966, I, *133, 237*). Cf. Possenti (no date; cf. L. Frati [1889, II, *1242*, no. 9602]).

9. That is, Andrea Mariani; see letter 3 n12.

33   BORELLI TO MALPIGHI
Pisa, 4 February 1661

Text: BU, MS(LS) 2085, IX, *41*
Publ.: Adelmann (1962, *63-65*)

Borelli discusses the experiments designed to determine the relationship between the air passages and the blood vessels of the lung which Malpighi has been performing and makes suggestions for further experimentation and for the illustration of the work. He is pleased once more to hear of Carlo Fracassati's progress. See also Adelmann (1966, I, *180-181*).

Molt'Illustre Et Eccellentissimo Sigre. E Pne. Osservandissimo

Hò letto con estremo mio gusto l'esperienza fatta a mia instanza dell'acqua schizata nell'arteria pulmonaria,[1] ma dui cose c'havrei voluto: prima, che Vostra Signoria doppo havere in virtù dell'acqua gonfiato tutto il pulmone, havrei voluto che cominciassi a scorticare una particella per veder se quelle vescighette membranose, che prima s'empivano d'aria, si fussero ora ripiene d'acqua: di più havrei voluto, che Vostra Signoria havesse anche schizato l'acqua per l'aspera arteria e vedere se in quel' modo le medesime vescighette si gonfiano d'acqua e se la stessa acqua passa al' sinistro ventricolo del quore: di più desidero che Vostra Signoria facci una cosa simile a quella, che fa la natura, che habbi preparato due siringhe, o schizetti; una applicata al' gran' tronco dell'arteria pulmonaria, l'altra sia infilzata all'aspera arteria, e vada vicendevolmente ora schizando l'uno, or' l'altro, e per chiarirsi se i due liquori s'uniscono nella vena pulmonaria, adopri Vostra Signoria due liquori ciaschedun' de quali sia candido come l'acqua pura, ma che evidentemente manifestino, se è vero che si uniscono nella vena pulmonaria, e nel sinistro ventricolo del quore; il che si conseguirà con questo secreto, ch'io adesso comunico a Vostra Signoria. Facci Vostra Signoria bollire in due pentole separate in una un' poco di vitriolo, et in un'altra un' po' di galla:

mettane separatemente questi due liquori ne due schizetti, perche queste
due acque mentre che saranno separate l'una dall'altra in vasi distinti si
manterranno sempre mai chiare e trasparenti come acqua, ma se si uniscono
insieme in un'instante diventano inchiostro nerissimo, adunque se è vero,
che l'aria che entra per l'aspera arteria si mescola in quelle vescighette de
Polmoni con' il sangue, che vien' dal' quore per l'arteria pulmonaria,
necessariamente nella nostra esperienza si dovremo vedere in tutti i rami
dell'aspera arteria, e dell'arteria pulmonaria l'acqua chiara, ma in quelle
vescighette, o pure nell'arteria pulmonaria si dovrebbe ritrovare inchiostro,
e s'io non m'inganno quest'esperienza dovrebbe esser' convincente, quando
però sia fatta con le debite diligenze, e cautele. Oltr'a cio Vostra Signoria
ad instanza mia noti che differenza vi è dallo far' le schizate nell'arteria
pulmonaria frequenti, e continuate, come sogliono esser' le battute del quore,
e del polso, e quelle dell'aspera arteria rare, come si sogliono essere l'inspira-
zioni dell'aria, dal' farle con altro ritmo. Oltr'a questo haverei mill'altre
fantasie, che mi vanno per il capo, ma è bisogna, che a mio dispetto io mi
privi di molti gusti per non havere un'amico confidente, che tagli.

Credo poi che nell'esperienza fatta da Vostra Signoria non sia bene con
tanta forza schizar' l'acqua ne polmoni, perche in questo caso si potrebbero
lacerare molti vasetti minuti e forsi quelle vescighette, le quali estremema-
mente gonfiate chi sà se fanno l'officio di valvole otturando l'esito l'una del-
l'altra? Ma io dovrei esserci presente, perche mi pare, che mi potrebbe sov-
venire non poche cose. Questa stessa difficultà incontrata da Vostra Signoria
nell'esperienza fatta con' l'argento vivo mi conferma maggiormente il
sospetto, che quei palloncini troppo gonfi possano servir' per valvole, anzi
la mutazion' del sito de dette vescighette può impedire il passaggio, il che
credo che facesse l'argento vivo co'l suo gran' peso, che comprimendo quelli
borsellini fra altri collaterali, viene ad otturare i transiti, che per altro l'argento
vivo passa per pori sottilissimi, e chi sa se essendo quelle vescighette destinate
per l'aria, che è leggierissima può eccellentemente dilatare quelle vescighette
l'una sopra l'altra a modo di schiuma, che adoperando altro liquore, et anche
gravissimo non può succedere il medesimo effetto. Provi dunque Vostra
Signoria a schizare la stessa quantità d'aria che d'acqua nei medesimi
polmoni, e poi leghi la trachea, e leggiermente scorticata l'estremità de i
polmoni, vegga se quelle vescighette si gonfiano più con' l'aria, che con'
l'acqua conforme io credo.

Gia che Vostra Signoria stima bene far' una lettera di questa materia,
sarà bene. Ancor' che si[a] difficile far' le figure di cose tanto piccole, e minime,
tuttavia Vostra Signoria si può dichiarare, con' farle maggior' del vero anche
conforme le vede co'l microscopio. Ne li dia fastidio a farle il dipingere le

cose tre, e quattro, e dieci volte maggior' del vero, perche basta dichiararsi d'haverle fatte così appostatemente per renderle visibile.[2] Vostra Signoria non si perda d'animo, e seguiti, ch'io l'assicuro che n'havera non poco honore, e gloria, e continui come hà fatto ora, et a me dispiace di non poterla aiutare com'io vorrei con' esperimentar' qualcosa, poiche come hò detto non posso, ne hò tempo, ne chi mi aiuti a far' somiglianti esperienze.

Mi rallegro che 'l Sigr. Fracassati[3] tiri avanti gloriosamente le sue fatiche anatomiche, e circa i contrasti non gli dian' fastidio, perche finalmente la ragione dovrà havere il suo luogo, e così fatte persecutioni conchiudono sempre con arrecare maggiore onore, e riputatione, e lo saluti da mia parte caramente, come anche al Sigr. Mariani, e Cassini,[4] et a Vostra Signoria. Pisa. 4. Febbraio. 1661.

Di Vostra Signoria Molt'Illustre Et Eccellentissima

Affezionatissimo Servitore

GIO[VANNI] ALF[ONSO] BORELLI

1. This letter from Malpighi, probably written in late January 1661, has not been located.
2. *Visibile* for *visibili*.
3. That is, Carlo Fracassati; see letter 18 n1.
4. That is, Andrea Mariani and Giovani Domenico Cassini; see letter 3 nn12, 3.

34 BORELLI TO MALPIGHI
Pisa, 10 February 1661

Text: BU, MS(LS) 2085, IX, *141-142*
Publ.: Adelmann (1962, *66-67*)

Borelli is surprised that Malpighi has already sent his first epistle on the lungs to the printer and regrets his haste. It should be illustrated to be intelligible. He has already told various persons at Pisa that Malpighi is printing his discovery. The plan sent by Giovanni Domenico Cassini and the sonnet which Malpighi sent have been received, and the latter has been shared with others. See also Adelmann (1966, I, *181*).

Molt'Illustre Et Eccellentissimo Sigr. Mio E Pne. Osservandissimo

Ricevo la sua gratissima del primo,[1] nella quale mi da notitia d'haver' gia consegnato allo stampatore la sua scrittura per stamparsi: io veramente havrei desiderato di saper' prima questa sua risolutione, perche non havrei tardato ad' accennarli alcune cosette; ma se la cosa veramente gia è fatta, non bisogna pensarci. Mi trovo già haver' scritto la settimana passata non so che altre esperienze, che desideravo che Vostra Signoria facesse, non sò se siano arrivate a tempo prima della stampa. I disegni in rame è necessario, che Vostra Signoria li facci far' presto, senza li quali la scrittura sarebbe inintelligibile. Ho cominciato, or' che la cosa è a questi termini, a dire a questi SSri. Dottori nostri, che Vostra Signoria stà stampando una sua nuova inventione sopra i polmoni senza havervi [det]to una parola di più oltr'a questa generalità, et il Sr. Dottor' Barbati,[2] il qual' Vostra Signoria sà quanto loda volentieri le cose nove, dice ch'aspetta che Vostra Signoria glene mandi una copia, e che egli giudica, che Vostra Signoria habbia ritrovato, o pure accortosi, che i vasi vadino per tutta la sostanza de i polmoni; io risposi che non sapevo particolar' veruno. Ma di simili gente, e di quell'altre, che Vostra Signoria dice havere esperimentato a Bologna se ne rida, perche tantum abest che somigliante baiar' de Cani non li pregiudica, che per il contrario l'hà a sollevare, et ingrandire a lor' confusione. Ringratio infinitamente il Sr. Cassini[3] per il disegno, che m'hà inviato, e rallegromi che il Sr. Fracassati[4] habbia terminato l'anatomia con suo gusto, et onore, e che tutta via continui a travagliare. La ringratio del sonetto[5] inviatomi, il quale hò dato a leggere a questi dottori non già al Sr. Marchetti[6] per essersene egli ito questo carnevale ad Empoli. L'abbraccio per fine di tutto quore, e la riverisco insieme co'l Sr. Mariani,[7] Cassini, e Fracassati

Pisa. 10. Febbraio. 1661

Di Vostra Signoria Molt'Illustre Et Eccellentissima

Affezionatissimo Servitore

GIO[VANNI] ALF[ONSO] BORELLI

1. This letter from Malpighi has not been located.

2. That is, Girolamo Barbato; see letter 2 n13.

3. That is, Giovanni Domenico Cassini; see letter 3 n3. His plan for the discharge of the waters of the Reno into the Po is mentioned in letter 32.

4. That is, Carlo Fracassati; see letter 18 n1.

5. Whether this sonnet was one composed by Malpighi cannot be said; see Adelmann (1966, I, *432* & n10, *625* n3).

6. That is, Alessandro Marchetti; see letter 5 n11.

7. That is, Andrea Mariani; see letter 3 n12.

35   BORELLI TO MALPIGHI

Pisa, 18 February 1661

Text: Forlì, Biblioteca Comunale "A. Saffi," Fondo Piancastelli, Autografi secolo XIII-XVIII (LS)

Publ.: Atti (1847, *28-30*); Mandalari (1895, *121-125*); (in part) Ente manifestazioni milanesi (1957, fig. 66); Adelmann (1962, *66-67*); cf. Narducci (1892, no. 563[30])

Borelli has received a copy of Malpighi's first epistle on the lungs and is disappointed because he would rather have had it dedicated to the Grand Duke than to himself and because the haste in which it had been printed precluded the inclusion of certain of his own ideas. He criticizes Malpighi's conception of the function of the lungs and wonders whether Malpighi might write another epistle which would include Borelli's ideas as to their function. He has already shown the epistle to many in the Studium at Pisa; when the copper plates are ready Malpighi should send a few to Signor Carlo Dati for presentation to various persons, but if Malpighi decides to write a second epistle the distribution of the first one should be delayed. See also Adelmann (1966, I, *181-182*).

Molt'Illustre Et Eccellentissimo Sigre. E Pne. Osservandissimo

Ricevo con questo ordinario la copia della sua epistola stampata, et infinitamente la ringratio dell'honore, che s'è compiaciuta farmi d'indrizzarla a me, benchè io, com'accennai a Vostra Signoria, havrei desiderato, ch'ella l'havessi indrizzata al Serenissimo Gran Duca[1] per molte ragioni, fra le quali vi era un'altro particolar' mio desiderio, cioè che io desideravo pregar' Vostra Signoria, che destramente vi accennasse con qualche bella maniera non affettata alcune poche cosette, che io mi trovo haver' filosofato intorno alla cagione, e modo, come si fà il moto de Polmoni, ma Vostra Signoria hà questa volta prevenuto la mia espettatione, che dove io credevo d'haverla a condurre con gl'argani a dare alla stampa questa sua bellissima inventione, ella ne anco hà aspettato quindici giorni, ch'al' più poteva importar' la tardanza della venuta, e ritorno d'una mia lettera. Oltr'a cio nella lettera della settimana passata Vostra Signoria mi dice haver' moderato assai quei primi concetti, dov'io appresi, ch'ella non volessi discorrer' punto dell'uso de pulmoni, ma solamente della bellissima inventione delle vescighette ecc. Insomma hò à dolermi questa volta del mio troppo scrupoloso, o superstitioso modo di proceder' con' gl'amici, non parendomi mai a bastanza i rispetti di stima, ch'io vorrei con' esso loro usare. Or' basta, gia che le cose son' fatte, bisogna pensare al rimedio.

Intorno all'uso, ch'ella attribuisce a i polmoni, che vuol' che servano per Pistello per unire squisitamente la parte serosa con la rossa del sangue, è qualche tempo, che io vi hò delle difficoltà. Parmi che vi sia qualche differenza dal pestar' della pasta con' gl'instrumenti e modo, col quale si fà, dall'orditura, e modo d'operare de i polmoni. Figurisi Vostra Signoria, che in un' gran' condotto, che vi scorra l'acqua, da un' fianco sia inserito un' cannello, per il quale venga continuamente somministrato inchiostro, io comprendo benissimo, che nell'istesso condotto largo non si fà squisitamente la distributione delle minime particelle nere per tutti i luoghi dell'acqua, et intendo bene, che per conseguir' quest'effetto, noi n'habbiamo due esempi assai facili, e chiari; uno sarebbe lo scommovere i fluori con moti irregulari

nelle sue parti, agitandoli con qualche cucchiaro, o cosa simile, o pure sciac-
quando il vaso, e sbattendolo, o pure finalmente quando il condotto fusse
di quoio premendolo ora per un' verso, ora per un'altro, s'introdurebbero
quei varij, et irregulari movimenti delle parti del fluido contenuto, in virtù
de i quali si potrebbero ottimamente mescolare le particelle dell'inchiostro
con l'acqua. Ma se altri credesse poter' conseguire il medesimo mescolamento
con' far', che 'l condotto grande si ramificasse in molti, e molti canaletti
sottilissimi, non veggo necessità d'unirsi meglio le parti dell'inchiostro con
l'acqua, imperoche supponendo, che nel condotto largo vi sia un' tal spatio
d'acqua pura non ancor' toccata dall'inchiostro, questa andrà ad infilzarsi
in molti di quei canali sottilissimi, che trova alla sua dirittura, dove che
un'altro mucchio di canali verranno occupati dal solo inchiostro, e benche
altri poi pestasse, e premesse i detti canali sottili, tutta via essendo alcuni
pieni solo d'acqua pura, et altri solo d'inchiostro, non potrebbero in virtù
della detta compressione unirsi, eccetto se fussero in tal maniera intrecciati
i detti canalini, che quelli che si portano dalla destra sempre andassero alla
sinistra, e quei di sopra sotto ecc. con viaggio intricato in forma di labirinto
assai contrario alla simplicità, con la quale suol' operar' la natura, e poi
finalmente bisogna che s'accozino un' canaletto d'acqua pura, et uno d'inchiostro in un'altro vasetto comune, e poi quivi pestati possono unirsi, e
perche la natura poteva conseguire il detto mescolamento con' un' modo
speditissimo, e facile agitando, come s'è detto in un' vaso largo le due parti
rossa, e serosa del' sangue, par' difficil' cosa, che habbi voluto fare una
struttura tanto imbrogliata con' canali tanto sottili, moltiplici, con' tanto
pericolo dell'animale per conseguir' cio, che aeque bene con tanta facilità
potea operare. Da questo discorso io mi persuasi, che altro fine più recondito,
et altra operatione più arcana, e meravigliosa facci la natura con' un'instrumento tanto artifitioso, quale sono i polmoni fin'ora oltr'a quella anticaglia
rifiutata del rinfrescamento del quore, e vivification' di spiriti, e simili ciance
già è stato detto da altri, che servano per spignere, e far' passare il sangue
per i polmoni al sinistro ventricolo del quore: Vostra Signoria c'hà aggiunto
quest'altro suo, che è vero, che la parte serosa, e rossa si deve in virtù di
quell'ammaccamento meglio riunire fra di loro, il che io credo, che si facci
ne i vasi larghi e spatiosi mentre che con' moti contrarij del quore spignendo
sangue, e de polmoni comprimendolo dall'altra parte come a punto si farebbe
in una vesciga piena di varij liquori, che con due mani una sopra, e l'altra
sotto vicendevolmente s'andasse comprimendo. Restaci ora l'uso di quei
sottilissimi, et innumerabili canaletti, per i quali è costretto a passare il sangue
dall'arteria alla vena pulmonaria: io quì come hò detto mi par' d'haverci
trovato non sò che, che se non da precisamente nel segno, servirà almeno

per dar' motivo ad altri d'investigarne la vera cagione. Trovomi ancora alcune cose nuove, e dimostrate intorno al movimento de Polmoni, cosa che fin'ora non è stata capita[ta], et altre fantasie mi vanno ancora per il capo, le quali havrebbon' bisogno d'alcune esperienze, che io adesso è impossibile, che faccia. Ora vegga Vostra Signoria quel che li par' di fare, gia che si trova d'haver' stampato questi fogli: se li pare di soggiungere appresso una seconda epistola, nella quale Vostra Signoria dichiari meglio quella parte del pestar' le parti del sangue, come si fà la farina, e se poi vuol' anche aggiugnervi questo mio concetto come cosa scrittali da me per lettere, se la lo stima da qualche cosa, ella è padrona, e l'haverò per onore, e favore, ella ci pensi, e se ne con- sigli con cotesti SSri. comuni amici, e mi scriva cio che vuol' ch'io faccia: In' tanto già hò mostrato a molti di questo studio la sua epistola, molti la lodano intorno all'inventione, de i discorsi poi che fanno io me ne rido. Subito che saranno stampate le figure in rame, Vostra Signoria me ne mandi qualche poco di copie dirette a Firenze al Sr. Carlo Dati,[2] acciò ch'io possa presentarle al Serenissimo Gran' Duca, e Principe,[3] et altri amici, e ne farò anche inviare in Francia, Fiandra, et Inghilterra dal Sr. Carlo Dati, il quale hà corrispondenza con tutti quei letterati, ma se Vostra Signoria determina di soggiugnere anco la seconda epistola, com'io la consiglio e l'esorto, tratterremo lo spargere le copie di questa prima, fin' che venga la seconda: Vostra Signoria risolva, e m'avvisi, mentr'io caramente l'abbraccio, e riverisco insieme co'l Sr. Mariani, Cassini,[4] e Fracassati.[5]

Pisa. 18. Febbraio. 1661.

Di Vostra Signoria Molt'Illustre Et Eccellentissima

Affezionatissimo Servitore

GIO[VANNI] AL[FONSO] BORELLI

[Address:] Al Molt'Illustre Et Eccellentissimo Sigre. E Pne. Osservandissimo / Sigr. Dottor' Marcello Malpighi / Bologna

1. Ferdinand II de' Medici.

2. For Carlo Roberto Dati, litterateur, philosopher, and scientist, one of the leading spirits of the Accademia della Crusca at Florence and, after 1648, holder of the chair in Greek and Latin letters there, see Aprosio (1673, *567*); Negri (1722, *116-117*); Niceron (1733, XXIV, *300-305*); Cinelli Calvoli (1735, II, *226-227*); *Raccolta d'elogi d'uomini illustri toscani* (1770, IV, *CCCCLIV-CCCCLXVI*); A. Fabroni (1795, III, *164-165, 188, 432, 437*; 1795, XVI, *15-36*); Corniani (1819, VIII, *10-20*); Tiraboschi (1834, XXX, *12-14, 21*); Antinori (1841, *75-80*); Inghirami (1844, XII, *300-305*); Poggendorff (1863, I, *524-525*; 1879, *366-367*); Saccardo (1895, *61*); Andreini (1907; 1936); E. Rosen (1953).

Dati sent both of Malpighi's epistles on the lungs to Thomas Bartholin, eliciting the latter's *De pulmonum substantia & motu diatribe*. See T. Bartholin (1663, f. *a4*a); Malpighi (1687, II,

68

336); Caverni (1893, III, *248-249*); Adelmann (1966, I, *182, 186, 187, 220*); W. E. K. Middleton (1971, *31 et alibi*); and letters 37, 39, 45, 81, 84, 85, 88, 89, 93.

3. Prince Leopold de' Medici.

4. That is, Andrea Mariani and Giovanni Domenico Cassini; see letter 3 nn12, 3.

5. That is, Carlo Fracassati; see letter 18 n1.

36 MALPIGHI TO [BORELLI]
[Bologna, 22 February 1661][1]
In response to letter 35 (18 February 1661)

Text: Forlì, Biblioteca Comunale "A. Saffi," Fondo Piancastelli, Autografi secolo XIII-XVIII (ADuns)

Publ.: Atti (1847, *31*)

Rather than write another epistle on the lungs himself, as Borelli had suggested, Malpighi believes it would be better for Borelli to write one of his own, giving his views on their function. The letters of the two of them could then be issued together. Malpighi would meanwhile retain the copies of his own epistle and have the figures illustrating it made.

Vivo mortificatissimo sentendo hora i suoi ⟨motivi⟩ pensieri che mi soggiunge quali con ogni libertà prima mi poteva significare et io come altre volte gli scrissi precipitai a stamparla eccitato dalle instanze da lei fattemi e da un sospetto altrevolte accennatoli e ⟨benche⟩ la cosa e di già fatta e non occorre più pensarvi Stò ⟨vivo⟩[2] pero in questo quieto che l'osservatione anatomica si conforma ⟨al vero⟩ col senso e verità e l'uso portato come probabile ⟨so ch⟩ credo possa susistere spiegato in quella forma benche concisa e se ⟨havesse havuto⟩ ella m'havesse dato qua[l]che motivo particolare l'havrei prontamente tralasciato, e mi sarei reputato estremamente honorato ⟨soggiungendo⟩ potendo sostituire i suoi pensieri e demonstrationi. ⟨Intorno poi al soggiungere un altra lettera per spiegare quei soli miei pensieri io ne hò qualche difficoltà e l'aggiungere le sue cose non parmi ben si crederei che si potesse e veria molto a proposito⟩ Ho consultato con li Sig. Mariani e Fracassati[3] comuni amici ciò che accenna e tutti concorrono che non fosse ⟨molto⟩ ripiegho molto a proposito ma fosse [——][4] meco[5] che Vostra Signoria Eccellentissima si compiacesse di far una lettera mostrando solo haver riceuto queste mie osservationi e con tal occasione ⟨potria liberamente⟩ se gli pia[c]esse moderasse i miei pensieri, e poi si diffondesse nel assignar l'uso da lei ritrovato, col aggiungere anche le cause del moto de[l] pulmone e questa s'ella non la vuolesse stampare in Pisa io la farò stampare unita con la mia e con quell'occasione si potria levare o aggiungere qualche cosetta e ⟨cosi⟩ queste due lettere ⟨cosi⟩ unitamente stampate le potremo poi dedicare ⟨poi⟩ al ⟨sua Altezza⟩ Serenissimo Gran Duca[6] ⟨o da me o da un terzo amico come più ella giudicasse bene, e questo crederei fosse il suo diritto⟩ et in ⟨questo⟩ tal caso restarei estremamente da lei honorato ⟨restando⟩ veriano acreditate quelle poche mie cosette e lei havria campo non mendicato di publicare le sue fatiche e pensieri in questa materia quale crederei ⟨de queste due lettere⟩ che in questa maniera fosse per haver l'ultimo compimento. Di ⟨questo⟩ ciò ne hò esempio in una osservatione fatta dal ⟨un⟩ Varoli[7] nostro Bolognese quale scrisse certe osservationi intorno al ⟨esorto⟩ principio della spinal medola e de i nervi, e ventricoli al Mercuriale[8] al hora leggente in Pisa e detto Sig. Mercuriale gli rescrisse col impugnar anche in parte qualche suo detto; S'ella si risolverà m'avisi e quando stimi che unitamente si possi ristampare la mia con ogni libertà aggiungi e moderi ⟨e non stij⟩ ciò che stima bene perche coll'usar meco tanti rispetti m'offende assolutamente m'offende sapendo qual dependenza io ho e rispetto a suoi cenni ⟨io⟩ frà tanto trattero le copie già stampate e vedrò di far fare le figure benche io credo durerò fattica e disegnar essatamente ⟨qui si⟩ la propagatione interna di quei sini e vesice interne essendo molto imbrogliata le altre come spero potriano riuscire. Starò attendendo i suoi ordini, e comandi

1. The date is taken from Borelli's acknowledgment of 4 March (letter 38).

The deletions in this rough, unsigned, and probably incomplete draft of Malpighi's response to Borelli reveal his embarrassment at Borelli's dissatisfaction with his haste in publishing his first epistle on the lungs. The fair copy of this letter undoubtedly contained still further changes in the wording. See Atti's emendations and Adelmann (1966, I, *185, 186*).

2. *Vivo* is not deleted, but *Stò* is written above it and was apparently intended to replace it.

3. That is, Andrea Mariani and Carlo Fracassati; see letters 3 n12, 18 n1.

4. One or possibly two words are indecipherable here.

5. The clauses *Ho . . . meco* are written above the line and appear to have been intended to replace those reading *Intorno . . . proposito*, which have been partially deleted and are here included within pointed brackets. Atti, however, retains the latter clauses and emends the text as follows:

"Intorno poi al soggiugnere un'altra lettera per ispiegare quei soli miei pensieri, io ne ho qualche difficoltà, e l'aggiugnere le cose sue non parmi che fosse ripiego molto a proposito, e meglio sarebbe che V.S.E. si compiacesse [etc.]."

There are other deviations from the manuscript in Atti's transcription which are not noticed here.

6. Ferdinand II de' Medici.

7. Malpighi is referring to Costanzo Varolio's *Anatomiae . . . libri IIII . . . Eiusdem Varolii & Hier. Mercurialis de nervis opticis . . . epistolae* (Francofurti, 1591).

Varolio is perhaps now known chiefly for his researches on the brain, first published at Padua in 1573. He was born in Bologna in 1543 and was awarded the doctorate in philosophy and medicine in the Studium there on 18 April 1566. From 1569 to 1574 he lectured on surgery and medicine in the Bologna Studium and then left for Rome, where he died on 15

July 1575. It is sometimes said that he held a chair in surgery in the Sapienza at Rome, but his name does not appear in the rotuli.

See Ghilini (1647, II, *64*); Portal (1770, II, *26-38*); Haller (1774, I, *241-242*); Eloy (1778, IV, *480-481*); Fantuzzi (1790, VIII, *158-160*); Jourdan (1825, VII, *398-399*); Tiraboschi (1834, XXII, *80-81*); Dezeimeris (1839, IV, *309*); De Renzi (1845, III, *174-175*); Mazzetti (1848, *315*; 1848a, *78*); Medici (1857, *85-89*); *Bibliografia romana* (1880, *239-240*); Hirsch (1888, VI, *71-72*); Martinotti (1926); Zaccagnini (1930, *227-228*); Simeoni (1947, *50-52*); Pazzini (1961, II, *540*); Bronzino (1962, *68*); Adelmann (1966, I, *51, 185-186, et alibi*); E. Clarke and O'Malley (1968, *634-635, 820-823*).

8. That is, the physician Girolamo Mercuriale. Born in Forlì on 30 September 1530, he studied medicine in Bologna and then in Padua, where he was awarded the doctorate and for eighteen years lectured on medicine in the Studium. He was then called to Bologna and lectured on medicine there from 1587 to 1593, when he left to accept a chair at Pisa. Mercuriale returned to Forlì shortly before he died there on 13 November 1606.

See Tomasini (1630, *146*[i.e., *154*]*-160*); Ghilini (1647, I, *123*); Crasso (1666, II, *41-44*); Van der Linden (1686, *424-427*); Marchesi (1726, *191*); Papadopoli (1726, I, *12, 343-344*); Niceron (1734, XXVI, *17-28*); Cinelli Calvoli (1746, III, *326*); Portal (1770, II, *17-20*); Haller (1774, I, *238-239*; 1776, I, *37, 52, 64, 76, 91, 96*; 1777, II, *169-172*); Eloy (1778, III, *277-279*); A. Fabroni (1792, II, *297-310*); Jourdan (1824, VI, *255-257*); Tiraboschi (1834, XXII, *115-124*); Hercolani (1835, II, *23-36*); Dezeimeris (1837, III, *569-573*); De Renzi (1845, III, *passim*); Mazzetti (1848, *209*); Rosetti (1858, *267-281*); Zappoli (1868, *69-71*); Hirsch (1886, IV, *209-210*); Saccardo (1895, *109*; 1901, *72*); Capparoni (1928, II, *53-56*); Cardini (1930); Englert (1931); Panconcelli-Calzia (1931); Nardi (1938); Simili (1941; 1941a; 1965; 1966); M. Gnudi and Webster (1950, *135-140*); L. Belloni (1952); Busacchi (1956a); Dondi (1958); Perazzi (1961); Adelmann (1966, I, *49-50*); Fanti (1968); Ascanelli (1969, *341-344*).

37   BORELLI TO MALPIGHI
Pisa, 25 February 1661
In response to letter 36 (22 February 1661)

Text: BU, MS(LS) 2085, IX, *45-46*

Borelli now understands why Malpighi hastened the publication of his first epistle on the lungs and still feels that a second epistle explaining certain points would be desirable. He has informed Carlo Dati that he would receive copies for distribution. See also Adelmann (1966, I, *185, 186*).

Molt'Illustre Et Eccellentissimo Sigre. E Pne. Osservandissimo

Hò riceuto, com'io accennai con la passata, la sua lettera stampata, et ora veggo per l'ultima[1] sua la cagione, per la quale Vostra Signoria precipitò la stampa, io veramente la compatisco e poiche si vanno scoprendo de i contradittori, li metto di nuovo in consideratione, che sia bene da se medesimo rassettare nella 2.ª lettera quelle poche cose, che a Vostra Signoria paia, che habbin' bisogno di maggior' dichiaratione, come io gl'accennai con la passata, e quando s'havesse a fare è meglio farlo presto, e da se, che aspettare, che altri l'habbia a dire; io poi confermo quell'istesso, che li dissi per la passata, che per quel che voglio me l'offerisco, e stia pur' di buon'animo, che le contraditioni finalmente hanno a risultare in sua gloria, perche contro la verità non si posson' dire se non cose simili a quelle del Sigr. Cassini,[2] del quale m'è dispiacuto sentire, che li passino per il capo cose tali, tutta via è bene che Vostra Signoria vadi con esso lui destreggiando per non molti-plicare i contradittori. Hò scritto a Firenze al Sr. Carlo Dati,[3] che riceva co'l Procaccio un'involtino di quelle copie della sua lettera stampata, che Vostra Signoria si compiacerà mandare per poterne presentare a queste Alteze,[4] et a questi letterati amici; solleciti di gratia a mandarle con le figure perche non vorrei, che 'l Gran Duca havesse notitia di questa cosa prima che per le mie mani. Mi vada poi di mano in mano avvisando cio, ch'ella intende fare, et in che vuol' ch'io la serva, mentre io affettuosamente li bacio le mani con cotesti SSri. suoi amici.

Pisa. 25. Febbraio. 1661.

Di Vostra Signoria Molt'Illustre Et Eccellentissimo

Affezionatissimo Servitore

GIO[VANNI] ALF[ONSO] BORELLI

[Address:] Al Molt'Illustre Et Eccellentissimo Sigre. E Pne. Mio Osservan-dissimo / Il Sigr. Marcello Malpighi / Bologna

1. Both this and letter 38 appear to be responses to Malpighi's letter of 22 February (no. 36).

2. That is, Giovanni Domenico Cassini; see letter 3 n3. There is no clue to what Malpighi reported him as saying to evoke this comment from Borelli.

3. For Dati, see letter 35 n2.

4. That is, the Grand Duke Ferdinand II and Prince Leopold de' Medici.

38 BORELLI TO MALPIGHI

Pisa, 4 March 1661

In response to letter 36 (22 February 1661)

Text: BU, MS(LS) 2085, IX, *47-48*

Borelli gives his reasons for not writing an epistle of his own on the lungs, as Malpighi had suggested. He still believes that Malpighi should publish a second epistle correcting his earlier statements about the function of the lungs and incorporating Borelli's notions. He questions Malpighi about Glisson's *Anatomia hepatis*, which he has not read. See also Adelmann (1966, I, *185*, *186-187*).

Molt'Illustre Et Eccellentissimo Sigr. Mio, e Pne. Osservandissimo

Hò fatto reflessione sopra le cose, che Vostra Signoria mi scrive nell'ultima
sua de 22. del passato, e benche io volentieri inclinarei a far' un'epistola,
come ella desidera, come hanno consultato il Sr. Mariani,[1] e Fracassati,[2]
tutta via non è dovere, ch'io esponga la mia reputatione, mandando fuori
cosa fatta currenti calamo, perche così sarebbe necessario farlo, stante le
occupationi assidue della stampa d'Apollonio,[3] che mi tengono sufficiente-
mente occupato il cervello. Oltr'a ciò non sò se mi stia bene comparire io
in scena con' una piccola cosetta, arrecando solamente una nuova speculatione
probabile dell'uso de polmoni, e però sarebbe necessario arricchirla con
qualch'altra cosa, com'io già hò pensato. Di più bisognarebbe, ch'io pubblicassi la ragion' dimostrativa da me ritrovata del modo, e forma, come si
gonfiano i polmoni, e si facci la respiratione, ma questa era dovere riserbarla,
fin' che io pubblicassi il mio libro de Motibus partium animalis.[4] Per' tutte
queste ragioni accennai io nell'antepassata lettera, che mi contentavo che
Vostra Signoria ne facesse mentione, non come testimonio, et assertivamente
ex certa scientia, ma solamente per l'informationi aute dalle mie lettere,
et in questo caso mi pareva, che tutte le cose commodamente si potessero
aggiustare in una seconda epistola, perche di quella prima gia stampata da
Vostra Signoria indubitatamente ne sono già disperse copie, stampate, et
anco ricopiate a mano dalle stampate, si che iacta est alea, ne vi hà più
rimedio; adunque ottimo ripiego hò stimato il ricorreggere Vostra Signoria
da se medesimo quelle cose, che nell'epistola già stampata hà detto intorno
al pestare, e mescolare del siero co'l rosso del sangue ne i polmoni, e questo
sarebbe molto meglio, che il supprimere la prima stampa, e rifarne un'altra
di nuovo, e questo modo di proceder sincero è più sicuro, e non è esposto
alle mormorationi, e caville; e Vostra Signoria ne hà l'esempio di molti
Galant[u]omini, e particolarmente del Gassendo,[5] e del Bartolino,[6] i quali
non solamente hanno dichiarato, e moderato le cose già scritte, ma espressamente, e con gran' franchezza si sono ritrattati. Ora Vostra Signoria pensi
a tutte queste cose, perche intanto io vedrò di distendere quelle poche cose,
che mi sono sovvenute intorno all'uso de Polmoni per participarlo confidentemente a Vostra Signoria, acciò che vada pensando co'l Sr. Mariani,
Fra[cassati] e Cassini,[7] in che forma si potrebbero inserire nella 2.ª epistola
di Vostra Signoria, o pure in qualch'altra forma, che loro giudicaranno,
che io poi non sarò mai renitente a conformarmi co'l gusto degl'amici, però
mi avvisi il suo sentimento. Non hò ancor' potuto vedere il Glissonio[8] de
Anatomia Epatis, e benche n'habbia veduto alcune cose citate, vorrei sapere
espressamente, se egli ammette l'anastomase dei rami della vena porta con
la cava, e che intende finalmente esser' l'uso del fegato. Se Vostra Signoria

lo potesse avere li dia una scorsa, e me ne dia notitia. Gran' desiderio, e bisogno avrei io di far' qualche osservatione anatomica per le fantasie, che mi vanno per il capo, ma non sò se mi potrà riuscire per' la scarseza d'aiuto, e del tempo, che m'avanza, pure bisogna far' quelche si può. Intanto l'abbraccio, e riverisco di quore insieme con tutti codesti SSri. amici.

Pisa. 4 Marzo. 1661.

Di Vostra Signoria Molt'Illustre Et Eccellentissimo

Affezionatissimo Servitore

GIO[VANNI] ALF[ONSO] BORELLI

[Address:] All'Illustrissimo Sigre. et Pron. Colendissimo / Il Sigr. Dottor Marcello Malpighi / Bologna

1. That is, Andrea Mariani; see letter 3 n12.

2. That is, Carlo Fracassati; see letter 18 n1.

3. For Borelli's edition of Apollonius, see also letters 10, 17.

4. Borelli finally expounded his views on the motion of the lungs and on the causes and uses of respiration in chapters 7 and 8 of the second volume of his *De motu animalium* (1681, II, *161-267*; 1685, *953-979*; see also M. Foster [1901, *176-179*]).

The lungs, Borelli maintains, are expanded by the air which, because of the pressure exerted by the atmosphere, rushes into them when the chest is expanded by contraction of the thoracic muscles. Air is expelled from the lungs mainly as a result of the relaxation of the thoracic muscles. The lungs do not effect a mixture of the parts of the blood (as Malpighi had thought), but subdivide it into extremely small particles (*minimae* or *minutissimae particulae*) of various shapes. The subdivision is brought about by the minute vessels of the lungs, which have differently shaped apertures to admit particles of the same shape. The particles thus segregated are added later to parts of the same shape making up the various tissues and organs of the body. While being percolated through the small vessels that effect their subdivision and segregation, the particles of the blood are mixed with particles of inspired air transmitted from the Malpighian vesicles of the lungs, this mixture of particles of air with particles of blood by means of respiration producing and conserving life.

5. For Pierre Gassendi, philosopher, mathematician, astronomer, biographer of Brahe, Copernicus, Regiomontanus, and Peiresc, opponent of the systems of both Aristotle and Descartes, and the reviver of the atomistic philosophy of Epicurus, see the excellent account of Sortais (1922, II, *1-269*). Of the extensive literature on Gassendi there is room to cite only the following additional titles: Sorbière (1658); Bougerel (1737); Brucker (1766, IV, *510-535*); Portal (1770, II, *552-554*); Lalande (1771, I, *206*; II, *576-578*; III, *139-140*); Haller (1774, I, *395-396*; 1779, III, *45*); Eloy (1778, II, *312-315*); Fischer (1801, I, *260, 267-270, 276, 279-280, 294, 464-465, 471-472, 474, 491* ff., *501*; 1802, II, *7-8, 10, 39, 58-59, 132, 147-148, 180, 187-188, 220-221, 242, 255, 568-569*; 1802, III, *469, 490*; 1806, VII, *176-177*); Delambre (1821, II, *335-355*); Stewart (1835, *70-74, 494-495*); Damiron (1846, I, *378-503*); J. F. Denis (1884); Hirsch (1885, II, *502*); Thomas (1889); Hermann Schneider (1904); Brett (1908); Pendzig (1910); Fischeisen-Köhler and Moog (1924, *172, 174* ff.); Andrieux (1927); Hess (1939); Rochot (1944); Ziegenfuss and Jung (1949, I, *375-378*); Centre International de Synthèse (1955); Aguirre (1956); Comité du Tricentenaire de Gassendi (1957); Del Noce (1957); Berr (1960); T. Gregory (1961); *Isis Cumulative Bibliography* (1971, I, *471-472*); *Dictionary of Scientific Biography* (1972, V, *284-290*).

Examples of retractions by Gassendi such as Borelli had in mind are to be found in his discussions of the transport of the chyle and of the circulation of the blood, originally appended to his *Animadversiones in decimum librum Diogenis Laertii, qui est de vita, moribus, placitisque Epicuri* (1649, III, App., *xlviij-lxxx*) and subsequently incorporated in his *Syntagma philosophicum* (1658, II, *302-319*).

Gassendi tells us that he originally believed that the "bile duct" (that is, the ductus hepaticus and the ductus choledochus) serves not only to transport the bile from the liver to the intestines but to carry chyle from the intestines to the liver. Later, he says, he was attracted by Aselli's (1627) observations on the lacteals but upon reflection withheld his approval of Aselli's belief that chyle is transported to the liver by the lacteals and concluded that the lacteals contain material destined to become fat in the mesenteries and the membranes of the intestines. Still later, he goes on, wavering again because he had observed animals (the horse) lacking a gall bladder and (as he erroneously thought) a ductus choledochus, he decided that the chyle is transported to the liver from the stomach by insensible transpiration. Finally, in a passage which is added to his discussion of the circulation of the blood in the *Syntagma philosophicum* (1658, II, *318-319*), but which seems logically to belong at the close of his discussion of nutrition, Gassendi says that he was present at demonstrations held by Pecquet at Paris on 19 October and 2 November 1654, when in a dog opened by Pecquet he saw on the right side below the kidney the receptaculum chyli full of "chyle or milk." He also reports that the thoracic duct arising from it and full of the same "milk" was traced forward toward the vena azygos. When the superior vena cava was ligated above the junction with the thoracic duct and opened below the ligature, chyle was seen to issue, at first mixed with the residual blood and then pure. And this issue of chyle occurred as often as the receptaculum or the thoracic duct was compressed. When the lacteals were compressed, "milk" was observed to flow into the receptaculum, and when the thoracic duct was cut close to the receptaculum and the flow of chyle from the latter had ceased, a new flow was observed when the lacteals were again compressed.

Thus implicitly Gassendi admits here that the chyle is conveyed to the circulating blood from the lacteals by way of the receptaculum and the thoracic duct and retracts his earlier notion that it is conveyed to the liver either by the bile duct or by insensible transpiration. At the same time he is implicitly retracting his earlier objections to accepting the Harveian circulation. Indeed, even before this time, in the appendix of his *Animadversiones* on the tenth book of Diogenes Laertius, he had committed himself more fully in favor of the circulation of the blood, saying that he had impugned "those celebrated opinions concerning the use of the lacteal veins and the circulation of the blood" not because he did not believe them probable, but because he wished to set forth the difficulties that from the beginning had seemed to him worthy of being answered. Actually, he tells us, the idea of the circulation of the blood had pleased him so much that he regarded it as very nearly certain. ("Vide dumtaxat, ne non satis manifestum fecerim, celebreis illas opiniones de Venarum lactearum usu, deque Circuitu Sanguinis, non ideo abs me impugnari, quod eas probabileis non putem, sed quod contendam solummodo difficultates proponere, quae visae sunt mihi ab usque initio, quibus responderetur, dignae. Nam quod praesertim quidem spectat ad Sanguinis circulationem, ea mihi potius sic arridet, ut perparum absit, quin habeam indubiam. Etenim, est aliquid etiam, quod ipse mihi ad meas illas difficultates respondeo; tametsi non ita mihi satisfacio, quin sperem mihi maiorem quandam ab aliquo alio affulsuram lucem" [1649, III, App., *iij*].)

It may also be noted that in a letter to Peiresc dated 27 October 1635, Gassendi refers to Primrose's (1630) attack upon Harvey and says, "J'ay donc desja jetté legerement les yeux sur ce livre et ne trouve pas que l'auteur soit si habile homme qu'il doive entrer en comparaison avec celluy contre qui il escrit, bien que par adventure au fonds il ait quelque sorte de raison. J'aimeroys bien mieux voir ce que luy doit desja avoir reparty l'autre" (Peiresc [1893, IV, *558*]).

75

Further, in his biography of Peiresc, Gassendi (1657, 2nd pagination, *28-29*; 1658, V, *300-301*) says that he told Peiresc that Harvey (1628) had written "an excellent Book of the passage of the blood out of the Veins, into the Arteries, and back out of the Arteries into the Veins, by secret Anastomoses; and that among other Arguments, he confirmed the same, by the valves of the Veins, touching which, he had heard somewhat from [Hieronymus Fabricius of] Aquapendens, and whose Inventer he was wont to say, was Father Paul Sarpi of Venice; he would thereupon needs both have the Book, and search out those valves, and know other things, as those winding passages in the Septum of the heart [see Gassendi (1641)], which Harvey denied, but I made appear unto him."

6. That is, Thomas Bartholin (see letter 32 n2).

Bartholin's reversal of his stand on the function of the liver is a good example of the habit of frank retraction which Borelli attributes to him here. Prior to Bartholin, the liver was generally believed to be the sole blood-forming organ. In his *De lacteis thoracicis* (1652; 1685) Bartholin, influenced by the discoveries of Aselli (1627) and Pecquet (1651) and on the basis of his own observations, stated that the liver receives lacteals bearing chyle to it, and he decided that both the heart, which receives chyle by way of the thoracic duct, and the liver, which receives it by way of the lacteals, are consequently blood-forming organs.

But in the following year, in his *Vasa lymphatica, nuper Hafniae in animantibus inventa* (1653; 1685a), Bartholin concluded that chyle is not transported to the liver by lacteal vessels but that lymph is conducted away from the liver by lymphatics, which he had formerly thought to be lacteals. He consequently retracted his earlier statement as to the function of the liver, which had thus "died" as an organ of sanguification, and ended his remarks with an elaborate epitaph. For other references to Bartholin's willingness to retract, see letters 39, 45.

7. That is, Giovanni Domenico Cassini; see letter 3 n3.

8. That is, Francis Glisson, whose *Anatomia hepatis* was first published in 1654. For Glisson, Regius professor of physic at Cambridge from 1636 to 1667 and president of the College of Physicians from 1667 to 1669, see Birch (1757, III, *356*); Portal (1770, III, *46-56*); Haller (1774, I, *452-453*; 1779, III, *13-15*); Eloy (1778, II, *357-358*); Jourdan (1821, IV, *452-454*); Dezeimeris (1835, II, pt. 2, *565-567*); Hirsch (1885, II, *577*); Moore (1890); M. Foster (1901, *85-86*, *111-112*, *287-291*); Ebstein (1914); Whitney (1937); Pagel (1953); Temkin (1964); Walker (1966); *Dictionary of Scientific Biography* (1972, V, *425-427*).

Glisson (1654, *272-289*; 1685, *281-286*) denies anastomoses between branches of the vena portae and vena cava, fluids being transferred from the branches of the former to those of the latter through the membranes of contiguous vessels, which are thinned where the vessels come into contact. The function of the liver, Glisson (1654, *341-385*; 1685, *300-311*) maintains, is to purify the blood by removing bile from it.

39   BORELLI TO MALPIGHI
[Pisa?], 11 March 1661

Text: Atti (1847, *32-34*)

Borelli has asked Carlo Dati to send him copies of Malpighi's epistle on the lungs so that he may show them to Prince Leopold and the Grand Duke Ferdinand. He once more gives his reasons for not wishing himself to write on the lungs and again urges Malpighi to write a second epistle, for he finds Malpighi's notions with regard to the function of the lungs unacceptable. See also Adelmann (1966, I, *187-188*).

Intorno alle sue epistole che V. S. ha inviato al signor Carlo Dati[1] a Firenze, già io l'ho incaricato che non le distribuisca, ma che ne mandi a me alcune poche copie per poterle far vedere questa sera o domani che s'aspetta la corte, al Serenissimo Principe Leopoldo, ed anche al Serenissimo Granduca,[2] perchè a Pisa ne avrebbe da altri notizia, giacchè si è pubblicata la cosa, e però stimo bene prevenire o poter esser pronto, quando vogliano veramente vederla. E se l'occasione porterà ch'io l'abbia a mostrare alle dette Altezze, s'assicuri che la porgerò come è dovere con le debite preserve di non esser ancora finita, nè risoluta di pubblicare, e che solamente per assicurarsi dal pericolo che altri si appropriasse l'invenzione, si stampò in fretta, e che ella deve aggiugnere qualche altra cosa appresso con le figure. Non sarebbe gran cosa che ne voglia vedere l'esperienza per la quale assisterò io, acciocchè si faccia da Tilmanno;[3] da altri con le debite diligenze, e già mi sono preparato per soddisfare alle difficoltà che potessero occorrere. Intorno alla replicata istanza che mi fa V. S. che io aggiunga un'epistola, già con la precedente le accennai le ragioni per le quali mi pareva non dovermi esporre in pubblico con pericolo di scapitarci, perchè le mie presenti occupazioni appena mi lasciano respirare, non che applicar la mente ad altro, e fare quelle esperienze che io stimerei opportune; oltre che il problema del modo come si muovano i polmoni che potrebbe se io non m'inganno, far comparsa in quest'occasione, non è possibile in poche parole ed in questa angustia di tempo dichiararlo, come si conviene, nè è bene smembrare il mio libro del moto degli animali[4] d'una proposizione di qualche momento. Dall'altra parte veggo benissimo, che V. S. ha necessità precisa di mandar sollecitamente fuori questa sua operetta, e che non può aspettare, che io sia sbrigato dalle presenti faccende, però ritorno a quel primo mio consiglio, che V. S. stesso in una seconda epistola potrebbe destramente ritoccare, se così giudica bene, quel particolare del mescolamento del sangue e qualche altra cosuccia, ed intorno al primo, quanto più vi penso, maggior difficoltà vi ritrovo, perchè se la compressione ed agitazione, che si fa con le mani nel sangue, allorchè scappa fuori delle vene, è cagione che si mescolino squisitamente le parti minime rosse colle serose del sangue, cessata la detta commozione, dovrebbe di nuovo rassodarsi il sangue, il che non succede; segno evidente, che alla presenza dell'aria ne succede il contatto, e rassodamento delle parti rosse del sangue, le quali per la frequente agitazione fra le mani rimangono unite bensì, ma in pezzoli piccoli granellosi come rena, i quali sparsi per la sustanza fluida del siero rimangono sempre mai in forma fluida, come succede nell'acqua fangosa; ora se nei polmoni si facesse una funzione simile a quella, che fanno le donne, quando tritano con le dita il sangue, basterebbe una sola volta fare una tal manifattura senza pericolo, che poi si avesse a rassodare, il che poi non credo sia vero, perchè tagliando l'aorta vicino al cuore, e raccogliendo quel sangue, che poco prima era stato tritato e ben mescolato dai polmoni, appena visto dall'aria, torna di nuovo a rassodarsi, si che bisogna, che sia molto più recondita la cagione, per la quale le parti del sangue non si segregano, ma si mantengono unite. Oltre a questo vorrei, che ella facesse maggiore studio intorno al modo, come li corpi possano mantenersi fluidi o no, e benchè le cose scritte da V. S. in questo proposito per lo più sieno vere, tuttavia sono di quelle prime e semplici notizie, che danno indizio di esser nuove in questa maniera di filosofare. Queste cognizioni in gran parte s'acquisterebbero dalle galleggianti del Galileo,[5] e dalla sua difesa del Padre Castelli[6] e dal Gassendo.[7] Ma nel caso presente bisognerà, che V. S. non facci altro. M'è poi sovvenuto, che gli anni passati alla presenza del Granduca ho visto tagliare non poca moltitudine di uccelli di acqua, nei quali sensatamente si veggono i polmoni bucati, si che l'aria entra nella cavità del torace; quei buchi sono larghi, che vi capirebbe il nostro dito piccolo. Oltre a ciò si veggon nelle cavità del petto molte e molte membrane a traverso. E qui lascio considerare a V. S. quanto perturbino i concetti, che a prima vista somministri quella moltitudine di vescichette osservate da V. S., le quali per essere aderenti ai sottilissimi vasi dei polmoni si può sospettare, che servano per pestare il sangue, ma nella cavità del petto di questi uccelli quelle gran vesciche non ponno servire per questo uso.

Io comprendo che si potrebbero dir non poche cose in questo particolare con qualche ragione assai probabile del modo, come posson viver molti di questi uccelli sotto acqua per lungo tempo senza respirare; ma, come ho detto, la scarsezza del tempo e il non poter specolare, e far quelle esperienze, che vi vorrebbero, persuade piuttosto a tacere, che porsi a rischio di errare. Non vorrei però, che V. S. da questa mia timidità si trattenesse di pubblicare la sua per altro maravigliosa epistola, perchè, ancor che V. S. la pubblicasse, potrebbe poi a suo bell'agio soggiugnere qualche altra cosa in dichiarazione delle cose proprie, variando anche, se così le parerà. Così ha fatto il Gassendo in molte occasioni, così il Bartolino,[8] e molti altri, si che per ora, quando V. S. non giudichi altrimenti, io stimerei bene pubblicare quest'epistola già fatta con le sue figure, con qualche breve annotazioncella, e così V. S. sarà assicurato di non perder la sua invenzione, e dall'altra parte ci sarà qualche poco di tempo da pensare, sperimentare, e specolare intorno alle cose dubbiose, e la riverisco per fine affettuosamente insieme col signor Mariani, Cassini[9] e Fracassati.[10]—D. S. Vorrei sapere, se costì hanno avuto cielo sereno, che gli abbia concesso osservare la cometa,[11] che dicono da qualche tempo in qua esser comparsa; se ella ne ha qualche notizia, mi farà sommo favore parteciparla.

1. For Dati, see letter 35 n2.
2. Prince Leopold and Grand Duke Ferdinand II de' Medici.
3. That is, Tilman Trutwin; see letter 2 n4.
4. That is, Borelli's *De motu animalium*; see letter 38 n4.
5. That is, Galilei's *Discorso . . . intorno alle cose che stanno in sù l'acqua, ò che in quella si muovono* (Firenze, 1612).
6. That is, Father Benedetto Castelli; see letter 8 n11.

Castelli's response to the attacks of Lodovico Colombe (*Discorso apologetico . . . d'intorno al discorso di Galileo Galilei circa le cose che stanno su l'acqua, ò che in quella si muovono* [Firenze, 1612]) and Vincenzo di Grazia (*Considerazioni . . . sopra 'l discorso di Galileo Galilei intorno alle cose che stanno su l'acqua e che in quella si muovono* [Firenze, 1613]) is entitled *Risposta alle opposizioni del S. Lodovico delle Colombe, e del S. Vincenzio di Grazia, contro al trattato del Sig. Galileo Galilei delle cose che stanno sù l'acqua, ò che in quella si muovono* (Firenze, 1615). See Galilei (1892, III, pt. 1, *251-290*; 1894, IV, *5* ff., *311-440, 693-788*; 1909, XX, *422, 456*, and consult the Index).

7. That is, Pierre Gassendi; see letter 38 n5.
8. That is, Thomas Bartholin; see letters 32 n2, 38 n6.
9. That is, Andrea Mariani and Giovanni Domenico Cassini; see letter 3 nn12, 3.
10. That is, Carlo Fracassati; see letter 18 n1.
11. For the comet visible to the naked eye during most of February and March 1661, see Holetschek (1896, *459-462*).

40 MALPIGHI TO MARCHETTI
Bologna, 22 March 1661

Text: Pisa, Biblioteca Universitaria, Cart. Marchetti (ALS), II, cod. 357
Publ.: U. Morini and L. Ferrari (1902, *18-19*)

Malpighi, writing while an earthquake is in progress, is sorry to hear that Giovanni Alfonso Borelli has had a fever and glad to know he has recovered. He has sent Borelli the draft of a second epistle on the lungs to be criticized by him before publication. See also Adelmann (1966, I, *188-189*).

Molt'Illustre et Eccellentissimo Sig. et Pron. Osservandissimo

Mi spiace in estremo intendere, che l'Eccellentissimo Sig. Borelli sij stato agravato di febre, e veramente lo compatisco non havendo persona in che confidarsi, godo però che sij rihauto, e senza febre; la prego a riverirlo a nome mio, e renderli grazie della protettione che hà di me, e di quelle poche cosette: Crederò ch'a questa hora havrà riceuto una seconda epistola quale con nove oservationi hò soggiunto per modererare, et augmentare la prima non sò se sij per esser di suo gusto. Hò di nuovo replicate le dette osservationi, e ne son' certo, me resta solo il poter veder distintamente quelle vesiche o sini interni nelli quali gorga il sangue, et aere, e poi racolto entra nelle vene ne i pulmoni degl'animali perfetti, qual cosa è assai imbrogliata, la prego a

favorirmi col Sig. Borelli ch'ogni volta stimi bene il stamparla m'honori con due tratti di penna agiustarla, e se stimasse che l'aria entrando nel sangue potesse far o conservare la fluidità, con tal occasione si potria aggiungere il modo, e causa imediata della fluidità, come sariano quei spazietti, o improportioni di superficie, o moto di parti comiste che tengono solute e libere ecc. In somma la moderi a suo piacere. Hora a punto mentre scrivo la tavola, e la casa è in un moto vehemente per il teremoto,[1] che questa notte anche hà replicato mentre dove[n]do partire per andare a leggere resto al solito
Di Vostra Signoria Molt'Illustre et Eccellentissima
Devotissimo et obligatissimo Servitore
MARCELLO MALPIGHI

Bologna li 22 Marzo 1661
Il Galilei[2] costa giulij 23.

[Address:] Al Molt'Illustre et Eccellentissimo Sig. e [Padrone] Osservandissimo il Sig. / Alessandro Marchetti / Pisa

1. For the earthquake of 22 March 1661, see Baratta (1901, *143-145*).
2. The information provided here is too scanty to permit exact identification of the work of Galilei in question. I suggest the *Opere* (Bologna, [1655]-1656).

41   BORELLI TO MALPIGHI
[Pisa?], 24 March 1661

Text: Atti (1847, *34-37*)

Borelli acknowledges the receipt of Malpighi's letter of 15 March with the enclosed *modello* of a second epistle on the lungs, and then, as Malpighi had requested, he proceeds to criticize it, adding his own views as to the function of the lungs. See also Adelmann (1966, I, *188* n2, *189-191*; II, *853*).

Ricevo questa settimana la sua gratissima del 15[1] coll'incluso modello della seconda sua epistola, la quale ho ammirato per le meraviglie, che ella contiene, e non dubito, che debba a V. S. cagionar gloria e fama non ordinaria, ancorchè in questi principii e ne' nostri contorni avrà piuttosto a sentire derisioni che lodi, ma *somiglianti cani si debbono lasciare a lor posta abbaiare*,[2] finchè si stanchino, perchè poi i medesimi mossi dall'autorità degli uomini buoni mutano tuono. Ma ella non ha bisogno di somiglianti esortazioni; però passo all'altra parte della sua lettera, nella quale m'impone e comanda per le leggi dell'amicizia, che io le ricordi quelle cose, che stimo doversi ritoccare, e ripulire in esse, il che io farò per ubbidirla: duolmi però sommamente di non poterlo fare, come io vorrei, per non aver potuto in questa città abbondantissima di rane averne delle vive per osservar le cose da V. S. vedute, e non parlare in aria, ma perchè non passi l'occasione della staffetta, e V. S. non s'abbia a dolere della mia tardanza, scriverò al meglio ch'io posso. Lasciato adunque il proemio passo alla narrazione, dove comincia *In rana igitur scisso per longum abdomine etc.* Qui primieramente leggo una cosa che perturba notabilmente le cose mie, perchè i polmoni delle rane aperto il petto *non illico flaccescunt, sed tensi ad animalis libitum perdurant.* Finora io ho creduto che il gonfiamento dei polmoni dipenda dalla dilatazione del torace, si che in questo caso bisogna vedere, in che maniera si possono gonfiare i polmoni delle rane senza introdurre la virtù attrattiva, che non è possibile in natura: se poi V. S. intendesse, che il gonfiamento precedente de' polmoni delle rane si continuasse dopo aperto il petto, si potrebbe forse ciò capire supponendo, che vi fosse qualche valvola, che trattenesse l'aria spintavi, prima che l'animale fosse aperto, della qual cosa io ho necessità di chiarirmi, e forse lo potrò fare fra oggi e dimani; ma per l'epistola di V. S. non so, se importi molto questa mia curiosità, tuttavia il parlar chiaro sarebbe bene. La seconda osservazione, cioè che nella tessitura dei vasi interni di detti polmoni ella distingua le vene dalle arterie in virtù del moto contrario del sangue che vi si fa, e' mi par cosa così bella, ed a proposito per convincere le reliquie di questi vecchioni Galenisti, che ancor negano la circolazione del sangue, che torna il conto porla distesamente e con molta chiarezza.[3] Le conseguenze, che ella cava dalle sopradette osservazioni son belle, ma se debbo dire da amico il mio senso, credo che sia una cosa più recondita, e benchè in alcuni visceri dell'animale si faccia in virtù di quella sottilissima ramificazion de' vasi una separazione di qualche escremento, si vede pure qualche evidente recettacolo o vaso, nel quale si riunisce, e passa la sordidezza raccolta, come si vede nella vescica del fiele, nelle rene, nel dutto Versungiano,[4] e nei canali delle glandole salivali osservate ultimamente dal Wartono,[5] ma nei polmoni non si vede tal cosa, eccetto che nei stati morbosi, i quali non hanno a dar regola, imperocchè allora si guastano le vie, e si veggono operazioni stravaganti: nei polmoni poi dei pesci par, che sia necessario quel muco aderente, perchè quelle estreme ramificazioni sono scoperte si che altro grand'uso bisogna, che abbiano questi vasi dei polmoni. Io con la solita confidenza gli voglio dire un mio capriccio, il quale è stato ricevuto con non poco segno di stima da questi Principi,[6] e forse a lei non riuscirà ingrato, perche lei avrà modo di provare quel suo bellissimo concetto che la placenta uterina possa aver uso di polmoni: ora io lo vo comunicare a V. S.

rimettendomi a lei, se stima cosa d'accennarla in qualche cantone di questa sua epistola. Comun concetto è degli uomini buoni, che nei polmoni s'abbia a fare qualche grande operazione e lavoro per raffinare il sangue, e finora non si sa altro, se non un'unione di particelle, ed un'altra manifattura, che si chiama fermentazione, la quale, benchè non si sappia il modo, come si faccia, tuttavia non ha bisogno di tanta gran macchina di canali sottilissimi, quali sono nei polmoni, potendosi fare ottimamente la fermentazione, e mescolamento di parti nei vasi larghi e spaziosi. Io dall'altra parte sono andato girando per vedere, se in altre occasioni dove la natura adopra simili canali sottili, opera qualche cosa stravagante manifesta al senso, ed ho scelto quella meravigliosa operazione, che si vede negli innesti delle piante, e mi figuro un di quegl'innesti stravaganti; sopra un tronco di limone vidi io a Roma innestata una vite, e un gelsomino; adunque nel tronco inferiore trovansi tutti i vasi simili alle nostre arterie, per le quali si comunica un tal succo amaro oleaginoso, ed in somma lavorato e fermentato in quel modo, che si ricerca appunto per far foglie, fiori e frutti di limone: veggo poi io, che questo stesso succo infilzato in quei canaletti sottilissimi dei vasi di quel piccolo legnetto del gelsomino, o vite appena entrato, muta per così dire natura, d'amaro si fa dolce, di pingue si fa acquoso, perde quell'odore di prima: scordasi affatto l'operazione, che dovea prima fare, ed acquista una nuova perizia ed attitudine d'operare formando foglie, fiori e frutti di figure, colori, sapori ed odori, *toto caelo* diversi da quelli, che due dita sotto di quel sito egli sapea e potea fare. La cosa come ella vede è meravigliosa, e nella dottrina ch'io seguito, bisogna ricorrere alla necessità, con la quale quelle minime parti del succo, che prima era di limone, non possono conforme eglino si trovano, penetrar per le bocche dei vasi del gelsomino, e della vite; adunque quando in ogni modo vengono spinte, e si agitano in virtù della lor natural virtù di muoversi, è forza che si scompongano e si adattino alla figura di quelle bocchette, per le quali debbono entrare conforme, se io intendessi una compagnia di soldati, che con bella ordinanza va camminando per una trincera; dovendo poi penetrar per alcune buche fatte nella muraglia assediata, è pur necessario, che quel primiero bell'ordine si disciolga, e se ne acquisti un altro; così appunto succede negl'innesti: non è possibile, che passi pei vasi, o arterie della vite, o gelsomino senza disciorsi quell'ordine, e disposizione, con la quale eran figurate, e si moveano, mentre erano nel limone, ed è forza disporsi con quella figura, e con quell'ordine, che la necessità del sito e dei condotti e valvole permette, e muoversi con quella velocità e ritmo e con l'accompagnatura di tali e tali particelle, alle quali ne conseguitano quelle operazioni, che si vedono nella vite e nel gelsomino. Una cosa simile stimo io, che intervenga nei polmoni: viene il sangue assai scomposto per avere nel giro in tutte le parti dell'animale lasciate alcune particelle per uso della nutrizione. Aggiungetevi anche quel chilo, che di nuovo va somministrando il vaso inserito nella vena subclavia: questi ricevono una rozza preparazione analoga al masticar dei denti, mescolandosi e nel destro ventricolo del cuore e nell'ampiezza vasta dell'arteria polmonaria; ma dopo avendo necessità la natura d'una più fina e più recondita preparazione, fa trafilar per così dire, e passare per quelle innumerabili filiere, quali sono le sottilissime bocche dei vasi dei polmoni, in virtù delle quali acquistando le parti minime componenti il sangue nuova figura, sito e movimento abile a formare e comporre carne, vasi, spirito, come tante foglie, fiori e frutti in virtù della nuova formazione, e facoltà d'operare, come nel tronco dello stecco innestato. Passo ora agli altri particolari della sua lettera. Piacemi che V. S. abbia trovato nella placenta uterina i lobetti distinti, come si veggono nei polmoni, ma mi pare, che vi sieno necessarie maggiori diligenze, ed altre osservazioni, e giacchè è tanto difficile averne umane, non sarà se non bene servirsi di quelle dei bruti, ancorchè sieno qualche poco differenti. Mi dà però un poco di fastidio, che quella sostanza di color latteo, che è nel mezzo della placenta, abbi a passare nella vena umbilicale, non so se perdendo subito il color bianco oppur ritenendolo, ma non osservato: basta, io credo, che vi sieno delle cose da specolare. . . .

1. This letter from Malpighi has not been located.

2. The italics throughout this letter were probably added by Atti.

3. At this point Atti omits one or more sentences in which, he tells us, Borelli offered advice on style.

4. That is, the major pancreatic duct, named for the Bavarian physician Johann Georg Wirsung, who illustrated it in a plate published at Padua in 1642. He left no other published work. See Portal (1770, II, *623-626*); Haller (1774, I, *415*); Hirsch (1888, VI, *303*).

5. That is, the English physician Thomas Wharton, whose description of the salivary glands was published in his *Adenographia* (1656, *124-127*).

For Wharton, see Portal (1770, III, *58-73*); Haller (1774, I, *464*); Eloy (1778, IV, *571-572*); Jourdan (1825, VII, *497*); Dezeimeris (1839, IV, *401-402*); Hirsch (1888, VI, *257*); Porter (1899).

6. That is, Grand Duke Ferdinand II and Prince Leopold de' Medici.

42   BORELLI TO MALPIGHI
Pisa, 8 April 1661

Text: BU, MS(LS) 2085, IX, *63-64*

Borelli is sorry to hear of Malpighi's indisposition from the latter's letter of 29 March. He comments upon the second epistle on the lungs which Malpighi is writing and regrets his inability to confirm Malpighi's observations because of the scarcity of frogs at Pisa and the poor condition of those he has been able to procure. He criticizes what Malpighi had said of the lungs as an organ for the elimination of impurities and asks that his own conception of their function be included in Malpighi's second epistle. He regrets Malpighi's domestic difficulties and asks for information about the earthquake which Malpighi had reported. See also Adelmann (1966, I, *191*).

Molt'Illustre Eccellentissimo Sigre. E Pne. Osservandissimo

Ricevo la gratissima sua de 29.[1] del passato, e con mio dispiacere intendo la sua indisposizione, della quale spero che a quest'ora sia affatto libero, poiche ella è cosa leggiera, conforme ella m'accenna, e così potrà attendere a perfezionare questa seconda sua bellissima epistola con le figure, che vi bisognano. Mi è stata sommamente cara la notizia del modo, come si gonfiano i polmoni delle rane, il che però hà bisogno di certezza, et evidenza maggiore, la quale io quì fin'ora non hò potuto conseguitare, perche la scarsezza di Pisa hà fatto, che io non abbia potuto avere rane da tagliare ancor' che questo paese sia stimato abitazione più di Ranocchie, che d'uomini. N'ebbi alcune poche, ma erano mal' vive, e non potei osservar' quasi nulla di quelle cose, che vi hà osservato Vostra Signoria Nella parte interna e mi parve vedervi alcune goccioline come di schiuma ne altra cosa mi potè sortire, aspettarò che se ne trovino dell'altre più a proposito per far' quest'osservazione.

Circa al particolare che ella dice, e stima probabile, che ne i polmoni si facci una separazione di parti escrementose, che scappin' via con l'aria, conforme si fà la transpirazione da tutto il corpo. Quand'ella si contenta che sia simile a questa avvertita dal Santorio[2] non solamente è probabile, ma è necessario che vi sia ne polmoni molto più che nelle carni di tutto il corpo dell'animale ma questo non so che giovi punto al primiero detto di Vostra Signoria, il qual' propose che i polmoni fussero un'instrumento fabbricato dalla natura principalmente per segregar' dal sangue le parti escrementose, et impure; e se questa manifattura si fa per tutto l'abito del corpo, non sò intender', che necessità avesse la natura di formarne i polmoni un'ordegno tanto pericoloso, onde con tanta facilità può conseguir la morte dell'animale; si che com'ella vede dobbiamo credere che altro uso più ammirabile, e recondito da una machina, che con tanta difficulta e pericolo, opera, e si mantiene. Dispiacemi poi dell'incertezza degl'affari domestici[3] di Vostra Signoria, a i quali mi dispiace che non si trovi maniera di rimediare, e tanto più se l'impediscono i suoi esercizi, e studi; ma dall'altra parte l'assistenza, et affetto del Sr. Fracassati[4] l'andarà animando a seguitar' le sue fatiche. Intorno al terremoto,[5] avrei sommamente caro sentire gl'effetti particolari, che ha fatto, massime a Modana, e se è vero, che i cammini delle case sian' caduti tutti verso la medesima parte dell'orizonte, non parte alla destra, parte alla sinistra. Hò fatto l'imbasciata al Sr. Marchetti,[6] che si dispera, però dia commissione a qualche libraio che gle lo procuri, se è possibile. In quanto alla seconda epistola di Vostra Signoria la priego che da se v'inserisca quel mio concettuzzo, gia che così vuole ne perda questo tempo ad aspettar' che ve l'inserisca io, faccialo pur' da se, che è padrona, perche così in qualunque maniera potrà passare, accennando averlo riceuto per lettere, ma se aspetta che la stenda io, oltr'aver' poco tempo, lei sa il mio genio, che mai mi contento, e sodisfaccio delle cose. e per fine la riverisco di tutto cuore insieme co'l Sr. Mariani,[7] e Fracassati.

Pisa. 8. Aprile. 1661

Di Vostra Signoria Molt'Illustre Eccellentissima

Affezionatissimo Servitore
GIO[VANNI] ALF[ONSO] BORELLI

[Address:] Al Molt'Illustre Eccellentissimo Sigre. E Pne. Osservandissimo Il / Sigr. Marcello Malpighi / Bologna

1. This letter from Malpighi has not been located.

2. Santorio Santorio, one of the greatest exponents of the iatromechanical school, published his classic studies on insensible perspiration in 1614 in his *De statica medicina* (1703, *3-72*).
    For Santorio, see Portal (1770, II, *389-395*); Eloy (1778, IV, *176-178*); Corniani (1819, VII, *50-52*); Cicogna (1824, I, *50-51*; 1827, II, *436-437*; 1834, IV, *670-671*; 1861, VI, *874*); Jourdan (1825, VII, *94-95*); Dezeimeris (1839, IV, *63-64*); De Renzi (1846, IV, *168-169, 204-207, 240-241*); Puccinotti (1866, III, *72-76*); Poggendorff (1879, *257*); Hirsch (1887, V, *177-178*); Stancovitch (1888, *242*); M. Foster (1901, *145-147*); Del Gaizo (1909); Capparoni (1928, II, *67-70*); Fulton and Wilson (1966, *161-163*); *Isis Cumulative Bibliography* (1971, II, *439*).

3. Perhaps an allusion to Malpighi's troubles with the Sbaraglias; cf. letter 44 & n10.

4. That is, Carlo Fracassati; see letter 18 n1.

5. This, of course, is the earthquake of 22 March, which Malpighi reported to Alessandro Marchetti in letter 40.

6. That is, Alessandro Marchetti; see letter 5 n11.

7. That is, Andrea Mariani; see letter 3 n12.

43 BORELLI TO MALPIGHI
[Pisa?], 6 May 1661

Text: Atti (1847, *37-38*)[1]

Borelli once more urges Malpighi to publish his second epistle on the lungs (a draft of which incorporating Borelli's notions on the function of the lungs had evidently been sent to him), and he advises the inclusion of figures to illustrate it. See also Adelmann (1966, I, *191-192*).

Tornando di nuovo alla sua epistola[2] dico di nuovo che V. S. deve pubblicarla per essere cosa squisita ed ingegnosissima, ed io l'assicuro, e ne torrei scommessa, che V. S. ne conseguiterà gloria non ordinaria: vero è che torno, e replico, che stimo utili, e forse necessarie le figure, perchè in queste cose anatomiche sensate l'accrescer chiarezza, ed evidenza produce tanta differenza d'applauso e stima, quanta maggiore n'acquistò l'Arveo,[3] che il Cesalpino,[4] ancor che questo tanto tempo prima avesse ritrovato la circolazione del sangue nei polmoni. . . . In quanto all'ultima parte, dove espone quella mia bagatella intorno all'uso dei polmoni, li pongo in considerazione, che non merita tanti ornamenti, quant'ella s'è compiaciuto darli spiegandola con modi tanto ornati, non essendo dovere, che nella medesima mensa le vivande preziosissime, che sono le invenzioni ed osservazioni di V. S. vengano recate in piatti netti, e semplici, e che poi una cosuccia di poco rilievo, quale è la mia, deva comparire in piatti dorati: assai favore è, che comparisca nella stessa mensa ne' medesimi vasi semplici, e filosofici adoperati per le cose principali. . . .

1. Atti says that this letter, which he transcribes only in part, was written in response to letters of 26 April and 3 May, neither of which I have been able to locate.

2. That is, a draft of Malpighi's second epistle on the lungs.

3. That is, William Harvey, discoverer of the circulation of the blood.

4. That is, the distinguished sixteenth-century physician, Andrea Cesalpino, professor of medicine at Pisa and, later, director of the botanical garden there; see Niceron (1745, XLIII, *164-173*); Anonymous (1775); Portal (1770, II, *19-25*); *Raccolta d'elogi d'uomini illustri toscani* (1770, III, *CCLVII-CCLXIII*; IV, *DCCCXLVI*); Eloy (1778, I, *497-499*); A. Fabroni (1792, II, *55-61, 278, 297*); Corniani (1819, VI, *7-9*); Jourdan (1821, III, *206-211*); Dezeimeris (1831, I, pt. 2, *656-658*); Inghirami (1844, XII, *439-442*); De Renzi (1845, III, *326-368*); Zappoli (1868, *49-53*); Scalzi (1876); *Bibliografia romana* (1880, I, *81-83*); Tollin (1880); Haeser (1881, II, *248-251*); Hirsch (1884, I, *689-691*); Saccardo (1895, *49*; 1901, *30*); Dorolle in Cesalpino (1929, *1-93*); Garrison (1929, *231*); Capparoni (1932, I, *24-27*); Arcieri (1945); Castiglioni (1947, *436-440*); Peller (1949); *Isis Cumulative Bibliography* (1971, I, *239*). For Cesalpino's description of the pulmonary circulation, see his *Quaestionum peripateticarum lib. V* (1593, *125* f.) and *Praxis universae artis medicae* (1606, *469-470*).

44 BORELLI TO MALPIGHI
Firenze, 13 May 1661

Text: BU, MS(LS) 2085, IX, *49-50*
Publ.: (in part) Atti (1847, *38-40*)

Borelli is pleased to hear that illustrations are being prepared for Malpighi's work on the lungs. He has been trying to observe many things in the frog's lung which Malpighi has described in the draft of his second epistle sent to him, but thus far he has had no success, and he wishes that Malpighi would give him further directions for observing them. He believes that the movement of the blood in the veins of the frog after removal of the heart is to be easily explained. He is glad to hear that Malpighi has finally made peace with his adversaries (presumably the Sbaraglias) and hopes that Malpighi can now attend better to his studies and perhaps come to Florence during the summer. Borelli cannot identify the lecturer Malpighi wrote to him about, but thinks that he was the man whom he saw in the Grand Duke's antechamber a few days earlier and who was probably merely paying his compliments. See also Adelmann (1966, I, *192-193*, *197*; II, *829*).

Molt'Illustre Eccellentissimo Sigr. Mio E Pne. Osservandissimo

Ricevo la cortesissima sua de 10.,[1] ed hò caro, ch'ella facci 'ntagliare le figure, intorno alle quali li ricordo ch'ella non risparmi fatica, perche la cosa mi par' molto difficile a osservarsi, ed' io da ieri in qua hò fatto tagliare molte rane, ne mi è riuscito poter' vedere molte di quelle cose, che Vostra Signoria scrive nella sua epistola, ancor' che vi abbi adoperato ottimi vetri, e micro-scopij: in somma non hò potuto vedere quelle cose delicate,[2] che Vostra Signoria dice aver'osservato nel fondo di quelle celloline, che sono ne polmoni di dette rane; quel rigurcitamento di sangue, ch'ella dice aver' veduto per molte diligenze ch'io v'usasse, non fù possibile osservarlo, benche io avesse fatto gonfiare i detti polmoni, et esporli al sole ed' io mettermi alla parte opposta nell'ombra, Io l'attribuisco alla debolezza della mia vista, come anche di questo giovane, che m'ha aiutato a tagliare. Similmente non ho potuto vedere quel moto, che la dice aver'osservato nella vena cava verso 'l cuore,[3] si che giudico che sia necessario ch'alla sua epistola Vostra Signoria aggiunga i modi particolari, e le circostanze come s'hanno a tagliare, ed osservare le dette cose. Dico questo, perche io non sapevo come mi ritrovare la bocca della trachea nelle rane, la quale oltr'esser' coperta da una gran' massa di carne, si chiude poi tanto squisitamente che non si discerne vestigio, dov'ella sia, e ci volse del buono a trovarla per soffiarvi drento con un' fuscellino di paglia per gonfiare i polmoni, e farli seccare, così m'immagino ch'ella avrà con l'esercizio ritrovato maniere facili da osservare l'altre cose, e però sarà bene spiegarle, e se n'assicuri di nuovo. Intorno alla maraviglia, che la mi scrive che doppo tagliato, e strappato via 'l cuore della rana, si vede co'l microscopio il sangue nelle vene continuare il suo moto verso 'l cuore con impeto, e così dura quasi per un'ora, ell'è bella, ma però a me non mi riesce in genere nuova, poiche hò osservato, e così lo scrivono altri, che non battendo più 'l ventricolo sinistro del cuore continua a battere l'auricula sinistra, e questa anco cessando dal moto, continua tutta via a battere 'l destro ventricolo, e cessando questo persevera per qualche tempo il battere della destra auricola, e quest'anco cessando vi si vede alla fine certo movimento nel sangue contenuto, si che si

87

vede che 'l movimento del sangue, che s'osserva nella vena cava in quegl'ultimi termini della vita non depende dal cuore, come volgarmente credono con' Aristotile,[4] e s'ella volesse sentirne la ragione, ch'io n'adduco di questo problema direi, che la facultà motiva qualunque ella sia e si vede che persevera per breve tempo 'n tutto 'l corpo dell'animale anche doppo strappato 'l cuore, anzi nello stesso cuore tagliato 'n pezzi, e separato dall'animale hò osservato io, ch'à pugnerlo con' un'ago non solo si risente, ma batte, e pulsa in quel modo che facea l'animal' vivente: nelle rane poi, ed' in altri simili animali le coscie stesse strappate dal busto per breve tempo di tanto 'n tanto danno certe percosse, e fanno notabil' forza: or' supposto questo com'evidente ricordiamci, che innumerabili rami della vena cava son' disseminati fra i musculi di tutto 'l corpo, ne mai potrebbe 'l sangue nelle vene muoversi verso 'l cuore con tanta velocità, se i muscoli co'l lor' gonfiamento non venissero a spremere le vene fra loro interposte, in virtù della qual' pressione il sangue si conduce verso 'l cuore e però strappato il cuore le reliquie [d]ella facolta motiva de muscoli possono continuare la spinta del sangue verso il cuore e questa forse è la cagione, per la quale negl'esercizi, e movimenti straordinari del corpo batte 'l cuore con tanta veemenza, perche spignendosi nel cuore con gran' furia copia maggiore di sangue di quel che si faceva prima, vien' egli quasi costretto, e stimolato a sgravarsi dal sangue, cioè a pulsare più frequentemente. Ma questo sia detto per un' verbi gratia. E torno alla lettera di Vostra Signoria e dico che questa sua bella osservazioni[5] per la sua novità e degna d'esser aggiunta alla stessa sua epistola: vero è che vorrei che di nuovo ella se n'assicurassi, o almeno scrivessi 'l modo, ch'hanno a tener' gl'altri per vederla. Similmente ancor' ch'io abbia microscopij eccellenti, fra quali uno d'Eustachio,[6] non mi si rappresenta ne la fantastica rete rossa, che dic'ella aver' osservato sopra la vera, ne negl'altri oggetti tersi, e lisci, com'ella dice di vedere, forse com'hò detto, questo depende dalla debolezza della mia vista. La ringrazio delle notizie che mi da de i cammini caduti a Modana,[7] e d'aver' ringraziato 'l Sr. Cassini[8] da parte mia. Vostra Signoria di grazia trovi codesto Bonifazio Antonini,[9] o almeno al ritorno, che farà da Venezia 'l Procaccio chiamato Alfonso Baldini vegga 'n tutti modi di ricuperar' il denaro, o almeno me l'avvisi. Mi rallegro poi infinitamente che si sia aggiustata la pace con que suoi avversari[10] e spero che per l'avvenire goderà quiete, e potrà attendere meglio alli studi, e forse anche venirsene questa state a goder' queste sontuosissime feste.[11] In quanto a quel lettore che Vostra Signoria accenna io non ne so nulla, ma giudico essere un'uomo dell'età di Vostra Signoria con' un' viso magro, e profilato, che lo vidi i giorni adietro nell'anticamera del Granduca,[12] ma credo che sarà stato solamente visita di complimento, massime se egli è della schuola

volgare, come credo; ma s'io ne sentirò qualche cosa particolare gle l'avvisaro. Intanto la riverisco di tutto cuore 'nsieme co'l Sr. Mariani,[13] e Fracassati.[14] Firenze. 13. Maggio. 1661
Di Vostra Signoria Molt'Illustre Eccellentissimo

Affezionatissimo Servitore

GIO[VANNI] ALF[ONSO] BORELLI

[Address:] Al Molt'Illustre Eccellentissimo Sig. Mio E Pne. Osservandissimo Il / Sigr. Marcello Malpighi / Bologna

1. This letter from Malpighi has not been located.

2. Perhaps "the fantastic red network" referred to later in this letter, that is, the capillary network in the walls of the chambers (*celline*) or vesicles of the lungs.

3. See letters 4 n8 and 72 n7.

4. I have not been able to find any passage in Aristotle's works in which he says that the movement of the blood in the vena cava at the end of life depends upon the heart. He says repeatedly, of course, that the heart is the source (ἀρχή) of the blood (see, for example, *De part. an.*, III, 4, 666a5-10) and he says too (*ibid.*) that blood passes into the vessels from the heart and not vice versa. He also says, inconsistently however, in *De somno et vigilia*, cap. 3, 458a15-19, that the heart *receives* blood from both the vena cava and aorta. Hence it is difficult to tell precisely what Borelli had in mind here.

5. *Osservazioni* for *osservazione*.

6. That is, Eustachio Divini; see letter 22 n7.

7. See letter 42 & n5.

8. That is, Giovani Domenico Cassini; see letter 3 n3.

9. I am unable to identify Bonifazio Antonini, perhaps, like Alfonso Baldini, a courier.

10. The reference is probably to Malpighi's difficulties with the Sbaraglia family arising out of the murder of Tommaso Sbaraglia by Malpighi's brother Bartolomeo and perhaps also stemming from the dispute over the boundaries of contiguous holdings. See Adelmann (1966, I, *168, 550*).

11. Borelli may be referring to some court festival, or, perhaps, to the feast of Corpus Christi, which fell on Thursday, 16 June in 1661, or, possibly, to the feast of the Assumption of the Blessed Virgin, celebrated on Monday, 15 August.

12. Ferdinand II de' Medici.

13. That is, Andrea Mariani; see letter 3 n12.

14. That is, Carlo Fracassati; see letter 18 n1.

45 BORELLI TO MALPIGHI
Fiorenza, 2 July 1661

Text: BU, MS(LS) 2085, IX, *51-52*

Borelli has now received both epistles of Malpighi on the lungs and is awaiting the illustrations before distributing the epistles to various persons in Florence and abroad. He would have liked Malpighi to mention many things that could be easily conjectured from his very beautiful observation, such as that Nature always distributes extremely small vascular channels to all the principal viscera. Malpighi's epistles will stimulate others to observe and philosophize about similar things, and it would be better to anticipate them. Borelli would like to hear more about Malpighi's reaction to the possibility of a chair at Messina as the successor of Pietro Castelli. He is thankful that he was not present during a dispute which Cassini has had with Antonio Oliva as to whether incorporeal entities exist in Nature. See also Adelmann (1966, I, *197-198, 203*).

Molt'Illustre Eccellentissimo Sr. Mio E Pne. Osservandissimo

Ricevo la gratissima di Vostra Signoria[1] insieme con le copie delle due sue epistole, et aspetto con desiderio il rimanente con le figure per poterle distribuire, e mandar' fuori, et avrei sommamente caro, che venissero con questo seguente ordinario per distribuirle a tanta moltitudine di forastieri, che si trovano in Firenze, e credo assolutamente che Vostra Signoria ne conseguitarà quella lode, che si deve ad' un'invenzione così bella, e pellegrina. Procurarò per mezzo del Serenissimo Principe[2] che ne vadano copie in Francia, et avrò anche modo di mandarne in Inghilterra, e Fiandra.[3] Averei però voluto che Vostra Signoria avessi almeno accennato molte cose che facilmente si possano conietturare e cavare da questa sua bellissima osservazione, cioè della distribuzione in minimi canaletti de vasi, che osserva perpetuamente la natura in tutte le viscere principali, nelle glandule, nella placenta uterina, e nelle radiche di tutte le piante, perche sono sicuro che queste sue epistole eccitaranno gl'altri ad osservare, e filosofare cose somiglianti, e sempre sarebbe stato bene l'aver' prevenuto, et anticipato per fare come fa 'l Bartolino,[4] e gl'altri oltramontani per non lasciarsi mai vincer' di mano, e vogliono più tosto da se medesimi ritrattarsi, e correggersi, che perdere l'anteriorità, la qual'cosa se ben' io prima biasimavo, adesso stimo il contrario. Dico questo per ricordarli che non è bene che ella interrompa le sue osservazioni, ma continui pure coraggiosamente, perch'io son' sicuro, ch'ella farà nuovi acquisti.

Hò auto poi sommamente caro sentire la sua inclinazione intorno alla Cattedra di Messina, se bene, come dissi prima, quest'è stata sola mia curiosità per sentir' il suo interno sentimento, quando la fortuna volesse, che quello studio potesse far' acquisto d'un' suggetto della sua qualità: ma, per quant'io veggo, le cose buone possono più facilmente desiderarsi da galant'uomini che conseguirsi. Il Dottor' Pietro Castelli[5] non era ancor' morto a i 7 di questo mese, che fu la data della lettera, ch'io hò auto questa settimana, se bene il suo male era gravissimo massime in quell'età ottuagenaria, e perche s'è cominciato a dispensare alle legge, che le prime, e le seconde cattedre si debban' solamente concedere a forastieri, erano sollevati non pochi cittadini, i quali con i favori, e mezzi indiretti facevano ogni sforzo per finir' di rovinar' quello studio. Ne basta il zelo d'alcuni pochi Senatori contro la maggior' parte in tempo che le leggi, e la ragione poco prevale. Or' basta. Se Dio vorrà che si possa far' cosa buona, ne sarà avvisata. Intanto li do nuova che ho visto il Sigr. Cassini,[6] il quale è stato riceuto amorevolmente dal Granduca,[7] ma non so come s'attaccò una disputa con l'Oliva[8] di cose Metafisicali se si danno o no in natura entità incorporee: io veramente ringrazio Dio di non essermici trovato presente per l'occupazioni della mia stampa, e s'il Sr. Cassini avesse prima parlato meco, l'averei forsi instruito del modo come s'aveva a portare in somiglianti congressi. Ma già che la cosa è ita così hò almeno consolazione di non essermici trovato. La riverisco per fine affettuosamente insieme co'l Sr. Mariani,[9] e Fracassati.[10]

Fiorenza. 2. Luglio. 1661

Di Vostra Signoria Molt'Illustre Eccellentissima

Affezionatissimo Servitore

GIO[VANNI] ALF[ONSO] BORELLI

[Address:] Al Molt'Illustre Eccellentissimo Sigr. Mio E Pne. Osservandissimo / Il Sigr. Marcello Malpighi / Bologna

1. This letter, probably written by Malpighi in late June 1661, has not been located.

2. Leopold de' Medici.

3. These copies would probably be sent through Carlo Dati; see letter 35 n2.

4. That is, Thomas Bartholin; see letter 32 n2. For other references to his willingness to retract, see letters 38, 39.

5. For Pietro Castelli, Malpighi's predecessor at Messina, who had been professor of botany and director of the botanical garden at Rome, since 1635 professor of medicine at the Studium of Messina, and from 1638 director of the botanical garden there, and who died only five days after Borelli wrote this letter of 2 July, see Allacci (1663, *217*); Haller (1771, I, *427-429*; 1774, I, *393*); Eloy (1778, I, *558-559*); Soria (1782, II, *626*); Jourdan (1821, III, *179-181*); Dezeimeris (1831, I, pt. 2, *647-648*); De Renzi (1846, IV, *37-38, 71-72, 80, 305, 331, 351, 370, 390, 396, 411, 420, 425, 524, 541*); G. M. Mira (1875, I, *194-195*); *Bibliografia romana* (1880, I, *78-81*); Borzi (1887); Saccardo (1895, 47; 1901, *29, 120*); Arenaprimo (1900, *213-219*); Pirotta and Chiovenda (1900-1901, *93-105*); Adelmann (1966, I, *197-198, 203, 204-205, 206, 211, 672* & n2).

6. That is, Giovanni Domenico Cassini; see letter 3 n3.

7. Ferdinand II de' Medici.

8. That is, Antonio Oliva; see letter 5 n6.

9. That is, Andrea Mariani; see letter 3 n12.

10. That is, Carlo Fracassati; see letter 18 n1.

46 BORELLI TO MALPIGHI
Fiorenza, 14 October 1661

Text: BU, MS(LS) 2085, IX, *73-74*

Borelli expresses his admiration of the modesty displayed by Malpighi in his last letter (in which he had evidently commented upon Borelli's suggestion that he might wish to succeed Pietro Castelli at Messina). He then gives an account of the illness of Don Giacopo Ruffo's wife, asks advice as to its treatment, and finally proceeds to news of the Studium at Pisa. See also Adelmann (1966, I, *198-199, 211* n6).

Molt'Illustre, Eccellentissimo Sigr. Mio E Pne Osservandissimo

Ricevo la gratissima sua degl'11.,[1] nella quale ammirando io fra l'altre sue virtù la somma modestia, non lascierei, s'io potesse, d'operare quelle cose, ch'io intendo esser' buone; ma 'l Diavolo vuole, che s'abbia a fare con persone, che vanno presso alle grida, et alle strepitose ostentazioni, le quali sono atte a riempire le lunghissime orecchie di coloro, che comandan' le feste. Ma parliam' d'altro. Vostra Signoria sà ch'il Sr. Visconte Don Iacopo Ruffo[2] doppo tanti innamoramenti finalmente prese per moglie quella bellissima Dama, ch'egli desiderava, e quand'egli si credea esser' arrivato al' sommo grado delle felicità, si trova totalmente deluso, poiche oltre la sterilità di questa Sra., è stata ella quasi sempre inferma, et ora principalmente è afflitta da un' male pertinacissimo, e che la rende deforme, cosa ch'ella non può portarsela in pace. Mi scrive il Sr. Catalano[3] ch'io domandi il parere di qualche bravo medico di queste parti, però soggiugnerò quì il capitolo intero, che parla di questo fatto, perche Vostra Signoria, e qualch'altro amico lo consideri, e mi scriva il suo parere.

La Sra. Baronessa questa mattina a punto hà preso la prima medicina, et il Sr. Don Iacopo gl'è stato attorno per farle sopportar' la nausea, e gl'altri disagi della purga, che ella è molto sbattuta, e sbigottita, perche s'è cominciato a vedere in sù la fronte qualche tumoretto simili a quelli delle spalle, che poi ruppero in piaghette serpiginose, che i Cerusici chiamano Mal di Formica,[4] e penarono tanto a serrarsi lasciando poi la pelle con le rughe della cicatrice, onde questa Sra. temendo tal deformità nella faccia non trova luogo di quiete, e si tribola tutto giorno co'l pianto, e se 'l Sr. Don Iacopo ne ha piacere, pensatelo voi, benche egli con quella sua sofferenza stoica c'abbia ormai fatto il callo. Se voi di costì poteste cavare da codesti SSri. medici qualche rimedio, mi fareste cosa gratissima. Il male è questo: Comparisce un' tumore piccolo nella parte con pochissimo dolore, e per la prima non si muta il colore della pelle: ne nascono poi attorno degl'altri, i quali tutti divengono alquanto rossi in modo, che la rossezza gl'abbraccia tutti per quel contorno, che occupano, che adesso nella fronte non è più di mezza piastra: nelle spalle

92

se n'apriva uno, e diventava piaga, e questa serrata se n'apriva un'altra, onde si dubita, che non accada il medesimo nella fronte. Nel cominciare a farsi rossi, sente un' prurito o pizzicore, che si stende ancora per tutta la faccia: hà di più nell'articolazione della mascella un' nodo, o una gomma che possiam' dire, che gl'impedisce l'aprirla a suo modo, e le fa gonfiare il resto della faccia. Eglino sono mali strani, contumaci, e lunghi. Il Sr. Pisano[5] (questo è un' medico vecchio, e stimatissimo, ma Arabo di dottrina) ne vuole stare a decotti, e giulebbi, e non si farà nulla: io avea proposto l'unzione del Mercurio, ma rettificato al possibile, se ben' con qualche timore per la natura delicata, e fastidiosa della Sra., il che poi bisogna disprezzarlo, perche nullum rimedium est parum tutum, quod est unicum; ma non fui inteso, et io non voglio esser' solo ad una cura così pericolosa.

Su questa relazione Vostra Signoria favorirà scrivere quel che li pare. Intorno al ruolo sappia ch'è già pubblicato: la catedra del Buon'uomo[6] s'è conferita al Terenzi[7] con salario non più di scudi 220: il Serenissimo Principe Leopoldo avendomi voluto far' grazia con la sua solita benignità di recarmi le ragioni di questa resoluzione mi disse che s'hà auto riguardo ad i lunghi servizi del Dottor Terenzi, il quale hà dieci anni di lettura in questo Studio, e che non è dovore disperarli da poter' passare avanti, massime quando se l'aveva ad anteporre un giovane di pari età, il quale non avea letto medicina eccetto che un'anno solo, et avendo io quì replicato, mi soggiunse, che così l'aveo scritto lo stesso Sr. Marchese Cospi,[8] il quale l'aveva proposto; si che io non ebbi che replicare; solamente messi in considerazione, che per l'avvenire in riguardo degl'altri meriti particolarmente della notomia se ne dovesse aver' memoria. Ora perche io dubito, che il Dottor' Barbati[9] non sia per venire, poiche scrisse all'Apollonio,[10] che, se non li davano altro augumento, non volea venire, e se lui vorrà mantener' la promessa, il caso è venuto, poiche non gl'han' dato augumento veruno, stimarei bene insister' di nuovo, e fare che 'l detto Sr. Marchese scriva al Serenissimo Principe, pregandolo, che almeno alla prima vacanza d'ordinario si proveda il Sr. Fracassati,[11] con farne anco testificazioni buone. Facilmente potrebbe ritrarre la promessa non provedendo questo caso vicino del Barbati, e così per un'altro verso si potrebbe conseguir' l'intento. In quanto a i Dottori Inglesi[12] ancor' non compariscono, e benche Sua Altezza creda fermamente, che vengano, io ne dubito grandemente, perche la maggior' dottrina, che abbiano, si è l'astutia et artifizi. La riverisco poi per fine insieme co'l Sr. Cassini,[13] e Fracassati.
Fiorenza. 14. 8bre. 1661
Di Vostra Signoria Molt'Illustre Eccellentissima

Affezionatissimo Servitore
GIO[VANNI] ALF[ONSO] BORELLI

Favoriscami cercare per codeste botteghe di Librai, se si trova lo Spigelio,[14] e se non tutte l'opere, almeno quelle, dove tratta de Musculi.

[In Malpighi's hand:] Doppo varij rimedij l'ulceri che comparivano nelle spalle si curarono col porvi sopra foglie di scalona[15] fresca

1. This letter from Malpighi has not been located.

2. The Viscount Francavilla, Giacopo Ruffo (see letter 3 n14) had married Agata Ansalone, widow of Francesco Lanza, Barone di Brolo, in the church of Santa Anna at Messina on 19 December 1658. See V. Ruffo (1916, 22 n1).

3. That is, Domenico Catalano, a friend of the Viscount Francavilla and the adviser of both Malpighi and Borelli; from 1654 until 1656 he was extraordinary lecturer on the diseases of women and children at Messina and then held the lectureship on humanities there until 1659. Thereafter, until 1674, he was lecturer on medicine, and finally, until 1688, *compositore delli titoli et inscriptioni*. See Arenaprimo (1900, 219-220); Adelmann (1966, I, *passim*; II, 841).

4. Probably a form of herpes.

5. Count Pietro Paolo Pisano, primary lecturer on medicine at Messina, served at various times as archiater there and as prior of the College of Physicians; he held the chair of anatomy and surgery at Messina from 1644 until 1655 and from 1656 until he died in 1668. Malpighi (1697, I, 24) mentions him as one of the distinguished professors who received him when he went to Messina, but he later seems to have grown unfriendly; see letters 49, 97, 102. See also Mongitore (1714, II, 154); Arenaprimo (1900, 252-254); Adelmann (1966, I, 211 & n6, 235 n6, 236 & n1).

6. That is, Giovanni Bonomo (Bonomi); see letter 20 n5.

7. That is, Luca Terenzi; see letter 2 n16.

8. Borelli is here referring to Carlo Fracassati who, he hoped, would be appointed to a post at Pisa. Fracassati, though he had lectured at Bologna on logic from 1656-57 through 1657-58, had only begun to lecture on surgery there in 1660-61. Ferdinando Cospi, Balì of Arezzo and Marquis of Petriolo, who had entered the Bolognese Senate in 1652 and who was to renounce his seat in 1672, had apparently written to Prince Leopold on Fracassati's behalf. Terenzi having secured the post of Bonomo, Borelli proceeds to suggest that in view of the possibility that Girolamo Barbato may not return to Pisa, Cospi write to the prince once more and urge that Fracassati be appointed to the first post to become vacant. Several months later Borelli (see letter 63), still hoping that Fracassati might succeed Barbato, advised Malpighi that a visit by Cospi to the Grand Duke on Fracassati's behalf would be very opportune. Targioni Tozzetti (1780, I, 298-299) tells us that the Grand Duke Ferdinand was very well disposed toward Cospi and presented him with various specimens for the museum which he was assembling at Bologna and which was later united with the museum of Aldrovandi; see also Dolfi (1670, 274); Legati (1677); Guidicini (1876, II, 31); Comelli (1889).

For other references to Fracassati's appointment to a chair at Pisa, see letter 29 n8.

9. That is, Girolamo Barbato; see letter 2 n13.

10. That is, Apollonio Apolloni; see letter 2 n12.

11. That is, Carlo Fracassati; see letter 18 n1.

12. That is, Sir John Finch and Sir Thomas Baines, the English anatomists; see letter 2 n2.

13. That is, Giovanni Domenico Cassini; see letter 3 n3.

14. That is, the Flemish botanist, physician, and anatomist, Adrianus Spigelius (Adrien van den Spiegel), pupil of both Fabricius and Casserio, whom he succeeded at Padua in 1605; see Tomasini (1654, 80, 303, 443); Papadopoli (1726, I, 352); Portal (1770, II, 449-455); Haller (1774, I, 357-358; 1776, II, 753); Eloy (1778, IV, 308-310); Jourdan (1825,

VII, *244-245*); Dezeimeris (1839, IV, *196-197*); Hirsch (1887, V, *484*); *Biographie nationale* (1921-1924, XXIII, *330-334*); G. Favaro (1925); Nuyens (1927).

The work of Spigelius wanted by Borelli was his *De humani corporis fabrica* (Venetiis, 1627), which was reprinted in the *Opera* (Amsterdam, 1645). Spigelius treats of the muscles on pages 85-149 of the former work and on pages 78-137 of the first volume of the latter.

15. *Scalona* for *scalogna*, the shallot, *Allium ascalonicum*.

47   BORELLI TO MALPIGHI
Fiorenza, 21 October 1661

Text: BU, MS(LS) 2085, IX, *54*

Borelli acknowledges the *consulto* Malpighi had sent him for the case of the wife of Giacopo Ruffo. He is himself suffering from a severe case of catarrh with fever and chest pains, and he asks for advice in treating it. He hopes that Carlo Fracassati and Malpighi are continuing their investigations. See also Adelmann (1966, I, *199*).

Molt'Illustre Eccellentissimo Sigr. Mio E Pne. Osservandissimo

Ricevo la sua gratissima de 18.[1] con il consulto della Sra. Moglie del Sr. Don Iacopo:[2] io gle l'invio, e credo che l'averanno molto caro. Io sono stato, et attualmente sto aggravato da una vehementissima flussione di catarro, la quale due giorni m'ha cagionato febbre, e m'hà recato grandissima passione di petto, e nel tossire mi sento scoppiare le tempie con dolore acerbissimo; tanto che la lettera di Vostra Signoria m'hà fatto pensare, se sia bene usar' qualche rimedio continuato e leggiero, onde potesse o torsi o temperarsi questa lesione delle membrane del cerebro, che non fù possibile l'anno passato superarsi con quei veementissimi decotti, ch'io presi. A me piacerebbe qualche cosa, che non m'obbligasse a star' serrato in camera per lungo tempo, e queste pillole, che Vostra Signoria accenna, solutive, ancor che fussero di Mercurio dolcificato,[3] io non c'avrei repugnanza a pigliarle, quand'ella giudicasse potesse ne ritrar' giovamento: Vostra Signoria favorisca di pensare su questo fatto, e scrivami quel che li pare per potere almeno questo mese di 9bre a Pisa operar' qualche cosa, ond'io potessi tirar' avanti senza tali dolori. Rispondo alla cortesissima lettera del Sr. Fracassati,[4] co'l quale vorrei almeno che continuasse Vostra Signoria gli studi, e l'esperienze, ritrovando qualch'altra bella cosa, il che non sarà difficile al' loro gran' giudizio, co'l quale operano, et investigano le cose. La riverisco per fine di tutto cuore.
Fiorenza. 21. Ottobre. 1661
Di Vostra Signoria Molt'Illustre Eccellentissima

Affezionatissimo Servitore
GIO[VANNI] ALF[ONSO] BORELLI

[S]e Vostra Signoria determina, ch'io possa prendere o pillole o altra cosa per queste mie indisposizioni, favorisca di scrivere distesamente la ricetta con termini intelligibili da me per non m'aver' a fidare di speziali.

1. This letter from Malpighi has not been located.
2. That is, Giacopo Ruffo; see letters 3 n14, 46 n2.
3. Dulcified mercury; L., *mercurius dulcis*; It., *mercurio dolcificato*, also called "dulcified sublimate, *Aquila alba*, the *Dragon tamed*, and *Calomel*" (James [1745, II, *s.v.* Mercurius]) "is sublimate [that is, mercuric chloride] made mild, by combining [four parts of it] with . . . so much [that is, three parts] fresh mercury [quicksilver], as is sufficient to satiate the redundant acid" (Lewis [1768, *100*]).
   For its preparation and use, see also Schröder (1677, 1st pagination, *395*); *Pharmacopoea Taurinensis* (1736, *208*); *Antidotarium Coll. Med. Bononiensis* (1770, *452*); Spielmann (1783, pt. 2, *218-219*).
4. That is, Carlo Fracassati; see letter 18 n1.

48 MALPIGHI TO BORELLI
[Bologna, 8 November (?) 1661][1]
In response to letter 47 (21 October 1661)

Text: BU, MS(ADuns) 2085, IX, *54*

In this incomplete rough draft Malpighi advises Borelli on the treatment of his illness and refers incidentally to the death of Andrea Mariani. See also Adelmann (1966, I, *169* n1, *199*).

Ricevo la sua cortesissima e mi spiace intendere che di nuovo siano pululasi[2] i soliti suoi travagli per la solita indispositione. Ella dà me ricerca un remedio leggiero e sicuro per liberarsene desiderando anche sapere se l'uso del mercurio dulcificato preso in pilole sij opportuno per il suo bisogno. Io benche non sij presente e da lei pienamente raguagliato di i presenti accidenti, pure mi vado imaginando che siano effetti della solita sua indispositione quale e fomentata dalle continue applicationi come la buona memoria del Sig. Mariani[3] mi diceva. ne mi meraviglio se dal uso de i potenti decotti presi l'anno passato non si sij a fatto liberato onde se cosi è a dirle il vero io non saprei proporli altri remedij fuor delli già pratticati

⟨onde se cosi⟩ è[4] pertanto lei stessa potrà paragonare gl'effetti veduti nel uso de i diversi medicamenti, frà quali s'io non m'ingano oltre l'astenersi quanto più si può dalle applicationi, credo sij stato di qualche solievo l'uso dell'aqua o di china[5] o sandalo rosso,[6] col zucaro rosato[7] e con il succo di radechio,[8] e questi stessi sò almeno che nel caso presente sono an[c]o sicuri, e possono giovar qualche cosetta, stante la febre che s'ecita e la passione nel petto, che la travaglia quali accidenti non mi permettono il consigliarle l'uso del mercurio dulcificato perche dubitarei che in lei di presente non facesse troppo sconcerto, e maggior aggitatione, et apertura, e conseguentemente gli augmentasse il male tanto più che dal rigoroso decotto specifico per l'infettione gallica che si suole sanare non ne hà sentito solievo. Crederei ancora se Vostra Signoria fosse in buon posto di forze e fosse ben nutrita che una sventata di sangue non le fosse se non giovare e si potria cavare dal brazio dalla parte dove piu gli duole il capo alla quantità di oncie sei. E caso cessasse l'impeto della flussione e molestia del petto e restasse il solo dolore del capo potria essendo vigoroso di forze sperimentar per una o due l'uso del mercurio dulcificato del quale se ne

1. See letter 49 & n1.
2. *Pululasi*, in haste for *pululati*.
3. That is, Andrea Mariani; see letter 3 n12.
4. In the fair copy of this letter sent to Borelli the *è* was probably deleted along with the preceding three words.
5. That is, chinaroot; see letter 5 n4.
6. Red sandalwood, red saunders or sanders, L., *santalum rubrum*, It., *sandalo rosso*, wood of the leguminous tree *Pterocarpus santalinus*, to be distinguished from the wood of various species belonging to the family Santalaceae.

For the various uses of red sandalwood in medicine, see Schröder (1669, *451*; 1677, 2nd pagination, *171*); Manget (1703, II, *792-793*); Lemery (1716, *483-484*); *Pharmacopoea Taurinensis* (1736, *235*); James (1745, III, *s.v.* Santalum rubrum); Lewis (1768, *517-518*); *Antidotarium Coll. Med. Bononiensis* (1770, *238-239*); Spielmann (1783, pt. 1, *187-188*).

7. "Rosed sugar"; for references to its medicinal uses, see letter 9 n4.
8. That is, chicory; see letter 12 n9.

49 BORELLI TO MALPIGHI
Pisa, 18 November 1661

Text: BU, MS(LS) 2085, IX, *55*

Borelli reports on the epidemic of fever at Pisa. To satisfy his curiosity he has given orders for some post-mortem examinations to be made at the hospital. See also Adelmann (1966, I, *199* & n3).

Molt'Illustre Eccellentissimo Sigr. mio e Pron. Osservandissimo

Ricevo la gratissima sua de gl'8.[1] Non starò à dire la stragie che s'e scoperta à Pisa di febbre acute, mentre io ero in viaggio, e benche fin'ora i mali non si siano attaccati à nessuno di tanti forastieri, che sono entrati à Pisa doppo

l'Ogni Santi, tutta via hò stimato ragionevole il temere, et hò chiesto licenza al Gran' Duca[2] di ritirarmi fin' che passi queste influenze, e benignamente me l'hà conceduta rimettendola all'arbitrio mio, ma con qualche pretesto per non dare esempio à gl'altri. Ma perche pare che i mali vadino calmando doppo i freddi, e io mi sento assai bene forse per la regola ordinatissima, e sobria, che uso; starò à vedere à che si mettono le cose, ne aspetterò che s'ammali il quarto forastiero. In tanto hò fatto venire ordine, che si taglino alcuni Cadaveri[3] nello spedale per pascer' la mia curiosità,[4] e se vi sara cosa notabile gle ne daro parte. Intorno à codesto Dottor' Catanese, mi basta sentire, che sia scolaro del Dottor' Pisani,[5] contrarijssimo à me, et à miei amici. À lei per fine abbraccio, e riverisco insieme con il Sigr. Fracassati.[6] Pisa il di 18 9bre 1661.
Di Vostra Signoria Eccellentissima

Affezionatissimo Servitore
GIO[VANNI] ALF[ONSO] BORELLI

    1. This letter from Malpighi has not been located. Was it, perhaps, letter 48?
    2. Ferdinand II de' Medici.
    3. In letter 52 (9 December 1661) Borelli identifies two students of his as having performed these post-mortem examinations.
    4. Borelli's interest in the cause of fevers was of long standing. In 1649 he had published a book on the causes of the malign fevers which assumed epidemic proportions in Sicily in 1647 and 1648. See Adelmann (1966, I, *145*).
    5. That is, Pietro Paolo Pisano; see letter 46 n5.
    6. That is, Carlo Fracassati; see letter 18 n1.

50   BORELLI TO MALPIGHI
Pisa, 25 November 1661

Text: BU, MS(LS) 2085, I, *127-128*
Publ. (in part): Malpighi (1697, I, *21, 104*; 1698, *27-28*); Barbensi (1947, *63-64*)

    Borelli reports again on the epidemic of fever at Pisa and on the post-mortem findings. See also Adelmann (1966, I, *199* & n3).

Molt'Illustre Eccellentissimo Sigr. mio et Prone. Osservandissimo
    Benche questa settimana non habbi riceuto lettere di Vostra Signoria voglio non di meno darli parte de i mali, che corrono qua comunemente. Qui seguitano le medesime febbre epidemiche, che accennai per la passata, e con maggior furia de giorni passati, e ci siamo chiariti dell'inganno, poiche oltre alli Pisani, ch'hanno dimorato quivi nel Autunno malissimo tempera-

mento, hanno cominciato ad ammalarsi molti scolari Lettori forestieri, i quali sono venuti doppo le pioggie copiosissime d'ogni Santi. Sono gia morti tre lettori,[1] e sei altri si trovano gravemente ammalati, oltre gli scolari, de i quali la maggior' parte se ne ita via, in maniera, che quasi non rimarrà à chi leggere. Io otto giorni sono haverei potuto partire per il privilegio singolare hauto, ma molte cause m'hanno trattenuto, la prima delle quali si e la troppa scrupolosa puntualità, non volendo col mio esempio smondare affatto lo studio quest'anno, imperoche la maggior' parte senz'altra licenza si partirebbe. Poi e mi pare che con la vita sobria e regolata io stia meglio di salute, che la state passata. Mi sono anche dato ad intendere che poco possa giovare il fuggire, si perche questa costituzione pare che vadi agirando havendo vagato in Inghilterra, per la Francia, à Roma, et a Venezia, si anco perche gia mi trovo haver dimorato molti giorni, e bevuto di questa Aria. Mi hà anco trattenuto la curiosità di far tagliare alcuni Cadaveri in questo spedale per intendere la natura di questi mali, al che mi pare di essere arrivato. Cominciano comunemente con terzane semplici, con stordimenti di Capo dolori di stomaco, amarezza di bocca, al settimo poi si fanno continue, all'undecimo si malignano, e quelli a i quali la natura non aiuta con uscita di corpo, muoiono al quattordici, e anco prima. Quattro Cadaveri, che si sono aperti alla mia presenza non hò trovato lesione notabile nei polmoni, salvo che qualche poca d'aridità cagionata dall'ardor' febbrile, ma nel resto erano sanissimi. Il mesenterio parimente, e le sue glandule ne erano putride ne corrotte, come si dubitava, cosi anco la sustanza del fegato e della milza senza niuna lesione, solo la Vesciga del fiele si è ritrovata straordinariamente gonfia, e ripiena, et oltre à ciò il Ventricolo ripieno affatto del medesimo humore bilioso, et in alcuni si sono trovati gl'intestini tinti del medesimo colore. Questo è quanto fin'ora si è osservato, il che assai confronta con i sintomi, che si è osservato in tutti gl'ammalati, havendo tutti gran' sete, dolori di corpo, alcuni delirio, bocca amara, e vomiti inquietudine grande, e giovamento qual'ora ne conseguita l'Uscita di Corpo. Egli si vede che non giovano punto le sagne poiche non v'è morto, che non sia stato da duo, o tre luoghi sbucato. Purghe grandi qui non s'usano, e però non si sa qual'effetto farebbero. Vi è chi si persuade, che il Cavar' sangue con le mignatte faccia gran' bene, ma perche io non ne capisco la ragione, non facendo differenza dal Cavar' il sangue per le mignatte, che per il braccio, supposta la circolazione del sangue dubito, che il caso habbia portato questa buona fama alle mignatte, quando elle forse non vi hanno che fare. Per conservarmi poi con gl'amici miei, oltre la vita ordinata, uso cose refrigeranti, e prese d'acqua la mattina, e la sera con qualche goccia di spirito di Zolfo,[2] ò altra cosa acida. Del resto sto allegramente, et attendo con gran' temerità d'animo

99

à filosofare e per fine la riverisco insieme con il Sigr. Fracassati,[3] e Cassini[4]
Pisa 25 9bre 1661
Di Vostra Signoria Molt'Illustre et Eccellentissimo

Affezionatissimo Servitore

GIO[VANNI] ALF[ONSO] BORELLI

[Address:] Al Molt'Illustre et Eccellentissimo mio Sigr. e Pron. Osservandissimo/
Il Sigr. Marcello Malpighi / Bologna

1. I am unable to identify these three lecturers; possibly one of them was Giuseppe Lupi, who died in 1661 (see A. Fabroni [1795, III, *350*]).

2. For the preparation and uses of spirit and oil of sulphur, see Schröder (1677, 1st pagination, *497-499*); Manget (1703, II, *932-933*); *Pharmacopoea Taurinensis* (1736, *157-158*); James (1745, III, *s.v.* Sulphur); *Antidotarium Coll. Med. Bononiensis* (1770, *375*); Spielmann (1783, pt. 2, *313*). Cf. letter 553 n12.

3. That is, Carlo Fracassati; see letter 18 n1.

4. That is, Giovanni Domenico Cassini; see letter 3 n3.

51   MALPIGHI TO BORELLI
[Bologna, 29 November(?) 1661][1]
In response to letter 50 (25 November 1661)

Text: BU, MS(ADuns) 2085, IX, *55*

In this rough and obviously incomplete draft Malpighi comments upon what Borelli has told him of the epidemic of fever at Pisa and of the post-mortem findings. See also Adelmann (1966, I, *199*).

Circa l'osservatione de i cadaveri io sò che il Sig. Mariani[2] al suo tempo in simile constitutione ritrovò li pulmoni infiamati cioe non solo aridi mà con abscessi in qualche parte e sò che quelli che curò con copiose cavate di sangue a[l] principio con aque, et acidi quasi tutti rasanorono e se fosse vivo il Padre Baldi[3] che fù uno de i patienti lo potria attestare. Qui habbiamo il Secret[ario] Maggiore del Senato[4] quale hà una febre quasi simile a quelle e nella 25 prese med[icament]o con gran mia renitenza e sforzo e di poi precipitò et hora soppragiunta una uscita dalle emoroide è in pessimo stato e quasi agonizante al incontro una altra dama con 8 cavate di sangue anche in estremo stato fatte s[']instrada nel spatio di 35 giorni con principi di cancrene al bene.

Circa l'osservatione della bile copiosa apresso di me e stato sempre dubioso se la bile che gorga al palato ventricolo intestini e vesica sij causa antecedente della febre o sij effetto quale segua al sconcerto del sangue che si fà dalla febre eccitata da un fermento disperso per tutto il sangue o da un abscesso o radunanzia di sangue fisso in qualche parte quale a temp[o] s'accenda ne gli paia strano che un piciolo abscesso possi far questo e a tempo perche oltre l'osser[vatione] de i cadaveri vediamo i buboni esterni mover la febre a tempo

Circa il med[ic]are quando la mossa del ventre giovi si potria pratticar l'uso del siero di vacca[5] quale saria remedio e della febre e potria aiutar l'uscita a tempo

1. The fair copy of this letter was probably dated 29 November. A letter of this date was acknowledged by Borelli on 9 December (letter 52).

2. That is, Andrea Mariani; see letter 3 n12.

3. I suggest that this was probably Gherardo Baldi, the Servite father who had for many years been a greatly respected lecturer, at first on logic and then on theology, in the Studium at Pisa, where both Mariani and Malpighi probably made his acquaintance. See Negri (1722, *232*); Mazzuchelli (1758, I, pt. 1, *128*); A. Fabroni (1795, III, *94-95*).

4. This was Cosimo Gualandi, of Pisan origin, who had been created a Bolognese noble. He was elected *segretario maggiore* of the Bolognese Senate in 1651 and he held this post until he died in 1699 (see Guidicini [1868, I, *149*; 1872, *173-174*]).

In the Bologna Studium, Gualandi had been lecturing on humane letters since 1653; in 1672 he was made an "eminent lecturer" on humanity, a post from which he retired in 1693. He was, however, listed in the rotuli as *excellentissimus* until 1698-1699. See Mazzetti (1848, *166*); Costa (1912, *38*); Adelmann (1966, I, *52, 54-55, 57, 58, 64*).

5. The milk, or the serum or whey of the milk, of various animals, particularly the cow, goat, and ass, was often prescribed. For its use, see De Castro (1631); Schröder (1669, *59*; 1677, 1st pagination, *120*); Manget (1703, II, *72-74*); Lemery (1716, *55, 208, 261, 561*); Burggraff (1725); *Pharmacopoea Taurinensis* (1736, *64*); James (1745, II, *s.v.* Lac); Lewis (1768, *334-336*); Spielmann (1783, pt. 1, *128*; pt. 2, *294*).

52   BORELLI TO MALPIGHI
Pisa, 9 December 1661

Text: BU, MS(LS) 2085, I, *131-132*
Publ. (in part): Malpighi (1697, I, *21-22, 105*; 1698, *28-29*)

Borelli explains why he has thus far failed to take the leave of absence granted him by the Grand Duke Ferdinand to permit him to avoid infection from the fever prevalent in Pisa. His principal reason has been the illness of three of his pupils, whose symptoms and treatment he discusses. The post-mortem findings in the present epidemic differ from those encountered in earlier ones. He asks Malpighi either to say nothing to the parents of Antonio Laurenti about their son's illness or to tell them that there was some improvement in his condition last night and assure them that he will be well taken care of. See also Adelmann (1966, I, *199*; II, *819*).

Molt'Illustre Eccellentissimo Sigr. Mio et Prone. Osservandissimo

Ricevo la gratissima sua lettera de 29[1] e con grandissimo mio gusto hò letto prima l'espressione del suo affetto verso di me,[2] cosa à me notissima, secondo le accortissime congiettuee[3] della generazione della bile ne i presenti mali, et in quanto al primo confesso d'esser' stato troppo superstiziosamente puntuale, et io quando ci penso bene spesso m'adiro contro me medesimo, ma sono come quelli che viveo bona proboque, deteriora sequor.[4] Quei primi giorni ch'io arrivai, ero risoluto di partirmi ancor' senza licenza,[5] non potendo io tollerare d'esservi tenuto quasi per forza, ma arrivatomi la licenza amplissima con la data in bianco, non solo mi cessò lo sdegno, ma di giorno in giorno sono andato procrastinando, ora trattenuto dalla curiosità di chiarirmi della natura del male, ora lusingandomi dal vederli calmare, ma principalmente per non esser' cagione di far' smontare affatto lo studio quest'anno, poiche tutti gl'altri lettori mi stanno con l'occhio à dosso, e si pigliano tanto pensiero di me, che si sognano, et indovinano le cose, che io à nessuno hò palesate. Vi è stato anche un'altra causa potissima di non voler' abbandonare tre mia[6] scolari amatissimi, che si sono ammalati successivamente uno doppo l'altro, due de quali si sono liberati in quattro ò cinque giorni felicemente con haversi solo sù'l bel principio eccitato il vomito, e uscita di corpo con cose purganti havendo mandato fuori gran' copia di bile, il primo de quali fù il Padre Tozzi[7] Lettor' di Logica, non fù bisogno aspettare, che si cavassi sangue havendo guarito perfettamente; Il secondo è un Giovine siciliano,[8] del quale io ne temevo per essere stato uno di quelli che tagliò i Cadaveri allo spedale, doppo la purga vehemente per vomito, e per secesso alla prima cavata di sangue guarì perfettamente. Vi è ora il terzo, che è quel Sigr. Antonio bolognese[9] noto a Vostra Signoria giovine spiritosissimo, e curiosissimo il quale anch'egli hà maneggiato i detti Cadaveri, ne hanno giovato l'immense diligenze, e Cautele con le quali si è operato. Egli poi si trova à dozzina in Casa del Sigr. Barbati,[10] e Gornia,[11] alli quali il giovine non hà punto di credito, per il che il detto Sigr. Gornia se n'affligge straordinariamente per che quello non vuol' far' cosa, senza il mio consiglio, et io che non voglio abbandonarlo, ne voglio dar' gelosia à coloro procuro fare il mio dovere con qualche destrezza. Fin'ora con un' solo Christiero purgò benissimo, et havendo poi quei Sigri. Medici ieri datagli una purghetta, chiamata da loro minorativo, trovai il Sigr. Gornia spaventato, perche non haveva fatto quel'effetto che lui desiderava per secesso, ma bensi per vomito, dal quale il giovine senti sollevamento, principalmente si sentiva il Capo rasserenato, trovai anche che non gl'havevano voluto dar' da bere doppo il vomito, e però parve à loro darli un' brodetto per cibo, e poi darli à bere abbondantemente con spiriti di vetrioli[12] e cose simili. Soggiugnerò in fine di questa lettera quel che vi sarà di nuovo questa mattina l'intenzione mia è, e cosi se ne contentan' loro, di replicare qual' ch'altro Chrestiero efficace e poi venire alla mission' del sangue. Io per dirla fin'ora non ne posso temere se si à giudicare da tutti gl'altri mali, che corrono, niuno de quali si è guarito, se non con l'uscita di corpo spontanea, o irritata, e per il contrario tutti quelli, che sono morti, sono iti alla sepoltura con le braccia e piedi, et altri luoghi bucati, si che Padron' mio questa costituzione non s'assimiglia punto à quella del 48, ò 54,[13] perche allora si trovavano universalmente ne Cadaveri i polmoni marci, e cancrenati, e tutte l'altre parti buone, adesso i Polmoni hanno pochissima, e quasi nulla lesione, eccetto qualche poco d'aridità nella parte anteriore cagionata dalla febbre, che per altro sono bonissimi, ne si trova altro, che quella copia di bile, come hò detto, e questa non seguita, ma precede, poiche si comincia con la bocca amarissima bene spesso, come anco è successo à me tre giorni sono, al che io providdi col prender' due oncie di Cassia,[14] e con mantenere il corpo lubrico, il che mi pare che habbia fatto bene, e cosi, è successo ad altri, si che concorro con esso lei, che possono i semi velenosi bevuti con l'aria a guisa di fermento segregar quella copia di bile, la qual' poi è cagione della febbre. Vedesi anche ch'in questi mali per lo più non vi è malignità, poiche hanno durato agonizzanti dieci, et anche dodici giorni, et in questo tempo talvolta si sono sentiti sollevati. Ho poi hauto nuova, ch'il Sigr. Antonio bolognese, questa notte ha purgato per secesso gran' copia di bile, e di più questa mattina se le fatto un serviziale col quale ha purgato squisitamente, onde è rimasto assai sgravato, et allegro, e col Capo sereno, e la febbre s'è molto scemata. Vedremo dimani di farli cavar' sangue se sara bisogno. Vostra Signoria ò non lo dica à i suoi parenti, ò pur' li dia questa buona nuova, assicurandoli che sara governato con ogni carità, e per fine riverisco Vostra Signoria insieme con il Sigre. Fracassati,[15] e Cassini.[16]

Pisa 9 Xbre 1661

Di Vostra Signoria Molt'Illustre et Eccellentissima

Affezionatissimo Servitore

GIO[VANNI] ALF[ONSO] BORELLI

1. This was probably letter 51, of which only an incomplete rough draft has been located.
2. This expression of Malpighi's affection was added in the fair copy of this letter; it is not found in the rough draft.
3. *Congiettuee* for *congietture*.
4. Borelli here quotes inaccurately Ovid's *Metamorphoses*, VII, 20-21: *Video meliora proboque,*

Deteriora sequor ("I see the right, and I approve it too; Condemn the wrong, and yet the wrong pursue" [translation of Tate and Stonestreet, ed. by Sir Samuel Garth]. Cf. Petrarch: "E veggio 'l meglio ed al' peggior m'appiglio" [Sonnetto CCXXV, Canzone XXI]). Probably inadvertently, Borelli dictated *bona* for *meliora,* and the amanuensis probably misheard *viveo* for *video.*

5. Borelli speaks of requesting this leave of absence in letter 49.

6. *Mia* for *miei.*

7. This was Padre Laurenzo Tozzi of Empoli, who after leaving the Carmelite order reassumed his secular name Giovanni Vincenzo and served, first, as lecturer on logic and from 1662 to 1678 as lecturer on philosophy at Pisa. A friend of Borelli's, his talents as a mathematician attracted the favorable attention of Prince Leopold de' Medici, who arranged to have him leave the Carmelites in order to devote himself to his studies. He is said to have lost his reason and, soon thereafter, his life as a result of having eaten at a banquet food that enemies of his had poisoned. See A. Fabroni (1795, III, *400-401*); Derenzini (1959, *233* n19).

8. I have been unable to identify this young Sicilian.

9. Malpighi, in his *Opera posthuma* (1697, I, *21*), identifies this Bolognese Antonio as Antonio Laurenti (Antonius de Laurentiis), who was studying in Pisa. Borelli will report further on his case on 20 December (letter 54) and tell of his death when he writes on 29 December (letter 55).

10. That is, Girolamo Barbato; see letter 2 n13.

11. That is, Giovanni Battista Gornia; see letter 16 n7.

12. For the preparation and use of spirit or oil of vitriol (sulphuric acid), see Schröder (1669, *263-265*; 1677, 1st pagination, *477* ff.); Manget (1703, II, *761-767*); *Pharmacopoea Taurinensis* (1736, *158-160*); James (1745, III, *s.v.* Vitriol or Copperas); Lewis (1768, *600-601*); *Antidotarium Coll. Med. Bononiensis* (1770, *374*); Spielmann (1783, pt. 2, *315*).

13. Cf. Borelli's (1649) account of the malign fevers which afflicted Sicily in 1647 and 1648.

14. For the use of cassia, see letter 11 n4.

15. That is, Carlo Fracassati; see letter 18 n1.

16. That is, Giovani Domenico Cassini; see letter 3 n3.

53 MALPIGHI TO BORELLI
[Bologna, prior to 20 December 1661][1]
In response to letter 52 (9 December 1661)

Text: BU, MS(ADuns) 2085, I, *135*
Publ.: Malpighi (1697, I, *22, 105-106*; 1698, *29-30*)

Malpighi discusses further the nature of the fever epidemic at Pisa and raises the question of the value of purgatives in treating it. See also Adelmann (1966, I, *199* & n6).

Mi sono state care le notitie contenute nel ultima sua delli 9.[2] circa li correnti mali e per mia maggiore quiete et informatione havrei caro sapere che fra quei che sono morti in questa epidemia ve ne sij stato alcuno che nel principico[3] habbi hauto uscito per il vomito o secesso perche io sò che costi e inviolabile methodo nel principio il mover il ventre e minorar come dicono

la materia con leniente o minorativo Di più mi pare assai strano che dove
è copia di bile separata dal sangue trasmessa in parte al ventricolo intestini
e prime vie[4] come ella suppone in questa constit[utione] non siegua necessariamente l'uscita spontanea vedendo noi che dove la natura è iritata come
s'osserva in tutti i mali vehementi e repentini et anche nelle stesse accessioni
febrili si spinge et s'evacua la bile della cesta del fiele e altri humori pronti
che per altro non sono la miniera e base del male.

Intorno poi alla natura, e cura della presente constitutione a lei mi rimetterò
che di presente havrà osservato gl'accidenti e di poi i cadaveri soli principi
per filosofare in questo caso. Una cosa sola mi spaventa in questo fatto et è
che se il male depende da un sconcerto del sangue al quale siegua una copiosa
separatione di bile l'unico remedio saria il prohibire quel fermento e noi
sin hora non sappiamo il remedio e modo Di più se il male si potesse curare
col evacuare la bile prodotta e separata bisognaria che l'arte havesse i segni
del tempo quando e separata quali sin hora al mio credere non hà poiche ella
meglio di me sà che ne i liquidi i quali a tempo si fermentano non si può
havere una separatione di parte detterminata se non in determinato tempo
oltre che i remedij et quali comunemente pretendiamo di separare et evacuare
cioe i purganti operano con una sola iritatione o apertura di meati quali
da luoco a quello che è più fluido o almeno simile Onde vediamo che il
purgare ne i mali rare volte giova perche non colpisce il punto della separatione et eduttione quale fuorsi la natura senza altro da se stessa havria operato.
Di più osservo che dove è copia di bile confusa col sangue non siegue febre
come s'osserva nel iteritia et altri simili

1. This draft is probably incomplete; yet it is all that remained in Malpighi's hands for
use in the *Opera posthuma*.
2. Letter 52.
3. *Principico* for *principio*.
4. *Prime vie*, ordinarily the stomach and intestines; in letter 54, however, Borelli speaks
of the *ventricolo e prime vie*.

54   BORELLI TO MALPIGHI
Pisa, 20 December 1661
In response to letter 53 (December 1661)

Text: BU, MS(LS), 2085, I, *139-141*
Publ. (in large part): Malpighi (1697, I, *22-24, 106-108*; 1698, *30-34*)

Borelli discusses the questions raised in Malpighi's last letter as to the proper treatment in
cases of fever. He is inclined to defend the moderate use of purgatives. Of Antonio Laurenti,
he adds in a postscript, he has heard bad news. See also Adelmann (1966, I, *199* & n3).

Molt'Illustre Eccellentissimo Sigr. Mio E Pne. Osservandissimo

In risposta de i dotti motivi della sua Cortesissima lettera,[1] dico prima, che de i molti ammalati, che sono stati in questa città, la maggior' parte hanno cominciato con stiticità di corpo, benche alcuni anco sù'l bel' principio abbino auto et uscità di corpo e vomiti con amarezza di lingua: vero è come hò detto, che generalmente questi medici dicono, che a tutti coloro, a quali è sopravvenuto uscita di corpo spontanea, o irritata, sono migliorati, e guariti. Che quì poi sia solenne il dar' minorativo su'l principio del male, parmi che si verifichi in fatto ne' medici forastieri di Padova, et in speculativa anco in questi del paese, i quali spaventati degl'esempi occorsi l'anno 54, quando tutti quei, che si purgavano, morivano, ritengono ancora quello spavento, e però cominciano con cavate di sangue. Intorno alla seconda instanza, dove a Vostra Signoria pare strano, che dove è copia di bile separata dal sangue, è trasmessa al ventricolo, e prime vie,[2] come succede in questa costituzione, non segua necessariamente l'uscità spontanea di corpo. Quì primieramente io non ardirei di dire, che tutta quella gran' copia, che s'è trovata nel ventricolo, vi si trovasse nel principio del male, potendo accrescersi successivamente fino alla morte: e benche quei dolori di corpo, che universalmente sentano gl'ammalati, come mi ha referito il Camarlingo dello spedale, par' che argumenti copia di bile negl'intestini, non veggo che necessariamente ne debba seguire l'uscita di corpo perche non tutti gl'umori acri e corrosivi hanno facoltà di stimolare, osservando noi bene spesso, che molti liquori artificiali sono più corrosivi, e stimolano meno. Ne dirò due esempi. L'aceto[3] semplice fa una gran' corrosione nella lingua e nelle fauci, e vi produce un' senso dispiacevolissimo, ma poi lo stesso distillato più volte acquista dolceza, e tutta via è più penetrante, e corrode più efficacemente i metalli, et altri minerali, di quel, che faceva, quand'era acidissimo. Similmente trovasi ne ventricoli de pesci un certo succo, il sapore del quale è similissimo alla salamora delle olive e bene spesso più dolce; e tutta via quest'è un'acqua forte tanto indiavolata, che consuma l'ossa de pesci in brevissimo tempo, ne reca punto di noia alle membrane del ventricolo, e degl'intestini, poiche quivi risiede come in proprio luogo, ne irrita ò stimola le budella a scacciar' fuori i cibi per secesso. In altri animali, che similmente mangiano ossa durissime, quali sono i Falconi, trovasi il detto succo del ventricolo di sapor similissimo al latte, dolce, o poco salato. Et ecco trovati a Vostra Signoria succhi corrosivissimi, i quali non stimolano ne irritano la facoltà espulsiva. Da questo si cava esser' possibile, che il fermento, o seme velenoso, che corre in questa costituzione, separi ben' si gran' quantità di bile, ma che so io, s'ella è della stessa natura della bile, che negl'huomini sani si ritrova nel fiele? E perche non poss'io credere, ch'ella sia a fatto diversa per esser' velenosa? e benche ritenga amarezza, non è necessario, che abbi facoltà di pugnere, et irritare le membrane delle budella, e però potrà dare dolori di corpo, e non stimolar' la facoltà espulsiva. Circa il modo di medicar' questi mali, io confesso di non lo sapere, ma se abbiamo a trar' documento dall'esperienze, se si è veduto guarir' tutti con l'uscite di corpo spontanee, o irritate, di queste tali materie gialle, delle quali poi se ne trova tanta copia nel fiele e nel ventricolo de cadaveri, e vedendo per il contrario, che con la stiticità è seguita la morte, perche non abbiamo creder' noi, che scemando continuamente quelle stesse materie, le quali suol'anco da se la natura mandar' fuori in quei, che guariscono, non abbi parimente a giovare? Ne perche rimanga il fermento si deve lasciar' d'imitar' la natura, perche può esser' che la medesima sgravata o per secesso, o per traspirazione, o in altro modo mandi via il sopradetto fermento velenoso. Segue Vostra Signoria a dire quel, che li spaventa in questo fatto, et è, che se 'l male depende da un' sconcerto del sangue, al quale segua una copiosa separazione di Bile, unico rimedio saria il proibir quel' fermento, e noi non sappiamo il rimedio. Tutto questo concedo io, ma in tanto stimo bene seguitar' la natura, e l'esperienza, la quale con quei moti purganti si vede aver' fatto bene, come hò detto. Poi Vostra Signoria dice: Se il male si potesse curare co'l solo evacuare la bile prodotta, bisogneria che l'arte avesse i segni del tempo, nel quale è separata, perche ne liquidi, che a tempo si fermentano, non si separano se non in tempi determinati. Tutto questo concedo io, ma in tanto l'andar' sensibilmente ora con cristieri, ora con cose leggiermente moventi, sgravando quello che continuamente si và separando, non mi pare che sia d'errore. Dice poi Vostra Signoria i remedi, con i quali comunemente pretendiamo separare et evacuare operano probabilmente per irritazione, o apertura di meati, e però tirano quel' ch'è più fluido, o alla mano; e quest'è la cagione, che i purganti per lo più nelle febbri dove vi è amarezza e bile non giovano; perche non si colpisce il punto della separazione. Così è veramente, ma nel caso nostro l'esperienza c'assicura, che i detti leggieri purganti tolgon' via quello, che è nocivo, perche in altra maniera non giovarebbero. Soggiugne poi Vostra Signoria, che dove è copia di bile confusa co'l sangue, non segue febbre, come s'osserva nell'Itterizia. Qui primieramente io non so se si debba concedere, che in somiglianti mali la bile sia sparsa per tutte l'arterie, e vene, perche io mi ricordo avere sperimentato d'aver' posto un' pezzuol' di carta dentro l'orina d'uno, ch'aveva il volto e gl'occhi giallissimi, e si cavò la carta non punto tinta di giallo: segno che nella massa sanguigna non v'è quella copia di bile, che s'hanno sognato i medici. Di più non mi par' sicuro il filosofar' tanto francamente della natura delle cose dalla mutazion' o perseveranza sola del colore, o del sapore, perche son' sicuro per mille esperienze, che i colori si possono in mille modi variare nel medesimo liquore, e per il contrario può perseverare il medesimo colore, quando nel primo caso niuna mutazione essenziale è seguita, e nel secondo sarà di salutare divenuta velenosa. Di questo ne darò a Vostra Signoria un'esempio esperimentato nella nostra academia.[4] Prenda Vostra Signoria delle rose secche e le faccia macerare qualche poco nello spirito di vetriolo, e v'aggiunga molt'acqua comune, avrà un' liquore rubicondissimo come rubino: mettavi poi poche goccie d'oglio di Tartaro,[5] diverrà verde come smeraldo: torni poi a porvi poche goccie d'oglio di Zolfo,[6] e lo stesso liquore tornarà di nuovo rubicondissimo, come prima. Chi dunque dal' color' volesse giudicar' la natura del liquore in questo caso, errarebbe altamente, poiche prima avea acqua semplice, e poche goccie di spirito di vetriolo, o d'altro acido, cosa salutare e soavissima al' gusto, e nel secondo caso avrebbe un'aggregato atto ad'ammazzare un'uomo. Parimente il sapore della salamoia dell'olive quanto è differente di natura e facoltà da quel' succo che si ritrova nello stomaco de' pesci? e chi crederebbe che 'l sapore del latte, che s'osserva in quell'acqua forte dello stomaco del falcone fusse tanto differente dal' latte delle capre, quando il colore, et il sapore è tanto simile a quello? Ora se la natura hà tanti modi facilissimi di variare i colori senza mutar' sustanza, e con sustanze diversissime far' lo stesso colore e sapore, che sappiamo noi, che quel' color' giallo della cute nell'Itterici sia quella stessa bile del fiele, o pur'altra cosa generata nell'estrema cute? o pure la stessa bile veramente stravasata per le porosità estreme cutanee senza esser' nelle vene, e se anche fusse nelle vene, chi m'assicura che debba far' febbre senza mutar' natura? Da tutte queste cose parmi conietturalmente potersi cavare, che dall'esempio dell'Itterizia non si possa porre in dubbio quello che l'esperienza c'hà mostrato in questi mali presenti, da quali par' che siamo ammaestrati a non giudicar' uniformemente di tutti i mali: Dico questo perch'io ero persuaso, che in questi cadaveri, (per esser' il male epidemico dependente dall'aria) s'avessero a trovare i polmoni marciti e cancrenati, o almeno il Mesenterio, conforme si suol' trovare in quelle febbri, che si chiamon' maligne, e conforme io vidi nell'epidemia del 48, e pure mi son' trovato ingannato. Ora conforme quest'Epidemia è differente da quella, possiamo anco sospettare, che ve ne siano dell'altre stravagantissime. Ma io porto vasi a Samo, ne mi ricordo, che con tanta franchezza parlo di cosa, che non è mio mestiero, massime con un' suggetto suo pari, che in queste materie v'hà fatto studio non ordinario. Da questo ella comprenda il diletto, che hò a ragionar' seco, e la poca cautela, che uso, quando discorro con amici così cari, che m'amano, e compatiscono, nel modo che fa Vostra Signoria. Del Sr. Antonio[7] posso dirli che 'l suo mal' s'è ridotto a non ordinario pericolo, si che fù bisogno farlo confessare, e ieri

dicono che li comparisse una Parotide, la quale mi dicono, che pigliasse buona piega, et il Giovane si sentisse meglio. Io non vi soglio andar' molto per degni rispetti: vero è che procuro sentirne continue nuove. Finisco con abbracciarla caramente, e riverirla insieme co'l Sr. Cassini[8] e Fracassati.[9]
Pisa. 20. Dicembre. 1661
Di Vostra Signoria Molt'Illustre Eccellentissima

Affezionatissimo Servitore
GIO[VANNI] ALF[ONSO] BORELLI

hò avuto cattive nuove del Sr. Antonio questa mattina faccia Dio che la scampi

1. Apparently letter 53.
2. See letter 53 n4.
3. For the use of vinegar in medicine, see Schröder (1669, *61-62*); Manget (1703, I, *6-12*); *Pharmacopoea Taurinensis* (1736, *84-85, 155*); Lewis (1768, *13-18*); *Antidotarium Coll. Med. Bononiensis* (1770, *179-182, 369*); Spielmann (1783, pt. 1, *17*; pt. 2, *1-6*).
4. The Accademia del Cimento.
5. On the preparation and use of oil of tartar, see Schröder (1669, *485-486*; 1677, 2nd pagination, *248-250*); *Pharmacopoea Taurinensis* (1736, *170-171*); James (1745, III, *s.v.* Tartarus); Lewis (1768, *496-497*); *Antidotarium Coll. Med. Bononiensis* (1770, *314, 370*). See also letter 317 n16.
6. For oil of sulphur, see letter 50 n2.
7. That is, Antonio Laurenti; see letter 52 n9.
8. That is, Giovanni Domenico Cassini; see letter 3 n3.
9. That is, Carlo Fracassati; see letter 18 n1.

55   BORELLI TO MALPIGHI
Pisa, 29 December 1661

Text: BU, MS(LS) 2085, IX, *57*

Borelli reports the death of Antonio Laurenti and the subsidence of the epidemic of fever at Pisa. He is amused at the part of Ovidio Montalbani's *Antineotiologia* which Malpighi had sent him and tells him the best way of dealing with such attacks. He reports on the dissection of a seal by Tilman Trutwin. See also Adelmann (1966, I, *200-201, 203*).

Molt'Illustre Eccellentissimo Sigr. Mio E Pne. Osservandissimo

Con' estremo mio dispiacere li do nuova della morte del Sr. Antonio,[1] la qual' seguì con segni, e sentimenti di buon' Christiano; e quel, che m'hà saputo più grave si è, che sia succeduto in tempo, che i mali sono quasi a fatto cessati, tanto che tutta la corte s'è arrischiata di venire a Pisa, et ò perche sian' cominciati i freddi, ò per altro quì si stà assai bene, benche a me

sia rinnovata la tosse, che mi da qualche noia. Ho letto con risa, et insieme
con sdegno quelle due carte di codesto huomo,[2] che con modi tanto sciocchi
ardisce di por' bocca alle Signorie loro, e veramente io avrei desiderato, che
la m'avessi inviato tutto il libretto, per vedere tutta la commedia, e non una
scena sola. Stimo poi ottimo il consiglio di Vostra Signoria di ridersene, e
disprezzarlo, perche troppo onore se li farebbe, s'un' pari di Vostra Signoria
si mettesse a risponderli, et io sono stato sempre di questo parere da qualche
tempo in quà di non doversi fare risposte formate per le rime, come si dice,
a qualunque Apologia, benche maneggiata con ragioni più fondate di quelle,
che reca costui, et il più, che farei, sarebbe, in altre occasioni introdurre il
discorso di quella tal' materia, e provarla efficacissimamente senza venire
a quei particulari di considerar' le parole contumeliose dell'Oppositore,
ma parlare in astratto, come se quello non fusse mai al mondo. Questo stesso
stile hò usato io, et hò trovato che scotta a gl'avversari molto più, che se
avesse espressamente nominatili, oltre che i lettori essendo indifferenti par'
bene spesso, che ricevano noia da quei contrasti di parole, e punture per
essere esenti dalla medesima passione; et applicando al caso di Vostra Signoria,
s'ella volesse far' un' trattato scientifico confirmato con le sue ottime ragioni,
et esperienze, senza nominar' niuno oppositore, e meno di tutti codesto
sciocco, io lo stimarei ben' fatto, tanto più che per un'altro fine,[3] (del quale
io non son' per scriverglene nulla, se non mi riesce e che per ora mi par'
d'aver' molta speranza in mano), li farebbe gran' gioco. La riverisco per
fine caramente insieme co'l Sr. Fracassati,[4] e Cassini,[5] e li prego da Dio questo
anno, e molt'altri appresso pieni di felicità, e consolazione. Questa mattina
il Serenissimo Gran Duca[6] hà avuto un' Vitello Marino ammazato alla ripa
di Livorno, et è stato tagliato da Tilmanno,[7] dove con mia ammirazione hò
osservato in questo pesce, che ha i Polmoni, e tutte l'altre parti simili a quelle
degl'animali terreni, quei due forami che passano dall'arteria pulmonaria
all'aorta,[8] e dall'orecchia destra alla sinistra assai larghi e patenti:[9] Segno
evidente che quando il pesce dimora sott'acqua senza respirare, la natura
gl'hà dato comodità di circolare il sangue conforme fa l'embrione nell'utero
della madre.

Pisa. 29. Dicembre. 1661

Di vostra Signoria Molt'Illustre Eccellentissima

Affezionatissimo Servitore
GIO[VANNI] ALF[ONSO] BORELLI

1. That is, Antonio Laurenti; see letter 52 n9.
2. This was Ovidio Montalbani, arch-conservative defender of the old ways, hostile to
all the modern trends in medicine and science as a whole and, consequently, to Malpighi's
point of view. At the time this letter was written Montalbani was a lecturer on moral philoso-

phy in the Bologna Studium, the post which he had held since 1651 and would retain until his retirement in 1665. He had previously lectured on logic from 1625-26 through 1627-28, on theoretical medicine from 1628-29 through 1632-33, and on mathematics from 1633 through 1650-51.

Montalbani was in the habit of issuing almanacs or *tacuina* preceded by essays on subjects as diverse as the grafting of plants and the Bolognese and Lombard dialects. Borelli is referring in this letter to Montalbani's *tacuinum* of 1661, entitled, *Antineotiologia*, an attack on innovations of all kinds, whether in the practice of medicine or in the recipe for Bologna sausage.

For Montalbani, who sometimes used the pseudonym Giovanni Antonio Bumaldi, see Ghilini (1647, II, *206*); Loredano (1647, *357-359*); G. B. Capponi (1672, *350-353*); Malpighi (1697, I, *21*); Niceron (1737, XXXVII, *326-335*); Cinelli Calvoli (1746, III, *350-352*); Fantuzzi (1782, II, *375*; 1786, VI, *57-64*; 1794, IX, *157*); Tiraboschi (1834, XXVIII, *208*); Mazzetti (1848, *215*); Saccardo (1895, *112*; 1901, *74*); P. Riccardi (1952, I, 2nd pagination, *167-169*; II, *correzioni*, Ser. I, *137*, Ser. V, *108-109*); Forni and Pighi (1962, *30-31*); Adelmann (1966, I, *14* n2, *86*, *87*, *95*, *100* n5, *101*, *103*, *121*, *126*, *129*, *132*, *199-203*, *215*, *345*, *367* n3, *433*, *482-483* n3, *565* n12, *566* n3, *582*, *583*; III, *1094*); Ascanelli (1969, *366-369*). See also letters 56 n2, 57, 58, 59.

3. Borelli's "purpose" was to secure a lectureship at Messina for Malpighi. He was using his influence toward this end and would shortly be successful.

4. That is, Carlo Fracassati; see letter 18 n1.

5. That is, Giovanni Domenico Cassini; see letter 3 n3.

6. Ferdinand II de' Medici.

7. That is, Tilman Trutwin; see letter 2 n4.

8. That is, the ductus arteriosus.

9. That is, the foramen ovale. Trutwin had dissected either an abnormal or a very young seal.

56 BORELLI TO MALPIGHI
Pisa, 13 January 1661 = 13 January 1662

Text: BU, MS(LS) 2085, IX, *38-39*

Borelli would like to see Giovanni Battista Capponi's reply to Montalbani's *Antineotiologia*. He makes inquiry about the eminent professor who, he understands, is to join the Bologna Studium, tells of his own researches and of the uncertainty prevailing at Pisa as to who will conduct the public anatomy, and asks Malpighi to secure some books for Domenico Catalano. See also Adelmann (1966, I, *201*, *202*).

Molt'Illustre Eccellentissimo Sr. Mio E Pne. Osservandissimo

Trovomi questa settimana due lettere[1] cortesissime di Vostra Signoria, e piacemi di sentire che 'l Sr. Dottor' Capponi[2] abbia perfezionato la risposta a quelle impertinenze del Dottor' Montalbani,[3] e ne vedrò volentieri la copia, come Vostra Signoria mi promette. Desidererei sapere, se codesto eminente,[4] che han' condotto nel loro studio sia famoso per stampe, o per altro suo riguardevol' talento, e s'ella ne sa qualchecosa mi farà favore d'avvisarlo.

Quì il Serenissimo Gran Duca[5] con la sua solita benignità mi da tutte le comodità, ch'io desidero per continuare ad osservare le cose, che fanno al mio bisogno; ma fin'ora non hò incontrato cosa degna d'avvisarli eccetto alcune minime bagattelle, avendo osservato in una locusta di quelle grandi uno strumento meccanico nuovo e bello: in un' cuore di Bue oltre al canale ovale manifestissimo, vi trovai nel sinistro ventricolo in cambio delle due valvole mitrali esser' moltiplicate al numero di 4: per il contrario in un'o-ca marina, che sono animali grandissimi nel destro ventricolo del cuore all'introito della vena cava non vi trovai valvola veruna di quelle tre triangolari, che si sogliono vedere, cosa che mi fece stupire; e vedrò in altri animali della medesima specie se si trova la medesima stravaganza, o pure la natura supplisce a questo defetto con qualch'altro arzigogolo. Qui v'è gran' bisbiglio per conto della Notomia, poiche i scolari ne fanno istanza, e per l'assenza dello Sfinchio[6] non si sa a chi ricorrere per amministrarla, poiche Tillimanno[7] è solamente abile a tagliare, ma non a parlare. Il Bellucci,[8] che la pretende, come cosa dovuta, per il poco onore, che si fece l'anno passato, par' che ne sia assolutamente escluso, e gl'altri dottori ve n'hà alcuno, che pretende farla con l'aiuto di Tilmanno, ma non so quel che riuscirà, e credo facilmente che non se ne farà altro. Ricordo a Vostra Signoria quello che mi pare aver' scritto altra volta, che 'l Sigr. Catalano[9] mi fa di nuovo istanza, che li trovi il Primerosio,[10] de il[11] erroribus medicinae, et il Brucerio;[12] però la prego, che parli con qualcheduno di codesti librari, che hanno corrispondenza in Germania, che li faccia venire con qualsivoglia spesa, perch'io vorrei in tutti i modi darli sodisfazione. A Vostra Signoria poi per fine abbraccio, e riverisco caramente insieme co'l Sr. Fracassati[13] e Cassini.[14]

Pisa. 13. Gennaio 1661

Di Vostra Signoria Molt'Illustre Eccellentissima

Affezionatissimo Servitore

GIO[VANNI] ALF[ONSO] BORELLI

1. These two letters from Malpighi have not been located.

2. For Giovanni Battista Capponi, a member of the Accademia dei Gelati, who from 1645 to 1675 lectured in the Studium at Bologna on various subjects (logic, philosophy, anatomy, medicine, and medicinal simples), who in 1671 assumed charge of the museum founded by Ulisse Aldrovandi and, in 1672, of the botanical garden at Bologna, who was an influential person throughout his long career, and who was granted a pension by Louis XIV, see Loredano (1647, *217-219*); G. B. Capponi (1672, *256-263*); Cinelli Calvoli (1735, II, *63-64*); Fantuzzi (1783, III, *85-90*); Mazzetti (1848, *83*); Medici (1857, *174-176*); Saccardo (1895, *44*; 1901, *28*); Ascanelli (1969, *85-88*).

Capponi's reply to Ovidio Montalbani's *Antineotiologia* (Bologna, 1661), to which Malpighi also refers in his *Opera posthuma* (1697, I, *21*), was, as we learn from Borelli's next letter, sent on to, and criticized by, Borelli, but I cannot find that it was ever put into print. Indeed, from Borelli's letter of 10 February (no. 59) we may suspect that Capponi was not amenable to its publication. Malpighi (1697, I, *27*) also tells us that Capponi delivered in answer to an attack an elegant oration in favor of *novitas* in the archdeacon Federico Calderini's academy at Bologna, and this too seems not to have been published. See also letters 57, 58.

Ghiselli's (BU, MS 770, XXXVI, *890-891*) report on his death is of interest:

"Adì 27 [Novembre 1675; it should be noted that Fantuzzi gives the date of Capponi's death as 29 November] Morì il Dottor Gio[vanni] Battista Capponi Dottore di Filosofia, e Medicina, e famoso Poeta Lasciò herede Usofruttuaria sua Moglie, con patto che dovesse in termine d'un hora, doppo seguita la sua Morte haver mandato fuori di Casa tutti li Cani che si ritrovava havere et andar vestita da Vedova conforme l'uso che teneva la Marchesa Costanza Balioni Grassi, e che dovessero portare il suo Cadavere ne Padri della Madonna di Galliera, e farvi l'Ufficio, e doppo sbararlo, e levatogli il Cuore, quello in un'Urna sepellirlo nella Capella di San Filippo Neri, et il suo Cadavere portarlo alli Certosini, come fù fatto. Poscia lasciò heredi proprietarij l'Hospital della Morte, et il suo studio per mettà al Dottore Gio[vanni] Girolamo Sbaraglia, e per l'altra mettà al Dottore N. Cò. Questo fù sempre un bellissimo ingegno, non solo nella professione Filosofica, e Medica, ma nella Mattematica, Astrologia, e Poesia, ma qualche volta col voler troppo far pompa del suo sapere si partorì varij disturbi, anche per via dell'Inquisitione, cosa che si tralasciano per non oscurare con la rimembranza di qualsi[s]ia rilassatezza lo splendore, per altro dovuto al suo nome."

3. That is, Ovidio Montalbani; see letter 55 n2 and foregoing note.

4. No "eminent" lecturer was added to the rolls of the Bologna Studium at this time. Whether Borelli is referring to something Malpighi had told him in an earlier letter or to something he had heard from another source is not apparent; there is no extant letter of Malpighi's which identifies the man in question, and Borelli's later letters make no mention of him.

It is possible that Borelli had in mind Giulio Turini of Nice whom the authorities at Bologna had in 1660 attempted to attract from Turin to Bologna as an "eminent" lecturer on medicine (see Costa [1912, *34-35*]; Adelmann [1966, I, *57, 201*]), but if Borelli was indeed referring to Turini he had obviously not heard that the negotiations with him had finally been broken off without result. Turini seems to have been well known as a practicing physician, but since he had published nothing Borelli may well have wondered in what his distinction consisted.

For the so-called "eminent" lecturers at Bologna, see Adelmann (1966, I, *37-57*) and the literature there cited.

5. That is, Ferdinand II de' Medici.

6. That is, John Finch; see letter 2 n2.

7. That is, Tilman Trutwin; see letter 2 n4.

8. That is, Tommaso Bellucci; see letter 12 n3.

9. That is, Domenico Catalano; see letter 46 n3.

10. That is, the Scots physician, James Primrose, whose *De vulgi in medicina erroribus libri quatuor* was first published at London in 1638.

For Primrose, see Portal (1770, II, *510-512*); Haller (1774, I, *373-374*; 1777, II, *582-583*); Eloy (1778, III, *631*); Jourdan (1824, VI, *500*); Dezeimeris (1837, III, *757-758*); Hirsch (1886, IV, *627*); Moore (1896).

11. This *il* is obviously an unintentional importation of the amanuensis.

12. *Brucerio* here becomes *Bricerino* in Borelli's letter of 10 February (no. 59), where he expresses his pleasure that Malpighi has succeeded in finding his book. I suspect that the amanuensis misheard Borelli in both letters. Of the two possibilities, Bruyerinus (that is, Bruyerinus Campegius or Jean Baptiste Bruyerin) and Henricus Brucaeus, Bruyerinus seems

to be the more likely. His *De re cibaria*, published at Lyons in 1560, was reissued at Nuremberg in 1659, and it is this edition that Borelli may have had in mind, since he is inquiring about a bookseller who is in correspondence with Germany.

For Bruyerin, see Haller (1776, I, *387, 398*); Jourdan (1821, III, *31*); Hirsch (1884, I, *601*).

For Brucaeus, see Eloy (1778, II, *460*); Jourdan (1821, III, *10*); Hirsch (1884, I, *592*).

13. That is, Carlo Fracassati; see letter 18 n1.

14. That is, Giovanni Domenico Cassini; see letter 3 n3.

57 BORELLI TO MALPIGHI
[Pisa], 19 January 1661 = 19 January 1662

Text: Atti (1847, *26-28*)

Borelli acknowledges the receipt of Ovidio Montalbani's *Antineotiologia* and of Giovanni Battista Capponi's response to it. He tells of Antonio Oliva's attempt to get back into his favor and reports that Oliva has offered to write a response to Montalbani. He proceeds to a criticism of Capponi's response and concludes with some remarks on recent works on anatomy. See also Adelmann (1966, I, *201-202*).

Ricevo la gratissima sua del 10[1] insieme col lunario del Montalbani,[2] e la risposta del signor Dottor Capponi,[3] le quali mi sono state gratissime, sebbene non ho ancor avuto tempo di poterle leggere, e considerare a modo mio, poichè il signor Oliva[4] venuto qui con la corte si è compiaciuto di voler, con molte dimostrazioni ossequiose, racquistare l'affetto mio, al che non mi sono reso difficile per la facilità del mio genio a condonare, e cancellare le offese fattemi. In somma egli si prese ambedue i discorsi, e sponte sua s'offeri di scrivere anch'egli una lettera in risposta al detto Montalbani, e per non aver avuto tempo mi disse di volerla finire in Firenze: ora ambedue i discorsi mi furono restituiti iersera a 4 ore di notte, e veramente la risposta mi par conveniente e molto dotta ed accorta, ma poichè V. S. mi comanda che io le accenni con la nostra solita libertà tutto quello, che ne sento, avanti che si pubblichi, dirò brevemente quello, che in su due piedi mi sovviene, ancorchè io per servizio di V. S. e dell'amico amassi più tempo per notar distesamente molte cose ch'io desidererei in detto discorso.

Primieramente osservo la forma dello scrivere in dialogo,[5] e li pongo in considerazione che questo è un genere di scrittura difficilissimo, non dico per arrivare all'eccellenza, ma anco per fermarsi alla mediocrità per le tante e tante circostanze, che ha bisogno, ed ella vedrà, che d'innumerabili libri che conosco ne troverà scritti in forma di dialogo, che abbino fama, a pena una mezza dozzina in tutte le lingue, dove che nella forma metodica, dot-

trinale, o istorica il trasformarsi, e rappresentar vivamente, e con proprietà
i geni varii, i concetti, la dottrina, i sali, le punture satiriche dei dialoganti
con una perizia meravigliosa degli idiotismi della lingua toscana, vedrà
quanto facilmente si caschi nell'altro estremo difettoso; il che non interviene
nel metodo dottrinale, perchè, se io non arriverò all'eccellenza, non sarò
difettoso per fermarmi alla mediocrità, ed è regola comune dei prudenti,
quando non si ha quel grazioso e faceto, che è necessario a far ridere le
brigate di dire il suo concetto istoricamente, perchè così almeno niuno potrà
riprenderlo d'esser riuscito meno caldo, e salso del bisogno. Verissimo è,
che il dialogo è accomodato per persuadere i lettori, ma non potendosi
maneggiare con quell'eccellenza, che si richiede, io mi terrei alla forma
dottrinale. Di più o il fine dello scrittore è di persuadere i dotti, ed intendenti,
oppure le genti dozzinali del paese; se il primo, sarebbe meglio scrivere in
lingua latina forse meglio posseduta da codesto signore, e lascierei di riprender
l'avversario in tutte quelle cose minute di lingua e d'altri difetti, perchè
coloro, che non sono vestiti delle medesime passioni che i concittadini, hanno
piuttosto dispiacere e nausea, quando vengon trattenuti in somiglianti
cosuccie degne piuttosto di risa che di risposta, e basterebbe solamente con
somma efficacia porvi quelle prove, con le quali evidentemente si convince
ad hominem, il cavar sangue non esser novità, ma insegnata da Galeno[6] ecc.,
le quali prove con ogni squisitezza si trovano nella risposta del signor Capponi.
Ma se poi egli intende di scrivere alla comune cittadinanza di Bologna per
persuadere il volgo delle calunnie, che si fanno alla verità, in questo caso
io non avrei a male, che si usasse qualsivoglia industria per porre in derisione
un uomo, che con le sue sciochezze offende i virtuosi e meritevoli, ed in questo
caso mi ridurrei anche a far la risposta in forma di commedia introducendo
i soliti personaggi ridicoli, che in qualche accademia censurassero quel-
l'almanacco, della qual cosa io n'ho visto un esempio, che operò più che cento
altre apologie, che si stampano, sopra certa controversia, che nacque anni
sono a Roma fra i medici, e speziali di quella città sopra il balsamo vero
o non vero, e Pietro Castelli[7] che fu primario del nostro studio di Messina
stampò una commedietta,[8] dove si agitò tutta questa disputa dai soliti personaggi delle commedie Pantaloni,[9] Zanni, Medici, Speziali, Armeni ed altri
simili, e so che la detta Commedia ridusse in disperazione la parte contraria
tanto, che arrivarono ad archibusate ed altre dimostrazioni. Io dunque
darei in uno di questi due estremi, cioè o trattenermi nell'eccesso della serietà
dottrinale, o pur nell'altro estremo del motteggiare, se bene il genio mio
sarebbe al primo. Tuttavia lor signori considereranno quel, che li parrà
meglio: intanto devo ricordarli che non abbino fretta di mandarla al Serenissimo Principe Leopoldo.[10] Circa lo stampare questa o altra risposta a Firenze,

ella non abbia difficoltà che possa riuscire, in qualunque forma si farà la risposta. Si che determinino lor signori che per questa parte saranno serviti senza niun dubbio al mondo.

Intorno alla notizia che ella mi chiede se sia comparsa qualche opera anatomica dopo il 58 io non ho visto altro che un libretto in 12 d'un tal Wartono[11] Inglese intitolato *Adenographia seu de glandulis ec.*, il qual libretto è veramente assai buono, e manifesta non poche novità curiosissime. Altra cosa io non ho veduto, anzi nè meno saputo, che il Baile[12] avesse contrasti col Pecqueto, e ne sentirei volontieri quelle notizie, che ella ne ha: ho però scritto al signor Carlo Dati[13] a Firenze che scriva a' suoi corrispondenti di Fiandra, Francia, ed Inghilterra, perchè mandino subito qualunque cosa nuova che sia uscita ultimamente in questo genere d'Anatomia. Intanto riverisco affettuosamente V. S. ed il signor Fracassati[14] come anche il signor Dottor Capponi, al quale desidero esser servitore, e l'assicuri che io ammiro la sua dottrina e zelo della verità. Il signor Marchetti[15] la riverisce.

1. This letter from Malpighi has not been located.

2. That is, Ovidio Montalbani, of whose *Antineotiologia* Borelli had reported reading *due carte*; see letter 55 n2.

3. That is, Giovanni Battista Capponi; see letter 56 n2.

4. That is, Antonio Oliva; see letter 5 n6. Borelli does not refer further to Oliva's response to Montalbani. If it was finished at Florence, as Borelli says Oliva intended, it seems not to have been published.

5. This criticism of the dialogue form of Capponi's response to Montalbani may be compared with Borelli's criticism of Malpighi's dialogues in his letters of 7 November 1659 and 6 November 1660 (letters 9 and 25). See also Adelmann (1966, I, *166-167, 174-175*).

6. See Galen's *De venae sectione adversus Erasistratum liber, De venae sectione adversus Erasistrateos Romae degentes, De curandi ratione per venae sectionem* (Kühn, XI, *147-316*).

7. For Pietro Castelli, see letter 45 n5.

8. Borelli is referring to a controversy which arose at Rome among the apothecaries as to the acceptability of the balsam which had been employed by two of them in compounding theriac. In his *Balsamum examinatum* (Messanae, 1640), the *commedietta* to which Borelli refers, Pietro Castelli defended the use of the balsam that had been employed. See Haller (1771, I, *428-429*).

9. Pantaleone, Zanni, and Armino, together with the physician (*medico*) and the apothecary (*speziale*), were all well-known characters in the *commedie dell'arte*.

10. Leopold de' Medici.

11. That is, Thomas Wharton; see letter 41 n5. His *Adenographia* had been published in 1656.

12. I am unable to identify this "Baile." Neither Robert Boyle nor François Bayle (the two come to mind because their names are somewhat similar) appears to be a possibility. Neither, so far as I can determine, disagreed with Jean Pecquet, the discoverer of the thoracic duct. I suspect that Borelli's amanuensis misunderstood the name or, less likely, that Atti's transcription is incorrect. I have been unable to trace the manuscript of this letter.

From the extensive literature on Robert Boyle, the distinguished English physicist and chemist, there is room to cite only Birch (1744; 1772); Clerke (1886); Moennichs (1899); Ferguson (1906, I *120-122*); L. T. More (1944); Fisher (1945); Conant (1950); McKie

(1953); R. Hunt (1955); Boas (1958); Pilkington (1959); Fulton (1960; 1961); Maddison (1969); Kargon (1964); *Dictionary of Scientific Biography* (1970, II, *377-382*); *Isis Cumulative Bibliography* (1971, I, *182-185*).

For François Bayle, professor of medicine at Toulouse, see Portal (1770, III, *413-417*); Haller (1774, I, *577-578*; 1776, II, *621*; 1779, III, *267-268*); Eloy (1778, I, *291-292*); Jourdan (1820, II, *73-75*); Dezeimeris (1828, I, pt. 1, *327-328*); Gaussail (1860); Hirsch (1888, VI, *464*).

For Jean Pecquet, see Portal (1770, III, *4-9*); Haller (1774, I, *442-443*; 1776, II, *757*); Eloy (1778, III, *507-508*); Jourdan (1824, VI, *384-385*); Dezeimeris (1837, III, *689*); Hirsch (1886, IV, *521*); Levy-Valensi (1933, *514-516*); *Isis Cumulative Bibliography* (1971, II, *294*).

13. For Dati, see letter 35 n2.

14. That is, Carlo Fracassati; see letter 18 n1.

15. That is, Alessandro Marchetti; see letter 5 n11.

58   MALPIGHI TO BORELLI
[Bologna, January? 1662]
In response to letter 57 (19 January 1662)

Text: BU, MS(ADuns) 2085, VI, *72*

In this rough and unfinished draft of a reply to Borelli's letter of 19 January, Malpighi speaks of Giovanni Battista Capponi's reply to Ovidio Montalbani's *Antineotiologia*. He is pleased to hear of Borelli's reconciliation with Antonio Oliva and will be interested in the latter's response to Montalbani. It seems probable that the letter actually sent differed from this draft somewhat and also spoke of other matters.

Hò riceuto l'eruditissima sua delli 19. del cadent[e] con gl'agiustati avertimenti quali con ogni liberta, s'è compiaciuta favorirmi. ⟨La risposta del Sig.⟩ L'intentione del Sig. Capponi[1] è stata di fare una subita e presta risposta in pochi giorni composta di serio continendo le dottrine a suo luoco e di bernesco[2] per renderlo ridiculo apresso al volgo ⟨col⟩ quale pretende il Montalbani[3] haver persuaso et assieme mostrarlo poco prattico di quella materia in che pretende giudicare Veramente il suo diritto saria stato il far un trattato della natura del sangue sue passioni e modi di coregerlo ⟨ma⟩ che in tal caso si saria insegnato et assieme risposto Mà à dirla il Sig. Capponi non è su questa via ne io come altre volte hò scritto così forte che basti.

Hò caro che il Sig. Oliva[4] sij seco repacificato e con gran curiosità vedrò la sua e per degni rispetti essendo io pur troppo perseguitato saria bene l'inviasse al Sig. Marchese Cospi[5] ò al Sig. Cassini[6]

1. That is, Giovanni Battista Capponi; see letter 56 n2.
2. That is, in the style of the satirist and burlesque poet, Francesco Berni, which had had

many imitators before this time. For Berni, see Ghilini (1647, I, *56*); Negri (1722, *185-186*); Mazzuchelli (1760, II, pt. 2, *979-995*); *Raccolta d'elogi d'uomini illustri toscani* (1770, II, *CCXCII-CCXCVIII*); Corniani (1819, IV, *246-254*); Tiraboschi (1834, XXIV, *216-220*); Virgili (1881); De Sanctis (1931, *441-447*); Chiòrboli in Berni (1934, *v-xxxv*); R. A. Hall (1951, *174-175, 223-225*); Marti (1961).

Malpighi was himself later to write letters in the style of Berni burlesquing attacks made upon him by Giovanni Girolamo Sbaraglia. See Adelmann (1966, I, *506-509, 540-543, 625* n3) and letters 609, 610, 746.

  3. That is, Ovidio Montalbani; see letter 55 n2.
  4. That is, Antonio Oliva; see letters 5 n6, 57.
  5. That is, Ferdinando Cospi; see letter 46 n8.
  6. That is, Giovanni Domenico Cassini; see letter 3 n3.

59 BORELLI TO MALPIGHI
Pisa, 10 February 1661 = 10 February 1662

Text: BU, MS(LS) 2085, IX, *43-44*

Borelli thanks Malpighi for sending him Gregor Horst's book on animal movement and for finding two books for Domenico Catalano. Capponi must be allowed to do as he pleases about printing his response to Montalbani's *Antineotiologia*. The refusal of a cadaver intended for dissection at Bologna has made Borelli laugh. Malpighi should disregard the tactics of his adversaries. See also Adelmann (1966, I, *202*).

Molt'Illustre Eccellentissimo Sigre. E Pn. Mio Osservandissimo

Ricevo la gratissima di Vostra Signoria de 31.[1] del passato, e prima le rendo infinite grazie della compassione, ch'hà auto alla mia curiosità, mandandomi quel tomo dell'Horstio, dove tratta de natura motus animalis etc.[2] A me par' mill'anni di vederlo, se pur'egli non conchiuderà in Barocco, come sogliono fare altri titoli speciosi. Hò commesso subito a Firenze, che mi si mandi con ogni sollecitudine, mà fin'ora non lo vedo comparire. La ringrazio similmente d'aver' trovato il Bricerino, et il Primirosio,[3] de quali prego, che Vostra Signoria mi mandi i prezzi. Ho parimente commesso ch'anco questi sian' presi dal Procaccio, perche desiderarei spedir' la Balla, che devo inviare a Messina. Intorno al Sr. Capponi[4] lodo la prudente risoluzione di Vostra Signoria, Circa il stampare 'l suo libro, quand'egli non voglia fare a modo nostro, bisognarà che noi facciamo a modo suo, cioè che toleriamo qualche difettuccio più tosto, che perder' l'amicizia. M'hà fatto ridere il rifiuto del Corpo destinato per la Notomia,[5] ma è bene lasciarli da se medesimi render' contentibili. Non vorrei poi, che Vostra Signoria si muovesse punto dalle ciancie, che vanno spargendo codesti suoi emoli, ma li stimi a punto, come 'l baiar' de cani. Attenda pur Vostra Signoria con grand'accurateza a speculare, e comporre qualche cosa degna del suo grand'Ingegno, e Giudizio, e l'assicuro, ch'indubitatamente la lode, la gloria, et i premij la verranno a trovar' fin'a casa, e l'invidia, e 'l livore non solo roderà se medesimo, ma li accrescerà maggiormente il pregio. Credami Mio Sr. Marcello amatissimo, ch'io n'hò vedute dell'altre esperienze, ne hò veduto mai che l'invidia, e l'ignoranza, a lung'andare abbia potuto atterrare il merito, e la virtù. Vero è, che la via per superar' presto le mormorazioni degl'avversari non è quella, che s'usa comunemente, Rispondendo a i maligni con pari sdegno ancor' che giusto; perche questo lo pone in credito mentre par che se ne faccia stima. Che per il contrario s'ella in fatti, et in parole mostra a non curarsi delle mormorazioni, anzi dica di pregiarsi di quelle cose, delle quali vien' biasimato, dicendo ella di se medesimo in tutte le conversazioni esser' veramente novatore, per il zelo della verità, e che vorrebbe esser' tratto d'errore, e volentieri cederebbe a chiunque l'insegnasse cose migliori. Ma non essendo le contumelie ragioni bastevoli a persuadere un' Galant'uomo, è giusto che s'aspetti, che gl'avversari adoprino altre armi; così Vostra Signoria verrà a spezzar' l'arco, e ritorcer' le saette degli stessi avversari. Torno di nuovo ad inculcare, che Vostra Signoria si mostri d'animo superiore a suoi emoli, conforme è di gran' lunga eminente nella Dottrina, e virtù. Et in tanto a me conservi la sua buona grazia, mentr'io prego Dio, che mi conceda fortuna di mostrar' quanto grande è l'affetto, ch'io li porto, e la riverisco insieme co'l Sr. Fracassati[6] e Cassini.[7]

Pisa. 10. Febbraio. 1661

Di Vostra Signoria Molt'Illustre Eccellentissima

Affezionatissimo Servitore

GIO[VANNI] ALF[ONSO] BORELLI

[Address:] Al Molt'Illustre Eccellentissimo Sigr. E Pr. Mio Osservandissimo / Il Sigr. Marcello Malpighi / Bologna

1. This letter from Malpighi has not been located.

2. The reference is to the dissertation entitled *De natura motus animalis et voluntarii exercitatio singularis*, published at Giessen in 1617. Borelli regarded Gregor Horst, the *praeses*, as the author, as he may well have been, but it is usually attributed to the respondent, Jacob Müller, a native of Torgau. Borelli acknowledged the receipt of the book on 25 February 1662 (letter 60).

For Gregor Horst, who was professor of medicine at Wittenberg in 1606 and at Giessen from 1608 to 1622, see Portal (1770, II, *255-257*); Haller (1774, I, *299-301*; 1774a, I, *293-294*); Eloy (1778, II, *255-257*); Jourdan (1822, V, *290-291*); Dezeimeris (1837, III, *240-241*); Hirsch (1886, III, *282*).

For Jacob Müller, see Van der Linden (1686, *489*); Eloy (1778, III, *355*).

3. *Bricerino*, the *Brucerio* of letter 56, and James Primrose, both of whose books were to be sent by Borelli to Domenico Catalano at Messina; see letter 56 nn10, 12.

4. See letter 56 n2 for other references to Giovanni Battista Capponi's response to Montalbani's *Antineotiologia*.

5. It is not clear whether Malpighi had been refused a body for dissection or whether one had been refused for the conduct of a public anatomy at Bologna.

6. That is, Carlo Fracassati; see letter 18 n1.

7. That is, Giovanni Domenico Cassini; see letter 3 n3.

60 BORELLI TO MALPIGHI
Pisa, 25 February 1661 = 25 February 1662

Text: BU, MS(LS) 2085, IX, *143-144*

Borelli hopes that Malpighi has recovered from the illness he was suffering when he wrote on 14 February. He acknowledges the arrival of Primrose's book at Florence, and he would like to know whether Walter Charleton's treatment of the movement of muscles differs from that of Horst, whose book he has now received and read, and who, he thinks, knows nothing about the subject. If nothing better has been written on the movements of animals from the time of Fabricius ab Aquapendente until the present, he will continue his own labors. See also Adelmann (1966, I, *202* n2).

Molt'Illustre Eccellentissimo Sr. E Pn. Mio Osservandissimo

Ricevo la gratissima sua de 14.,[1] e benche sia scritta da letto, devo credere, ch'a quest'ora sia guarita affatto, poich'ella mi scrive non esser' cosa considerabile. Il Primerosio[2] già è stato riceuto a Firenze, e mi scrivono, che lo manderanno subito, se ben'ancor' non è comparso. La ringrazio di tanta briga, che s'è presa di procurarlo. Resta ora che Vostra Signoria mi scriva i prezzi di detti libri, se pur' vuole, ch'un'altra volta li chiegga qualch'altra cosa. Circa i libri recati dal Sr. Fracassati da Venezia, desiderarei sentire qualch'informazione particolare dell'esercitazioni anatomiche di Carleton[3], e delle cose, ch'egli reca de moti de Musculi, perche se non dice altra dottrina di quella, ch'è scritta nell'Horstio, non mette conto pigliarsi tanta fatica, ma in ogni modo è bene esser' informato delle cose, che detto Carleton scrive almeno in universale. Dell'Horstio[4] ch'io ricevetti, e lessi la stessa sera, il quale m'atterrì con quel suo tanto spaventoso titolo, ma vedendolo poi dare in nulla, non mi potei finir' di maravigliare della goffaggine, et insolenza insieme d'un' somigliante uomo, che non intende punto di quel che scrive; ne si stende in altro, che in quelle puerizie antiche e muffe; et in vero se sopra questa materia de moti degl'animali dall'Acquapendente[5] in quà non è uscito qualche cosa di miglior sapore delle cose già scritte, io non mi spavento di tirar' avanti la fatica, ch'hò cominciato, perche veggo non esser' passata a niuno per la fantasia ne pur'una delle cose maravigliose che vi sono. Per l'avvenire quando Vostra Signoria averà a mandarmi qualche cosa a Firenze, favorisca d'indrizzarla al Sr. Antonio Magliabechi,[6] e per maggior' sicurezza potrebbe includerli ne fagotti grandi, che mandano ogni giorno il Turrini,[7] o altro libraio di Bologna a Firenze. Il libro dell'Horstio potrò restituirglielo ogni volta che vorrà. Vostra Signoria mi risponda alle cose, che li chieggo nell'inclusa cartuccia, le quali hò bisogno di sapere per mia curiosità, e per fine l'abbraccio affettuosamente e riverisco insieme col Sr. Cassini,[8] e Fracassati.[9]

Pisa. 25. Febbraio. 1661

Di Vostra Signoria Molt'Illustre Eccellentissima

Affezionatissimo Servitore

GIO[VANNI] ALF[ONSO] BORELLI

[Address:] Al Molt'Illustre Eccellentissimo Sigre. E Pn. Mio Osservandissimo Il/ Sigr. Marcello Malpighi / Bologna

1. This letter from Malpighi has not been located.

2. That is, James Primrose's *De vulgi in medicina erroribus*; see letter 56 n10.

3. That is, Walter Charleton, who practiced medicine in London from 1650 to 1692, who was physician to both Charles I and II, and who was one of the first fellows of the Royal Society; see Portal (1770, III, *80-87*); Haller (1774, I, *439-440*; 1776, II, *5, 757*; 1779, III, *14*); Eloy (1778, I, *596-598*); Jourdan (1821, III, *221-223*); Dezeimeris (1831, I, pt. 2, *670-673*); Hirsch (1884, I, *705-706*); Moore (1887); Rolleston (1940); F. J. Cole (1944, *15-16, 23, 251, 332, 475*); Pagel (1953); Hunter and Cutler (1958); Kargon (1964); *Dictionary of Scientific Biography* (1971, III, *208-210*).

Borelli was probably referring to Charleton's *Oeconomia animalis, novis in medicina hypothesibus explicata* (Londini, 1659), or perhaps more likely, to the second edition, entitled *Exercitationes physico-anatomicae de oeconomia animali* (Amstelaedami, 1659). In this edition Charleton treats of the movement of muscles on pages 260-298 (Exercitatio XI). In the same year the work also appeared in English as *Natural History of Nutrition, Life, and Voluntary Motion, Methodically Delivered in Exercitations Physico-anatomical*, but this probably did not come into Borelli's hands. By 1 April 1662 (see letter 61) Borelli had received Charleton's book and in his letter of that date gave his opinion of it.

4. That is, Gregor Horst; see letter 59 n2.

5. That is, Hieronymus Fabricius ab Aquapendente (see letter 3 n10), who treats of muscular movement and of the movements of animals in his *De musculi artificio, ossium dearticulationibus* (Vicentiae, 1614) and *De motu locali animalium secundum totum* (Patavii, 1618). These works are reprinted in his *Opera omnia* of 1687 on pages 332-437.

6. For Antonio Magliabechi, the distinguished bibliophile who in 1673 became librarian to the Grand Duke Cosimo III and whose collections were ultimately incorporated in the Biblioteca Nazionale at Florence, see Aprosio (1673, *448-468*); Gimma (1703, I, *63-76*); Marmi (1721); Negri (1722, *62-63*); Niceron (1728, IV, *221-229*; 1731, X, pt. 2, *143-145*); *Raccolta d'elogi d'uomini illustri toscani* (1770, IV, *DLXI-DLXVI*); A. Fabroni (1798, XVII, *195-220*); Corniani (1819, VIII, *124-133*); Tiraboschi (1834, XXVII, *118-125*); Tipaldo (1841, VIII, *189-192*); Benvenuti (1912, *43-48*; 1914); Baccelli (1933); C. Frati (1933, *311-314*); Von Maassen (1940); Gasperoni (1941); A. Belloni (1952, I, *555-556*) and the literature cited by him; Scherz in Steno (1952, I, *23-25*); Parenti (1959, II, *206*); Scherz (1961a); Nordström (1962); Biordi (1966); *Isis Cumulative Bibliography* (1971, II, *129*).

7. I am unable to identify further this Bolognese bookseller.
8. That is, Giovanni Domenico Cassini; see letter 3 n3.
9. That is, Carlo Fracassati; see letter 18 n1.

61 BORELLI TO MALPIGHI
Pisa, 1 April 1662

Text: BA, Aula 2a.C.VI.15 (LS)
Copy: ME, Racc. Sorbelli
Publ.: Münster and Gerocarni (1943, *68*)

Borelli is pleased that Malpighi is apparently recovering from his indisposition. Fortune seems to be favoring his desire to secure a primary lectureship for Malpighi at Messina. He is anxious for news that the matter has been settled, especially in order to confound his and Malpighi's rivals at Pisa. He tells of his trip to Livorno and of his observations on rays which he made there, and he reports on Charleton's book, which he has now read. He has been pleased by its learning and its freedom in philosophizing, but because it is compendious and not easy to understand he can pass no final judgment. See also Adelmann (1966, I, *203-204*).

Molt'Illustre Eccellentissimo Sigr. Mio

Ricevo la gratissima sua de 28[1] del passato, la quale mi ha rallegrato vedendola meno turbata di quello che era à i giorni passati segno che ella si vada rinfrancando, e rihavendosi della sua indisposizione. Tutta via Vostra Signoria pare che facci come quelle donne, che danno tanta briga à i confessori a cavarle di bocca le cose, perche ella non ha voluto apertamente dirmi, che in caso che si havessi la dispenza de gl'anni etc. ella accettarebbe etc., ma l'affetto grande che io gli porto non mi farà già mai desistere fino al-l'ultimo spirito di tirare avanti questo negozio: E pare che la fortuna secondi i mie[i] desiderij havendomi scritto il Sigr. Catalano,[2] come dissi per la passata,[3] che ne i Capitoli di quello studio non vi è legge espressa ne pure accennata, che il primario di medicina debba haver' letto 12 anni etc.,[4] ma solamente questa legge si trova scritta per il primario della legge, si che quei Sigri. Senatori possono crear' primario di medicina anche chi non havessi già mai letto, ne la volgare opinione, e la consuetudine passata può impedire nel nostro caso, poiche il desiderio che hanno quei Sigri. di con-chiudere questo negozio, e l'essersi con tanta franchezza, impegnati à ricevere quel' suggetto, che nominerò io li necessita à precipitar' l'elezione; et à valersi delle formali parole de i Capitoli dello studio, e non del concetto comunale. Et io à bello studio non ho soggiunto altra lettera à quel Sena[to] per dar' campo al Sigr. Catalano, che scriva à nome mio, conforme le cir-

costanze favorevoli, che se li rappresenteranno, e cosi, egli in quegl'ultimi
giorni d'aprile destramente scoprirà al Senato che hanno autorità di creare
il primario senza aspettar le fede autentiche de gl'anni di lettura, e perche
egli è destro, e accortissimo, io non dubito che la farà netta, e noi vedremo
comparire le lettere della conchiusione di questo affare ben' presto, il che à
me par' mill'anni per molte cagioni fra le quali ve nè anche una, che è il
fare scoppiare d[i] rabbia molti suoi c mici emoli che sono in questo studio,
quali han' fatto una setta procurando di perseguitare questi Dottori miei
scolari, e non hanno anco lasciato d'insinuare che la cagione di tal' loro
unione, è stata perche io voglio fare il riformatore di questo studio, met-
tendovi let[to]ri di mia fazzione il che si intende da due filosofi[5] miei al[li]evi,
et anche per il Sigr. Fracassati[6] e per il Puccini[7] che ha fatto [la] Notomia
quest'anno, ma da tanti loro sforzi ne hanno solamente cavato mortificazioni
e bravate solenni dai Pr[in]cipi.[8] Ma passo ad altre cose. Rallegromi che ella
travag[li] ad investigare qual' cosa bella. Sono stato questi giorni a Livorno,
dove mi son chiarito dell'effetto della Torpedine,[9] che solamente toccata
nella scapola quivi fa un' tremore vehementissimo simile à quello che fanno
tal volta i Cavalli, che se le dita si premeranno con certe avvertenze, anche
prevedute da me, quella scossa non produce alcuno stupore negl'articoli
della mano, e cosi quei vapori, e quell'azzioni indistanti[10] vanno tutte à
monte; io ne aspetto altre ancorche morte per osservare la struttura di quei
muscoli dove si fa tal tremore. Hò letto la scrittura del Charlechon[11] e per
la brevità del tempo e per esser' ella compendiosa e di Carattere non molto
facile à intendersi non ne posso dar' giudizio intero, mi piacciono le notizie
e la libertà del suo filosofare, ma quell'uso che attribuisce al sangue[12] fin'ora
mi par' favoloso, per altro il libro stimo che sia degno di considerarsi, ma
forse appresso circa à questo fatto soggiugnerò qualche altra cosa. Intanto
l'abbraccio caramente e riverisco insieme con il Sigr. Fracassati, et auguro
felici queste feste di Pasqua[13] con molt'altre appresso.

Pisa 1 Aprile 1662
Di Vostra Signoria Molt'Illustre Eccellentissima

Affezionatissimo Servitore
GIO[VANNI] ALF[ONSO] BORELLI

1. This letter from Malpighi has not been located.

2. That is, Domenico Catalano: see letter 46 n3.

3. The letter to which Borelli is referring and probably one other written to Malpighi
by Borelli after 25 February and before 1 April have not been recovered.

4. Borelli appears to be correct about the actual wording of the statute. The statutes of
1597 of the Studium of Messina (see Romano [1900, *172*]) state that the first and second
chairs of civil law and medicine and the first chair of philosophy shall not be awarded to a
native of Sicily, but only in the case of the chair of law do they state specifically that the man

10

appointed must have had twelve years of experience in lecturing. ("La nomina delle prime e seconde catrede del Civile e Medicina e prima Catreda di Filosofia non possi essere in persona di questo Regno di Sicilia, ma di forasteri, per la quale nomina li detti setti Deputati pigliranno tempo ben visto alli Signori Giurati . . . nell'electione delle sudette prime e seconde Catedre, in quelle delli Legisti non possono essere preposte persone che non habino letto in Studij publici ordinarij nella Catedra ordinaria almeno per spacio di anni dodici.") Romano (1900, *135*), however, interprets the latter provision as applying also to the chair in medicine, as Borelli admits was the *concetto comunale* in his time.

5. One of these philosophers may have been Alessandro Marchetti (see letter 5 n11), who, A. Fabroni (1795, III, *484*) tells us, was a disciple of Borelli, under whose direction he made so much progress that he was appointed a lecturer in logic in 1659, when he was only twenty-seven years old. He became a lecturer in philosophy in 1660.

For Borelli's remarks on the contenders for lectureships in philosophy in 1659, see letter 5.

6. That is, Carlo Fracassati; see letter 18 n1.

7. That is, Giuseppe Puccini; see letter 2 n14.

8. Ferdinand II and Leopold de' Medici.

9. The electric ray.

10. *Sic*, for *indistinti*.

11. That is, Walter Charleton (see letter 60 n3). The manuscript reads *Charlechon*, or perhaps *Chiarlechon*; Münster and Gerocarni (1943) read *Viarlechon*, but I cannot agree with this.

Charleton's book on the economy of animals had probably been sent to Borelli by Malpighi.

12. Charleton (1659, *67* ff., *79*) maintains that the blood does not provide nutriment for the body but serves as tinder for the *flammula vitalis*.

13. Easter fell on 9 April in 1662.

62   THE SENATE OF MESSINA TO MALPIGHI
Messina, 25 April 1662[1]

Text: BU, MS(in unidentified hand, signed by Antonio Azarello,[2] Secretary) 2085, I, *144-146*
Publ.: Malpighi (1697, I, *24, 108*; 1698, *35*); Atti (1847, *47*)

The Senate of Messina notifies Malpighi of his election to the primary chair in medicine in the Studium there. See also Adelmann (1966, I, *204*).

Molt'Illustre Sigre.

Bastava il nome di Vostra Signoria, comprobato poi dalla ottima relatione havuta dal Sigr. Dottor Giovanni Alfonso Borelli di sua dottrina, esperienza, e sapere ne ha fatto subbito risolvere ad elegerlo Lettore di questa Prima Cathedra di Medicina come dall'atto d'elettione che riceverà dal medesimo Sigr. Giovanni Alfonso si accerterà. resta che Vostra Signoria per favorir questo publico che con ansietà grande s'aspetta; affretti la sua venuta, e mentre noi, che deponiamo la Carica di questo Senato non habbiamo havuto

fortuna di servirla come publici non lasciaremo di farlo come privati; che è il fine con che a Vostra Signoria baciamo le mani
Messina a 25 Aprile 1662
Di Vostra Signoria Molt'Illustre

Il Senato di Messina

ANTONIO AZARELLO p[rimo] secretario

Sigr. Dottor Marcello Malpichi

[Address:] Al. Molt'Illustre Sigre. Il Sigr. Dottor/Marcello Malpighi Lettore/ della prima Cathedra di Medicina nell'/almo Studio della Città di Messina

1. Erroneously dated 2 April in Malpighi (1697, I, *24, 108*) and 22 April in Atti (1847, *47*).

This letter seems to have been sent originally to Borelli, who forwarded it to Malpighi with other communications from Domenico Catalano and Count Placido Reina. See letter 63.

2. I have been unable to identify this member of the Azarello (Azarelli, Azzarello) family, a distinguished one at Messina. A Gioseppe Azarello was secretary of the Senate in 1666 (letter 174). I have been informed by the Director of the Archivio di Stato of Messina, Dr. Maria Alibrandi, that the acts of the Messina Senate were destroyed in the earthquake of 1908. For the Azarello family, see Galluppi (1877, *197, 341, 342, 390*); Mango di Casalgerardo (1912, I, *95*).

63   BORELLI TO MALPIGHI
Firenze, 3 June 1662

Text: BU, MS(LS) 2085, IX, *65-67*
Publ.: Arenaprimo (1907, *472-474*)

Borelli discusses Malpighi's appointment as a lecturer at Messina and his forthcoming journey there, giving him much useful advice and information.

Borelli hopes that he can be of service in securing Carlo Fracassati's appointment at Pisa. He is sorry to hear that Malpighi's convalescence has been retarded, and he advises him to return to the country and stop worrying. He has already warned them at Messina that Malpighi's arrival there may be delayed on account of his health and domestic affairs. See also Adelmann (1966, I, *205-207*).

Molt'Illustre Eccellentissimo Sigre. E Pn. Mio Osservandissimo

Ho ritrovato a Firenze una sua de 23.[1] in risposta della penultima[2] scrittali da me in Pisa E benche io aspetti domani la risposta dell'ultima mia recatali dal Sr. Apolloni[3] con l'incluse del Senato di Messina, del Sr. Catalani,[4] e Sr. Placido Reina[5] con la copia dell'atto della sua condotta, tutta via risponderò a questa riserbandomi di soggiugnere qualch'altra cosa in risposta di quella, che aspetto già che vi è il tempo fino a Sabato. Rallegromi che 'l

Sr. Pinchiari[6] abbia dato parte a codesto Senato della condotta fatta in persona di Vostra Signoria. Inviarò al detto Sigre. la sua risposta, essendo dovere che Vostra Signoria lo ringrazi per essersi portato in questo suo affare da amico, e galantuomo; non ostante esser' egli confidente di codesti suoi emoli; e crederò che oltre esser' egli da bene e sincero abbia grandemente potuto in lui l'autorità, et efficacia di quel' Cavaliero[7] mio parzialissimo. In fatti quando una cosa ha a sortire riescono giovevoli anco li nimici, come è successo in quest'occasione. Risponderà similmente al Sr. Catalani, avvertendo però di non allargarsi sopra quel particulare, ch'io l'accennai, non volendo egli, che si pubblichi per ora che abbia auto tanta parte in questo negozio. E quì Vostra Signoria cominci a vedere che sorte d'amici ella trovarà a Messina, poiche 'l Sr. Catalano posponendo i propri interessi, e quelli del Cognato[8] hà con tanta efficacia, et ardore operato in questo affare per il dovere, e per il ben' pubblico. Circa il poter' Vostra Signoria tardare a partire, già ho cominciato ad insinuarlo, e seguitarò maggiormente a scriverlo per l'avvenire. Intanto è bene com'ella dice, che si vadano disponendo tutte le cose, che si possono; e però scriverò, com'ella comanda, che se li trovi una casa decente in luogo commodo vicino allo studio, et al commercio de scolari. Circa i mobili di casa trovaranno quei SSri. qualche ripiego, provedendo per questo primo anno molte cose necessarie, che Vostra Signoria non potrebbe in alcuna maniera recare. Vero è che oltre libri, e biancarie Vostra Signoria potrebbe comodamente mandare da Venezia molte cose che si trovasse in casa, come portiere paramenti di qualche stanza di corame, o altro, padiglioni, e Cortinaggi da letti, e i quadri[9] migliori senza Cornice ma involtati come si suol' fare, che in questa maniera non si maltrattano, e Vostra Signoria non avrebbe necessità di fare tante spese. Similmente per questo primo anno Vostra Signoria non hà necessità di mettere carrozza, la quale però si mantiene con tanto poca spesa, che niun' medico di nome ne stà senza, anzi molti speziali, e notai l'anno: Come ho detto, in questo principio fra tanti amici a vicenda ne sarà provveduta, oltre che vi è la comodità delle seggette, che l'adoprano e Cavalieri, et anche Cittadini Ma di queste cose ella ne sarà interamente informata, e consigliata a suo tempo, e si prometta pure qualsivoglia aiuto da quei SSri. Passo all'altre informazioni ch'ella chiede. Circa 'l vestire i Dottori a Messina non usano toga, ne abito lungo come a Roma, ma da secolare più grave degl'altri, cioè co'l ferraiolo più lungo del solito, et alcuni usano una vestina con le falde lunghe come in Toscana; ma questi sono rarissimi, e Pietro Castelli[10] solamente la portò lunga fino al Ginocchio. Ma non vorrei che ora ella si pigliasse briga degl'abiti, eccetto che de panni di lana, poiche l'altre robe di seta là si anno tanto a buon' mercato, che non tornarebbe il conto portarli da Bologna. La materia che legge il Primario è determinata, che è la Pratica di tutti i morbi, come è solito. Usa ancora leggere in casa alli scolari, e dare li scritti per aver' concorso. L'ingresso si fa molto pomposo, perche il Primario vien' condotto in carrozza dal Senato da casa fino allo studio. Ordinariamente sogliono dare in belle parole di lode della Città, ringraziamenti ecc. ma è anco stato usato senza tralasciare i detti ringraziamenti e cirimonie di stendersi in qualche cosa intorno la propria professione; et in questo modo consigliarei che usasse Vostra Signoria. Durano le lezioni ordinariamente più di mezz'ora, ma non passano tre quarti, se bene la legge vuole, che sian' d'un'ora intera. È lecito al Primario dar' Laurea, ma sono assai brevi, e succosi come dice Vostra Signoria. Intorno a i libri direi che Vostra Signoria ne portasse quanto maggior' copia potesse, perche quando li venissero a noia, c'avrebbe guadagno a smaltirli, perche comprarli là non to[r]narebbe il conto, essendo carissimi. Circa 'l viaggio io distinguerei, che Vostra Signoria mandasse tutte le sue robe per acqua a Venezia, il che si fa con poca spesa, e di là sopra qualche vascello mandarle a Messina, perche se bene il viaggio è lungo, tutta via è facile per ragion' del Bagaglio. Ma la persona di Vostra Signoria con la sua famiglia, se è numerosa, potrebbe venirsene a Livorno, et imbarcarsi, ma se saranno pochi, e poche donne, et atte a viaggiare, la consigliarei che da Bologna se n'andasse per terra a Roma, e poi a Napoli, e di quivi in una feluca in pochi giorni con grandissima comodità si potrebbe condurre a Messina. La sua venuta a Firenze mi sarà sempre cara, e la terrò secreta, com'ella vuole, ma non è bene che si faccia, se non quando sia Vostra Signoria ben' confirmato di sanità, e per non travagliarla tanto mi proferisco d'uscir' con qualche pretesto in qualche luogo fuor' di Firenze, dove ella comandarà. Sarà molto opportuna la venuta del Sr. Marchese Kospi[11] per gl'interessi del Sr. Fracassati,[12] perche vi è pericolo che 'l Sr. Barbati[13] non ritorni più conforme si crede, benche egli non si sia dichiarato, e quest'anno il Ruolo si finirà a mezz'Agosto. Volesse Dio che io avessi questa consolazione di poterlo godere e servire.

Poco mi resta da soggiugnere in risposta della gratissima sua de 30 del passato. Sento ch'ella hà riceuto il mio piego[14] per mano del Sr. Apolloni. Duolmi estremamente, che la sua convalescenza di nuovo lo travagli, e già che la campagna l'avea tanto giovato è bene che ella vi ritorni, perche a far' le lezioni, e prepararsi vi è tempo assai. Vorrei pur ch'ella finisse d'assottigliarsi tanto ne sospeti di non aver' dar' sodisfazione ecc. la timidità è cosa buona fino a certo segno, che basti ad essere stimolo di fare il suo dovere ma non già che l'abbia ad aggravare troppo l'animo, et opprimerlo. Stia allegramente, e per ora non pensi ad altro, che a guarire. Hò già insinuato, che Vostra Signoria e per l'infermità, e per altri suoi domestici affari non potrà essere così sollecitamente a Messina, che però non ci pensi più sopra

questo fatto. L'abbraccio per fine carissimamente insieme co'l Sr. Fracassati.
Firenze. 3. Giugno. 1662
Di Vostra Molt'Illustre Eccellentissima

Devotissimo Servitore

GIO[VANNI] ALF[ONSO] BORELLI

1. This letter from Malpighi has not been located.

2. The next to the last and the last letter of Borelli's (probably dated a few days prior to 23 and 30 May, respectively) as well as the letter of Domenico Catalano and the minute or act of Malpighi's appointment, both enclosed in the last letter, have not been recovered. Of the two other enclosures, the letter from the Senate of Messina is here printed as letter 62; the letter from Placido Reina (see note 5, below), probably addressed to Borelli, appears to be the letter of 19 April, printed by Atti (1847, *46-47*), which runs as follows: "Se per lo passato i miei baciamani sono venuti a V. S. per mezzo degli amici, al presente l'onorata occasione mi stimola a riverirla io stesso, e darle anche ragguaglio della risoluzione presa da questo Illustrissimo Senato in virtù delle lettere di V. S., per conto del successore della b. m. del signor Pietro Castelli a questa prima cattedra della medicina. Sappia dunque, che iersera martedi 18 di aprile ad istanza del Senato essendoci uniti circa un'ora di notte nel palazzo della città io come Priore del Collegio dei medici, ed i signori deputati e riformatori dello studio a voti segreti nel solito cassarizzo abbiamo eletto con uniforme consenso l'eccellentissimo signor Marcello Malpighi per lettore primario di detta cattedra in concorrenza di altri soggetti di molto merito. Ci sentimmo tutti inchinatissimi a promuovere l'eccellenza del signor Malpighi, persuasi principalmente dall'ottima relazione, che di esso ne dà V. S. Ebbi io intanto aperto il campo a spaziarmi nella commemorazione delle molte lodi di V. S. e dell'affetto, che ella ha sempre intensamente portato a questa nostra patria, cosi stringendomi l'obbligazione mia verso di lei. Or io che sono stato il primo fra gli altri ballottanti, così nell'ordine come nell'affetto in servire al signor Marcello, desidero altresi di essere annoverato fra i primi, che egli riconoscerà per suoi servidori in Messina, e di ciò prego V. S. di essermi l'intercessore, e di assicurarlo, che in ogni occorrenza mi troverà prontissimo ai suoi servigi con sincerità di animo. Ed all'arrivo, che egli farà in questa città, il primo scopo della mia verace affezione voglio, che sia il presentargli per discepolo e perpetuo servidore un mio nipote, che poco dianzi ha applicato allo studio della medicina. Priego in questo mezzo Iddio Signor nostro a concedere nella persona di V. S. il colmo di ogni contentezza, ed offerendomi di tutto il cuore ai suoi comandamenti, le bacio affettuosamente le mani." The foregoing letter was in Atti's possession, but I have been unable to trace it.

3. That is, Apollonio Apolloni; see letter 2 n12.

4. That is, Domenico Catalano; see letter 46 n3.

5. For Placido Reina, protomedico of the city and district of Messina, prior of the College of Physicians, and primary lecturer on natural philosophy in the Studium there, see Mongitore (1714, II, *187*); G. M. Mira (1884, II, *277*); Arenaprimo (1900, *255-257*); Chinigò (1900, *304-305*); Nigido-Dionisi (1903, *173-174, 240, et alibi*).

6. This was probably either Stefano Pinchiari, canon of San Petronio in Bologna, or, perhaps less likely, his nephew Agostino, who after receiving the doctorate in civil and canon law in 1664 and serving from 1666 to 1676 as coadjutor to his uncle, himself became canon of that church in 1676. For Agostino, see G. B. Capponi (1672, *53-54*); Fantuzzi (1789, VII, *25-26*). Cf. Ghiselli (BU, MS 770, XXXVI, *436-437*) and letter 254 nn25, 27.

7. This *cavaliero* was probably Don Giacopo Ruffo; see letter 3 n14.

8. I have been unable to identify this brother-in-law of Domenico Catalano.

9. Malpighi was only thirty-four years old at this time. It is of interest to note that he

already possessed paintings which he was planning to take along to Messina. For his interest and competence in artistic matters, see Atti (1847, *204-205, 370*); V. Ruffo (1916); M. Ziino (1929, *58* ff.); Adelmann (1966, I, *219* n7, *293, 332, 346* & n6, *352, 394, 409-410, 551, 581, 681*); and letters 194, 216, 217.

10. For Pietro Castelli, see letter 45 n5.

11. That is, Ferdinando Cospi, Balì of Arezzo and Marquis of Petriolo, who had earlier used his influence with Prince Leopold of Tuscany on Fracassati's behalf. See letter 46 n8.

12. That is, Carlo Fracassati; see letter 18 n1. For other references to his appointment to a chair at Pisa, see letter 29 n8.

13. That is, Girolamo Barbato; see letter 2 n13.

14. That is, Borelli's last letter with the enclosures indicated above.

63A   MARCHETTI TO MALPIGHI
Empoli, 10 June 1662

Text: Forlì, Biblioteca Comunale "A. Saffi," Fondo Piancastelli, Autografi secolo XIII-XVIII (ALS)

Having received no response to an earlier letter congratulating Malpighi on his appointment as a lecturer in the Studium at Messina, Marchetti renews his congratulations.

Molt'Illustre, et Eccellentissimo mio Sigre., e Prone. Colendissimo

Son gia molte settimane, ch'io scrissi un'altra lettera[1] à Vostra Signoria Eccellentissima, nella quale espressi più vivamente, ch'io potei i sentimenti dell'allegrezza ch'io come vero suo amico, e Servitore ho hauto per la veramente degna eletione stata fatta della sua persona dal Senato di Messina per Primario Lettore di Medicina di quello Studio.

Ora non havendo hauto della detta lettera risposta alcuna, e sapendo dall'altro canto la compitezza di Vostra Signoria Eccellentissima, e la puntualità nel rispondermi ogni volta, ch'io gli ho scritto, ho giudicato bene il non lasciare la presente sicura occasione di questo Prete mio paesano, che vien costà, senza scriverli di nuovo questi quattro versi e di nuovo cordialissimamente rallegrarmi seco de suoi veramente grandissimi avanzamenti, ma non mai però maggiori del suo gran merito, e questo non ho fatto per doppiamente tediare Vostra Signoria Eccellentissima, ma solo perche non havendo, come ho detto di sopra, riceuto da lei all'altra mia lettera risposta alcuna son venuto in sospetto, ch'ella non l'habbia riceuta, e che in conseguenza potesse accusarme di negligenza e di poco affetto verso un' caro

Amico, e Prone., com'io la stimo, nota che da me vien abborrita più della morte E qui facendo fine di tutto quore la reverisco, e mi rassegno.
Di Empoli li 10. Giugno 1662
Di Vostra Signoria Molt'Illustre et Eccellentissima

Devotissimo Servitore vero
ALESSANDRO MARCHETTI

[Address:] All'Illustrissimo Sigr. Sigr. Pad. Colendissimo / Il Sigr. Marcello Malpighi / professor di Medicina / Bologna

1. This letter from Marchetti has not been located.

64 MALPIGHI TO THE SENATE OF MESSINA
Bologna, [June or July 1662]
In response to letter 62 (25 April 1662)

Text: BU, MS(ALS [initialed "M.M."]) 2085, VI, *14*

Malpighi expresses his appreciation of the honor conferred upon him by the Senate of Messina in appointing him to the primary chair in medicine in the Studium. He gives assurance that he will arrive in Messina as soon as his health permits. See also Adelmann (1966, I, *207*).

Illustrissimi Sig. Sigri. e Proni. Colendissimi
Copia della lettera responsiva al Senato di Messina nel aviso della prima Cattedra conferita
Si come i favori conferiti dalle Signorie Vostre Illustrissime in mia persona sono stati da me conosciuti per eccessi della gentilezza loro nell'havermi eletto alla Cattedra primaria di Medicina in cotesto famoso studio, cosi sono stati da me ricevuti con sentimenti di singularissima obligazione che m'astringe a render loro quelle più humili grazie che da persona a somigliante honore sollevata possono provenire: Mentre dunque rassegno alle Signorie Vostre Illustrissime una divota osservanza le stesse assicuro della mia venuta che seguirà subito che mi sia permesso da una convalescenza c'hora me la divieta et alle Signorie Vostre Illustrissime humil[issima]me[nte] m'inchino
Delle Signorie Vostre Illustrissime
Bologna. . . . .¹

Divotissimo et Obligatissimo Servitore
M[ARCELLO] M[ALPIGHI]

1. These ellipsis marks, present in this copy which Malpighi retained, were undoubtedly replaced by the date in the fair copy which was sent to Messina.

65 BORELLI TO MALPIGHI
Firenze, 5 August 1662

Text: BU, MS(LS) 2085, IX, *69*

Borelli has received from Messina an acknowledgment of the receipt of letters from Malpighi and himself to the Senate there. He quotes from a letter he has received from Domenico Catalano advising Malpighi to conduct a public dissection at Messina, publish something, and deliver an oration at the opening of the Studium, and telling the subjects upon which Malpighi would be expected to lecture.

Borelli goes on to discuss the structure of the kidney in reply to information Malpighi had given him regarding a passage in Eustachio and to a question Malpighi had raised about the "fibers" of the kidney. See also Adelmann (1966, I, *207-208*).

Molto Illustre, et Eccellentissimo sigr. mio, e Pron. Osservandissimo

Ricevo questa settimana lettere di Messina, con l'avviso della ricevuta della lettera di Vostra Signoria[1], e mia al senato,[2] e li porrò qui lo stesso capitolo della lettera de'l sigr. Catalano,[3] che parla di Vostra Signoria.

["]Havete fatto bene a scrivere al sigr. Malpighi, che conduca seco quel giovane Tedesco,[4] che l'aiuti nel taglio della Anotomia;[5] perche questo in arrivare qui a essere il suo maggior sforzo, e con un' taglio publico farsi conoscere per valente anatomista, ch'il fatto è assai plausibile, e per la scarsezza di chi sappia esercitarla stimano le genti esser necessaria la condotta d'un forastiero perito in questa professione; ond'egli, se nell'arrivare si mostrerà tale, e di più con mandare qualche cosa fuori alle stanpe[6] mostrerà di sapere maneggiare la penna, si tirerà l'affetto di ciascuno e la riverenza, e chiuderà la bocca a qualche maligno appassionato, se ve ne ha. vi dissi ch'era bene ancora, che egli facesse l'orazione nell'aprirsi dello studio; et hor vi dico, che le sue lezioni sono de morbis particularibus,[7] che li spedirà in due anni il terzo anno leggerà de febribus.["][8] Non gli dia però a Vostra Signoria fastidio se si trova già preparato a trattar delle febbri, perche potrà fare quello, che vorrà. intorno alla notizia, che Vostra Signoria da di Bartolomeo Eustachio[9] sarebbe stato bene saperlo a tenpo,[10] mà già che il Fallopio[11] prese da lui, e niuno degl'autori seguenti ne fa menzione, è credibile, che egli non vide quello, che i suoi seguaci, che lo lessero, non havevano veduto. il toccare poi le cose per ombra parmi che sia come le profezie di Gioacchino,[12] che si ponno applicare a tutti gl'huomini. circa le fibre de' Reni non è impossibile, che ricevino qualche poco d'humore per forami collaterali potendo anche passare per gl'interstizij delle fibre, mà la natura non suol far le cose in due maniere ne gl'interstizij sogliono servir per vasi, e quando fussero tali non haverebbeno h[avu]to bisogno di tanto bell'ordine a dirittura, ma bastava una sustanza come glandolosa inregolarmente situata, oltre, che vediamo i sifoncini di vetro, che se non sono sottilissimi malamente succhiano l'acqua, oltre che si veggono l'estremità delle vene e d'arterie, che son pur vasi non meno sottili, che le fibre de reni, e se il color rosso del sangue amovibile ne i vasi trasparenti non ce lo manifestasse, già mai haveremmo creduto, che quei filamenti venosi fussero vasi: in ogni evento la cosa si è detta per cognettura. Qualunque volta venga l'Erveo[13] mi sarà sommamente caro, intanto la reverisco caramente insieme con il Sr. Fracassati,[14] e Cassini.[15]

Firenze 5 Agosto 1662

Di Vostra Signoria molt'Illustre, e Eccellentissima

Devotissimo Servitore

GIO[VANNI] ALF[ONSO] BORELLI

1. See letter 64.

2. I have been unable to locate this letter of Borelli's to the Senate of Messina.

3. That is, Domenico Catalano; see letter 46 n3.

4. This "young Tedesco" was probably the Elia Tedesco whom Borelli mentions in his letter of 1 February 1664 as having arrived in Messina and who is also mentioned as Signor Elia or simply Elia in Borelli's letters of 5 and 13 March 1668 and in Fracassati's letters of 1 February and 25 April 1664 and 12 August 1670, in the last one of which we learn that Tedesco was still in Messina. He was probably the same man as the Signor Tedeschi or Tedesci of Padua mentioned in Borelli's letters of 15 February and 12 April 1663 and said to have been having Malpighi's *De pulmonibus*, Bellini's *Exercitatio anatomica . . . de structura et usu renum*, and Aubry's *Testis examinatus* reprinted at Padua. See letters 72, 77, 95, 96, 101, 186, 187, 227.

5. For the public anatomy which Malpighi planned to conduct at Messina, but which was never held, see letters 90, 91, 92, 93, 95, 97, 100.

6. *Stanpe* for *stampe*.

7. Probably on Rhazes' *De morbis particularibus* and, possibly, on *De aegritudinibus particularibus* from the third book of the *Canon* of Avicenna.

8. Probably on Avicenna's *De febribus* from the first fen of the fourth book of his *Canon* with, possibly, some consideration of the *De differentiis febrium* of Galen (Kühn, VII, *273-405*).

9. For the distinguished sixteenth-century anatomist, Bartolomeo Eustachio, much of whose important work was not published until after this letter was written, see Petrioli (1740); Portal (1770, I, *608-634*); Haller (1774, I, *223-228*); Eloy (1778, II, *171-173*); Corniani (1819, VI, *22-24*); Jourdan (1821, IV, *70-72*); Dezeimeris (1834, II, pt. 1, *242-245*); G. C. Gentili (1837); Zappoli (1868, *25-28*); Hirsch (1885, II, *314-315*); Bilancioni (1913; 1930, *15-33*); *Memorie e documenti riguardanti Bartolomeo Eustachio* published by the Comitato Scientifico Preposto alle Onoranze (1913); the additional titles cited by L. Ferrari (1947, *289*); Münster (1951); Pazzini (1961, II, *488 et alibi*) and his introduction to Eustachio (1944); Adelmann (1966, I, *46* & n3, *207-208*, 227, 228 & n6, 229, 230, *231-232*, 326, *538* n5, *539, 560, 635*; II, *752, 753-754*); Belloni (1969; 1972); *Dictionary of Scientific Biography* (1971, IV, *486-488*); *Isis Cumulative Bibliography* (1971, I, *398*); and the standard histories of anatomy and medicine.

From what follows we may assume that Borelli had informed Malpighi of Lorenzo Bellini's studies on the kidney which had been made under his direction and surveillance. He may even have sent Malpighi a copy of Bellini's *Exercitatio anatomica . . . de structura et usu renum*, which appeared at Florence in 1662. Malpighi seems consequently to have been prompted to draw Borelli's attention to certain passages in Bartolomeo Eustachio's *Opuscula anatomica* (Venetiis, 1563), which someone might interpret as anticipating Bellini's findings, and we may probably infer that these were the same passages which Malpighi cited many years later in the *Opera posthuma* (1697, I, *36-38*) in combating the notion that Eustachio had anticipated either Bellini's or his own discoveries.

Eustachio (1564, *27-29, 40-42, 118-119, 123, 138-139*) had discussed the glandular nature of the kidney and had noticed that where the branches of the urinary passageway end "a caruncula resembling a little gland is placed like a lid around the end of each of these branches. But when you have dissected these carunculae longitudinally, a wonderful artifice of Nature, unknown to almost all other anatomists, will be revealed to you; that is, you will see some furrows and canaliculi, just like fine hairs, carved out in them. Through these, I have no doubt, the urine percolates into the branches of the urinary passageway." ("Qua parte rami vasis urinarij desinunt. ibi . . . caruncula quaedam parvam glandulam referens est, cuique eorum ramorum extremo, instar operculi circumposita. has vero carunculas, si secundum earum longitudinem dissecaveris, mirum tibi naturae artificium fiet manifestum, omnibus fere alijs Anatomicis incognitum: nimirum videbis quosdam sulcos & canaliculos, non secus ac pilos tenuissimos, elegantissime in eis exculptos; per quos, non dubito, lotium in urinarij meatus ramos, percolari" [1564, *41-42*].)

No doubt basing his claim on these very passages, Paolo Mini, in the public anatomy which he conducted at Bologna in 1689, covertly depreciated Malpighi's studies on the structure of the kidney by saying that Eustachio had discovered the fistulae and glands of the kidney, as Malpighi recorded with transparent annoyance in his notes (BU, MS 2085, II, *234*). Giovanni Girolamo Sbaraglia (1689, *10-11*) insinuates the same thing in his *De recentiorum medicorum studio*, saying that Galen (see, for example, Galen's *De usu partium*, V, 5 [Kühn, III, *362*; 1968, I, *255-256*]) regarded the kidneys as instruments for the secretion of urine and that in the past century Eustachio had added canaliculi of which Galen did not know the kidney is composed. These aspersions Malpighi refuted vigorously in the passage of his *Opera posthuma* cited above.

Late in the year 1663, as we shall presently learn (see letter 94), Eustachio was cited as having anticipated Malpighi in the discovery of the pleating of the optic nerve in the swordfish, which Malpighi had reported to Borelli from Messina. In that year the English anatomists Sir John Finch and Sir Thomas Baines, when shown this peculiar pleating in a demonstration before Grand Duke Ferdinand of Tuscany, had first challenged the accuracy of the observation and then declared that it was nothing new, Eustachio (1564, *227*) having seen it long before. At this, Borelli became so incensed that he wrote a lengthy rebuttal (included by Malpighi [1697, II, *1-8*] in the *Opera posthuma*) showing that Eustachio's equivocal remarks could by no means be considered as an actual discovery. See Adelmann (1966, I, *227-232*).

Although Lorenzo Bellini's name is not mentioned in this letter we may regard it and the preceding, lost letter of Borelli as initiating the relations between Bellini and Malpighi that were to ripen into the firm and lasting friendship of later years. From now on Bellini's name will be mentioned with increasing frequency in Borelli's letters, and some years hence a lively correspondence will develop between Bellini and Malpighi.

At the time of this letter of 5 August 1662, Bellini was only nineteen (he was born at Florence on 3 September 1643). A protégé of Borelli, he was also a pupil of Antonio Oliva, Alessandro Marchetti, and Francesco Redi, and he had attracted the favorable attention of the Grand Duke Ferdinand II as soon as he had entered the University of Pisa. When only twenty he obtained both his doctorate in philosophy and medicine and a lectureship in philosophy at Pisa (Mazzuchelli [1760, II, pt. 2, *687*] says that this lectureship was in theoretical medicine). Five years later he was awarded the chair in anatomy which he held until 1703, a year before his death. For many years he served as physician to the grand dukes Ferdinand II and Cosimo III.

Of the extensive literature dealing with his long and distinguished career as "philosopher, physician, mathematician, anatomist, mechanic, and poet" only a selection is cited: Mozzi (1708); Crescimbeni (1721, III, *239-242*); Negri (1722, *364-366*); Niceron (1728, V, *346-350*); Cocchi in Bellini (1741, I, *vii-xxxxii*); Mazzuchelli (1760, II, pt. 2, *686-690*); Portal (1770, III, *189-200 et alibi*); *Raccolta d'elogi d'uomini illustri toscani* (1770, IV, *DLXXX-DXC*); Haller (1774, I, *507-510*; 1779, III, *124-126*); Eloy (1778, I, *307-309*); A. Fabroni (1779, IV, *6-71*; 1795, III, *538-561*); Targioni Tozzetti (1780, I, *285-291 et alibi*); Corniani (1819, VIII, *192-203*); Jourdan (1820, II, *125-131*); Dezeimeris (1828, I, pt. 1, *339-341*); Uberti (1833); Tiraboschi (1834, XXVIII, *235-242*; XXIX, *158*); Inghirami (1843, XII, *216-219*); De Renzi (1846, IV, *103-107*); Atti (1847, *passim*); Puccinotti (1866, III, *146-151*); Zappoli (1868, *107-109*); Cumston (1915); Botto-Micca (1930); Capparoni (1932, I, *61-63*); Trifogli (1958b); Cotugno (1960, *79-80*); Grondona (1963a); *Dizionario biografico degli Italiani* (1965, VII, *713-716*); Adelmann (1966, I, *passim*); Altieri Biagi (1969, *635-685*); *Dictionary of Scientific Biography* (1970, I, *592-594*); Lilien (1971); and the standard histories of medicine.

10. *Tenpo* for *tempo*.

11. For Gabriele Falloppio (Falloppia), a contemporary of Eustachio, who had lectured on anatomy successively at Ferrara, Pisa, and Padua from 1548 until his death in 1562, and whose distinguished work, *Observationes anatomicae*, had first been published in Venice in 1561, see Tomasini (1630, *42-45*); Ghilini (1647, I, *67*); Papadopoli (1726, I, *315*); Niceron (1728, IV, *396-400*); Borsetti (1735, II, *170-171*); G. Guarini (1741, II, *52*); Portal (1770, I, *567-589*); Haller (1774, I, *218-221*); Eloy (1778, II, *193-196*); Tiraboschi (1782, II, *236-253*; 1786, VI, *108-109*); A. Fabroni (1792, II, *76-80*); Corniani (1819, VI, *10-11*); Jourdan (1821, IV, *111-113*); Dezeimeris (1834, II, pt. 1, *273-277*); Zappoli (1868, *57-60*); Hirsch (1885, II, *335-336*); Saccardo (1895, *70*; 1901, *46*); Barduzzi (1922); Mieli (1923, II, pt. 1, *43-49*); Capparoni (1928, II, *46-49*); G. Favaro (1928); Falloppio (1945; 1970); Menini (1952); Di Pietro (1962; 1963; 1968); Di Pietro and Cavazzuti (1964); Romagnoli (1967); O'Malley (1968); Ascanelli (1969, *149-150*); *Dictionary of Scientific Biography* (1971, IV, *519-521*); *Isis Cumulative Bibliography* (1971, I, *404*); and the standard histories of anatomy and medicine.

It is not clear what Falloppio "took" from Eustachio. Perhaps Borelli interpreted as a borrowing Falloppio's statement that he had observed straight passageways in the substance of the kidney, running all through the flesh from the circumference to the sinus in the middle ("In renibus hoc observavi . . . meatus rectos in substantia ipsorum esse, atque per omnem renum carnem a circumferentia ad sinum medium ferri" [1562, *179*]).

12. That is, Joachim, abbot of Fiore, Italian mystic theologian of the twelfth century, for whom, see Anichkov (1931).

13. That is, William Harvey. It was probably his *De motu cordis* that Borelli was expecting.

14. That is, Carlo Fracassati; see letter 18 n1.

15. That is, Giovanni Domenico Cassini; see letter 3 n3.

66 BORELLI TO MALPIGHI
Firenze, 9 September 1662

Text: BU, MS(LS) 2085, IX, 71-72

Borelli is pleased to hear that Malpighi has reached home in good health. Bellini, he reports, has had an abscess on his chin. The reasons for the expansion of water in freezing are obscure; Mario Mariani, therefore, in defending conclusions should content himself with establishing the fact that it does so. It will be safe for Malpighi to proceed to Messina by way of Rome despite recent disturbances there. See also Adelmann (1966, I, 208).

Molt'Illustre et Eccellentissimo Sigr. e Pron. Colendissimo

Rallegromi sentir per la sua de 5[1] che ella sia arrivata con buona salute a Casa.[2] Il Sigr. Bellini[3] hà hàuto un poco di male per certo abscesso che gli è venuto al mento, che è finalmente maturato. per hora l'impedisce il poter uscir di Casa, si che se sarà possibile per questo Proccaccio inviar le copie del suo opuscoletto,[4] che Vostra Signoria desidera si farà altrimente haverà pazienza aspettarlo la settimana sequente. Intorno la Conclusione del Sigr. Mariani[5] che l'acqua nell'addiacciarsi si rarefaccia vorrei che si contentassi per hora di sostenere la verità del fatto, che è evidente al senso, ne vorrei che s'intrigassi nel cercare il propter quid, perche è cosa molto spinosa ne mi ricordo haver detto a Vostra Signoria che nell'atto dell'addiacciamento si insinuino sali nitrosi dispersi per l'Aria[6] poiche nella nostra Academia[7] si sono fabricate alcune palle di metallo sodissime incavate, e ripiene d'acqua, e poi serrate con vite salda, e forte, e questa sotterrata nella neve, mescolata con sale vedrà Vostra Signoria in poco tempo la detta palla crepata dalla dilatazione che fa l'interior' acqua nell'addiacciarsi, forza tanto grande che hà dell'incredibile. Se poi non farà la detta palla di Bronzo, ma di piombo, o di oro per la dolcezza di detti metalli non scoppieranno dette palle, ma saranno notabilmente accresciute di mole. E qui come la vede non si puo dire che i sali siano penetrati per le porosità dei detti metalli, poiche il sapore dell'interna acqua addiacciata non è punto salato ma dolce come prima: si chè quest'opinione (che è del Gassendo) non par vera se però non si voglia ricorrere ai spiriti del sale, concetto troppo spirituale, o spiritato. Il far poi l'acqua fibrosa, come par che si cavi dal Cartesio[8] ha anche le sue durezze, e dificultà. Io poi benche c'habbia pensato assai sopra questo fatto non hò fin'hora cosa evidente, ma solamente probabile, e queste non stimo bene per hora palesare. Vero è che dubito che al Serenissimo Prencipe Leopoldo,[9] informato di questi miei concetti, li sia forse scappata qualche parola, quando ragionò con il Sigr. Cassini[10] di questo fatto. pure fin'hora egl'è tanto lontano da sciogliere bene questo nodo, che non mi da punto fastidio se il caso così è seguito. hor basta per quanto appartiene al Sigr. Mariani crederei si potessi fermare sopra lo an sit, pronunziando che tutti i fluvidi, che partecipano dell'acqua, come Vino, Aceto, et altri, nell'addiacciarsi crescono di mole, ma l'Olio, lo spirito del Vino, l'acqua forte, e l'Argento Vivo, gia mai in virtù del freddo si dilatano, ma sempre più, e più si ristringono, e scemano di mole, e lo stesso succedde a quelli fluidi che dal freddo si rassodano, come sono i grassi, la Cera, et Olij, i quali tutti scemano di Mole quando sono rassodati, e vanno al fondo posti nell'istessi loro fluvidi. Ne credo che sia necessario a chi mantiene una conclusione del an sit saperne e produrre il propter quid, conforme un potrebbe sostenere, che datur febris tertiana, cosi ammaestrato dal senso; benche egli non ne sappia la vera cagione.

Ho fatto scrivere ad un Amico a Livorno per sapere se vi sono partenze di Vascelli per Messina al Principio d'Ottobre, e venendo la riposta lo scriverò subito a Vostra Signoria. Intanto l'assicuro che i rumori di Roma[11] non possono in niun modo impedire il suo viaggio quando si risolva farlo per quella strada perche gl'Imbasciatori son ritirati in Toscana, e la cosa si è ridotta a negoziato amichevole, e ne è mezzano il Serenissimo Gran Duca,[12] si che non ha dubbio che il viaggiare e sicurissimo, tutta via ella risolverà conforme li parrà meglio. In tanto la reverisco affettuosamente insieme con il Sigr. Fracassati.[13]

Firenze 9 7bre 1662

Di Vostra Signoria Molt'Illustre et Eccellentissima

Devotissimo Servitore

GIO[VANNI] ALF[ONSO] BORELLI

1. This letter from Malpighi has not been located.

2. It is not clear whether Malpighi had returned from the projected visit to Florence referred to by Borelli in his letter of 3 June 1662 (letter 63) or from a stay in the country.

3. That is, Lorenzo Bellini; see letter 65 n9.

4. That is, additional(?) copies of Lorenzo Bellini's *Exercitatio anatomica . . . de structura et usu renum* (Florentiae, 1662).

5. That is, Mario Mariani, the son of Malpighi's mentor, Andrea Mariani (see letter 3 n12). The younger Mariani obtained his doctorate in philosophy at Bologna on 10 July 1662 and began his long career as a lecturer in the Bologna Studium in the academic year 1662-63. At the time of this letter he was evidently intending to defend conclusions, at least one of them dealing with the freezing of water. See G. B. Capponi (1672, *334-335*); Fantuzzi (1786, V, *269-270*); Mazzetti (1840, *397*; 1848, *200*); Bronzino (1962, *170*); Adelmann (1966, I, *408, 465, 468, 620*).

6. For Pierre Gassendi (see letter 38 n5) on the absorption of nitrous salts from the air by water in freezing, see his *Syntagma philosophicum* (1658, I, *399-400*) and compare his *Philosophiae Epicuri syntagma* (*ibid.*, III, *21, 23, 36, 61*). See also Robert Boyle's *New Experiments*

and Observations Touching Cold (1665a; 1744, II, *313-314*) and *The General History of the Air* (1692; 1744, V, *117*).

7. That is, the Accademia del Cimento. For the experiments on the freezing of water performed by the Academy which Borelli goes on to describe, see the *Saggi* of the Accademia del Cimento, edited by Lorenzo Magalotti (1666, *127* ff.; 1841, *79* ff.); Poggendorff (1879, *394*); W. E. K. Middleton (1971, *166* ff.).

8. That is, René Descartes, who thought that water is composed of long, smooth particles (which Borelli evidently interpreted as fibers) separated by very subtle matter. In his *Les météores* he says: "Ie suppose que les petites parties dont l'eau est composée, sont longues, vnies & glissantes, ainsi que de petites anguilles, qui, quoy qu'elles se ioignent & s'entrelacent, ne se noüent ny ne s'accrochent iamais, pour cela, en telle façon qu'elles ne puissent aysement estre separées; & au contraire, que presque toutes celles, tant de la terre que mesme de l'air & de la pluspart des autres cors, ont des figures fort irregulieres & inesgales; en sorte qu'elles ne peuuent estre si peu entrelacées, qu'elles ne s'accrochent & se lient les vnes aus autres, ainsi que font les diverses branches des arbrisseaus, qui croissent ensemble dans vne haye. Et lorsqu'elles se lient en cete sorte, elles composent des cors durs, come de la terre, du bois, ou autres semblables: au lieu que, si elles sont simplement posées l'vne sur l'autre, sans estre que fort peu ou point du tout entrelacées, & qu'elles soient auec cela si petites, qu'elles puissent estre meuës & separées par l'agitation de la matiere subtile qui les enuironne, elles doiuent occuper beaucoup d'espace, & composer des cors liquides fort rares & fort legers, come des huiles ou de l'air" (1902, VI, *233-234*; cf. *236-238*). See also Scott (1952, *65-67*).

9. Prince Leopold de' Medici.

10. Giovanni Domenico Cassini; see letter 3 n3.

11. The disturbance at Rome (an outgrowth of the rising arrogance and animosity displayed by Louis XIV toward Pope Alexander VII) to which Borelli alludes here arose from a clash on 20 August 1662 between the followers of Louis's ambassador, Duc Charles III de Créqui, and the pope's Corsican troops, who, enraged by an attack upon one of their number, surrounded and fired upon the ambassador's residence. The ensuing demands of the French for satisfaction were unreasonable in the extreme and gave rise to a prolonged period of tension. Borelli was too optimistic about the prompt adjustment of the situation, for it was not until 12 February 1664 that a settlement was reached, through the mediation of Ferdinand II of Tuscany and to the vast disadvantage of the pope. See Pastor (1929, XIV, pt. 1, *365-384*) and letters 95, 97, 108 n16.

12. Ferdinand II de' Medici.

13. That is, Carlo Fracassati; see letter 18 n1.

67   CARLO FRACASSATI TO MALPIGHI
Bologna, 28 October 1662

Text: BU, MS(ALS) 2085, VIII, *11*

Answering two letters written to him by Malpighi from Rome, Fracassati gives him news of his household and of his own practice. See also Adelmann (1966, I, *209*).

Molt'Illustre et Eccellentissimo Sig. Pron. Colendissimo

Hò ricevute due sue[1] da Roma[2] dalle quali intendo il suo buon viaggio e come habbia ritrovato il Moebio,[3] del quale desiderarei sapere se habbia cosa di particolare del tutto godo in estremo come fanno tutti di sua casa et in particolare la Signa. Francesca[4] alla quale recapitai subito la lettera. La Sigra. Madre[5] sta ad aspettare che passino duoi anni sperando di riveder Vostra Signoria tornata à visitare la torre degli Asinelli[6] ringratio Vostra Signoria delle nuove che mi da di mio Fratello,[7] e la prego à compatirlo s'egli non l'ha servito come meritava. Quanto poi alla republica medica scrissi un consulto in forma d'Epistola al Sig. Giovanni[8] forsi per il Padre Fantuzzi del quale non ho sin hora havuta risposta; per detto Padre Fantuzzi hò collegiato col Sig. Fiorini[9] il quale con grandissimo rispetto hà trattato meco ma in tanto il Padre se ne và. Morì il Barbiere, il Sig. Capone,[10] et io l'aprimmo e trovammo pieno di polipi il core e la bocca inferiore dello stomaco callosa e cancrenata con certe excrescenze di carne o piu tosto di sero coagulato che sembravano creste. à risposta Vostra Signoria mi faccia gratia darmi quella notitia che potrà del paese mentre senza piu tediarla insieme con tutti li suoi amici et particolarmente tutti di casa sua la riverisco Bologna li 28 Ottobre 1662

Di Vostra Signoria Molt'Illustre et Eccellentissima

Devotissimo et Affezionatissimo Servo
CARLO FRACASSATI

[Address:] Al Molt'Illustre et Eccellentissimo Sig. mio Pron. Colendissimo / Il Sig. Marcello Malpighi Primario / dello studio di / Messina

1. These two letters from Malpighi have not been located.

2. We may assume that Malpighi had started for Rome early in October (his journey there in 1691 took twelve days, 4 to 16 October). After visiting in Naples, he proceeded to Messina and arrived there on 2 November. This letter was addressed to him at Messina.

3. That is, Gottfried Moebius, professor of medicine at Jena. See Portal (1770, II, 643-644); Haller (1777, II, 647-649); Eloy (1778, III, 308-309); Jourdan (1824, VI, 279); Hirsch (1886, IV, 253).

4. This was Francesca Massari, the sister of Malpighi's old friend and teacher, Bartolommeo Massari (see Mazzetti [1840, 393; 1848, 204]; Bronzino [1962, 133]; Adelmann [1966, I, 103, 121 & n7, 123, 125, 126-130, 132, 134 & nn6, 9, 14, 137, 200, 209, 320 & n1]; Ascanelli [1969, 327-329]), whom Malpighi married on 21 February 1667, when she was in her fifty-eighth year and he was still not quite thirty-nine years old. His faithful companion for twenty-seven years, she died on 11 August 1694, about three and one-half months before Malpighi. See Adelmann (1966, I, 209 & n7, 224 & n1, 253, 320-321, 320 nn1, 2, 4, 469-471, 477, 486, 492 & n3, 534, 610, 613 n3, 620, 622, 636, 638, 639, 645, 648 & n9, 650 & n2, 658 & n1).

At the time of this letter the Signorina Francesca was evidently looking after Malpighi's sisters, whom he had left behind in Bologna.

5. That is, the mother of Carlo Fracassati.

6. The Torre degl'Asinelli in Malpighi's day had already been a landmark for more than

half a millennium. It and La Garisenda are two of the most famous of the towers of Bologna. See Gozzadini (1875) and Ambrosini (1904).

7. This brother of Carlo Fracassati is referred to later, but never mentioned by name. It appears likely, however, that he was the Giacomo Fracassati who wrote Malpighi from Rome on 13 January 1674 (letter 303), over a year after Carlo's death on 2 October 1672.

8. I am unable to identify either this Giovanni (whose cognomen is not given) or Padre Fantuzzi. The latter had died and an autopsy had been performed on his cadaver when Fracassati wrote Malpighi on 20 December 1662 (letter 69). Giovanni was undoubtedly a physician, and Giovanni Battista Capponi (see letter 56 n2), known to both Malpighi and Fracassati, comes to mind as a possibility.

9. This was Pietro Giacomo Fiorini, who was successively lecturer on logic, the ordinary theory of medicine, and practical medicine supraordinary at Bologna from 1647-48 until he died in 1679. See Fantuzzi (1783, III, *331*); Mazzetti (1840, *394*; 1848, *128*; 1848a, *61*); Bronzino (1962, *147*); Ascanelli (1969, *170-172*).

10. I am unable to identify this Signor Capone.

68 BORELLI TO MALPIGHI
Pisa, 15 December 1662

Text: BU, MS(LS) 2085, IX, *75-76*

Borelli is pleased to have heard of Malpighi's arrival at Messina and of the success of his inaugural lecture there. He advises Malpighi to begin promptly to do something that interests him and tells of Bellini's studies on the ray. See also Adelmann (1966, I, *212*).

Molt'Illustre et Eccellentissimo Sigr. mio Pron. sempre Colendissimo

Ricevo la gentilissima sua de' 16[1] del passato la quale mi arriva una settimana doppo di quello che dovrebbe; poiche da un altra del Sigr. Catalano[2] più fresca intendo non solo l'ingresso suo[3] fatto con molto applauso, ma ancora il progresso delle sue lettioni ordinarie. Rallegromi che cotesti Sigr[i]. Amici l'assistono, e la servono e principalmente che la tengono consolata. Per altro vorei ch'ella si ridesse di quei Medici pollitici, che ella dice, et tiri pure innanzi la sua cariera con il suo propriò genio, ne si curi punto del baiar de Cani. La ringratio dei saluti che mi fa da parte di cotesti Sigri. ai quali, tutti quanti n'incontrarà, risaluti affetuosamente da mia parte. Ella poi sbrigata dalle prime lettioni credo che attendera a far qualche cosa di suo gusto e curiosità, come io non cesso di solazzarmi in somigliant[i] studij che apunto questa mattina è qui il Bellini[4] travagliando sopra due torpedini che ho avuto delle quali se ben fin ora non trovo l'origine di quel loro bestial tremore vi veggo però cose strava[ga]ntissime quantita de' vasi, che per forami manifesti mandano fuori dalla schiena e dalla Pancia certo humore come gelatina, molti mazzi di nervi curiosissimi che si spargono da fianchi e terminano in certa rete diagonale circondando certi alveoli come quelle delle api, che contengono non sò che carne la qual non è fibrosa.[5] In somma vedrò di cavarne quante più cognizioni potrò e finalmente andarò a Livorno per averne delle vive e farvi su altre osservazioni in queste, et in altri pesci che mi bisognano. La riverisco per fine caramente insieme con il suo Sigr. Fratello.[6]

Pisa li 15 1obre 1662

Di Vostra Signoria Molt'Illustre et Eccellentissimo

Affezionatissimo Servitore

GIO[VANNI] ALF[ONSO] BORELLI

[Address:] Al Molt'Illustre et Eccellentissimo Sigr. mio Pron. Osservandissimo / Il Sigr. Marcello Malpighi Primario / dello studio di / Messina

1. This letter from Malpighi has not been traced.
2. That is, Domenico Catalano (see letter 46 n3), who will continue to give Borelli news of Malpighi at Messina.
3. Malpighi's inaugural lecture, which he delivered at Messina on 14 November; he had arrived there on the 2nd.
4. That is, Lorenzo Bellini; see letter 65 n9.
5. Borelli is speaking of the electric organ of the electric ray. For a description, see Ballowitz (1938, *668-672*).
6. Bartolomeo Malpighi.

69   CARLO FRACASSATI TO MALPIGHI
Bologna, 20 December 1662

Text: BU, MS(ALS) 2085, VIII, *12*

Fracassati tells of his dissatisfaction over his own situation at Bologna and asks if there might be an opportunity for him in Messina. He reports his appointment as a lecturer in the Collegio di Mont'Alto and describes the findings at the autopsy performed on Father Fantuzzi. See also Adelmann (1966, I, *212, 214* n4).

Molt'Illustre et Eccellentissimo Sig. Pron. Colendissimo

Ricevei tre sue[1] dalle quali hò compreso molte cose, che staranno tutte in petto mio, vorei che à risposta mi diceste se io potrei col tempo havere occasione in cotesto vostro paese perche à dirvela qui stò male se non sortisco

il Collegio[2] per il quale ardentemente à mio prò ora insiste il Sig. Duca
della Mirandola;[3] sapiate poi che sono divenuto metafisico perche il Sig.
Quaranta grassi[4] mi ha data una lettura di logica nel Collegio di mont'Alto,[5]
et habbiamo havuto à fare à pugni con quel matto del Magni[6] nell'istesso
loco legge pur'il Padre terrarossa[7] e così d'accordo andiamo dilatando le
fimbrie qualche cosa sarà; sono gionti i Glisoni[8] e n'havrete due copie, il
Padre Fantuzzi[9] morì et aperto cadavere vi si trovò il calo nel fondo dello
stomaco col pancrea indurato d'una grandezza considerabile vi furono
presenti molti Dottori ma in specie vi fu il Sig. Dottor Bolognetti[10] che
declamava per il Cucchi,[11] subito che fù aperto il cadavere trovando nel
fegato l'intemperie io non volsi contrastare ma dissi che il male non era quello
e feci aprir' lo stomaco il quale subito che fu aperto lo mostrai à tutti ai
servitori che intendevano più che la bocca dello stomaco inferiore era chiusa
che sapesero cosa fece intemperie la qual rissolutione per non contrastare
con quel vecchio fù lodata; tutti di vostra casa stanno bene e non havendo
hora che dirvi vi do le buone feste mio fratt[ello][12] non e più in Roma perciò
bisogna francare le lettere come fò io se volete che giunghino
Bologna li 20 Xbre 1662
Di Vostra Signoria Molt'Illustre et Eccellentissima

Affezionatissimo Servo

CARLO FRACASSATI

1. These three letters from Malpighi have not been located.

2. Fracassati is referring to the College of Doctors of Medicine (for the colleges of doctors
at Bologna, see Sorbelli [1940, *178-182, 216-218*]; Simeoni [1947, *13-14*]; Adelmann [1966,
I, *35-36 et alibi*]). He was elected to the Colleges of Doctors of Philosophy and Medicine on
6 March 1663 (Mazzetti [1840, *130*]). See also letters 74 n14, 76 n3, 78 n10.

3. The Duke of Mirandola was Alessandro II Pico; see Litta (1819-1899, I, Pico di
Mirandola, plate V); Ceretti (1907, I, *46-88*).

4. This was the Bolognese senator Alberto Grassi, who had served as *gonfaloniere* in 1630,
1638, 1647, and 1662. See Guidicini (1876, I, *167*).

5. The Collegio di Mont'Alto had been founded in 1586 by Sixtus V, taking its name from
his birthplace. The papal bull establishing it provided for fifty students, countrymen of his
from the Marches, who were given board and lodging and one scudo a month for the seven
years they were allowed to remain in it. They were also provided with certain articles of
clothing and given 100 lire upon obtaining the doctorate. The Collegio was suppressed in
1797 and its quarters were taken over by the legislative body of the Cispadane Republic.
See Alidosi (1621, *24-25*); Masini (1666, I, *63-64*; III, *226*); and, for its later history, Guidicini
(1868, I, *69, 103, 252, 299*; 1869, II, *187*; 1870, III, *20, 110-112, 276*; 1873, V, *24*; 1872a,
20, 53, 63, 113, 117, 329-331); Boffito and Fracassetti (1925, *161* ff.); Simeoni (1947, *78-79*).

6. This was the prodigy, Luigi Magni, who had been awarded the doctorate in philosophy
and medicine at Bologna on 26 September 1661, when he was not yet eleven years old.
He was aggregated to the Colleges of Doctors of Philosophy and Medicine on 6 March 1663.
In February 1662 he was awarded a lectureship in logic. He held this for three years, when
he became lecturer in the theory of medicine extraordinary. In 1668 he was made lecturer

in the practice of medicine extraordinary, and he held this post until he died in 1690. See Aprosio (1673, *321*); Fantuzzi (1786, V, *121*); Mazzetti (1848, *190*); Cavazza (1896, *290-292*); Simeoni (1947, *93*); Bronzino (1962, *168*); Adelmann (1966, I, *59-60, 59* n5, *286* & n2, *292, 381-382, 387*); Ascanelli (1969, *288-290*); and letters 158, 167.

7. Vitale Terrarossa, a native of Parma, was a Cassinese monk who in 1655 was appointed a lecturer on philosophy in the Bologna Studium; from 1672-73 through 1691-92 he was listed in the rotuli as absent with reservation of his lectureship, and his title was changed to lecturer on sacred scholastic theology beginning with the rotulus for 1675-76. Throughout most of this period of absence (that is, from 1679) he served as lecturer on philosophy at Padua. For his career and works, see Patin (1682, *117-120*); Papadopoli (1726, I, *173*); Armellini (1732, II, *32-34*); Facciolati (1757, III, *281*); François (1778, III, *117*); Affò (1797, V, *254-260*; 1827, VI, *825*); Cicogna (1834, IV, *619*); Tiraboschi (1834, XXIX, *5*); Mazzetti (1848, *303*); Janelli (1877, *438-439*); Forni and Pighi (1962, *26-27*); Adelmann (1966, I, *58, 531*).

8. That is, Francis Glisson; see letter 38 n8. We may suppose that Fracassati had received these copies of Glisson's *Anatomia hepatis* (probably in the edition published at Amsterdam in 1659) which were sent on to Malpighi by Borelli (see letters 71, 72); and we may suppose further that Malpighi had asked for the book because his interest in the structure of the liver had somehow been aroused, an interest which was to result in his own *De hepate*, which was published in his *De viscerum structura* in 1666.

9. The Father Fantuzzi for whom Fracassati thought he had perhaps written a *consulto*; see letter 67 & n8.

10. This was Pompeio Bolognetti, the Younger, who was nearing the end of his long career in the Bologna Studium, where he lectured at various times on logic, philosophy, and medicine from 1612-13 until he died on 21 July 1664. See Mazzuchelli (1762, II, pt. 2, *1485*); Fantuzzi (1782, II, *253-254*); Mazzetti (1840, *391*; 1848, *60-61*; 1848a, *54*); Bronzino (1962, *117*); Adelmann (1966, I, *125*).

11. Giovanni Agostino Cucchi, one of Malpighi's reactionary adversaries at Bologna, was also nearing the end of a long career in the Bologna Studium. He lectured on logic from 1613 to 1615; then, after a lapse of three years, on medicine for three years, and, finally, from 1622 to 1653 (except for 1642-43 and 1645-46), on anatomy and surgery, after which time, until his death on 3 April 1664, he became lecturer emeritus. See Mazzetti (1840, *390*; 1848, *103*); Medici (1857, *117*); Cencetti (1938, *51-52*); Bronzino (1962, *113*); Adelmann (1966, I, *125-126, 128-129, 129* n2, *200, 237*); Ascanelli (1969, *115-118*); and letters 71, 101.

12. Again probably Giacomo Fracassati; see letter 67 n7.

70 BORELLI TO MALPIGHI
Pisa, 24 January 1663

Text: BU, MS(LS) 2085, IX, *78-79*

Borelli urges Malpighi to practice medicine at Messina and not to heed the hostility of rivals there. He refers again to his hope of ridding Fracassati of his troubles at Bologna by bringing him to Pisa. He follows with advice as to how Malpighi should adjust himself to living conditions at Messina and as to how he can obtain materials for his research, and with news of Finch and Baines, the English anatomists, who have now returned to Pisa and taken up their duties. See also Adelmann (1966, I, *213-214*).

Molt'Illustre et Eccellentissimo mio Sigr. e Pron. Colendissimo

Ricevo questa settimana due sue carissime lettere inviatemi da Bologna una de 29 di novembre l'altre de 20 di Xbre,[1] e nella prima mi consola con due nuove prima che ella proseguisca le sue lezzioni con applauso e stima, secondo che si lasci persuadere ad andare a medicare alla qual cosa io la prego ed esorto con la maggior efficacia ch'io posso, ne vorrei che ella facesse conto nc di cmuli ne di simili ciance, perche s'ella prettende esser medico senza emulazione bisognarà che Vostra Signoria vada in un altro mondo sà pure quello mi scriveva da Bologna, ed ora veggo le indiavolate iniquità che vi patisce il Sigr. Fracassati.[2] In somma vorei che Vostra Signoria si persuadesse che somigliante emulazione che è fra medici è un male necessario et inevitabile conforme è quel delle ragioni irregolari dell'infermità e cose simili, e chiunque abborrisce questi fastidij è necessario anche che abborrisca vita, la quale se si ha a conservare ha da essere ò vogliamo, o nò fra queste turbulenze. Ora una volta che questi mali sono inevitabili e pur dovere disprezzarli ò almeno non accrescerli con la nostra afflizzione, e tirare avanti operando quel bene al quale siamo destinati, et impiegati che poi finalmente si vede che il baiare non fà altro male che aggittar l'aria, e l'orecchie ne offende punto la pelle; ricordo questo a Vostra Signoria perche sò che il suo genio troppo cogitabundo è un suo troppo crudel tiranno che non solo l'affligge con ingrandir troppo gli strepiti, e sforzi degli emuli, ma anco con deprimere, e sotterrare quei gran talenti, che la natura gli ha dato. O via Sigr. Marcello carissimo stia di buon animo acquisti coraggio che vedrà sparire, e sfumare quelle gran torri spaventose di nuvoli che parevano cosi formidabili conforme è successo ad altri di meno merito d' Vostra Signoria conchiudo in somma che Vostra Signoria per il dovere per se stesso, e per consolar me che l'amo tanto si metta senza niun rispetto a medicare, e lasci pur gracchiar a chi vuole. Circa i vini la compatisco, perche quelli che costi si chiamano piccoli finalmente non sono fatti con l'acqua come à Bologna e Vostra Signoria al tempo nuovo se ne potrà far fare in casa molti botticini con l'acqua all'usanza di Bologna e di presente se Vostra Signoria porrà l'acqua in cotesti vini non sul bichiere mentre che beve ma due ore prima vedrà che riusciranno meno fumosi, e meno ardenti, e circa il particolare che ella dice che siano troppo tartarosi a me pare tutto il contrario perche dalle botti di questo paese si cava al doppio più tartaro di quello che si stacca dalle botti di Sicilia, e de fatto Vostra Signoria costì non vedrà tanti gottosi quanti ve ne sono in toscana ne tante gocciole, ed altri mali cagionati dal vino come qui ne veggo morire ogni giorno, et ultimamente è morto il Serenissimo Cardinal Giovanni Carlo.[3] De pesci grandi Vostra Signoria ne avrà costi copia grandissima a i debiti tempi e si potra scapricciare per se, e per me circa il diffetto delle carni è purtroppo vero ma Vostra Signoria potrà farsela con la pollamme come fò io a L[ivorn]o. Ricevo lettere del Sigr. Fracassati dove mi dice le arrabbiate persecuzioni che si li fanno, e che vorrebbe in tutti i modi liberarsene, e se la fortuna mi aiuta procurarò di servirlo. Qui sono finalmente comparsi lo Sfinchi,[4] e Fava[5] anotomisti inglesi e questa mattina si farà la prima ostensione nel teatro, e mi pare che vadino susurrando esser tornati solamente per complire con la parola data al Serenissimo Gran Duca[6] e che a primavera pretendono tornarsene al lor paese, e per quel che si vede non par che dispiaccia affatto la loro partenza poiche a tante loro alte pretensioni veggo corrispondere con rigore ed asprezze, poiche pretendendo lo Sfinchio fare una lezzione sola il giorno nel teatro il Gran Duca li mandò ordine alla mia presenza che ne facesse dua al giorno cosa che ei non s'aspettava. La preparazione la fa Tilmanno[7] sicche ora vengono a essere tre con tanta spesa per esser mal serviti nell'anotomia ergo se ne può cavare che sia loro lecito andare a godere quelle gran' ricchezze che dicono guadagnarsi in Londra, e però potria succedere che vi fusse luogo per servire il Sigr. Fracassati il che sarebbe di gran mia consolazione. Ho risoluto di fare stampare la traduzzione del mio Euclide[8] a Bologna a mie spese perche questo libraro che m'ha imbarcato non si è vergognato di proferirmi solamente dodici, o diciotto libri tanto vantagiosamente si negozia in toscana. Finisco con abbracciarla e riverirla caramente insieme con il sigr. suo fratello.[9]

Pisa li 24 genaio 1663

Di Vostra Signoria Molt'Illustre et Eccellentissima

Devotissimo Servitore

GIO[VANNI] ALF[ONSO] BORELLI

alla lettera del Sigr. Salvago[10] risponderò la settimana che viene

1. These two letters from Malpighi have not been located.

2. That is, Carlo Fracassati; see letter 18 n1. For other references to his appointment to a chair at Pisa, see letter 29 n8.

3. This was Giovanni Carlo Cardinal de' Medici, son of Cosimo II and brother of Ferdinand II of Tuscany. According to Chacón (1677, IV, 667) and Pieraccini (1947, II, pt. 2, 262), he died the day before Borelli wrote this letter. See also Litta (1819-1899, II, Medici di Firenze, plate XV); Moroni (1847, XLIV, 93).

4. That is, Sir John Finch; see letter 2 n2.

5. This Fava was Sir Thomas Baines; see letter 2 n2.

Fava, ordinarily meaning "bean" in Italian, may have been an attempt to translate "Baines" (beans and Baines being pronounced alike in the English of the time) into Italian; but it appears certain that there is also a sly *double entendre* involved, probably expressive of Borelli's assessment of the relations between the two men, for as Professor Luigi Belloni has pointed out to me in a private communication, dialectically "fava" means "penis," particularly the glans. This makes more understandable the reference to Baines as "Tomasso Penis" by Prince Leopold de' Medici, when he was writing to Michelangelo Ricci (see letter 185 n7) on 15 September 1663. See Targioni Tozzetti (1780, I, *274*); A. Fabroni (1795, III, *533*); Malloch (1917, *52*); Adelmann (1966, I, *160* n6).

6. Ferdinand II de' Medici.

7. That is, Tilman Trutwin; see letter 2 n4.

8. That is, *Euclide rinnovato, overo gl'antichi Elementi della geometria ridotti à maggior brevità, e facilità*, which was published at Bologna in 1663. This translation of the Latin edition, published at Pisa in 1658, was made by Domenico Magni.

9. Malpighi's brother Bartolomeo, whom he had taken with him to Messina.

10. For this Messinese noble, Benedetto Salvago, jurist and minor poet, see Oldoini (1680, *107*); Mongitore (1708, I, *103*); Villarosa (1841, *311*); G. M. Mira (1884, II, *320-321, 355*).

71 BORELLI TO MALPIGHI
Pisa, 2 February 1663

Text: BU, MS(LS) 2085, IX, *82-83*

Borelli is pleased to hear that Malpighi is being well treated by his friends at Messina and that he is doing some dissecting, but he regrets Malpighi's unwillingness to declare himself an innovator and his avoidance of practice. He reports that Fracassati continues to be unhappy at Bologna and wishes to leave there, that he is sending Malpighi two copies of Glisson's book, and that Finch and Baines have conducted an anatomy at Pisa. See also Adelmann (1966, I, *214*).

Molt'Illustre et Eccellentissimo Sigr. mio Pron. Colendissimo

Ricevo la gratissima sua de i 6[1] del passato, con la quale mi ha consolato sentendo che ella vive con buona salute e con sua sodisfazione appagato dall'affetto di tutti cotesti Sigri. amici, e particolarmente del Sigr. Catalano.[2] godo ancora che ella sia condesceso a farc qualche taglio di anotomia, le quali cose lo renderanno stimabile, e venerando in cotesta città, deve[3] ella sempre più, e più si chiarirà della stima che fa l'universale de' virtuosi, e benche vi rimanga qualche matto spropositato tutta via la forza, ed eficacia degli amici renderà quelli assolutamente contentibili. Lodo la modestia e prudenza di Vostra Signoria a non dar motivi di disgusto ad alcuno, osservando e lodando tutti ma non posso totalmente approvarli quello che Vostra Signoria soggiunge in pregiuditio della verità e del ben publico non volendo dichiararsi novatore e sfuggendo il medicare ⟨perche cosi usano modi non approvati da Vostra Signoria⟩ non vede ella che in questa maniera non sodisfà alla sua conscienza, ne al ben publico, ne reca giovamento a se stesso, perche al più ne acquistarà fama di piacevole, e quieto, ma ella patron mio ha bisogno di esser riguardato come cosa singolare, e non come uno de medici vulgari. Ma ella dirà che in questa maniera si renderebbe odioso è vero ad alcuni i quali si hanno a disprezzare per il dovere, per far bene a molti ed anche a se stesso rendendolo riguardevole, e stimabile, dove che procedendo alla sua usanza intrapresa non s'acquistarà giamai l'affetto degli emoli, e sciocchi, i quali quando non avranno altro che dire rappresentaranno quella stessa modestia di Vostra Signoria per inabilità, ed ignoranza però è bene tirare il suo conto avanti, e dir sempre la verità ma con modestia lasciando poi che l'eseguisca chi vuole. Dal Sigr. Fracassati[4] ho ricevuto lettere fresche, e tutti di casa di Vostra Signoria stanno bene egli però mi scrive assai in collera per l'iniquità che gli vengono usate dal Dottor Cucchi,[5] perche a Bologna si vede che somiglianti soggettini anno tanta autorità che rendono vani i favori eficaci de i nepoti del Papa[6] di quel Legato del Duca della Mirandola,[7] e della giustizia tantoche il detto Sigr. Fracassati vuole in tutti i modi abbanndonar la patria, o più tosto Matrigna. Egli mi ha mandato due Glissoni[8] perche li mandi a Vostra Signoria io andrò questa quaresima a Livorno, e procurarò d'inviarli con qualche buona comodità qui si è fatta la anotomia da questi inglesi,[9] i quali benche portino qualche novità è mescolata con tanta muffa d'anticaglia che è una vergogna. troppo gran' differenza vi è da questi a que bravi anatomici che fioriscono in inghi[l]terra. Finisco con abbracciarla e riverirla caramente.

Pisa li 2 Febrai 1663
Di Vostra Signoria Molt'Illustre et Eccellentissimo

Devotissimo Servitore
GIO[VANNI] ALF[ONSO] BORELLI

1. This letter from Malpighi has not been located.
2. That is, Domenico Catalano; see letter 46 n3.
3. *Deve* for *dove*.
4. That is, Carlo Fracassati; see letter 18 n1.
5. That is, Giovanni Agostino Cucchi; see letter 69 n11.
6. This was Alexander VII; on his reluctant and restrained nepotism, see Moroni (1840, I, *240*; 1842, XIII, *80-83*); Pastor (1929, XIV, pt. 1, *315* ff.).
7. That is, Alessandro II Pico, who, as we learned from Fracassati's letter of 20 December 1662 (no. 69), had interested himself in Fracassati's cause.
8. These are the copies of Glisson's *Anatomia hepatis* mentioned in Fracassati's letter of 20 December 1662 (no. 69).
9. These Englishmen were Sir John Finch and Sir Thomas Baines; see letter 2 n2.

72 BORELLI TO MALPIGHI
Pisa, 15 February 1662 = 15 February 1663

Text: BU, MS(LS) 2085, IX, *60-61*

Borelli discusses Malpighi's researches on fishes and tells him of Bellini's recent studies. He has heard that Malpighi's work on the lungs is being reprinted at Padua along with Lorenzo Bellini's on the kidney and Claude Aubry's on the testis. And again he urges Malpighi to practice medicine at Messina. See also Adelmann (1966, I, *214-215*).

Molt'Illustre et Eccellentissimo Sigr. mio Pron. sempre Colendissimo

Ricevo la gratissima lettera d' Vostra Signoria de' 12[1] del passato nella quale si compiace darmi notizia dell'osservazioni che fa ne pesci e particolarmente ne loro polmoni[2] che altro non sono che quei bronchi fatti a guisa di penne per i raggi delle quali si ramifica il sangue, e vien costretto a passare per quelli angustissimi canali dalla copressione che fà l'acqua ristretta nella bocca e Vostra Signoria avrà agio quando verranno i tonni di osservare l'ingresso per l'arteria polmonaria, ed il regresso per la vena in quegli animalacci vasti dove per amor' mio Vostra Signoria si ricordi osservare quella vescica d'aria[3] che sogliono avere sotto la schiena cercando diligentemente il luogo dove entra et esce l'aria, e se vi sono valvole. per ora procuri avere qualche torpedine viva che vi trovarà cose bellissime circa il procurare commodità d'animali et, altre cose anco del vitto non ho dubbio che Vostra Signoria patirà fin tanto che pigli pratica del paese e proceda non come forastiero ma ad usanza del paese licenziosa ed ardita essendo cosi necessario trattare con cotesta plebbe. p[i]acemi che Vostra Signoria seguiti a travagliare a torno la pinguedine,[4] e che a suo tempo mi facci partecipe delle sue invenzioni. Il Bellini[5] qui in un cervio che ha tagliato li venne umore di prendere l'omento che è privo affatto di pinguedine, e mostra la rete che ella dice come ella lo vedrà in questo pezzolo ch'io li mando.[6] Circa l'ultima cosa che ella dice del moto del sangue che ella osserva nella vena cava[7] credo assolutamente che dependa dalla costrizzione del vaso e non già che il sangue si mova da per se. Qui il Bellini preparò l'altro giorno quei vasi salivali e quegli altri delle parotidi trovati dallo Stenone,[8] e la volle vedere il Serenissimo Gran Duca[9] e volse che v'intervenissero questi Sigri. Anotomisti inglesi,[10] i quali mai aveano veduti, ma poi cominciorono a sofisticare credendo che quei gran condotti fussero vene poi chiaritisi passorono a dire che tali vasi l'anno da avere gl'animali ruminanti solamente per umetare il fieno e le cose aride che mangiano, ma credo che restaranno chiariti ben presto quando si cercaranno nel capo umano al primo che morrà all'ospedale benche io credo che debbano essere molti più piccoli. Il Sigr. Apolonio[11] mi scrive che il Sigr. Tedeschi[12] di Padoa ha fatto ristampare l'epistole di Vostra Signoria de pulmonibus con il discorsetto de reni del Bellini con l'osservazion de testicoli dell'Uberio[13] perche erano molto desiderati e non se ne trovavano dal che comprenda Vostra Signoria che finalmente della virtù e merito se ne fà stima subbito che io ne havrò qualche esemplare glie ne manderò e se verranno attempo l'accompagnarò con i due Glissoni[14] che mi trovo in camera. Passo ora a ricordarle quello che per altre mie le ho scritto ed è che Vostra Signoria non sia cosi inflessibile, et inesorabile alle preghiere degli amici che giudicano esser dovere utile, e necessario che Vostra Signoria attenda a medicare chiunque lo richiederà in cotesta città senza far tanto l'austero e questo principalmente priego Vostra Signoria che lo faccia per amor mio il quale com'ella sà l'anteposi al senato non solo per abile alla catedra ma ancora per eccellente nel medicare ora io la priego, e supplico instantemente che facci qualche violenza al suo genio acciò che cotesto publico non resti defraudato della mia promessa ne io qui starò a distendermi sopra le ragioni che dovrebbero persuaderla a cosi fare benche siano molte ed efficacissime riputando la massima di tutte esser la legge della amicizi[a] in virtù della quale spero d'esser compiacciuto da Vostra Signoria alla quale abbraccio caramente, e riverisco insieme con il Sigr. suo fratello.[15]

Pisa li 15 Febraio 1662

Di Vostra Signoria Molt'Illustre et Eccellentissima

Devotissimo Servitore

GIO[VANNI] ALF[ONSO] BORELLI

1. This letter from Malpighi has not been located.

2. That is, of course, the gills.

3. The air bladder of fishes and especially its communications will frequently be a subject of discussion in ensuing letters of Borelli and Fracassati. See letters 79, 81, 94, 101, 102, 103, 104, 109, 110.

4. Malpighi's studies on fat and the omentum, which will be mentioned frequently in later correspondence, were published anonymously at Bologna in 1665 in his *Epistolae anatomicae*. See Adelmann (1966, I, *212*, *219-220*, *222-223*, *247-253*, *261-268*) and letters 74, 77, 80-82, 84-86, 114, 118, 120, 123, 129, 131, 135, 141.

5. That is, Lorenzo Bellini; see letter 65 n9.

6. This specimen of the omentum of a deer sent by Borelli was of sufficient interest to cause Malpighi to request further studies, and on 23 November 1663 (letter 91) Borelli informed Malpighi that the observations which he wished to have made on the omentum of the deer would be carried out as soon as possible (presumably by Lorenzo Bellini). For Malpighi's comments on the deer's omentum in his *De omento*, see Adelmann (1966, I, *261-263*).

7. Prior to 13 May 1661, Malpighi had written that after the heart had been removed from a frog, the blood in the veins continued to move toward the heart for an hour. Borelli

had already told Malpighi on 14 July 1659 (letter 4) that after section of a vein or artery the blood may be moved beyond the point of section because of pressure exerted by the muscles and the viscera, and in saying so disagreed with Hermann Conring that movement of the blood in such a cut vessel is the result of *vacui fuga*. Then, in responding to Malpighi on 13 May 1661 (letter 44), Borelli commented that the movement of blood in the veins after removal of the frog's heart did not surprise him, and he explained that the movement of blood in the vena cava under such circumstances was due to pressure exerted by the muscles as a result of the persistence of the motive faculty in them for a time after the removal of the heart. See letters 4 n8, 44 n3.

8. That is, Nicolaus Steno, whose description of the salivary ducts was published in his *Disputatio anatomica de glandulis oris & nuper observatis inde prodeuntibus vasis prima* (Lugd. Bat., 1661). It was reprinted at Leiden in 1662 in his *Observationes anatomicae, quibus varia oris, oculorum, & narium vasa describuntur, novique salivae, lacrymarum & muci fontes deteguntur.* See Steno (1910, I, *9-51, 224*).

I cite only the following titles from the extensive literature dealing with this distinguished anatomist and churchman: Portal (1770, III, *159-183*); Haller (1774, I, *491-495*); Eloy (1778, IV, *319-321*); Targioni Tozzetti (1780, III, *277-285*); Jourdan (1825, VII, *264-266*); Dezeimeris (1839, IV, *218-219*); Plenkers (1884); Hirsch (1887, V, *529-531*); Steno (1910; 1950; 1952; 1958; 1969); Winter (1916); Metzler (1928); Lazzareschi (1935); Franceschini (1951); Cioni (1953; 1962); Plovgaard (1953); Scherz (1953; 1956; 1958; 1961a; 1962; 1963; 1963a; 1964; 1968); Garboe (1954); Rome (1956); Jansen (1958); Bierbaum (1959); Comitato stenoniano (1960); Nordström (1962); E. Clarke (1965); Fabian (1967); Angeli (1968); E. Clarke and O'Malley (1968, *582, 584, 585, 823-825*); L. Belloni (1968); Lesky (1968); Poynter (1968); Vugs (1968); *Isis Cumulative Bibliography* (1971, II, *504-505*).

9. Ferdinand II de' Medici.

10. Sir John Finch and Sir Thomas Baines again; see letter 2 n2.

In his letter of 22 March, Borelli tells once more of the behavior of Finch and Baines at the demonstration of the salivary ducts, and on 22 and 30 March (letters 74, 75) reports Bellini's finding of some of them (the submaxillary ducts) in a human head.

11. That is, Apollonio Apolloni; see letter 2 n12.

12. I cannot certainly identify this Signor Tedeschi, who is obviously the same man as the Signor Tedesci mentioned in the same connection in Borelli's letter of 12 April 1663 (no. 77); I suspect, however, that he is the Elia Tedesco mentioned in various letters of both Borelli and Fracassati. See letter 65 n4.

13. The works of Malpighi, Lorenzo Bellini, and Claude Aubry (Uberio) to which Borelli is referring are 1) *De pulmonibus* (parts 1 and 2) of Malpighi, published at Bologna in 1661; 2) *Exercitatio anatomica . . . de structura et usu renum* of Bellini, published at Florence in 1662; 3) *Testis examinatus* of Aubry, published at Florence in 1658.

On 12 April 1663 (letter 77) Borelli told Malpighi that Apollonio Apolloni had informed him that the printing of Malpighi's epistles [on the lungs] and "the other little work" was almost finished. Despite this, however, the works of neither Malpighi nor Bellini seem to have been issued at Padua until 1666, when they appeared unaccompanied by Aubry's.

14. The two copies of Glisson's *Anatomia hepatis* again; see letters 38 n8, 69 n8, 71 n8.

15. Bartolomeo Malpighi.

73   BORELLI TO MALPIGHI
Pisa, 3 March 1663

Text: BU, MS(LS) 2085, IX, *84*

Borelli mentions and comments upon Malpighi's observations on the fish called the *cipolla* and proceeds to tell of his own on the *scorfano*. He is pleased to hear that Malpighi has allowed himself to be persuaded to practice medicine, and he thanks Malpighi for news of friends at Messina. See also Adelmann (1966, I, *215*).

Molt'Illustre, et Eccellentissimo Sigre., e Pron. mio Colendissimo

Trovomi questa settimana una sua gentilissima lettera,[1] che per mala fortuna non vi è la data, appunto per accrescermi il sospetto, che mi ha generato il continuato silentio del Sigr. Catalano,[2] cosa insolita a lui, se pur non dipendesse dalla poltroneria di colui che è a Roma ha cura di ricapitarmi le sue lettere. È pur la pazza cosa, che non s'habbia a trovare uno, al quale non persuada ò l'amicitia, ò l'interesse per una cosa tanto facile, quanto è il trasportare a Roma da una, all'altra posta le lettere. Vengo hora alla sua lettera, nella quale mi racconta l'osservatione in quel pescie che costi si chiama Cipolla,[3] il qual non sò, se sia una cosa simile a quei rossi, che qui chiamano Scorfani,[4] che hànno quel gran' capo, et in cui ho parimente osservato una gran congeri de di[5] denti piccoli[6] non solo per tutta la bocca, ma ancora aderenti al ventricolo distinti in sei ordini tre per parte, e tutti dalla parte superiore battendo sù la mascella inferiore sopra a certo osso[7] fatto a guisa d'incudine angolare spinosa, i muscoli poi in tal luogo sono copiosi, e variamente situati, quel corpo poi ampio vicino al dorso conposto di molte glandulette rosse parmi che siano le reni dalle quali si partono due vasi come ureteri assai manifesti, e vanno a terminare nel fondo dell'andomine[8] in una vescica urinaria assai manifesta. I vasi spermatici sono diversi e vengono da certe glandule assai lunghe, e sottili di color giallo, che ricevono i vasi venosi, et arteriosi, e poi per due canali scorrono fino all'esito inferiore, i quali a premerli mandan fuori una materia come seminale. Della capacità de i muscoli piena l'aria,[9] che dice Vostra Signoria haver osservato sotto l'ale inportare[bbe] molto esserne assicurato, che pero la prego che la veggha più attentamente in altri pesci maggiori, parendomi inpossibile, che tal aria possa quivi esser contenuta, quando non vi sia qualche vescichetta, ò cosa simile, mà questo lo manifesterà a Vostra Signoria la varietà, e moltiplicità dell'osservationi intorne[10] le quali la prego di nuovo, che vi faccia studiosa, e curios'osservazione per chiarirmi, se la maggior gravità in spezie dell'acqua del ma[re] non ricerca ne pesci tanta copia d'aria per equilibrarvisi cosa, che non mi parrebbe affatto inpossibile. Rallegromi che Vostra Signoria si lasci persuadere dagl'amici a medicare, e cosi prego, che seguiti, che non dubito che a lei ne sarà per risultare molta honorevolezza. Godo sommamente che il nostro Sigr. Reitanei[11] se la passi meglio di quelli suoi insulti, che pativa d'asma. Vostra Signoria di gratia mi dia nuove del Sigr. Catalano, e Sigr. Don Jacomo,[12] a i quali dica, che se seguitano questo stile di non scrivermi, ci vorranno poi le catene per strapparmi una lettera di mano, ma in tanto le riverisca affettuosamente da mia parte con tutti cotesti miei Sigri., et Amici, conforme fò a lei. Faccia di grazia avvisato il Sigr. Don Benedetto Salvago[13] che con questa stessa posta rispondo alla sua lettera.

Pisa li 3. Marzo 1663

Di Vostra Signoria molto Illustre et Eccellentissima

Affezionatissimo Servitore

GIO[VANNI] ALF[ONSO] BORELLI

1. This letter from Malpighi has not been located.

2. That is, Domenico Catalano; see letter 46 n3.

3. Usually *cepola*, defined in the *Cambridge Italian Dictionary* as "the red band fish, *Cepola rubescens*" and in Battaglia's *Grande dizionario della lingua italiana* under *cepola* as *Genere di pesci Teleostei Percomorfi della famiglia Cepolidae, comune nel Mediterraneo, col corpo allungato e compresso, coperto di piccole squame* and under *cipolla* as *Cepola rubens*. But D'Arcy Thompson (1947, *33*) could only find *cepola* "as a Sicilian name for *Scorpaena scrofa*," and he is borne out by U. Aldrovandi (1638, *203*).

4. The red scorfano which Borelli speaks of here seems to have been *Scorpaena scrofa*, L. (see D'Arcy Thompson [1947, *245-246*] and U. Aldrovandi [1638, *195-202*]), probably the same as the *cipolla* which Malpighi had been observing.

5. *Congeri de di* for *congerie di*.

6. These teeth, not actually "adhering to the stomach," but lying far back in the pharynx, appear to be those on the upper pharyngeal (pharyngobranchial) bones.

7. Probably the lower pharyngeal (fifth ceratobranchial) bones.

8. *Andomine* for *abdomine*.

9. *L'aria* for *d'aria*. Was this perhaps gas resulting from putrefaction?

10. *Intorne* for *intorno*.

11. This Signor Reitanei is probably the Signor Reitani or Signor Reitano of Borelli's letters of 18 September (or August?) 1663 and 5 July 1664 (nos. 88, 105) and the Don Antonino Reitano of his letters of 6 June 1663 and 20 June 1664 (nos. 81, 104). Don Antonino, Borelli tells us (letter 88), was a close friend of his. He owned a villa near the Punta del Faro. Was he, possibly, the Don Antonino Reitano e Furnari, a noble and senator of Messina, one of the two men whom in 1678 the exiled Messinese chose to treat in their behalf with Louis XIV, who had recalled his troops from Sicily, leaving the country to the Spaniards? See Nigido-Dionisi (1903, *241*); Arenaprimo (1904, *83, 125*).

12. That is, Don Giacopo Ruffo; see letter 3 n14.

13. For Benedetto Salvago, see letter 70 n10.

74 BORELLI TO MALPIGHI
Pisa, 22 March 1663

Text: BU, MS(LS) 2085, IX, *86-87*

Borelli again urges Malpighi to continue the practice of medicine at Messina and to pay no attention to his opponents. He gives further news of Finch and Baines, comments upon Malpighi's researches, mentioning especially his work on fat and the air-containing vessels he had discovered in plants, refers to Fracassati's hope of election to the College of Doctors at Bologna (which unknown to Borelli had already occurred) and of securing a chair at Pisa, and also to his own trip to Livorno to study live fishes. See also Adelmann (1966, I, *215-216, 676* n9).

Molt'Illustre, et Eccellentissimo Sigr. mio, e Pron. Colendissimo

Ricevo la gratissima sua de 26.[1] del passato, nella quale mi racconta le cose occorseli con cotesti medici, le quali anco per altra parte mi erono venute a notizia con molte altre particolarità, le quali Vostra Signoria per sua modestia tace, io poi l'assicuro di nuovo, che ella vedrà ben' presto i buoni effetti della resoluzione che ella ha preso di medicare, e di giovare a cotesto publico con i suoi ammaestramenti, e benche al principio come tutte le cose nuove incontri qualche durezza ella non se ne deve maravigliare poi che troverà ben presto docilità, e facilità maggiore di quella che si suol sperimentare in altre Città d'Italia, ne Vostra Signoria ha far conto veruno dell'abbaiar d'Avellino[2] poi che in una Città cosi populata non è gran cosa che vi sia un' matto solo quando altrove Vostra Signoria sa che ve ne sono delle dozzine, e quel che è peggio riveriti, e stimati per savi, e con autorità di far decreti d'aver a giurare di credere, e sostenere Aristotele, e Galeno[3] dove che a Messina non vi è fanciullo, che non stimi Avellino per pazzo il qual finalmente non ha autorità veruna, e se tornasse il conto d'applicarsi a mortificarlo, sò che i nostri amici averebbeno il modo ma come dico mi par vergogna penzarvi. Attenda ella a suoi studi, et ad esercitare i suoi talenti in benefizio di cotesto publico che la buona fama, e la stima l'ha a seguitare indubitatamente, ne perche Vostra Signoria è solo nel concetto di cavar sangue nelle febbri si hà da spaventare perche vi è il mezzo termine di dire con animo pacato il suo concet[to] per complir con la sua conscienza, e poi lassare[4] operare a modo loro quando non lo vogliono accettare. So che Vostra Signoria stesso mi racconto che a Bologna vi era quest'istessa repugnanza, e che finalmente la squola del Sigr. Mariani[5] la vinse, che le donne istesse ne facevono istanza, e così so io molte usanze inveterate a Messina essersi dismesse da suggetti assai mediocri. Ma l'evento

stesso persuaderà a Vostra Signoria piu efficacemente che le mie parole, e passo all'altre cose della sua lettera. I Sigri. Anatomici Inglesi[6] son ritornati con il solito loro fasto, ma con nulla di nuovo anzi confessarono al Gran Duca[7] non aver mai veduti i vasi salivali ritrovati dall'Ostelone,[8] i quali aveva preparato il Sigr. Bellini[9] in un Capo di Cervio; anzi cominciarono a gavillarli volendo, che fussero vene, ma poi s'accorsero dell'errore poi autenticamente pronunziorno, che simili vasi non potevono avere gl'huomini, et altri animali non ruminanti, ma io fin'ora l'ho ritrovato in alcuni Uccelli, e parte ne viene un capo umano.[10] In somma questi Sigri. son troppo pulitici, e non vi è da far bene con loro. avero a caro, che Vostra Signoria fatto Pasqua che sarà finito cotesto Studio ritorni a travagliare intorno la pinguedine[11] per trovar qualche cosa di buono il che io non dubito. Dal Sigr. Catalano[12] Vostra Signoria sentirà accennato certo concetto sovvenutomi sopra l'aria che Vostra Signoria ha scoperto ne vasi delle piante.[13] Il Sigr. Fracassati mi scrisse u[l]timamente che sperava spuntar il suo negozio del Collegio[14] per altro poi non so se riuscirà spuntar qualche Cattedra in questo Studio dove le cose si vanno mirabilmente ristrignendo per spender poco in ogni modo io starò sù l'avviso per servizio dell'Amico. Sono ito questi giorni aposta a Livorno per fare alcune sperienze del notare de Pesci vivi, ma poca sodisfazione ho auto per l'incredibile carestia de pesci, che vi è stato quest'anno ne ha bastato l'autorità del Prencipe[15] quivi presente per farmi avere questa sodisfazione. M'attenterò un'altra volta intanto la reverisco affettuosamente insieme con il Sigr. suo fratello,[16] e la prego, che mi scriva tutto quello che li occorre senza aver riguardo di darmi dispiacere come pare che abbi fatto il Sigr. Catalani, il quale bene spesso non mi vuol dir le cose, che mi dispiacciano, ma avendole una volta a sapere, e bene dirmele sul principio per penzare a i remedi. Riverisca Vostra Signoria da mia parte anche tutti cotesti Sigri., e particolarmente il Sigr. Placido Reina.[17]
Pisa li 22. Marzo 1663
Di Vostra Signoria molto Illustre, et Eccellentissima

Devotissimo Servitore

GIO[VANNI] ALF[ONSO] BORELLI

1. This letter from Malpighi has not been located.

2. That is, Francesco Avellini, Malpighi's competitor for Pietro Castelli's chair at Messina and his rival and enemy there. It was he, rather than Michele Lipari, who was the author of *Galenistarum triumphus*; to this Malpighi wrote a reply which was published posthumously.

For Avellini, see Malpighi (1697, I, *24*); Mongitore (1708, I, *202*; 1714, II, app., *40*); Mazzuchelli (1754, I, pt. 2, *1234*); Atti (1847, *49, 88* ff.); G. M. Mira (1875, I, *62*); Arenaprimo (1900, *194-196*); Adelmann (1966, I, *211, 212, 215, 269-271, 275-277, 281, 282, 285-286, 291*); and letters 130, 134, 136, 140, 151, 160-165, 167.

For further mention of the *Galenistarum triumphus*, see letters 136, 140, 141, 144-151, 156-165. For other references to Malpighi's response to it, see letter 144 n2.

3. Here Borelli is reminding Malpighi of the oath which Ovidio Montalbani about 1661 persuaded his colleagues at Bologna to exact from candidates for the doctorate in medicine, who were compelled to swear that they would defend the doctrines of Aristotle, Galen, and Hippocrates. See Adelmann (1966, I, *86, 87, 199*).

4. *Lassare* for *lasciare*, common in poetry.

5. That is, Andrea Mariani; see letter 3 n12.

6. That is, Sir John Finch and Sir Thomas Baines; see letter 2 n2.

7. Ferdinand II de' Medici.

8. *Dall' Ostelone*, a slip on the part of the amanuensis for *dallo Stenone*. For Nicolaus Steno, see letter 72 n8.

9. In his letter of 15 February 1663 (no. 72) Borelli had already told Malpighi of Lorenzo Bellini's dissection of the salivary ducts which Steno had described and also of the initial scepticism of the English anatomists, Finch and Baines, who finally maintained that they were to be found only in ruminants. In this letter Borelli tells us that Bellini had found them in the head of the deer from which, in the earlier letter, he had merely told of Bellini's removal of the omentum.

10. In his letter of 30 March 1663 (no. 75) Borelli explains this statement that "part" of the salivary ducts are found in the human head. In his letter of 15 February (no. 72) he had said that these ducts would be searched for in the head of the first human subject to die in the hospital at Pisa. By the date of the present letter such a specimen was evidently available, and Bellini had found in it "part" of the ducts. Finally, on 30 March, Borelli explained that these were rather large ducts that opened under the tongue (that is, the submaxillary ducts) and that the ducts of the parotid could not be found there.

11. On 15 February (letter 72) Borelli had referred to Malpighi's study of fat. For other references to these studies, see letter 72 n4.

12. That is, Domenico Catalano; see letter 46 n3.

13. That is, the tracheids or tracheae of plants. Malpighi's discovery of these had obviously been reported to Borelli only recently; Borelli refers to them again on 27 April 1663 (letter 79). See also Adelmann (1966, I, *216, 218, 338, 372, 672, 676* & n9, *681, 683, 688, 693*; II, *997* n19) and letters 189 n23, 272 n4, 294 n5, 307.

14. That is, the College of Doctors. Carlo Fracassati's letter to Borelli must have been written before 6 March, for Fracassati was elected to the Colleges of Doctors of Philosophy and Medicine at Bologna on that date. Borelli will allude to Fracassati's aggregation in his letter to Malpighi of 5 April, and Giovanni Battista Capponi will also report it on 18 April 1663 (letters 76, 78). See also letter 69 n2, and for other references to Fracassati's appointment to a chair at Pisa, see letter 29 n8.

15. Leopold de' Medici.

16. Bartolomeo Malpighi.

17. For Count Placido Reina, see letter 63 n5.

75 BORELLI TO MALPIGHI
Pisa, 30 March 1663

Text: BU, MS(LS) 2085, IX, *88-89*

Borelli complains of the irregular delivery of letters from Domenico Catalano. He sympathizes with Catalano, who has recently been suffering "convulsion" of the jaw, and advises Malpighi to disregard the rumors spread by his rivals at Messina. The peculiar behavior of the English anatomists, Finch and Baines, is once more reported along with news of recent books, of Lorenzo Bellini's observations, of Carlo Fracassati, for whom he will do what he can at Pisa, of the freedom enjoyed by scholars there, and of Bellini's prospects. See also Adelmann (1966, I, *216-217*).

Molt'Illustre, et Eccellentissimo Sigr. mio Pron. Colendissimo

Ricevo in quest'ordinario la sua gratissima lettera del primo,[1] la quale mi ha consolato per sentire buona nuov[a] di Vostra Signoria et di tutti gl'amici. Del Sigr. Catalano[2] poi gia cominciano a mancar le lettere finche ne siano raccolte quattro almeno come successe la settimana passata cosa che non ci posso aver pazienza. non so poi se il travaglio della convulzione della mascella, che ha patito il detto Sigr. Catalano sia quella stessa della quale egli me ne scrisse, o pur cosa nuova, me ne dispiace, e lo compatisco vivamente, e poi che quella cavata di sangue l'ha giovato spero, che con la vita sobria, che egli aveva cominciato ad usare se ne libbererà affatto, ò almeno non lo travaglierà tanto. Circa alle nuove murmurazioni sparse da cotesti suoi emoli, che ella neghi Ipocrate, e Galeno, ella non ne faccia conto, e se ne rida perche quanto meno Vostra Signoria le stima vedrà, che da se stessi cessano, e non parlan' più, e cosi veddo io bene spesso intervenire al fù Pietro Castelli.[3] Che poi vi sia il Sigr. Scala,[4] che parli troppo libbero lo lasci pur fare, che non vi è altro verso di rintuzzare l'insolenza de satraponi se non con la temerità de Giovani intanto ella seguiti il suo stile modesto, che vedrà ben' presto radicate, e sparse le vere dottrine. Intorno a questi Sigri. Anatomici Inglesi,[5] come ho detto altre volte non sono di quella buona razza e stroppiano le cose buone per mescolarle con l'anticaglie, e con le novità spiritate del Cartesio[6] il che depende da scarsezza di giudizio aggiungavi ella certo livore, che anno contro gl'Italiani e giudichi se se ne hà a sperare cosa buona. Arrivano fino a volerci tenere occulte le nuove de i libbri stampati in Inghilterra cosa che mi ha fatto stupire poi che io avendo chiesto se il Boile[7] ò altri di quei bravi autori avevano publicato qualcosa di nuovo mi risposero assolutamente di nò, e poi avendo essi donato un libbro ultimo del Boile al Serenissimo Prencipe Leopoldo l'Altezza Sua me la[8] dato a leggere. Questo veramente è curiosissimo perche egli è consumato nell'arte chimica, e sa trovar tutti i buchi, e procedendo sempre con sperienze mostra la sciocchezza di filosofare de Paracelsisti il che egli fa mirabilmente perche è veramente della nostra buona scuola giudiziosissimo, e libbero insomma il libbro è curiosissimo intitolato CHYMISTA SCEPTICUS vel DVBIA, et Paradoxa CHYMICO-PHYSICA circa Spagiricorum Principia Vulgo dicta Hipostatica pro ut proponi, et propugnari solent a Turba Alchimistarum, cui Pars premittitur alterius cuiusdam dissertationis ad idem Argumentum spectans etc. Io procurerò se sara possibile averne più d'una

155

copia, e ne scriverò anche al Sigr. Fracassati[9] che la procuri per provederne
lei il Sigr. Catalano; aspetto anche un' nuovo trattato di Ottica dell'Eugenio[10]
e molto lodato. del Cartesio è uscito un nuovo libbro de Homine, ma questo
mi riesce tanto nauseoso, che facilmente non mi curerò di vederlo. Sappia
poi che i giorni addietro il Sigr. Bellini[11] trovò i vasi salivali[12] nel Capo
Umano assai ampij, che sboccono sotto la lingua cosa che negavano questi
Sigri. anatomici Inglesi, ma non ci riusci per la prima volta trovare i vasi
delle parotide cercheremo meglio, del Sigr. Fracassati non ho lettere che è
un pezzo, e cosi non li so dire a che termine sieno le sue protendenze. et io
ben comprendo l'importanza del rimaner un suo pari a Bologna a mantener
viva la buona scuola, tutta via per l'instanza che egli me n'ha fatto, e per
il desiderio di goderlo seguiterò a servirlo come io potrò[13] benche noi qui
godiamo tanta libberta nel filosofare per il favore de Prencipi, che non solo
non anno ardire di contradirci, ma vi sono di quelli, che per adulare fanno
la scimia, ne vi sono più quelle difficultà, che erano a tempo suo negli spedali,
poi che siamo assoluti padroni di tagliare, e fare quelche ci piace, et io già
vi ho messo nello studio due miei scolari, e ben presto ci entrerà il Sigr.
Bellini, che non vi è trattenuto da altro, che dall'esser troppo giovanetto,
il quale per la sua gran modestia mi ha pregato, che non lo facci addottorare
fino all'anno che viene che per altro anch'egli vi sarebbe. finisco con
abbracciarla caramente e riverirla come fo al Sigr. Catalano, e al Sigr. Don
Jacomo[14] et a tutti cotesti miei Sigri., et amici.

Pisa li 30. Marzo 1663

Di Vostra Signoria molt'Illustre, et Eccellentissima

Devotissimo Servitore

GIO[VANNI] ALF[ONSO] BORELLI

1. This letter from Malpighi has not been located.

2. That is, Domenico Catalano; see letter 46 n3.

3. For Pietro Castelli, see letter 45 n5.

4. Malpighi appears to have reported to Borelli that Domenico La Scala had been speaking
too freely, and perhaps we may assume adversely, about Malpighi's theories or practice.
A year later, 21 March 1664 (letter 97), Borelli speaks of La Scala as a friend of Malpighi's
whom Malpighi might tactfully lead into the right course. Many years later Malpighi mentions La Scala in the *Opera posthuma* (1697, I, *24*) as one of those who gave him a favorable
reception upon his arrival at Messina, and in a letter dated 23 October 1688 (no. 708) he
asks Domenico Bottone to greet La Scala especially, along with his other friends there. It
is remarkable that this friendship should have developed in view of the fact that La Scala,
a lecturer on medicine at Messina and an influential practitioner of the art, was, apparently
even in Malpighi's day, a determined opponent of venesection, which, as we have learned
(see letter 74), Malpighi did employ in fevers; and Malpighi tells in the autobiographical
fragment (BU, MS 2085, VI, 5; 1902, *15*) of the savage outburst of Francesco Avellini when
he learned that Malpighi let blood in apoplexy. If he were viceroy, Avellini exploded, he
would have such physicians hanged. La Scala's book damning venesection (*Phlebotomia damnata*

[Patavii, 1696]), in which, according to Haller (1788, IV, *202*), he showed himself *verbosus & longus in repetitionibus*, was not published until about two years after Malpighi's death.

For La Scala, see also Anonymous (1697); Gavinelli in Malpighi (1698a, *313*); Mongitore (1708, I, *168-169*); Eloy (1778, IV, *193-194*); Gallo (1804, III, *495-496*); Jourdan (1825, VII, *108-109*); G. M. Mira (1884, II, *336*); Hirsch (1887, V, *195*); Del Gaizo (1890, *21*); Adelmann (1966, I, *211, 216, 236, 529-530*).

5. Sir John Finch and Sir Thomas Baines again; see letter 2 n2.

6. That is, René Descartes. His *De homine*, translated into Latin by Florentius Schuyl, which had appeared at Leiden in 1662, is referred to by Borelli below.

7. That is, Robert Boyle (see letter 57 n12). Borelli refers below to the Latin edition of Boyle's *The Sceptical Chymist* which was published in London in 1662. The English edition had been published there in 1661.

8. *La* for *l'ha*.

9. That is, Carlo Fracassati; see letter 18 n1.

10. That is, Christiaan Huygens. The rumor of a book on optics by Huygens which seems to have reached Borelli was unfounded. Huygens's *Brevis assertio systematis Saturnii sui*, referred to by Borelli in his letter of 18 September 1660 (no. 22), was published in that year, and his next work, *Kort Onderwys Aengaende het gebruyck Der Horologien tot het vinden der Lenghten van Oost en West*, did not appear until 1665.

11. That is, Lorenzo Bellini; see letter 65 n9. For his observations on the salivary ducts, see also letters 72, 74.

12. That is, the submaxillary ducts.

13. Borelli did succeed in obtaining a chair for Fracassati at Pisa; for other references to this matter, see letter 29 n8.

14. That is, Don Giacopo Ruffo; see letter 3 n14.

76 BORELLI TO MALPIGHI
Pisa, 5 April 1663

Text: BU, MS(LS) 2085, IX, *90-91*

Borelli thanks Malpighi for his treatment of Domenico Catalano's illness, on the causes of which Borelli proceeds to comment, and asks to be kept informed of Catalano's condition. He reports that Carlo Fracassati has secured what he wanted (that is, election to the Colleges of Doctors of Philosophy and Medicine at Bologna) and that he (Borelli) has sent the translation of his Euclid to Bologna to be printed. He comments on the case of a maidservant about whom Malpighi had told him and reports that he has sent *consulti* by Girolamo Vergerio and Giuseppe Puccini to the Commendatore Don Tommaso di Gregorio.

Molt'Illustre, et Eccellentissimo Sigre., e Pron. mio Osservandissimo

Ringrazio Vostra Signoria della diligente cura che ha della salute del Sigr. Catalano[1] persona amata da me in supremo grado. Et intorno al discorso, che ella ne fa del suo male benche sia possibile che la acredine del sangue venga a vellicare le parti nervose tutta via potrebbe anch'essere che non vi fusse mordacità, ma che solamente fussero rilasciati quei vasi nervosi da i quali sbocca quella tal materia qualunque ella si sia che serve per stimulare e fare quasi un accenzione analoga a quella che fa il fuoco nella polvere d'artibuso dalla quale ne succeda quella dilatazione involuntaria, che gonfia i muscoli, e che tira con tanta vehemenza. Potrebbe anche esser, che quell'istessa materia fusse molto fluida, et abbondante, et in questo caso le cose, che ristringono, ingrossano, et immobilitano i moti potrebbero essere giovevoli, ma questo si ha da cavare dall'esperienza la quale io non ho, e crederò che Vostra Signoria e i buoni medici averanno in altre occasioni veduto quali cose soglion giovare in somiglianti casi, e però se l'esperienza ha mostrato, che l'ammollire, et ummettare è giovevole si potrebbe seguitare il metodo cominciato, ma chi sa se le cose stupefacient[i] fussero a proposito per frenar l'insulti presenti, e per dar spazio alla natura di potere rassettare i disordini, che noi non intendiamo bene. Scusi ella se entro a trattar di cose, che io non intendo, e compatisca all'effetto,[2] che io li porto. Se lo scrivere a lui dà travaglio mi basterà che Vostra Signoria supplisca da parte sua come ha fatto questa volta verò è ch'io la prego, che non si contenti d'essere soccinto, ma mi scriva ogni minuzia del suo male, e delle circonstanze di esso. Del Sigr. Fracassati[3] Vostra Signoria averà gia inteso buone nuove delle sue pretenzioni, et io gia li ho inviato la traduzione del mio Euclide[4] perche egli con il Sigr. Cassini[5] lo faccino stampare a Bologna per sfuggir di negoziare con persone tanto interessate quali io avevo incontrate a Firenze. Circa all'accidente di cotesta stiava credo che il veder le cose duplicate dependa dallo storcimento di quell'occhio per venire stirato veementemente[6] uno di quei muscoli che muovono l'occhio, il quale Vostra Signoria ben potrebbe sapere qualsi sia col dimandare in che sito vede le cose duplicate, che doverà essere una inmagine meno distinta dell'altra, il che Vostra Signoria potrà investigare senz'altra teorica col premere uno degl'occhi in diversi siti mentre che guarda una lucerna accesa, pure Vostra Signoria in questa, et ogn'altra cosa deve parlar libberamente, e dir il suo senzo senz'aver rispetto a nessuno altro, che alla verità. Et in verbo cagliostro[7] sappia Vostra Signoria che il Sigr. Commendatore Don Tommaso di Grigorio[8] mi ha mandato un'informazione de' suoi mali fatta da lui che so che era suo medico, et ha dato à ridere a molti che l'hanno veduta pure per scimia al detto Sigre. io li mando due consulti uno del Vergerio,[9] et un altro del Sigr. Puccini,[10] et in fine l'esorto a consigliarsi con Vostra Signoria. Finisco con abbracciarla caramente, e reverirla pregandola di nuovo che mi tenga avvisato della salute del Sigr. Catalano

Pisa li 5. Aprile 1663.

Di Vostra Signoria molto Illustre, et Eccellentissima

Devotissimo Servitore

GIO[VANNI] ALF[ONSO] BORELLI

1. That is, Domenico Catalano; see letter 46 n3.

2. *Effetto*, a slip for *affetto*.

3. Borelli means that Carlo Fracassati (see letter 18 n1) has finally been elected to the Colleges of Doctors of Philosophy and Medicine at Bologna. See also letters 69, 74, 78.

4. That is, Domenico Magni's translation of Borelli's *Euclides restitutus*, published at Bologna in 1663 as *Euclide rinnovato*; see letter 70 n8.

5. That is, Giovanni Domenico Cassini; see letter 3 n3.

6. Borelli dictated *diligentemente*, but corrected it to *veementemente* in his own hand.

7. This was probably Count Bernardo Cagliostro, whom Malpighi (1697, I, *24*) mentions as one of those who received him upon his arrival in Messina. Born in Messina in 1602, Cagliostro was awarded a chair in theoretical medicine there in 1641, and in 1655 he was promoted to the second ordinary chair in theoretical medicine. He succeeded Malpighi in the primary chair in 1666, but since this election was illegal, the post having been reserved by statute for foreigners, he was soon removed from this chair by the Senate in 1667, possibly as a result of protests by Borelli, who wished to secure the post for Carlo Fracassati, and eventually succeeded in doing so.

Cagliostro also tried his hand at poetry, and like Tommaso di Gregorio (see the following note), of whom Borelli says he was regarded as an imitator, he was a member of the Accademia della Fucina. See also letters 97, 183, 187, and Arenaprimo (1900, *208-210*); Nigido-Dionisi (1903, *203*); Maylender (1929, III, *66*); Adelmann (1966, I, *211*, *236*).

8. For the Commendatore Don Tommaso Di Gregorio (Grigorio or De Gregorio), a Messinese noble, cavaliere of the Ordine degli Ospitalieri di San Giovanni di Gerusalemme, member of the Accademia della Fucina, and a minor poet, see Mongitore (1714, II, *260-261*); G. M. Mira (1875, I, *461*); Nigido-Dionisi (1903, *54-55*, *59*, *221*); Maylender (1929, III, *66*).

9. That is, Girolamo Vergerio; see letter 20 n3.

10. That is, Giuseppe Puccini; see letter 2 n14.

77 BORELLI TO MALPIGHI
Pisa, 12 April 1663

Text: BU, MS(LS) 2085, IX, *92*

Borelli tells Malpighi how to construct the microscopes he wants for continuing his study of the omentum, and he tells him to work quickly to avoid being anticipated by foreigners. Apollonio Apolloni has advised Borelli from Padua that the printing of Malpighi's epistles on the lung and another little work (of Lorenzo Bellini's) is almost finished. He proceeds to give Malpighi news of Bellini and the English anatomists, Finch and Baines, to inquire about the blood supply of the "lungs" (gills) in large fishes, and to express his pleasure that Malpighi is now practicing medicine. See also Adelmann (1966, I, *217*; II, *829*).

Molt'Illustre, et Eccellentissimo Sigr. mio, e Pron. Colendissimo

Ricevo questa settimana una sua gratissima de 14 del passato,[1] e perche ella dice desiderar vetri perfetti per continuare le sue osservazioni dell'Omento[2] le ricordo che il Sigr. Don Jacopo[3] ne ha di diverse sorti, e Vostra Signoria accoppiandone due in un cannello nelle debite distanze, (le quali facilmente scorciando, et allungando più, si ritrovano) potrà Vostra Signoria formare Microscopi di varie grandezze da servirsene in vari usi in questa maniera Vostra Signoria potrà superare questo impedimento, e tirare innanzi i suoi studi ora che cominciano le vacanze lunghissime della maggior parte dell'anno, nel qual tempo potrà osservare, e far tutto quel che vuole. Le ricordo che bisogna far presto, perche i forastieri non so come sanno tutti i fatti nostri, et attendono con tanto studio a prevenirci, che non possiamo dire ch'il naso ch'abbiamo sia nostro. L'ultima lettera che mi scrisse da Padova il Sigr. Appollonio[4] la settimana passata mi diceva che le sue epistole,[5] e l'altro opusculo[6] erano quasi infine di stamparsi e che a suo tempo io ne averei risceuto qualche copia, aspetteremo che ella venga, e poi giudicherei che fusse bene ringraziare al Sigr. Tedesci[7] con una lettera sua particolare si come farò io, e farà anche il Sr. Bellini[8] questo sta bene, e seguita a studiare alla gagliarda, e ricevette a giorni addietro un regalo dal Serenissimo Gran' Duca[9] di cinquanta scudi per comperarsene libbri avendolo anche assicurato di volerlo tirare innanzi e cosi questo verra ad esser il terzo introdotto in questo studio e non diffido che fra breve tempo mutarà figura essendo gia per altro assai libbero il parlare di qualsivoglia novità ci è anche di nuovo che i Sigri. notomisti Inglesi[10] si sono gia partiti per Gostantinopoli, e cosi non avremo questo autentico impedimento alla buona filosofia. Averò caro sentire l'osservazioni che ella farà de pesci grandi particolarmente se l'arteria aorta entri solamente ne polmoni cosa, che a me par strana per quello che io osservai nelle tartaruche di mare.[11] Non si maravigli ella della scarsezza de pesci perche qui anc[or]a questa Quaresima non ve ne stato punto. Mi rallegro che ella si sia reso facile a medicare, e che riesca con sodisfazione degl'altri, e senza disordine alcuno. Rallegromi poi della buona nuova che mi da della salute del Sigr. Catalano,[12] e spero col buon ordine, e la cura di Vostra Signoria si riaverà presto intanto la riverisco affettuosamente insieme col Sigr. suo Fratello.[13]

Pisa li 12 Aprile 1663

Di Vostra Signoria molto Illustre, et Eccellentissima

Devotissimo Servitore

GIO[VANNI] ALF[ONSO] BORELLI

---

1. This letter from Malpighi has not been located.

2. These studies would be published in 1665 in the *Epistolae anatomicae* and entitled *De omento, pinguedine, & adiposis ductibus*. See letter 72.

3. That is, Don Giacopo Ruffo; see letter 3 n14.

4. That is, Apollonio Apolloni; see letter 2 n12.

Apolloni was evidently misinformed. As pointed out earlier (see letter 72 n13), Malpighi's epistles on the lungs and Bellini's work on the kidney were not issued at Padua until 1666.

5. That is, Malpighi's *De pulmonibus observationes anatomicae* and *De pulmonibus epistola altera*, both published at Bologna in 1661.

6. That is, Lorenzo Bellini's *Exercitatio anatomica . . . de structura et usu renum* (Florentiae, 1662).

7. For this Signor Tedesci, see letter 65 n4.

8. That is, Lorenzo Bellini; see letter 65 n9.

9. Ferdinand II de' Medici.

10. Sir John Finch and Sir Thomas Baines again; see letter 2 n2.

11. Possibly *Chelonia mydas*.

12. That is, Domenico Catalano; see letter 46 n3.

13. Bartolomeo Malpighi.

78 GIOVANNI BATTISTA CAPPONI[1] TO MALPIGHI
Bologna, 18 April 1663

Text: BU, MS(ALS) 2085, X, *2*

Capponi will try to find for Giovanni Ventimiglia the books on the list which Malpighi sent him through Carlo Fracassati. He is working on the inscriptions (for a memorial to Andrea Mariani) and has composed a few. He thanks Malpighi for showing Giovanni Ventimiglia one of his dialogues. Fracassati, he reports, has been aggregated to the Colleges of Doctors of Philosophy and Medicine at Bologna. From a fistula in Capponi's left shoulder a piece of lint which his physician had neglected to remove has been extracted. See Adelmann (1966, I, *134* n9).

Molt'Illustre et Eccellentissimo Sigre. e Pron. mio Osservandissimo

Dopo buono spazio hò avuto la lista de' libri dall'Eccellentissimo Sr. Fracassati,[2] e già hò principiato à procurare di trovare alcuni de' libri di essa, e dico alcuni, perche tale ve n'è, che non è mai stato veduto in Bologna: tuttavia si farà il possibile per far' in modo che rimanga servito Cavaliere di tanto merito quale è il Sr. Don Giovanni Vintimiglia,[3] à cui per attaccar servitù, e commercio letterario, scrivo quest'Ordinario. Vado similmente pensando come servire Vostra Signoria Eccellentissima per le due iscrizioni,[4] e ne hò trovate alcune, ma (per dirla) non mi sodisfanno le lunghe che non ponno accommodarsi al sito; nè le brevi, che non esprimono assai. Le rendo poi grazie infinite dell'avermi restituita la riputazione appresso il Sr. Vintimiglia col mostrargli il Dialogo,[5] poiche la lettera mia,[6] che è nelle Opere del Bonomi[7] è una insulsa freddura, cavatami dalla penna dalle istanze di lui medesimo, et insomma atta più tosto à tormi il credito con chi la vede, che à partorirmi alcuna stima. Vorrei più presto, che egli avesse veduta la mia Canzona in morte del fù Serenissimo Francesco[8] di Modana, che è nella raccolta fatta quì, e stampata dal Marchese Manzino[9] in quella occasione. Il Sigr. Fracassati è aggregato al Collegio in terzo luogo:[10] e da lui avrà Vostra Signoria Eccellentissima piena notizia di questa (per altro) tanto coglionesca aggregazione ecc. Ma, mutiamo un poco registro. Vostra Signoria Eccellentissima sà, che io hò avuto da 26. mesi, e più in quà una fistola nella spalla sinistra: trè settimane fà mi cominciò un livido con dolore dalla parte anteriore sopra la poppa vicino al braccio, che in progresso divenne un tumore assai grande, e molto doloroso: venne da sè à suppurazione, onde lo tagliai pochi giorni sono, e vi scopersi per entro non sò che di sodo, e bianco che due dì appresso tirai fuori, et era una tasta piegata mezzo, di tela grossetta la quale il Sr. Ruberto Moratori,[11] che mi medicava mi lasciò in dentro ò per innavertenza, ò con dissimulazione. E 'l caso bizarro è che detta tasta entrò per la sommità dell'omero dal lato di dietro tanto tempo fà, et hà girato sotto l'ascella, e montando assai ben'alto fin quasi sotto la clavicola, è venuta ad uscire finalmente dalla parte dinanzi. Questa non è favola: è successo in persona mia, con molta maraviglia, non solo mia, ma anco di tutti gl'intendenti. La supplico scrivermi il suo giudicio circa à questo viaggio prima in giù, e poi in sù, cosa ch'io non comprendo in modo, che l'intelletto ne resti appagato. Subito aperto il nuovo tumore, cessò la fistola antica, la quale ora stà serrata perfettamente, salvo che vi è restata la cicatrice cava, come d'archibugiata. Dio voglia mo' che non mi torni la gotta, che durante la fistola non mi hà mai dato fastidio. E quì per fine la priego di corrispondere al vivissimo affetto, che professo à Vostra Signoria Eccellentissima, à cui fò reverenza con tutto l'animo.

Bologna 18. Aprile 1663.

Di Vostra Signoria Molto Illustre et Eccellentissima

Devotissimo e Cordialissimo Servitore Vero

G[IOVANNI] B[ATTIST]A CAPPONI

[Address:] Al Molt'Illustre et Eccellentissimo mio Sre. Pron. Osservandissimo / Il Sigr. Marcello Malpighi Professore Primario / di Medicina in / Messina

Franca per Roma

1. For Capponi, see letter 56 n2.

2. That is, Carlo Fracassati; see letter 18 n1.

3. That is, the Messinese poet, Giovanni Ventimiglia, who had been a pupil of Borelli and remained his lifelong friend. *Io l'amavo teneramente*, Borelli tells us (letter 148), when grieving over the news of his death. See Oldoini (1680, *373*); Mongitore (1708, I, *367-368*); Ortolani (1821, IV, *185*); G. M. Mira (1884, II, *452*).

4. These inscriptions were probably for a memorial to Andrea Mariani, who had died in 1661. See Adelmann (1966, I, *134* n9), and for two distichs on Mariani composed by Giovanni Francesco Bonomi at Capponi's request, see Bonomi (1663, *204*).

5. It was probably a manuscript copy of this *dialogo* that was shown to Ventimiglia. I can find no evidence that it was ever published.

6. Capponi is here referring to a letter which he addressed to Giovanni Francesco Bonomi and which was published on pages 381-386 of Valeriano Altogradi's (see Mazzuchelli [1753, I, pt. 1, *542*]) translation of Bonomi's *Chiron Achillis* (Bononiae, 1661), published at Bologna in 1662. Capponi's letter is in praise both of Bonomi's work and of Altogradi's translation.

7. For Giovanni Francesco Bonomi, who received the doctorate in civil and canon law at Bologna and later abandoned the law for belles lettres, see Crasso (1666, II, *311-316*); G. B. Capponi (1672, *214-218*); Cinelli Calvoli (1734, I, *190*); Marchesi Buonaccorsi (1741, *213-214*); Mazzuchelli (1762, II, pt. 3, *1680-1683*); Fantuzzi (1782, II, *305-307*; 1794, IX, *70*).

8. Francesco I d'Este, who died in 1658.

9. That is, Giovanni Battista Manzini; see letter 4 n3. Manzini was a prolific writer on various subjects, but Fantuzzi (1786, V, *209*) tells us that his style *stanca la più forte pazienza di qualunque lettore de nostri tempi.*

The collection of poetry which Manzini issued to commemorate the death of Francesco I of Modena, *Il rogo della Fenice. Overo Italia Prefica. Lagrime poetiche in morte del Gran Francesco da Este,* was dedicated to Louis XIV of France and published at Bologna in 1659. The *canzone* which Capponi refers to in this letter is found on pages 233-240.

10. That is, the Colleges of Doctors of Philosophy and Medicine at Bologna; Fracassati's hope of aggregation has already been mentioned on various occasions (see letters 69, 74).

11. That is, Roberto Muratori, a native of Budrio, who had a long and distinguished career in the Studium at Bologna. He was awarded the doctorate in philosophy and medicine there on 27 October 1650, was made a lecturer on logic in 1652, on the theory of medicine extraordinary in 1655, on the practice of medicine in 1656, and on the practice of medicine supraordinary in 1679. He was listed in the rotuli, reading *ad bene placitum*, from 1690-91 until 1708-09. See Mazzetti (1848, *220*); Dallari (1889, II; 1891, III, pt. 1, *passim*); Forni (1948, *105-106*); Bronzino (1962, *153*); Forni and Pighi (1962, *201*); Adelmann (1966, I, *133*, 317 n1, *512*); Ascanelli (1969, *382-384*).

<h2 style="text-align:center">79 BORELLI TO MALPIGHI</h2>
Pisa, 27 April 1663

Text: BU, MS(LS) 2085, I, *149*
Publ. (in part): Malpighi (1697, I, *25, 108*; 1698, *36*); Atti (1847, *50*; cf. *140*)

Borelli comments on Malpighi's and his own observations on fishes. He is pleased to hear of Malpighi's recovery from erysipelas and of the improvement in Domenico Catalano's health. He thanks Malpighi for telling him of repeated experiments on the air tubes (tracheae) of plants. A package of books for Don Giovanni Ventimiglia is being forwarded. See Adelmann (1966, I, *218*).

Molt'Illustre, et Eccellentissimo Sigr. mio Pron. Colendissimo

Trovomi questa settimana una sua gentilissima de i 3.[1] nella quale mi da parte dell'osservazioni fatte nel pescio Lupo[2] nel quale ella dice avervi trovato gran' copia d'aria nell'abdomine, oltre quella che vi è [nel]la solita vescica[3] vorrei che Vostra Signoria di nuovo ne facesse qualche altra prova, e poi mi avvisasse l'evento con farne fare anche qualche disegno per poter capir l'uso di detta aria, circa le bocche per le quali esce, et entra l'aria nelle solite vesciche, parmi d'aver veduto nello Storione[4] che ve nè una verso il capo, et un'altra verso la coda dell'Animale. Questo Vostra Signoria potrebbe confrontarlo ne i Tonni, che appunto ora è il tempo, e sono vastissimi dove credo che vi troverà qualche cosa particolare. Mi rallegro che ella sia ben presto guarita della risipola, che li era venuta, mi rallegro anche del miglioramento del Sigr. Catalano,[5] e credero, che oltre la buona cura grandemente sia per giovarli il sollevamento dell'animo, che facilmente si contrista a chi penza molto alle cose, e comprende le difficultà di guarire; Spero però sentire migliori nuove con le seguenti. La ringrazio della replicata sperienza delle fistole d'aria[6] nelle piante l'ho anch'io fatta, ma però la vista non mi aiuta, io però credo che siano l'istesse fistole, che portan l'umore all'aria, e non differenti fin tanto che l'esperienza non dimostri altrimenti. Farà avvisato il Sigr. Don Giovanni Ventimiglia,[7] che con queste due Galere che vanno alla fiera di Palermo li mando certo involtino con certe poesie stampate, che li manda il Sigr. Cavaliere Marchesi[8] con l'istessa occasione mando anche certa Epologia del Dottor Moniglia,[9] che si puo leggere non tanto per la dottrina quanto per la grazia e sale della Satira, e per fine la riverisco insieme con il Sigr. suo fratello.[10]

Pisa li 27. Aprile 1663.

Di Vostra Signoria molto Illustre, et Eccellentissima

Devotissimo Servitore

GIO[VANNI] ALF[ONSO] BORELLI

[Address:] Al molto Illustre et Eccellentissimo Sigre. mio Pron. Colendissimo / Il Sigr. Marcello Malpighi Lettore dello studio di / Messina

1. This letter from Malpighi has not been located.

2. Probably the sea bass, *Perca labrax* L., *Labrax lupus* Cuv.; see Aldrovandi (1638, *490* ff.); D'Arcy Thompson (1947, *140-142*).

3. The air bladder; for other references to the studies of Malpighi and his friends on this structure, see letter 72 n3.

4. The sturgeon, *Acipenser sturio* L.

5. That is, Domenico Catalano; see letter 46 n3.

6. The tracheae of plants, mentioned earlier by Borelli. See letter 74 n13.

7. For Giovanni Ventimiglia, see letter 78 n3.

8. I have been unable to identify this *cavaliere*.

9. This was probably Giovanni Andrea Moniglia's *Risposte del Dottor Gio. Andrea Moneglia alle Repliche Voarcadumiche del Sig. Dottore Innocenzio Valentini* (Firenze, 1663), one of a series of arid polemics exchanged by him with Innocenzio Valentini over the use of the waters of Tettuccio (see letter 523 n7) and of the spring at Civitavecchia called *La Ficoncella* (see

Schivardi [1899, *190*]). Moniglia begins his address to the reader with a statement of the point at issue: "La controversia, che tra il Sig. Dottore Innocenzio Valentini, e me agitavasi, consisteva per la mia parte, che le due evacuazioni, e la passata d'Acqua del Tettuccio con un ottimo regimento di vita, erano bastevoli a rendere un corpo gentile ben disposto all'uso dell'Acqua della Ficoncella, e per la parte d'esso, che in nessuna maniera nella febbre da lui discritta conveniva il dare *la solenne Medicina*."

For the titles of the other writings exchanged in this dispute between Moniglia and Valentini, see Leti (1676, III, *407-408*), Placcius (1708, *208*), and Melzi (1848, I, *248*; 1852, II, *176*).

Leti (1676, III, *407*) tells us that Innocenzio Valentini was from Montalcino and that he practiced medicine in Florence *con grandissima fama.*

Giovanni Andrea Moniglia, the well-known Florentine physician, poet, and playwright, who from 1667 until 1700 held a lectureship in medicine in the Studium at Pisa (though he never lectured), became physician to Cosimo III of Tuscany, and on occasion wielded a ruthless and poisonous pen. Of his controversies with Bernardino Ramazzini and Giovanni Cinelli Calvoli we shall hear later (see letters 400, 404, 406, 408, 418). See Salvini (1721); Negri (1722, *237*); Cinelli Calvoli (1757, IV, *114* ff.); A. Fabroni (1795, III, *621-623*); Tiraboschi (1834, XXVIII, *263*; XXIX, *95*); Inghirami (1844, XIII, *431*); Ademollo (1885); Falorsi (1904); Benvenuti (1912); Weaver (1958, *28-39*); B. Ramazzini (1964, *15, 26, 39* n51, *239* n339, *240*); Adelmann (1966, I, *458-459, 462-463, 539, 606, 655*).

    10. Bartolomeo Malpighi.

80 BORELLI TO MALPIGHI
Pisa, 10 May 1663

Text: BU, MS(LS) 2085, IX, *93-94*

Borelli praises Malpighi's modest deportment and urges him to ignore tales spread by his opponents at Bologna. He is pleased that Malpighi is investigating fat and encourages him to continue. He comments on Anton Deusing's book on muscular motion and says he is waiting to see Pierre Petit's work (on the motion of animals). The English anatomists, Finch and Baines, have told him that Robert Boyle is eager to see his book (on the motion of animals), but his strict and critical nature prevents him from hurrying things. See Adelmann (1966, I, *218-219*).

Molt'Illustre, et Eccellentissimo Sigre., e Prone. Colendissimo

    Mi sono rallegrato vedendo la sua de 12.[1] del passato piena di concetti nobili, e generosi, e disprezzanti delle maledicenze, ma però cautelosa nel procedere senza di partirsi dal suo istituto modesto, e piacevole, e benche paia che costi vi bisogni geni ardenti, et impetuosi è anche vero che riescono ancho i modi modesti, e prudenti perche fra cotesta rozzezza vi è pure nel-l'universale una gran venerazione alla virtù e di questo Vostra Signoria alla giornata più se ne chiarirà, che però seguiti a vivere col l'animo quieto, e tranquillo che vedrà continuamente crescere la stima, e riputazione, come Vostra Signoria averà veduto dal successo della consulta fatta del Sigr.

Marchese di Condagusta.[2] Delle favole poi sparse a Bologna dagl'emoli de quali tanto abonda quella Città Vostra Signoria fà bene a non ne far stima perche tutte in fine ritornano contro dei maligni scoprendosi la bugia come io procurerò che si faccia. Rallegromi che Vostra Signoria travagli intorno la pinguedine,[3] e l'esorto a seguitare fin che trovi qualche cosa di buono. L'opusculo de motu musculorum, et respiratione del Deusingio[4] l'ho appresso di me, ma da in nulla al solito come tutti gl'altri che ho veduti fin'ora, et ora aspetto vederne un altro nuovo di un tal Monsu Petit[5] Fransese, che mi dicono esser molto stimato vedremo in che da. Siamo in un secolo che tutti anno prorito di far cose nuove ma in quest'argumento fin'ora tutti anno dato in ciancie. Gl'Anatomici Inglesi[6] mi dissero, che il Boile[7] mi sollecitava, et aspettava questo mio libbro perche anch'egli aveva da stampar non so che sopra l'istesso argumento de motu animalium[8] Io vorrei far presto ma non è possibile perche non mi posso condurre a precipitar le cose contro il mio genio critico, e rigido e che non si appaga alla prima, tutta via farò quanto posso. Finisco col reverirla caramente insieme col Sigr. suo fratello.[9]

Pisa li 10. Maggio 1663

Di Vostra Signoria molto Illustre, et Eccellentissima

Devotissimo Servitore

GIO[VANNI] ALF[ONSO] BORELLI

[Address:] Al molto Illustre et Eccellentissimo Sigr. mio e Pron. Colendissimo / Il Sigr. Marcello Malpighi Primario / nello Studio di / Messina

1. This letter from Malpighi has not been located.

2. The Marchese of Condagusta was Don Cesare Marullo, who served as a senator of Messina from 1641 to 1642, 1646 to 1647, and 1662 to 1663. For him and his family, see Gallo (1804, III, *388*, *434*); Galluppi (1877, *122-124, 347, 348*); Mango di Casalgerardo (1912, I, *80*); Spreti (1931, IV, *457-459*); Marullo di Condojanni (1956, *49-50*).

3. Once more an allusion to Malpighi's studies on fat and the omentum, published in the *Epistolae anatomicae* in 1665. For other references to these studies, see letter 72 n4.

4. That is, the mathematician, philosopher, and physician, Anton Deusing, who was called to Groningen as professor of medicine in 1646 and who, at the time of this letter, was serving as physician to Wilhelm Friedrich of Nassau; Deusing's *Exercitationes de motu animalium*, the work referred to here by Borelli, was published at Groningen in 1661. For his career and his many other works, see Niceron (1733, XXII, *24-43*); Jöcher (1750, II, *97-98*); Paquot (1768, II, *561-566*); Portal (1770, II, *672-675*); Haller (1771, I, *478*; 1774, *434-437*; 1777, II, *701-702*); Eloy (1778, II, *41-46*); Jourdan (1821, III, *461-465*); Dezeimeris (1834, II, pt. 1, *83-86*); *Biographie universelle* (1855, X, *573*); *Allgemeine deutsche Biographie* (1877, V, *88-89*); Hirsch (1885, II, *170*); *Nieuw Nederlandsch biografisch Woordenboek* (1930, VIII, *383-384*).

5. That is, the Parisian physician Pierre Petit, who had received the doctorate at Montpellier. He was, as Portal remarks, more distinguished for his Latin poetry than for his contributions to medicine. In his *De motu animalium spontaneo liber*, Petit argued against the

existence of a fluid flowing through the nerves as the cause of muscular movement. The cutting of a nerve, he argued, prevents the transmission of the imagination to the part innervated. See Portal (1770, III, *111-112*); Eloy (1778, III, *525-527*); Jourdan (1824, VI, *402-403*).

6. Sir John Finch and Sir Thomas Baines again; see letter 2 n2.

7. That is, Robert Boyle, the English chemist; see letter 57 n12.

8. Borelli's great work, *De motu animalium*, was not to be published for many years. It appeared posthumously in two volumes in 1680 and 1681.

9. Bartolomeo Malpighi.

81 BORELLI TO MALPIGHI
Firenze, 16 June 1663[1]

Text: BU, MS(LS) 2085, IX, *95-96*

Borelli acknowledges receipt of three of Malpighi's letters and then comments upon Malpighi's and his own observations on the torpedo. The English anatomists, Finch and Baines, he reports, have not gone to Constantinople after all. He is eager to see Thomas Bartholin's book on the lungs, which has not yet arrived from Venice; it should stimulate Malpighi to continue his studies on fat. Malpighi might get tunas from Milazzo; if not, he should use the swordfish, upon which he asks Malpighi to make various observations for him. He is glad that Malpighi has had a fine house at the shore. See Adelmann (1966, I, *219-220*); Atti (1847, *51*).

Molt'Illustre Eccellentissimo Sre. E Pn. Mio Osservandissimo

Si sono accordate questa volta a venir' tutte insieme tre lettere di Vostra Signoria degl' 8. de' 15, e 23. del passato,[2] disordine dependente dal giro che avran' fatto per Pisa, e crederò che per l'avvenire mi scriverà a dirittura a Firenze. E prima intorno alla torpedine gia io avevo veduto quei vasi, che dal cerebro, e da quelle g[hiand]ulette mandavan' fuori certo sugo come gelatina per certi forami manifesti, che fan' corona all'ali di sopra, e di sotto, ma non posso credere, che quello sia umor' seminale, massime avendo Vostra Signoria ritrovatole l'uuova in capo,[3] cosa che a me non è succeduto di vedere. Più tosto inclinarei a credere, che quelli siano tanti vasi, come salivali. In altri pesci simili, come Razze,[4] io non ho visto tal' cosa. Intorno i SSri. Notomisti Inglesi[5] devo ritrattarmi da quella nuova, che li diedi, che fussero partiti per Costantinopoli, poiche ambedue sono qui belli e sani, guariti dalla grave infermità, che ebbero, e non parlano più d'andarsene, ne io fo troppo conto delle cose, che dicono, che son' sempre diverse da quello, che voglion' fare. Devo bene avvisare a Vostra Signoria che il libro del Bartolino[6] ancor' non è arrivato a Venezia, com'io credevo, e però tardaremo un' poco più ad averlo; intanto vegga Vostra Signoria il titolo riceuto per via di Parigi et è questo: Thomae Bartholini de pulmonum substantia, et motu, diatrib[e], cum Marcelli Malpighij de Pulmonibus observationibus anatomicis etc.[7] Io sto con grandissima curiosità di vederlo, perche credo ch'egli v'abbia aggiunto qualche cosa del suo, se non è stato motivo per investigar' lui cose nuove. le quali occasioni egli volentieri suole abbracciare, ma intanto si vede la stima, ch'ei fa di queste sue epistole, che però deve esser' motivo di sbrigare nel meglio modo, che può questa fatiga della pinguedine,[8] che ha per le mani, perche poi potrà Vostra Signoria con suo comodo aggiugner' quel di più, che li sovverrà conforme usa lo stesso Bartolini, che non hà una difficultà al mondo a ritrattarsi. Inquanto a i tonni Vostra Signoria costì avrà modo di fare scrivere a Melazzo, che ne mandino con tutte le viscere, e questo lo potrà fare il Sr. Don Antonino Reitano,[9] ma dubito, che quando arrivarà questa lettera sarà passata la stagione de i tonni, però sarà bene, ch'ella si serva de i pesci spada,[10] che son' costì, e senza andare alla bagnara basta andarsene al Faro in villa del [Sr.] Don Antonio Ruffo,[11] intorno a i quali desiderarei che facessi diligenza squisita sopra quella vescica d'aria,[12] ch'anno in corpo, per trovar' l'introito, e l'esito di detta aria. di più osservi, che la pinguedine, che anno attorno le budella, s'io non mi ricordo male, di notte è tanto luminosa,[13] che alcuni vi potevan' leggere una lettera. Vi noti anche se li riesce se vi sono i dutti salivali, e quella circolazione, che si fa per i loro polmoni.[14] Rallegromi che Vostra Signoria abbia avuto la sua bella casa alla marina, e s'assicuri, che per difficili che siano le cose costì si sogliono tutte spuntare da persone potenti, quali sono i nostri amici. Aspetto di sentire risposta del Sr. Commendator' di Gregorio,[15] e per fine l'abbraccio caramente, e riverisco insieme co'l Sr. suo fratello.[16]

Firenze. 16. Giugno 1663
Di Vostra Signoria Molt'Illustre Eccellentissima

Devotissimo Servitore
GIO[VANNI] ALF[ONSO] BORELLI

[Address:] Al Molt'Illustre Eccellentissimo Sigre. E Pn. Mio Osservandissimo Il / Sigr. Marcello Malpighi / Messina

1. Dated incorrectly 6 June by Atti (1847, 51) and Adelmann (1966, I, 219).

2. These three letters from Malpighi have not been located.

3. On 28 April 1663 (BU, MS 2085, II, 6; cf. Malpighi [1697, I, 25]) Malpighi recorded making observations on the glands of the electric ray; a few days later he examined them again and concluded that the fluid they expel originates in the cavity of the brain. Adnate to each of the "vessels" composing them he found a "globule resembling a very small ovum,"

these "ova" being the ampullae described fifteen years later by Stefano Lorenzini (1678, *22* ff.), after whom they have since been named. The vessels and their openings were briefly mentioned by Nicolaus Steno (1664a, *39*; 1910, I, *186*). Malpighi obviously communicated his finding to Borelli, hence the latter's comments in this letter. See also Budker (1958, *1045-1051*); Adelmann (1966, I, *218* & nn 8, 9, *219* & n5); letter 362A & n9; and cf. Malpighi's observations on the dogfish (BU, MS 2085, II, *13*; Cattaneo [1897, *158*]; Adelmann [1966, I, *246-247*]).

4. *Razze*—skates, several species of which are found in the Mediterranean.

5. Once more, Sir John Finch and Sir Thomas Baines (see letter 2 n2), whose departure for Constantinople Borelli had mistakenly reported on 12 April 1663 (letter 77).

6. That is, Thomas Bartholin, the Elder; see letter 32 n2.

7. Bartholin's *De pulmonum substantia & motu diatribe. Accedunt ... Marcelli Malpighij de pulmonibus, observationes anatomicae* had appeared at Copenhagen earlier in the year. For other references to Bartholin's work on the lungs, see letter 35 n2.

8. For other references to Malpighi's studies on fat, see letter 72 n4.

9. Probably the Antonino Reitani of letter 73 & n11.

10. The swordfish, *Xyphias gladius*; cf. D'Arcy Thompson (1947, *178-180*).

11. Don Antonio Ruffo was the uncle of Don Giacopo Ruffo, Viscount Francavilla (see letter 3 n14), mentioned previously. A wealthy connoisseur, he was engaged at this time in building a distinguished collection of works of art which was housed in his palace at Messina. Among the paintings he acquired directly from Rembrandt was "Aristotle Contemplating the Bust of Homer," now in the Metropolitan Museum of Art in New York City. As we shall learn later (letters 194, 216, 217), he sometimes relied upon Malpighi's artistic judgment when considering the purchase of a canvas. When Carlo Fracassati came to Messina some years later, he too was befriended by Antonio Ruffo. See Gallo (1804, III, *491*); Litta (1915, Ser. 2, no. 72, Ruffo di Calabria, plate XVI); V. Ruffo (1914; 1916); and consult the Index of this work.

12. The air bladder; for other references to the studies of Malpighi and his friends on this structure, see letter 72 n3.

13. Probably bacterial luminescence; see E. N. Harvey (1957, *118, 214, 481, 491, 501, 527-528*).

14. That is, the gills.

15. That is, Tommaso Di Gregorio; see letter 76 n8.

16. Bartolomeo Malpighi.

82 BORELLI TO MALPIGHI
Firenze, 24 June 1663

Text: BU, MS(LS) 2085, IX, *159*

Borelli reports that a manuscript of Malpighi's work on fat, to which he and Lorenzo Bellini will give careful attention, and the moneys to be paid to Rinaldo Accursi have arrived. The silk socks, the handkerchiefs, and the book which Malpighi had sent have not yet been received. He has been pleased to hear that Malpighi witnessed the celebration attending the viceroy's entry into Messina and that Malpighi is enjoying himself. Nothing else (than what Malpighi had reported?) could be expected of the physician who had arrived from Spain with so much acclaim, for his nation is not very friendly to novelty or to experiment. See Adelmann (1966, I, *220, 223*).

Molt'Illustre Eccellentissimo Sigre. E Pn. Mio Osservandissimo

Trovomi due lettere di Vostra Signoria una de 29 Maggio, l'altra de 5 del corrente mese[1] inviatami dal Sr. Cavaliere Guidi[2] dalla sua villa vicina all'Ambrogiana,[3] e con essa ricevo il suo Manoscritto della pinguedine,[4] quale sara da me considerato attentamente, e così farà il Sr. Bellini,[5] e gle ne saprò dar' poi risposta. Mi hà anche mandato un'involto, nel quale vi sono ungari n°. 127. un' zecchino gigliato, e doppie[6] d'Italia n°. 28. ma non vi sono paoli, com'ella dice nella sua lettera, il che ella vedrà dal capitolo della lettera del medesimo Sr. Guidi,[7] che li registro in fine di questa, sicchè non so sè questo sia stato error' di memoria di Vostra Signoria o del detto Sr. Guidi. Consegnerò i detti denari oggi appunto al procaccio di Bologna, perche li paghi al Sr. Rinaldo Accursi,[8] conforme il suo ordine, e ne torrò la riceuta conforme le solite cirimonie, dando anco avviso a parte al detto Sr. Rinaldi, acciochè vadi a recuperarli, e me ne scriva la riceuta. Se bene non ho ancor' riceuto le due paia di calzette di seta con i lacci, pezzuole, e libro, tuttavia ne rendo le dovute grazie Crederò d'averle presto. Piacemi che Vostra Signoria abbia goduto nella sua bella casa[9] la sontuosa festa della lettera, et entrata del Vicere,[10] e molto più per quello che mi scrive il Sr. Guidi, che Vostra Signoria se la passa allegrissimamente Di codesto medico venuto di Spagna con tanto grido non se ne poteva sperare altro, perche quella nazione non è troppo amica di novità ne di sperienze, ma solo di dispute metafisicali, le quali se li possono tutte donare. Lei per fine caramente abbraccio e riverisco insieme co'l suo Sr. Fratello.[11]

Firenze 24 Giugno 1663

Di Vostra Signoria Molt'Illustre E Eccellentissima

Devotissimo Servitore

GIO[VANNI] ALF[ONSO] BORELLI

[Extract from Guidi's letter:]

In Messina m'è stato dal Sr. Malpighi consegnato un' fagotto di libri non legati, un'altro fagotto coperto di cottone, un gruppo d'Ungheri n°. 89. altro gruppo d'ungheri doppi n°. 15., altro involto unghero da 4, et un' zecchin' gigliato, et altro gruppo di doppie d'Italia n°. 28., che tutto li sarà contato dal mio fattore latore di questa.

1. These letters from Malpighi have not been located.

2. For the Cavaliere Guidi, see letter 2 n11.

3. The Medici Villa Ambrogiana near Montelupo.

4. Malpighi's studies on fat had now apparently reached the point where he felt a draft of his *De omento, pinguedine, et adiposis ductibus* was ready for Borelli's inspection. For other references to these studies, see letter 72 n4.

For the inception, progress, and publication of Malpighi's works on the brain (*De cerebro*), tongue (*De lingua*), and omentum (*De omento*), see Adelmann (1966, I, *212, 219, 220, 222, 223, 235-257 passim, 261-262, 265*) and letters 84, 86-88, 91, 94, 98, 99, 102, 106, 109-111, 114-116, 118-125, 127-139, 141, 143, 145, 149, 154, 155). Cf. L. Belloni (1965; 1966; 1967b; 1968a).

5. That is, Lorenzo Bellini; see letter 65 n9.

6. The ungaro, zecchino gigliato, and the doppia were gold coins, the paolo, silver. See the appropriate entries in the *Enciclopedia italiana*, the *Dizionario enciclopedico italiano*, and Martinori (1915).

7. The extract from Guidi's letter is given in the postscript.

8. Rinaldo Accursi (Accorsi, Acursio), probably the notary of this name mentioned by Montefani Caprara (BU, MS 4207, I, *85*), was evidently Malpighi's financial agent at Bologna. He is mentioned again in letters 88, 100, 137, 141, 147.

9. This was the house *alla marina* referred to in letter 81.

10. Francesco IV Gaetano (Gaetani), created a grandee of Spain by Philip III in 1616, was governor of Milan from 1660 to 1662 and viceroy of Sicily from 1662 to 1667. He did not reach Sicily from Spain, however, until March 1663, when he arrived in Palermo. His entry (*entrata*) into Messina occurred in May (the 28th or 29th; the authorities differ).

The *lettera* referred to by Malpighi, I conjecture, was possibly the privilege, which the Messinese had obtained from Spain and which the viceroy may immediately have announced, giving the city the exclusive right to export all the silk produced in, or introduced into, the whole region between Termini and Syracuse. Of course, this decree would have been a cause for rejoicing on the part of the Messinese. It was, however, soon to be revoked at the instance of the naturally incensed Palermitans. See Di Blasi (1791, II, pt. 2, *347-358*; 1864, III, *199-200*); Caruso (1877, IV, *131-132*); Caetani (1920, *80-81* & tav. A-XXXIX).

11. Bartolomeo Malpighi.

83   ANTONIO CRISPO[1] TO MALPIGHI
Trapani, 3 July 1663

Text: BU, MS(ALS) 2085, III, *238*

Antonio Crispo seeks Malpighi's opinion on a *consulto*. See Adelmann (1966, I, *217-218*).

Molto Illustre Sigre. Sempre Colendissimo

Nelle cose della professione occorrono molte volte alcune circostanze particolari perle quali non si può stare attaccato alli segni universali come in uno sputo di sangue senza vomito con tosse e facili screationi se possa provenire da quelle vene esistenti nella cavita dello stomacho quando il paziente si retrova in tutte le viscere naturali obstrutto e con tumori duri quando il ventriculo abonda di crudita crasse viscide e tenace che ordinariamente si sgrava con li sputi e con tosse, conforme occorse a me in una consulta la quale mando inclusa a Vostra Signoria Molto Illustre accio mi facci favore dirme il suo sentimento accio non errando possi nelle simili occorrenze guidarme Il fatto se bene e succintamente notato nella consulta che diede al Protho-medico nella quale non mi parve stendermi perche n'era informato lo scrisse al Sr. Domenico Catalano[2] il quale mi farà gratia leggerlo, la mia sentenza a questi miei colleghi li e parsa paradossa la supplico che mi vogli mandare il suo parere,[3] quale ricevero come da mio maestro. La priego che non sprezzi questo travaglio perche i pari di lei s'accommodano con i minimi a favorirli in simili occorrenze Io dall'intese sue dottrine reso ammirato sebene di nessuna conoscenza appo lei, fatto animo l'ho voluto supplicare sopra tal fatto offerendomi dall'altra parte per suo servo devotissimo con desiderio d'esser honorato da suoi comandi Mentre per fine con baciare le mani li priego dal cielo ogni contento

Trapani 3 di Luglio 1663

Di Vostra Signoria Molto Illustre

Devotissimo e Vero Servo

ANTONIO CRISPO

1. Antonio Crispo of Trapani was a successful physician and the author of a number of medical works. G. M. Mira (1875, I, *282*), however, says that they contain *una erronea theoria ed una pratica periculosa, poco atta a giustificare la vasta fama dell'autore.* After the death of his wife Crispo entered the priesthood.

The copy of the *consulto* which Crispo sent to Malpighi with this letter has disappeared. It seems probable, however, that it is the one which is printed on pages 13-20 of Crispo's *De sputo sanguinis a corporis partibus infernis provenientis cum tussi, & sine vomitu,* which was published at Trapani nineteen years later. See also Mongitore (1708, I, *63*); Haller (1779, III, *108*); Di Ferro (1830, I, *76-84*); Mondello (1876, *140-143*).

2. That is, Giovanni Domenico Catalano; see letter 46 n3.

3. Malpighi's reply seems not to have survived, if indeed he did reply to Crispo at all.

84   BORELLI TO MALPIGHI

Firenze, 20 July 1663

Text: BU, MS(LS) 2085, IX, *97*

Borelli has now received and read Thomas Bartholin's recent book on the lungs in which Malpighi's two epistles were reprinted; he gives Malpighi an analysis and his opinion of the work and tells him that it will shortly reach him. He suggests that Malpighi write Bartholin a letter of thanks and skillfully correct him. He (and Lorenzo Bellini) have not yet been able to make observations on fat. Carlo Fracassati would like a lectureship at Pisa, and Borelli thinks he will obtain it. See Adelmann (1966, I, *220, 221-222, 228*).

Molt'Illustre Eccellentissimo Sigr. Mio e Pn. Osservandissimo

Doppo essere stato molte settimane senza sue lettere ne ricevo una assai breve de 27[1] del passato, nella quale solo parla dell'avviso, ch'io gli diedi dell'opuscolo del Bartolino,[2] intorno al quale ora soggiungo d'averlo veduto, e letto con gran' curiosità, ma finalmente m'è riuscito assai meno che mediocre,

e mi pare ch'egli s'abbia messo in capo di non lasciar' cosa nuova nella Notomia, dove egli non ne voglia aver' la parte se non di padrone almeno di maestro
di casa, come hà fatto in questa occasione, dove nel proemio dice esserli state
mandate l'osservazioni di Vostra Signoria plane novis et curiosis,[3] e però
ringrazia chi glielo manda, e lei assicurando i lettori di volere illustrare ecc.
Poi distribuisce il suo discorso in cinque sezioni; nella prima con gran'
diceria si trova che questa faccenda non è nuova, ma insegnata da Ipocrate
nel libro de carnibus, perche dice veluti spumam, et fistulosum reddit.[4]
Nella seconda sezione trova un'altro detto Ogelando,[5] il quale disse non so
che parola per disgrazia d'essere il polmone membranoso; sempre però
parla di Vostra Signoria con molta lode, et encomi: Nelle tre sezzioni seguenti
agita quella questione antica del modo come si fà il moto de polmoni contra
l'Elmontio,[6] e Desciartes,[7] e poi la finisce portando in tavola i medesimi
cavoli riscaldati, ch'egli e mill'altri anno prodotto, e quello che più m'ha
scandalizato si è, che senza far' capitale delle cose insinuate in dette epistole
intorno all'uso de polmoni, e respirazione repete quell'anticaglia dell' refri-
gerio, del calor' del cuore,[8] e così finisce il suo libro, con soggiugner' poi le
due epistole di Vostra Signoria con le sue figure. Il libro lo vedrà Vostra
Signoria ben' presto, che lo mandarò con le galere che vengono in fiera
d'Agosto.[9] e Vostra Signoria pensarà se sarà bene fare un'epistola al detto
Bartolini in ringraziamento. nella quale destramente se li potrebbe fare una
correzion' fraterna, e da[r]li ad intendere, che quando s'avesse a far' capitale
di qualche paroluzza, che per disgrazia fusse scappata a qualche auto[re]
ne lui, ne 'l Pequeto,[10] ne l'Arveo,[11] avrebbero di che vantarsi, perche facilissima cosa è doppo trovate, et insegnate le cose, interpretare, e stiracchiar'
gl'oracoli. Ma intorno a questo Vostra Signoria ci penserà meglio. Intorno
la struttura della pinguedine[12] di Vostra Signoria non abbiamo potuto
[fare] nessuna osservazione; ma se avremo opportunità si farà, e gli scriverò
qualche cosa. Il Sr. Fracassati[13] hà voluto, che si chieda per lui una lettura
di Pisa, la qual' credo che s'averà, et io avrò questa consolazione di goderlo
di presenza, e spero quest'inverno co'l suo aiuto far' qualche cosa intorno
a miei studi. Finisco con abbracciarla caramente insieme co'l Sr. suo fratello.[14]
Firenze. 20. Luglio. 1663
Di Vostra Signoria Molt'Illustre et Eccellentissima

Devotissimo Servitore

GIO[VANNI] ALF[ONSO] BORELLI

1. This letter from Malpighi has not been located.

2. That is, the elder Thomas Bartholin's *De pulmonum substantia & motu diatribe* (Hafniae,
1663), which Borelli was looking forward to receiving from Venice when he wrote on 16 June
(letter 81). For other references to Bartholin's work on the lungs, see letter 35 n2.

3. This phrase occurs in Bartholin's address to the reader, in which he thanks Carlo Dati (who, we learn from earlier letters [nos. 35, 37, 39], was entrusted with the distribution of Malpighi's epistles on the lungs) for having sent Malpighi's observations *in fasciculo Scaveniano*, that is, in a package addressed to Peder Lauridsen Scavenius, procurator general of the king of Denmark and the owner of a large library which he presented to the king in 1665.

The passage in Bartholin (1663, f. *a4*a) reads: "De Pulmonibus nihil jam cogitassem, nisi occasionem dedisset Carolus Dati . . . transmissis in fasciculo Scaveniano observationibus Malpighii, plane novis & curiosis."

4. Bartholin (1663, *2-18*) discusses at some length a passage in Hippocrates' *De carnibus*, cap. 7 (Littré, VIII, *594, 595*), which he quotes as follows: "Cor calefaciens exsiccavit quod in humido glutinosissimum erat, celeriter, veluti spumam, & fistulosum reddidit, multisque venulis respersit."

The Greek text with the introductory statement may be translated thus: "The lung was made near the heart in the following way: the heart, heating whatever part of the moisture was most viscous, quickly dried it up like foam and made it spongy, and [made] many veins in it."

5. That is, Cornelis van Hoghelande of Leiden, Catholic philosopher and physician who was a close friend and correspondent of Descartes, to whom he dedicated his *Cogitationes, quibus Dei existentia; item animae spiritalitas, et possibilis cum corpore unio, demonstrantur* . . . (Amstelodami, 1646); see Jöcher (1750, II, *1666*); Descartes (1910, XII, *110-111*); *Nieuw Nederlandsch biografisch Woordenboek* (1912, II, *594-595*).

For the passage from van Hoghelande (1646, *255-256*) discussed by Bartholin (1663, *20-21*) in his attempt to show that van Hoghelande had anticipated Malpighi in the discovery of the membranous spaces in the lung, see Adelmann (1966, I, *220* & n7). Bartholin remarks (1663, *21*): "Prorsus cum Malpighio consentire Virum bene meritum gaudebam, sed mirabar hactenus tam multis lecta, a nullo animadversa fuisse."

For Malpighi's comments on van Hoghelande's work, see Malpighi (1697, I, *7*); Adelmann (1966, I, *221* & nn1, 2).

6. That is, the eminent Belgian chemist and physician, Jan Baptista van Helmont; see Portal (1770, II, *640-642*); Haller (1777, II, *518-528*); Eloy (1778, II, *478-482*); Dezeimeris (1837, III, *97-104*); *Biographie nationale* (1884-1885, VIII, *902-926*); Hirsch (1886, III, *142-143*); M. Foster (1901, *121-144*); Ferguson (1906, I, *380-382*); Giesecke (1908); W. Pagel (1930; 1944; 1953); Nève de Mévergnies (1935); Reti and Gibson (1969, *1-19*); *Isis Cumulative Bibliography* (1971, I, *555-556*); *Dictionary of Scientific Biography* (1972, VI, *253-259*).

Bartholin refutes at some length and with much citation Van Helmont's contention that the lungs do not move. The passages to which he objects are those in *Catharri deliramenta* in which Van Helmont (1648, *438*) states that the lungs do not move, for the substance of the lungs is incapable of compression and expansion.

7. That is, René Descartes.

Bartholin (1663, *84-102*) devotes the fifth section (entitled *Aerem a thorace non pelli in pulmones contra Cartesium*) of his work on the lungs to a refutation of the notion of Descartes that air is driven into the lungs by the thorax and is not attracted into them (as Bartholin thought).

I can find no passage where Descartes says explicitly what Bartholin attributes to him, but it is perhaps implied in the following passage of *Les passions de l'âme* (1909, XI, *428*; 1911, I, *390*), where he is discussing the cause of sighing. We tend to sigh, Descartes says, when the lungs are almost empty of blood, "because then the small amount of blood which remains in the lungs, suddenly falling into the left side of the heart by this venous artery and being driven thence by the desire of arriving at this joy, which agitates all the muscles of the diaphragm and chest at the same time, the air is promptly driven through the mouth into the lungs, in order there to fill the place left by this blood, and that is what we call sighing" (translation by E. S. Haldane and G. R. T. Ross).

8. That the purpose of respiration is to refrigerate the heart, assumed to be the hottest organ in the body, is a notion at least as old as Hippocrates (cf. *De carnibus*, cap. 6 [Littré, VIII, *592*, *593*]) and Aristotle (cf. *De part. an.*, III, 6, 668b33-669a6), and it was upheld by Galen (cf. *De usu partium*, VI, 2, and *De placitis Hippocratis et Platonis*, II, 8, and VII, 3 [Kühn, III, *412*; V, *281*, *608*]) and naturally by his followers for centuries.

9. That is, Ferragosto, the August holidays, originally celebrated on 1 August and later postponed to 15 August. Borelli is probably referring to the season rather than to the day.

10. That is, Jean Pecquet, discoverer of the thoracic duct; see letter 57 n12.

11. That is, William Harvey.

12. It will be recalled that on 24 June (letter 82) Borelli acknowledged receiving a manuscript of Malpighi's work on fat. For other references to these studies of Malpighi's, see letter 72 n4.

13. That is, Carlo Fracassati; see letter 18 n1. For other references to his appointment to a chair at Pisa, see letter 29 n8. When Borelli wrote on 17(?) September 1663 (letter 88) the appointment had already been made although the rotulus had not yet been published.

14. Bartolomeo Malpighi.

85 BORELLI TO MALPIGHI
Firenze, 10 August 1663

Text: BU, MS(LS) 2085, IX, *99*

Borelli hopes that Malpighi will be able to make the observations on the swordfish that he wished him to make. Malpighi will by this time have received Thomas Bartholin's book on the lungs, and his fears about it will have proved groundless. He thanks Malpighi for his advice to hasten the publication of his work on the motion of animals, but he fears that he cannot make more rapid progress. Malpighi will hear from Signor Cavaliere Guidi in person about certain moneys he has sent. Borelli has been unable to make further observations on fat; his vision is too poor to see such minute things even with the microscope. See also Adelmann (1966, I, *222-223*).

Molt'Illustre e Eccellentissimo Sigr. et Pron. Colendissimo

Mi sono arrivate questa settimana due lettere di Vostra Signoria degl'undici, e diciotto del passato,[1] nella prima mi da speranza di far l'osservazioni che io desideravo ne pesci spade[2] gia che la stagione de Tonni[3] era passata, il che mi sarà molto caro. Si sarà Vostra Signoria gia chiarito di quei gran misteri che faceva sopra il libro del Bartolino[4] de i polmoni nel quale non havrà trovato quelle gran montagne che s'haveva figurato, ma piu tosto topi, o se altri animali piu ridicoli si trovano e Vostra Signoria è stato Astrologo quando mi dice sospettar che faceva lunari, i quali poi non riusciranno. Segue poi Vostra Signoria a rendermi la pariglia dell'esortatione che io gli facevo di mandar fuori qualcosa presto intorno al suggetto, che ha per le mani della pinguedine,[5] e così mi fa una bella corretion fraterna del tardar ch'io fo a terminare, e publicare questa mia fatica de i moti degl'animali,[6] e confesso che Vostra Signoria ha ragione, ma non posso, benche voglia affrettar piu per mille intoppi, che mi sono intraposti, e vado hora, benche lentissimamente nettando qualche cosa, per che non posso operar da me come lei sa per la difficultà che ho nello scrivere tutta via la ringrazio dell'avvertimento. Intorno a i denari che Vostra Signoria mandò gia da la voce viva del Sigr. Cavalier Guidi[7] ne sarà informata, e sentirà da lui il particolare di quei trenta Giuli[8] ch'io non hebbi, ne so che vi bisognassero spese per porto, o gabelle se però il detto Sigr. Cavalier Guidi non havesse fatte altre spese per conto di Vostra Signoria che forse saranno non so che balla di libri che mi scrive il Sigr. Fracassati[9] haver mandato a Livorno per imbarcarsi. Intorno alla pinguedine io non ho potuto far altra osservazione, ne la mia vista assai debilitata può anco con l'aiuto delli microscopij osservar cose tanto minute. Questa settimana non ricevo lettere del Sigr. Catalano[10] forse per li soliti impedimenti di Roma[11] mi basta sentire dalla lettera di Vostra Signoria che egli goda buona salute con tutti gl'altri amici, lo riverisca da mia parte caramente, e cosi al Sigr. Don Iacopo[12] come fo a Vostra Signoria et al Sigr. suo fratello[13]

Firenze il di 10 Agosto 1663

Di Vostra Signoria molt'Illustre et Eccellentissimo

Devotissimo Servitore

GIO[VANNI] ALF[ONSO] BORELLI

1. These two letters from Malpighi have not been located.

2. Swordfishes, upon which Borelli had on 16 June (letter 81) asked Malpighi to make certain observations.

3. Tunas.

4. Borelli now assumes that Malpighi has received Thomas Bartholin's *De pulmonum substantia & motu diatribe*, which he had told Malpighi on 20 July (letter 84) would be sent to him on one of the ships arriving at Ferragosto. For other references to Bartholin's work on the lungs, see letters 35 n2, 158 n4.

5. See letters 72, 74, 80, and 81, in which Borelli urged Malpighi to expedite his work on fat.

6. That is, Borelli's *De motu animalium*, which would not be published for about eighteen years. The two volumes of it appeared posthumously at Rome in 1680 and 1681.

7. For the Signor Cavaliere Guidi, see letter 2 n11.

8. See letter 16 n6.

9. That is, Carlo Fracassati; see letter 18 n1.

10. That is, Domenico Catalano; see letter 46 n3.

11. On 3 March 1663 (letter 73) Borelli had complained of the laziness of the man who was supposed to forward Domenico Catalano's letters to him from Rome and of the difficulty of finding someone there who would transfer letters from one post to another. He is undoubtedly referring here to the same difficulties.

12. That is, Don Giacopo Ruffo; see letter 3 n14.

13. Bartolomeo Malpighi.

86 BORELLI TO MALPIGHI
Firenze, 17 August 1663

Text: BU, MS(LS) 2085, IX, *100*

Borelli is much interested in the account of Malpighi's observations on the eye of the swordfish, contained in the latter's letter of 24 July, and he raises a number of questions. Once again he says that because of his poor eyesight he has been unable to make any observations on fat; Malpighi must work by himself. See Adelmann (1966, I, *223*).

Molt'Illustre Eccellentissimo Sigre. e Pn. Mio Osservandissimo

Sento con molto mio gusto dalla sua lettera de 24[1] del passato la sperienza fatta nell'ochio de Pesci Spada,[2] per la quale ne rendo le dovute grazie. Con tutto ciò mi restano altre curiosità da soggiugnere, alle quali ora che la cosa è fresca potrà Vostra Signoria facilmente sodisfare. Il dirmi che l'occhio è grandissimo in proporzion' degl'altri animali in maniera che riempie due gran' mani unite insieme non mi basta; vorrei sapere appress'appoco la proporzion' del diametro dell'occhio in rispetto al capo in mole, et in peso. Il corpo lato[3] che ella dice trovarsi nella concavità dell'occhio simile alla milza, credo che sia glandula. La forma del forame del nervo ottico mi pare strana, e bizzarra, ma vorrei che ella se n'assicurasse meglio. Il vaso poi osseo[4] in luogo di cornea potrà Vostra Signoria seccarlo, e con buona occasione mandarmelo. Più mirabile mi pare quello ch'ella soggiugne, ch'ella giudica che 'l cristallino sia mobile;[5] cosa che a me pare impossibile, e perturba molto il concetto ch'io avevo prima insieme co'l Keplero,[6] che il detto cristallino per accidente potesse variar' sito, inquanto che tutto 'l globo del'occhio stirato da muscoli fusse schiacciato, e così venissi a diminuirsi l'intervallo, o distanza dal cristallino al fondo dell'occhio, oltre che non posso persuadermi, che senza muscoli la natura possa muovere parte veruna, eccetto che con quel moto, che noi chiamiamo peristaltico. L'esser' poi composto di sfoglie, come cipolla, è cosa solita alli cristallini degl'altri pesci. Procuri di grazia reiterar' l'osservazione, se sarà possibile; perche mi sto con grandissima curiosità. Intorno alla scrittura[7] mandatami da Vostra Signoria della pinguedine replico di nuovo ch'io non hò avuto agio di far' nessuna osservazione, ne la vista m'aiuta a segno tale, ch'io possa ne anche con l'aiuto de cristalli veder' cose tanto fine, e minute, però è necessario ch'ella da se lavori, e travagli. Attenda a star' sano, e a tenermi consolato con le sue lettere, delle quali n'aspetto copia co'l Sr. Cavalier Guidi,[8] et a lei col' Sr. suo fratello[9] riverisco affettuosamente.

Firenze. 17. Agosto. 1663

Di Vostra Signoria Molt'Illustre Eccellentissima

Devotissimo Servitore

GIO[VANNI] ALF[ONSO] BORELLI

1. This letter from Malpighi has not been located.

2. The swordfish. For the observations which Malpighi had made upon the swordfish on 3 and 23 July (and reported to Borelli in his letter of 24 July) and again, some weeks later than the date of this letter of Borelli's, on 12 and 26 September, see Malpighi's notes (BU, MS 2085, II, *9-10*), his *Opera posthuma* (1697, I, *25-26*), and Adelmann (1966, I, *222-223*).

3. The choroidal gland, which Malpighi describes as follows in his notes of 23 July: "In orbita oculi observatur corpus quoddam, quale est pirum depressum huiusmodi corpus est coloris qualis observatur in liene fibrosum est, unde fibrae seu corpora capreolorum instar nerv[e]a observantur circa rubras fibras. Habet nervos intime penetrantes, et impregnatum est pinguedine in cauda nectitur fibris proprijs alijs fibris musculi moventis oculum" (BU, MS 2085, II, *9*). Cf. Malpighi (1697, I, *26*).

4. The sclera, which Malpighi describes as follows in his notes of 23 July: "Humores oculi loco adnatae [*sic*] investiebantur osse cribroso quod patens erat ad ingressum nervi, et circumcirca et in anteriori parte terminabatur ad pupillam, quae tegebatur cornea" (BU, MS 2085, II, *9*). Cf. Malpighi (1697, I, *26*).

5. In his notes of 23 July, Malpighi describes the lens as follows: "Crijstallinus humor erat perfecte sphericus, cum hoc tamen quod a lateribus non nectebatur vitreo humori sed duos oppositos veluti manubrios [the suspensory ligament and retractor muscle] habebat conexos vitrei humoris membranae et hae appendices seu alae adnascebantur membranae densae propriae investientis [*sic*] humorem cristallinum. Hic componitur ex laminibus veluti caepae, quin et intimus globulus densus, et veluti gypseus est et solidus. Observare est etiam manubrio necti nervulum qui evidenter dividit exterius cristallinum" (BU, MS 2085, II, *9*). Cf. Malpighi (1697, I, *26*).

On 25 August (letter 87) Borelli raised once more the question of the mobility of the lens, saying that if Malpighi believed in, or was arguing for, this mobility because he had observed that the lens is not everywhere attached by visible membranes, since he had only found the two manubria (*manichi* [that is, the suspensory ligament and retractor muscle]), it did not seem to him a necessary argument, because in addition to the two manubria there could be transparent membranes that would hold the lens firm and separated from the aqueous humor; and also it is certain that if the lens were to be rotated from either side [by the manubria] the image could not be formed at the fundus of the eye.

Neither in his notes nor in the report he gives in the *Opera posthuma* does Malpighi speak explicitly of the mobility of the lens; but he apparently did so in his letter to Borelli of 24 July, probably inferring its mobility from the two manubria he had found.

6. From the extensive literature on the eminent German astronomer, Johannes Kepler, I cite only Caspar (1948; 1959) and Baumgardt (1951). See also the *Isis Cumulative Bibliography* (1971, II, *11-14*).

Borelli is referring here to proposition LXIV of Kepler's *Dioptrice* (1859, II, *540-541*; 1941, IV, *374-375*), where he postulates that accommodation of the eye for far and near vision is effected by a change in shape of the eye which is caused by contraction or relaxation of the ciliary processes and which changes the distance between the retina and the lens.

7. This *scrittura* was the manuscript dealing with his observations on fat which Malpighi had sent to Borelli. For other references to these studies of Malpighi's, see letter 72 n4.

8. For the Signor Cavaliere Guidi, see letter 2 n11.

9. Bartolomeo Malpighi.

87 BORELLI TO MALPIGHI
Firenze, 25 August 1663

Text: BU, MS(LS) 2085, IX, *101*

Borelli comments once more on Malpighi's observations on the eye of the swordfish and asks for further information. See Adelmann (1966, I, *223, 224*).

Molt'Illustre Eccellentissimo Sigre. E Pn. Mio Osservandissimo

Con tutto che Vostra Signoria con questa sua del primo d'Agosto[1] dice essersi assicurata della verità delle prime sperienze fatte nell'occhio de pesci spada,[2] tutta via a me restano molte curiosità da sapere, come gl'accennai per la passata. Vorrei che mi dicesse donde cava che l'umor' cristallino immerso nel vitreo sia mobile.[3] Se ella crede o argumenta questo dal vedere che egli non è legato dapertutto con membrane visibili perch'ella non iscopre se non da due fianchi quei due manichi[4] non mi par' che sia argumento necessario, perche oltre i detti manichi ci potrebbero essere membrane trasparenti che lo tenessero fermo, e separato dall'umor' aqueo, del qual' Vostra Signoria pur' non ne parla, e pure è certo che se 'l Cristallino si rivoltasse punto da una banda, o dall'altra, le pitture non si potrebbon' fare nel fondo dell'occhio. Circa il nervo Ottico benche Vostra Signoria mi dica, che quei giri[5] doppo averlo cotto, e tolto le membrane l'ha disteso alla latitudine di due dita, averei bisogno di maggior' chiarezza, descrivendo e disegnando con misure precise la lungheza, e sito prima d'esser' tagliato, e doppo esser' dispiegato. Questo potrebbe essere gran' lume per filosofare sopra questo fatto, però bisogna con grande accuratezza cercare in altri animali se si trova la stessa cosa, o simile, e parimente se l'umor' vitreo di tutti gl'altri animali al fuoco si risolve in acqua,[6] il che non mi par' che sia vero. Aspetto con desiderio sentire altre sue osservazioni, come ella mi da speranza intanto la riv[erisco] affettuosamente insieme co'l Sr. suo fratello.[7]
Firenze 25 Agosto 1663
Di Vostra Signoria Molt'Illustre Eccellentissima

Affezionatissimo Servitore
GIO[VANNI] ALF[ONSO] BORELLI

1. This letter from Malpighi has not been located.
2. The swordfish.
3. See letter 86 n5.
4. The manubria described by Malpighi; see letter 86 n5.

5. These *giri* are the peculiar fanlike foldings of the optic nerve found in these fish (see Owen [1866, I, figure 216, *a*]; Walls [1942, *179* & figure 105, *e*]). Borelli did not refer to them in his letter of 17 August, possibly because Malpighi had neglected to tell him about them in his letter of 24 July, although he had discovered them in the swordfish and made drawings of them in his notes dated 23 July (BU, MS 2085, II, *9*; cf. Malpighi [1697, I, *25*]). Later (letter 88), Borelli acknowledged receiving from Malpighi a drawing illustrating them; on 26 September (*vide infra*) Malpighi looked for them in vain in the beef. See letters 65 n9, 88, 91, 93, 94, 98, 99, 102, 103, 111, 119, and Adelmann (1966, I, *222-235*).

Malpighi's discovery, as we shall learn, was demonstrated to the Grand Duke Ferdinand with interesting results. It was finally published in *De cerebro* in 1665 (1665, *27-33*; 1687, II, *119-121*). For references to the inception, progress, and publication of this epistle, see letter 82 n4.

6. Probably in response to Borelli's suggestion in this letter, Malpighi on 26 September made observations on the optic nerve and vitreous humor of the beef, recording: "Observavi nervum opticum bovis qui est veluti fasciculus filamentorum rectorum unde coctus leviter optime apparent. In eodem humor vitreus coctus funditur totus in aquam, et remanet sola membrana" (BU, MS 2085, II, *10*; cf. Malpighi [1697, I, *25-26*]).

7. Bartolomeo Malpighi.

88 BORELLI TO MALPIGHI
Firenze, 1[7? September? 1663][1]

Text: BU, MS(LS) 2085, I, *153-154*
Publ.: (in part) Malpighi (1697, I, *25, 108*; 1698, *37*); Atti (1847, *52*)

Borelli acknowledges the receipt of two letters with inclosures from Malpighi; he has not yet received the silk veiling and socks Malpighi is sending. He notes Malpighi's agreement with his judgment of Thomas Bartholin, with whom he advises Malpighi to correspond. Carlo Fracassati's and Lorenzo Bellini's appointments at Pisa have been confirmed. Borelli regrets the death of Signor (Antonino) Reitano's wife. He is amazed at the drawing of the optic nerve of the swordfish which Malpighi has sent him and advises Malpighi to investigate other large animals and to publish an epistle about this marvel. He is sorry to hear of the illness prevailing in Messina; in Florence the hospitals are empty despite the very cold and rainy weather there. See Adelmann (1966, I, *223-224*).

Molto Illustre et Eccellentissimo Sr. Mio et Prone. Colendissimo

Trovomi due lettere di Vostra Signoria de 17. et de 22.[2] del passato la prima recatami dal Sr. Cavalier Guidi[3] con tre incluse per il Sr. Fracassati,[4] Accorsi,[5] et Montanari[6] le quali le mandarò con questo procaccia à Bolognia, ma il fagottino di velo di seta[7] lo mandarò quando verrà, che per ancor il Sr. Cavalier Guidi, il quale è rimasto ad una sua villa vicino al Ambrogiana[8] non me l'ha mandato, aspettando comodità sicura per isfuggir le difficultà della porta, et Dogane; in somma si procurara in tutti i modi, che ella resti servita; in quanto poi alle calzzette che ella dice mandarmi io la ringratio, ma però consideri che io non sono ne tanto zerbino, ne tanto sfragaro che habbia haver consumate quelle che poco tempo fa ella mi mandò, voglio dir in somma che ella con me può lasciar star queste dimostrationi, essendo io più che sicuro dell'amore che ella mi porta. Ma passando al Bartolini[9] veggo che ella s'è conformato co'l giuditio, che io ne havevo fatto, et quanto allo scrivere, crederei che fusse bene per attaccar corrispondenzza con un Huomo tanto famoso, et stimato, et credo che gli si potrebbe dolcemente render la pariglia accennandogli, che i suoi vasi linfatici, de i quali tanto si glorifica, sono inventioni antiche d'Hippocrate,[10] et forse anche d'altri. Del Sr. Fracassati gia è stabilita la sua condotta benche non sia publicato il Ruolo, et così anche è stabilita la catedra del Sr. Bellini,[11] il quale è gia ito à Pisa per dottorarsi, et così io quest'Anno hò havuto queste due consolationi. Sento poi con estremo mio cordoglio la morte della Sra. Moglie del Sr. Reitani,[12] et lo compatisco vivamente per esser Cavaliero che merita ogni bene, et è Amico svisceratissimo.

Ho visto con gran mio stupore il disegno del nervo ottico[13] del Pesce Spada, di quest'osservatione bisogna farne gran' capitale, et facilmente à Vostra Signoria riuscirà trovarne qualche vestigio in altri Animali grandi come Buoi,[14] et se sarà così è bene che Vostra Signoria ne stampi un'epistola per dar notitia al Mondo di questa maraviglia con non poche conietture filosofic[h]e che vi si posson far sù, le quali benche sian dubbiose, et incerte tutta via si possono dire con le debite preserve, ò almeno per non esser prevenuto. Seguiti Vostra Signoria di gratia à travagliare, et filosofare gia che ha comodità, et talento di farlo. La ringratio delle cortesie usate à quel Cavalier Francese raccomandato da me. Mi dispiace di sentir' che costì corrano infermità di cattiva qualità, qui noi per gratia di Dio stiamo assai bene, et questi Ospedali sono voti, benche i tempi siano stati freddi, et piovosi in estremo grado, et fino avanti hieri vi fù una piena tanto eccessiva in questo fiume, che allagò buona parte della Campagna, et ha mandato à male gran parte delle raccolte delle uve poi non se ne [———][15]
che son q—[16] — — — — — — — — — — — — —
io spero, s— — — — — — — — — — — — —
ciarla car— — — — — — — — — — — — —
Firenze 1[8 Agosto 1663][17]
Di Vostra Signoria Molt'[Illustre ed Eccellentissima]

[Devotissimo Servitore]
[Gio(vanni) Alf(onso) Borelli]

1. The second page of this letter has been mutilated with loss of text, and mounted; the date, restored in a later hand, reads "1[8 Agosto 1663]," but this is doubtful. In the *Opera*

posthuma (1697, I, *108*; cf. *25*) and in Atti (1847, *52*) a fragment of this letter, said correctly in the *Opera posthuma* to be an answer to Malpighi's letter of 17 August, is itself dated 17 August! This letter obviously follows Borelli's letter of 25 August, and since it acknowledges letters of 17 and 22 August from Malpighi it was almost certainly written in September, and probably some time between the 10th and the 19th. 17 September is a possible date, and we may perhaps assume that the date 17 August of the *Opera posthuma* should be so emended.

2. These two letters from Malpighi have not been located.

3. For the Signor Cavaliere Guidi, see letter 2 n11.

4. That is, Carlo Fracassati; see letter 18 n1.

5. Probably the Signor Rinaldo Accursi of letter 82.

6. For Malpighi's good friend, Geminiano Montanari, distinguished mathematician, physicist, and astronomer, member of the Accademia dei Gelati and the Accademia della Traccia, and lecturer on mathematics at Bologna from 1665 until 1678, when he left to assume a post at Padua, see G. B. Capponi (1672, *264-267*); Patin (1682, *109-114*); Papadopoli (1726, I, *182*, *377-378*); Cinelli Calvoli (1746, III, *352-353*); Facciolati (1757, III, *326*); A. Fabroni (1779, III, *69-119*); Targioni Tozzetti (1780, I, *303-304*); Tiraboschi (1783, III, *254-279*; 1786, VI, *144-145*; 1834, XXVIII, *120-126*); Fischer (1801, I, *291-293*); Corniani (1819, VIII, *143-148*); Antinori (1841, *85-86*); Mazzetti (1848, *215*); Campori (1875); Valdrighi (1876, *59*); Poggendorff (1879, *411-414*); Caverni (1891, I, *203-204*, *414-420*; 1892, II, *39*, *51*, *174-176*, *431-434*, *500*; 1893, III, *161-163*); Goldschmid (1949); Savelli (1952); Busacchi (1965); Adelmann (1966, I, *103* & n15, *224*, *333-337*, *353* n4, *358* & n8, *365*, *392* n5, *394*, *405*, *406*, *407*, *423*, *475*, *582*, *673*, *676* n5(1), *677* n2, *690* n2, *710* n2, *716* & n8, *717* & nn8, 11, *718* & nn2, 3, *719*, *720*, *721* & n4, *et alibi*; II, *831*); Brascaglia (1966, *15-34*).

7. This was perhaps intended for the Signorina Francesca Massari, or for Malpighi's sisters, whom the Signorina was probably looking after in Bologna during Malpighi's absence (see Adelmann [1966, I, *209*]).

8. That is, the Medici Villa Ambrogiana near Montelupo.

9. That is, the elder Thomas Bartholin's *De pulmonum substantia & motu diatribe*; for other references to Bartholin's work on the lungs, see letter 35 n2.

10. What passage in Hippocrates Borelli had in mind in suggesting that Malpighi might intimate to Bartholin that Hippocrates had anticipated him, I do not know. Herophilus, Erasistratus, and Galen are all said to have seen lymphatics or lacteals in the mesentery, and in saying that perhaps others had anticipated Bartholin, Borelli may have been thinking of these men. See Galen, *De anat. admin.*, VII, 16; *De usu partium*, IV, 19 (Galen [1968, I, *242*]); *An in arteriis natura sanguis contineatur*, cap. 5 (Kühn, II, *648-650*; III, *335*; IV, *718*); J. F. Dobson (1925, *21*; 1927, *22-23*); Lord (1968).

11. That is, Lorenzo Bellini; see letter 65 n9. Borelli's hopes of securing appointments in the Studium of Pisa for Carlo Fracassati and Lorenzo Bellini have earlier been referred to (see letter 29 n8). Borelli reports their installation in letter 90.

12. That is, probably Antonino Reitano; see letter 73 n11.

13. This drawing, if not identical, probably resembled the one finally published in 1665 in Malpighi's *De cerebro* to illustrate his description of the optic nerve of the swordfish. For references to the inception, progress, and publication of this epistle, see letter 82 n4, and for other references to Malpighi's observations on the optic nerve of the swordfish, see letter 87 n5.

14. Malpighi made an examination of the optic nerve and vitreous humor in the beef on 26 September 1663 (see letter 87 & n6), probably in response to the similar suggestion Borelli made on 25 August (letter 87).

15. One word faded and illegible.

16. As noted above, a portion of this letter has been torn away and the remainder mounted;

in a later hand have been added the broken lines, to indicate lost matter, and the bracketed material in the last four lines. In the original, we may assume that, as in the other letters of Borelli, the *Devotissimo Servitore* and the signature were in his autograph, the remainder of the letter being in the hand of his amanuensis.

17. See note 1, above.

89 BORELLI TO MALPIGHI
Firenze, 29 September 1663

Text: BU, MS(LS) 2085, IX, *103*

Borelli is concerned about Domenico Catalano's failure to write him. He reports on the progress of Francesco Redi's epistle on the venom of vipers and advises Malpighi to republish with additions his two epistles on the lungs. With Carlo Fracassati's help he hopes to prosecute his own work vigorously during the coming winter. See Adelmann (1966, I, *224*).

Molto Illustre et Eccellentissimo Sigr. Mio et Prone. Colendissimo

Ricevo questa settimana una sua de 15;[1] ma niuna del Sigr. Catalano,[2] il qual mancamento in altri tempi facilmente l'haverei attribuito al disordine delle poste, ma in quest'occasione che Vostra Signoria m'accenna inter dentes, che il detto Sigr. sia stato con qualche malinconia, et timore di ammalarsi, correndo una costitutione assai pericolosa, et aggiungendo poi Vostra Signoria che il realtà non haveva cosa di consideratione, assai chiaramente comprendo, che vi sia qualche altra cosa più, che il timore, e l'opinione; faccia Dio, che non sia altro, et aspetto con ansietà le Lettere del sequente Ordinario, per sentir migliori novelle, et rasserenarmi l'animo.

Il Sigr. Redi[3] non ha ancor finita la sua Epistola sopra il veleno della Vipera, e mi dice, che va continoamente accrescendola con nuove eruditioni, et osservationi, ma credo che tardarà qualche poco à publicarla, per esser' ei occupatissimo nel medicare, et particolarmente in corte. Del Bartolini[4] Io confesso esser vero tutto quello che Vostra Signoria mi dice, ma non si può far' altro, che scriver ancor noi, et in qual ch'altra occasione ristampar Vostra Signoria le sue medesime epistole, con altre aggiunte, et con altra robba, perche così verrà Vostra Signoria à godere dell'ossequio, che gl'ha voluto fare il Sigr. Bartolini, perche in sostanza, chi non è cieco vede, che egli s'è fatto Commentatore di Vostra Signoria, benche egli habbia preteso il contrario. Intorno all'opera mia,[5] io confesso, che Vostra Signoria ha ragione, et procurarò quest'inverno, di lavorar gagliardamente massime con lo stimolo, et aiuto del Sigr. Fracassati,[6] che à me sarà di non poco giovamento, et consolatione. Favorisca da mia parte consolare, et reverir il Sr. Catalano,

et darmene continue nuove, et reverir anche il Sigr. Don Iacopo,[7] et tutti
cotesti miei Sigri. et Amici come fo à Lei, et al Sr. suo Fratello.[8]
Firenze 29. 7bre 1663.
Di Vostra Signoria Molto Illustre et Eccellentissima
Devotissimo Servitore
GIO[VANNI] ALF[ONSO] BORELLI

1. This letter from Malpighi has not been located.

2. That is, Domenico Catalano; see letter 46 n3.

3. Borelli is referring here to Francesco Redi's *Osservazioni intorno alle vipere*, which would be published in 1664.

Redi's eminence as a linguist, poet, naturalist, and physician is too well known to require emphasis here. His relations with Malpighi were always most cordial; the two men obviously had the utmost respect for one another. Of the many works dealing with various facets of Redi's genius only a few can be cited here: G. B. Capponi (1672, *171-173*); Salvini (1708; 1740); Crescimbeni (1720, I, *230-234*); Niceron (1727, III, *386-391*; 1730, X, pt. 1, *127-132*; X, pt. 2, *133-135*); *Raccolta d'elogi d'uomini illustri toscani* (1770, IV, *DXXXII-DXLII*); Haller (1771, I, *530-531*; 1774, I, *520-521*; 1779, III, *147-150*); Eloy (1778, IV, *41-43*); A. Fabroni (1779, III, *278-325*); Targioni Tozzetti (1780, I, *251-260*); G. V. M. Fabroni (1781); Rubbi (1783, VII, 1st pagination, *1-157*); Corniani (1819, VIII, *59-80*); Jourdan (1824, VI, *556-558*); Tiraboschi (1834, XXVIII, *217-222*; XXIX, *157*); Dezeimeris (1837, III, *790-791*); Antinori (1841, *81-82*); Bozzoli (1842, I, *33-40*); Inghirami (1844, XIV, *157-160*); Hirsch (1886, IV, *686*); Redi (1894); Saccardo (1895, *136*; 1901, *90*); Costa (1912, *41-43*); Cardini (1914); Baglioni (1916); Bracali (1916); Massai (1916); Volpi (1917); Viviani (1919; 1924, *1-49*); Corsini (1922); Piccinini (1922); Imbert (1925); R. I. Cole (1925); Bilancioni (1929; 1930, *35-76*); Capparoni (1932, I, *79-81*); C. Frati (1933, *485-490*); Solla (1938); Prandi (1941); Busacchi (1951); Münster (1951); A. Belloni (1952, *154-162, 550-552*; suppl., *xii*); Scherz in Steno (1952, I, *21-23*); Tumiati (1956); L. Belloni (1958; 1959); Francis (1958); Vitale (1960); Madrignani (1961; 1962); Schippisi (1961); Perazzi (1963); Manzi (1964); Giarola, Magnone, and Cantoni (1965); Pazzini (1965); De Carneri (1967); Altieri Biagi (1968; 1969, *309-463*); Pavese (1970); W. E. K. Middleton (1971, *34 et alibi*); *Isis Cumulative Bibliography* (1971, II, *391*).

4. That is, Thomas Bartholin, the Elder; see letter 32 n2.

It is unfortunate that we have no way of telling what Malpighi had written Borelli about Bartholin's *De pulmonum substantia & motu diatribe*. For other references to Bartholin's work on the lungs, see letter 35 n2.

5. That is, Borelli's work on the motion of animals; for other references to it, see letters 10 n4, 225 n5.

6. Carlo Fracassati (see letter 18 n1) was inaugurated as a lecturer at Pisa in November 1663; for other references to his appointment, see letter 29 n8.

7. That is, Don Giacopo Ruffo; see letter 3 n14.

8. Bartolomeo Malpighi.

90 BORELLI TO MALPIGHI
Pisa, 16 November 1663

Text: BU, MS(LS) 2085, IX, *104-105*

Borelli has been concerned at the report that Malpighi has been suffering from fever.
He gives news from Pisa, including the inaugurations of Carlo Fracassati and Lorenzo Bellini
as lecturers there. He was glad to hear from Domenico Catalano that Malpighi has decided
to conduct an anatomy at Messina, and he goes on to give Malpighi some advice on how to
deal with his students there. See Adelmann (1966, I, *224-225*).

Molto Illustre et Eccellentissimo Sr. Mio, et Pone. Colendissimo

Doppo esser stato molte settimane privo di lettere di Vostra Signoria ne
ricevo una de 10 del passato,[1] nella quale mi dice ritrovarsi indisposto con
febbre cosa che mi ha afflitto più per il sospetto de i mali, che corrono costì,
che per altro dicendo Vostra Signoria esser cosa leggiera; un altro argumento
d'esser il suo male passato, ò pure poco grave ritraggo dalla sequente lettera
del Sr. Catalano[2] scritta il di 17 del istesso mese, nella quale parla di Vostra
Signoria, come se non havesse mal nessuno, e che è occupato nelli studi;
con questi stessi argomenti ho consolato il Sr. Fracassati[3] il quale per altro
sarebbe molto turbato dalla prima nuova della malattia di Vostra Signoria.
aspetto con desiderio le seguenti lettere, per sentire espressamente, che ella
sia affatto guarita, come io spero, e credo. vengo hora a darli qualche nuova
del nostro Sr. Fracassati, egli fu prima accolto benignissimamente dal Gran
Duca, et dal Sr. Principe Leopoldo,[4] poi vennorno in giù insieme, e s'accompa-
gnarono con esso noi Sri. Dottori Gornia,[5] e Dartoni[6] candiotto, il quale per
le ottime relazioni, che ne hà date il Sr. Cassini[7] e stato eletto per filosofo
ordinario in luogo del Dottor Armalei[8] cieco conosciuto da Vostra Signoria;
arrivati à Pisa si trovò una bella casetta spigionata lungo arno contigua
alla mia, la quale piacque tanto alle camerate, che vi vollero stare tutti
tre insieme, e vi si sono accomodati, e vi stanno allegrissimamente, perche
il Candiotto e un personaggio da tenerli allegri per essere fedel peripatetico,
assai semplice di costumi, e di fattezze tali, che sembra più tosto un ciclopo,
che un huomo, il Sr. Gornia poi r[i]esce ingegno molto garbato, e si và ridu-
cendo pian piano alle cose nostre, e comincia gia nelle sue lezioni à darne
saggio. si sono gia fatti tutti quattro gli ingressi,[9] ma con successo vicendevole,
essendo stato il primo il Sr. Candiotto,[10] il quale corrispose alla sua semplicità,
e pianezza, successe poi il Sr. Fracassati, il quale con la sua maravigliosa
eleganza, e leggiadria fece stupir tutti, fino al nostro Monsignor Alessandro

Marsili[11] tanto devoto, e fedel peripatetico come Vostra Signoria sa, che con tutto che sentisse spaventosissime, e temerarie proposizioni contro le anticaglie, tutta via con molti encomij non si sazziò di lodarlo, e ne ha scritto anche à Firenze come per una risposta, si vede che egli hebbe dal Auditore, e la mostrò all'istesso Sr. Fracassati; successe poi l'ingresso d'un logico sardo[12] concorrente del Sr. Bellini, il quale riusci in altro genere corrispondente al primo poi hieri la fece il Sr. Bellini,[13] che riusci di molta sodisfazione, et ammirazione, per il suggetto che ei prese pellegrino provando, che se ben giovanetto veniva ad entrare à guisa di nutrimento, nelle scienzie gia invecchiate, et ingrandite, e però egli veniva, anche ad esser vecchio porto questo suo paradosso, con tanta vaghezza, erudizione, et eleganza, che recò non poca maraviglia, hora succederanno i circoli,[14] ne quali vi sarà anche qualche cosa curiosa della quale Vostra Signoria ne sarà avvisato. rallegromi, che Vostra Signoria voglia far qualche cosa intorno al nervo ottico, e mandarla fuori, e molto più che Vostra Signoria si sia risoluto (come mi scrive il Sr. Catalano) di far la notomia quest'anno costì, nella quale gli potrà aiutar' molto il Sr. Giovanni Mariano,[15] che verrà da Palermo, ad ogni sua chiamata conforme io gli scrivo. credo poi che Vostra Signoria per farmi favore si risolverà di condescendere, et accomodarsi alla debolezza di cotesti scolari conpiacendosi di dargli i scritti à casa senza i quali giudicano esser inutili tutte le lezzioni dette in voce. e veramente e si vede, che bisogna accomodarsi alla simplicità degli uditori, nè è possibile alla bella prima introdur' le buone usanze, e la carità discreta vuole, che con modi dolci si procuri d'allettare, e seminar' pian piano la curiosità delle cose buone ancor, che nuove, ne i cervelli resi stravolti dalle usanze antiche, e così andiamo noi esperimentando, e ci riesce felicemente. non scrivo più a lungo perche vo lasciar la parte sua al Sr. Fracassati, et à lei per fine abbraccio, e riverisco affettuosamente insieme col Sr. suo Fratello[16]

Pisa 16 9bre. 1663.

Di Vostra Signoria Molto Illustre et Eccellentissima

Devotissimo Servitore

GIO[VANNI] ALF[ONSO] BORELLI

Sr. Malpighi

1. This letter from Malpighi has not been located.
2. That is, Domenico Catalano; see letter 46 n3.
3. That is, Carlo Fracassati; see letter 18 n1.
4. The Grand Duke Ferdinand II and Prince Leopold de' Medici.
5. That is, Giovanni Battista Gornia, who had been a lecturer at Pisa since 1659; see letter 16 n7.
6. That is, Jacobus Dartona of Crete (*candiotto*), who held a lectureship in philosophy at Pisa until 1671; see A. Fabroni (1795, III, *401-402, 686*).

7. That is, Giovanni Domenico Cassini; see letter 3 n3.

8. That is, the blind Francesco Armalei, who had held a lectureship in philosophy at Pisa since 1649 and who had died in 1662. A. Fabroni (1795, III, *393*) says that he had begun to profess logic there before he was twenty-five years old, that is, in 1641; but he is not listed by Fabroni (*ibid.*, *690*) as one of the *logices magistri*.

9. The four inaugurations were those of Jacobus Dartona, Carlo Fracassati, Lorenzo Bellini, and the "Sardinian" mentioned below. For other references to the appointments of Fracassati and Bellini to chairs at Pisa, see letters 29 n8, 88.

10. That is, Jacobus Dartona; see note 6 above.

11. For Alessandro Marsili, see letter 5 n10.

12. This appears to be the Sardinian Franciscus Ansaldius, whom A. Fabroni (1795, III, *690*) lists just before Lorenzo Bellini as one of the *logices magistri* at Pisa, and of whom I have been unable to find further mention.

13. That is, Lorenzo Bellini; see letter 65 n9.

14. For the *circoli*, see letter 10 n9.

15. I have been unable to identify this Giovanni Mariano of Palermo, who was apparently to serve as Malpighi's prosector. On 23 November (letter 91) Borelli informed Malpighi that Mariano had served as an assistant of Claude Aubry at Pisa. But, as we learn from Borelli's letter of 11 April 1664 (no. 100), Malpighi was finally deprived of the opportunity of conducting a public anatomy at Messina. For other references to this projected anatomy, see letter 65 n5.

16. Bartolomeo Malpighi.

91 BORELLI TO MALPIGHI
Pisa, 23 November 1663

Text: BU, MS(LS) 2085, IX, *106-107*

Borelli once more expresses his satisfaction at Malpighi's recovery from fevers and diarrhea, and he is also pleased by the news of Giacopo Ruffo's recovery. He comments on Malpighi's studies on the structure of the optic nerve and continues to urge the publication of his results. The observations Malpighi wished to have made on the omentum of the deer will be made promptly at Pisa, and human cadavers will also be examined. He reports once more on the success of Fracassati's initial endeavors at Pisa, then requests Malpighi to pay Francesco Oliva a sum of money which Oliva's son will repay, and finally adverts again to Malpighi's projected public anatomy at Messina. See Adelmann (1966, I, *141* n4, *225*).

Molto Illustre et Eccellentissimo Sr. Mio et Prone. Colendissimo

Ben mi immaginavo io, che la mancanza delle lettere delle settimane passate dependeva da i trattenimenti, ò tardo ricapito delle poste perche questa settimana ne ricevo due insieme de 17 et 24 del mese passato,[1] et il Sr. Fracassati[2] ne ha ricevuto una pur di Vostra Signoria de i trenta, ma ben che tardi mi giungono sempre care le sue lettere, tanto più ch'ella mi da nuova d'esser gia guarito affato da quelle poche febbri et uscita di corpo che l'haveva travagliato, gli rendo anche grazie d'havermi dato prima la con-

187

solatzione per la ricuperata salute del Sr. Don Iacopo,[3] che della sua indisposizione, al qual saluto, et abbraccio carissimamente. intendo poi l'osservazioni ch'ella ha fatto de i nervi ottici di varij animali terrestri,[4] e benche la loro struttura sia tanto diversa da quella de i pesci spada, e tonni bisognerà in ogni modo, che vi sia qualch'analogia, ne perche si trovi tanta differenza fra gli animali terrestri, et i pesci stimo io che Vostra Signoria debba tardar à pubblicar' questa nuova, e singolare osservazione;[5] procuri dunque Vostra Signoria di chiarirsi negli altri pesci grandi, che costì ne haverà quanti ne vuole, che noi col Sr. Fracassati cercaremo altre si ne i pesci grossi d'acqua dolce se si trova il medesimo, e glie lo avvisaremo, e così potrà Vostra Signoria con quelle poche conietture che habbiamo pubblicar questa nuova, e maravigliosa osservazzione. l'osservazzioni ch'ella desidera che si faccino intorno al omento de i Cervi[6] si faranno con la maggior puntualità che potremo, e sarà ben presto poiche la corte s'aspetta al principio del mese seguente anzi vedremo nello spedale se ci riuscirà osservar qualche cosa ne i cadaveri humani. del Sr. Fracassati già gli ho scritto che è qui contiguo à me di casa,[7] sta allegrissimamente, et ha fatto le sue prime funzioni con indicibil' applauso, tanto che il nostro Monsignor Marsili benche fedel peripatetico ne ha fatto relazioni à i Principi[8] con molte lodi, et encom[i]j, in maniera che il Sr. Principe[9] ne è rimasto molto contento, anzi è stato bisogno mandar la copia dell'ingresso, ch'egli fece l'ha fatto però chieder di traverso dal Sr. Dottor Uliva[10] secondo l'usanza di questa corte, in somma io ne sto contentissimo, et ella andrà sentendo migliori progressi di mano in mano di lui, e di tutti quest'altri miei amici, i quali fanno ancora la parte loro.

Passo hora ad un negozio che un pezzo che me ne ha parlato il Sr. Dottor Uliva, e si è, ch'egli haverebbe bisogno, che si pagassero prontamente scudi sessanta di moneta siciliana à suo padre Francesco Uliva,[11] l'equivalente del qual pagamento egli promette pagarlo quì in mano del Sr. Fracassati, per disporne à compiacimento di Vostra Signoria e così senza spese di cambi, che sono esorbitanti, si può far il piacere ad ambe due di questo stesso glie ne scriverà il Sr. Fracassati, et io fo conto che se ne potrà haver la risposta di detto pagamento à mezzo il mese di gennaio appunto quando la corte si troverà qui, e il Sr. Uliva pagarà questo debito, et anche prima se noi vogliamo. bisognerà dunque, che Vostra Signoria al ricever di queste lettere sia subito dal Sr. Don Iacopo Ruffo, e gli dica, che scriva à qualche persona conosciuta di Reggio, che faccino subito venir à Messina il detto Sr. Francesco Uliva, al qual Vostra Signoria potra pagar la detta somma di sessanta scudi, e se ne faccia far la cautela solita con tutte le solennità legali, e me ne mandi subito la copia, e perche Vostra Signoria non è pratico di dette faccende si potrà guidar col consiglio, et aiuto del Sr. Don Iacopo; consegnarà anche

Vostra Signoria questa inclusa lettera che è del detto Sr. Dottor Uliva à suo padre e se ne faccia far la risposta.

Intorno alla notomia pubblica[12] che Vostra Signoria vuol far quest'inverno gia glie n'ho scritto, che me ne rallegro grandemente per utile e consolazion di cotesto studio, e perche Vostra Signoria non potrà durar tante fatiche, io già ho scritto al nostro Dottor Giovanni Mariano,[13] che ad ogni cenno di Vostra Signoria se ne venga à Messina, per aiutargli à tagliare, fatica che egli la può far benissimo havendola fatta anche in questo studio pubblico à tempo dell'Uberio[14] e così Vostra Signoria havera à pensar principalmente à far le lezzioni anatomiche all'usanza di questi studi, le quali son sicuro che riusciranno nuove e di grand'ammirazione e glie ne risultarà à Vostra Signoria gloria non ordinaria, oltre che à tutti gli amici et à me Vostra Signoria farà cosa gratissima, che però io la priego instantemente, che la faccia in tutti i modi e sarà pensier de nostri amici di fare, che il senato la proveda di tutto quel che bisogna. Finisco con riverirla carissimamente insieme col Sr. suo Fratello.[15]

Pisa 23 9bre. 1663.

[Di] Vostra Signoria Molto Illustre et Eccellentissima

Devotissimo Servitore

GIO[VANNI] ALF[ONSO BORE]LLI

[Address:] Al Molto Illustre et Eccellentissimo Sr. Mio et Prone. sempre Colendissimo / Il Sigr. Marcello Malpighi / Messina

1. These two letters from Malpighi have not been located.

2. That is, Carlo Fracassati; see letter 18 n1. The letter from Malpighi to him, dated 30 October 1663, has not been located.

3. That is, Don Giacopo Ruffo; see letter 3 n14.

4. As previously mentioned (letters 87 n6, 88 n14), Malpighi on 26 September recorded (BU, MS 2085, II, *10*) having made observations on the optic nerve of the beef. Borelli's comment here suggests that by this time Malpighi had made further observations on other terrestrial animals, but there is no extant record of this except in *De cerebro* (1665, *30*; 1687, II, *120*), where Malpighi says that he studied the structure of the optic nerve in "the beef, goat, pig, etc."

5. That is, the folding of the optic nerve in the swordfish and tuna; for other references to these observations of Malpighi, see letter 87 n5. As already noted, they were not published until 1665, when they appeared as a part of Malpighi's *De cerebro* (1665, *27-33*; 1687, II, *119-121*), for references to the inception, progress, and publication of which, see letter 82 n4.

6. It will be recalled that on 15 February 1663 (letter 72) Borelli told Malpighi that Lorenzo Bellini had removed the omentum of a deer and that a piece of it was being sent on to him. Malpighi discusses the omentum of the deer in *De omento* (1665, *88-94*; 1687, II, *229-231*). The observations which Borelli here promises would presumably be made by Lorenzo Bellini.

7. Borelli had on 16 November (letter 90) already told Malpighi about the rental of the

house next door to him by Carlo Fracassati, Giovanni Battista Gornia, and Jacobus Dartona, as well as about Alessandro Marsili's praise of Fracassati.

8. Princes Leopold and Mattias de' Medici.

9. Probably Prince Leopold de' Medici.

10. That is, Antonio Oliva; see letter 5 n6.

11. I do not know whether this Francesco Oliva, the father of Antonio, is the same Francesco whom Malpighi mentions in his autobiographical fragment (BU, MS 2085, VI, *2*; 1902, *12*) as one with whom he frequently visited and discussed medical and anatomical matters at Pisa and whom Atti (1847, *16*) identifies as the *brother* of Antonio. For this and a similar transference of funds to Francesco from Antonio Oliva, see letters 93, 95-97, 100, 131, 137.

12. For other references to this public anatomy which Malpighi hoped to conduct, see letter 65 n5.

13. For Giovanni Mariano, see letter 90 n115.

14. That is, Claude Aubry; see letter 2 n5.

15. Bartolomeo Malpighi.

92 BORELLI TO MALPIGHI
Pisa, 21 December 1663

Text: BU, MS(LS) 2085, IX, *108-109*

Borelli reports on Carlo Fracassati's teaching at Pisa, draws a moral, and gives Malpighi advice on the course he should follow in his own lectures at Messina. He continues with a variety of news and comment. See Adelmann (1966, I, *225-226, 226-227*).

Molto Illustre et Eccellentissimo Sr. Mio et Prone. Colendissimo

Gia Vostra Signoria haverà havuto lettere copiose del Sr. Fracassati,[1] il quale io mi maraviglio come non scrivesse quei primi giorni che arrivò à Pisa, che io glie lo ricordai, et hebbe tempo di farlo, egli poi seguita le sue lezioni con applauso degli huomini intendenti, ma de scolari egli ne ha tanti che bastano à legger sempre, e che molto più ne haverebbe se egli s'accomodasse alla goffaggine comunale, ma il sentire cose nuove vien forsi rappresentato da i dottori emoli, che sia non fare i scolari medici, ma di guastare, e rinnegar la medicina. hor se questo succede quì dove noi habbiamo tanta autorità dove ci son tanti altri dottori che l'intendono in questo modo, dove vi è la protezione, e favor de Principi,[2] i quali non solo apprezzano, et applaudono le dette novità, ma per il contrario abborriscono, e tengono in dietro tutti i creduli seguaci dell'anticaglia che maraviglia è se Vostra Signoria essendo solo costì fra tante barbe sapie, che non hanno mai visto altro che i repertori di Galeno, et Avicenna,[3] habbia Vostra Signoria à trovare poca curiosità in cotesta scolaresca, e si vede che per utile anche de scolari non bisogna comunicarli alla bella prima tutte le cose nuove contrarie alle dottrine vecchie, ma bisogna imitar il medico, il qual s'accomoda

alla debolezza dell'infermo, e pian piano va insinuando fra la dolcezza del
miele qualche poco di medicamento amaro, questo l'osservò squisitamente
il Gassendo,[4] quand'era lettor di filosofia, che leggeva in catedra la comune,
e volgar dottrina peripatetica, et in fin di ciascheduna lezione vi aggiugneva
per modo di dubbi, e scrupoli tutte le cose, che egli poteva arrecar in contrario, e questo fece tal'effetto, che Vostra Signoria vede quanto poi è stato
seguitato, et ammirato, una cosa simile vorrei che facesse Vostra Signoria,
che dicesse tutta la dottrina comune, e poi in fine v'aggiugnesse i suoi scrupoli,
i quali negli uditori di giudizio e di curiosità naturale operano effetti mirabili,
e negli ingegni deboli e servili non produce effetti cattivi, poiche l'apprendono
solamente per dubbi, e scrupoli, non per dottrina salda. per altro poi gli
ricordo, che solamente l'evidenza delle cose anatomiche, sono quelle che
convincono, e persuadano gli intendenti, et i deboli, e però io ho gran
speranza, che Vostra Signoria farà ben in cotesto studio con la notomia publica[5] che vuol fare.

E quì poi si comincia à far qualche cosa sopra gli animali, et il Sr. Fracassati
molte sere è stato chiamato dal Gran Duca,[6] in una delle quali s'attacco
disputa col Sr. Sfinchio[7] anatomico Inglese sopro[8] il succo acido, o fermento
dello stomaco, credendo lo Sfinchio come altri, che sia reliquia de i cibi
precedenti. la cosa passò con modi molto civili, e modesti, e piacche molto
à quest'Altezze la vicatità[9] del Sr. Fracassati, e così ha continuato dell'altre
sere ad esser introdotto à discorrere con esso meco, e con l'Uliva[10] in camera
di Sua Altezza procuraremo per l'avvenire far qualche taglio curioso.

Mi dispiace grandemente dell'insulti d'asma che hanno travagliato il
nostro Sr. Don Antonino,[11] del quale spero sentirne migliori nuove con le
seguenti intanto lo riverisca da mia parte carissimamente come fo à Vostra
Signoria et al Sr. suo Fratello.[12] m'ero scordato soggiungerli, che circa il
negozio di quei denari mandati da Vostra Signoria per il Sr. Cavalier Guidi[13]
ad effetto di pagar il libraio in Bologna e un' pezzo che sono in mano de
SSri. Samminiatelli[14] che per negligenza non si son finiti di pagare su principi,
ma poi per la morte d'uno di questi Fratelli Samminiatelli, si è anche trattenuto, hora però non vi resta più difficoltà, conforme haverà scritto à
Vostra Signoria il Sr. Fracassati.

Pisa 21 Xbre: 1663
Di Vostra Signoria Molto Illustre et Eccellentissima

Devotissimo Servitore

GIO[VANNI] ALF[ONSO] BORELLI

[Address:] Al Molto Illustre et Eccellentissimo Sr. Mio et Prone. Colendissimo/
Il Sigr. Marcello Malpighi / Messina

1. That is, Carlo Fracassati; see letter 18 n1.

I have been unable to trace any letter from him to Malpighi between 20 December 1662 and 22 January 1664 (letters 69, 94).

2. That is, Princes Leopold, Mattias (brothers of Grand Duke Ferdinand II), and Cosimo (son of Ferdinand) de' Medici.

3. For the distinguished Arab physician Abū 'Alī al-Ḥusain ibn 'Abdallāh ibn Sīnā, see the following small selection of works: Haller (1771, I, *187-192*; 1772, II, *645*; 1774, I, *130-132*; 1776, I, *383-393*); Eloy (1778, I, *223-227*); Jourdan (1820, I, *429-437*); Dezeimeris (1828, I, pt. 1, *214-216*); Choulant (1841, *359-362*); Haneberg (1866); De Koning (1903); Sarton (1927, I, *709-713*); Goichon (1944); Anawati (1950); Arberry (1951); Gardet (1951; 1952); Rahman (1952); Wickens (1952); Nafīsī (1953); Corbin (1954); Massignon (1954); Courtois (1956); d'Alverny (1957); Troilo (1957); Afnan (1958); Quadri (1960, *95-121*); Chahine (1962); Bloch (1963); Nasr (1964, *175-281*; 1964a, *1-51*); *Isis Cumulative Bibliography* (1971, I, *87-92*); and the standard histories of medicine and philosophy.

4. That is, Pierre Gassendi; see letter 38 n5. For this practice of his, see the preface of his *Exercitationes paradoxicae adversus Aristoteleos* (1658, III, *100*) and Sortais (1922, II, *5*).

5. For other references to this projected public anatomy, see letter 65 n5.

6. Ferdinand II de' Medici.

7. That is, Sir John Finch; see letter 2 n2. Fracassati on 22 January 1664 (letter 94) gives Malpighi further details of this dispute with Finch over the gastric juice.

8. *Sopro* for *sopra*.

9. *Vicatità* for *vivacità*.

10. That is, Antonio Oliva; see letter 5 n6.

11. That is, Antonino Reitano; see letter 73 n11.

12. Bartolomeo Malpighi.

13. For the Cavaliere Guidi, see letter 2 n11.

14. I have been unable to identify the brothers Samminiatelli, who were the intermediaries between Guidi and the Bologna bookseller.

93 BORELLI TO MALPIGHI
Pisa, 10 January 1664

Text: BU, MS(LS) 2085, IX, *111-112*

Borelli gives Malpighi further good advice on his teaching at Messina, and he once again expresses his approval of his decision to conduct an anatomy there. With regard to the optic nerve (of fishes), he has sent Malpighi what he has written about it. After reading this the Grand Duke has for political reasons forbidden a continuation of the dispute about it with the English anatomists. Many sharp words have already been exchanged in the Grand Duke's presence, and the Englishmen are at least in part responsible for his decision to stop the discussion, for Sir John Finch in his lectures seems by his excessive praise of Italian accomplishments in anatomy to have been singing a palinode or apologizing. Borelli and Carlo Fracassati have decided to write a general treatise on the praise due to those who have really made discoveries in anatomy and to those earlier writers who have merely referred enigmatically to things they have not understood. In closing, financial matters referred to in earlier letters are mentioned once more. See Adelmann (1966, I, *159, 226-227, 228*); cf. Atti (1847, *53-54*).

Molto Illustre et Eccellentissimo Sr. Mio, et Prone. Colendissimo

Ricevo questa volta due sue carissime lettere de 13, et 19 di Xbre,[1] à molti particolari delle quali lasciarò rispondere al Sr. Fracassati,[2] e solamente mi stenderò circa le sue lezioni, e circa l'osservazion del nervo ottico de pesci,[3] e prima stimo, che Vostra Signoria non si debba maravigliare delle difficolta che incontra à sparger le nuove dottrine perche se à Bologna e quì[4] dove è un pezzo che si martella, dove abbiamo aiuti, e fautori, e possiamo anche bravare agli altri se bisogna, in ogni modo si fila sottile in quanto à scolari, perche tutti gli altri daccordo parlano d'un linguaggio, per il loro interesse, i scolari nuovi, et inesperti si muovano dall'autorità de maggiori, contro delle quali diligenze la finezza della dottrina non può prevalere, quand'ella non è udita ne intesa aggiugnesi, che gli uomini buoni tantum abest, che non allettino, e procurino aver seguaci, che stimano esser cosa indegna caminar per altra via, che per i meriti, e stimano cosa giusta dover esser pregati, e supplicati, e così de fatto il Sr. Fracassati conosciuto, e lodato da Principi,[5] da tutti questi Dottori, finalmente non ha più che due, o tre scolari, e così succedeva à Vostra Signoria quando era quì se si ricorda, si che non si maravigli se costi esperimenta quasi l'istessa fortuna. lo sforzo che potrà far Vostra Signoria, e deve farlo, si è di lasciar in Messina qualche allievo, e questo non sarà poco benefizio, che Vostra Signoria farà à cotesta Città, scelga Vostra Signoria qualche giovane d'ingegno grande, e desideroso di sapere, et à questo con gran pazienza, e toleranza aiutandolo pregandolo, procuri di tirarlo avanti, e se lei si ricorderà vedrà, che anche con esso lei i suoi maestri ebbero qualche pazienza, e si accomodorono forsi alle sue troppo bizzarie giovenili, e così anche so che intervenne à me stesso, et ho anche in altre occasioni praticato con altri miei allievi. i giovani poi, con il loro ardire, e senza niun rispetto parlano, e moltiplicano assai più le cose, che non faressimo noi in cent'anni. con far questo non averà fatto poco di bene. rallegromi poi che Vostra Signoria sia per far la notomia publica,[6] ne si curi, ne stimi punto, che dicano ridiculum est, stultum est, perche finalmente la forza della ragione prevale alle chiacchiere.

In quanto all'osservazion del nervo ottico, lei vedrà dall'inclusa scrittura[7] che se gli manda lo stato delle cose occorse quì. solamente gli raggiungo, che il Serenissimo Gran Duca[8] dopo aver letto detta scrittura, et in voce è per mezzo di altri mi ha fatto instanza, che non vada innanzi questa controversia per diverse ragioni politiche, per non dar disgusto alla Regina d'Inghilterra,[9] et al Re[10] de i quali questo suggetto e dichiarato medico, e cavaliere, massime ora che stanno di partenza, et aggiungo che in voce passorono parole molto pungenti alla presenza di Sua Altezza particolarmente quelle, dette dal Dottor Uliva,[11] il quale disse, che se tale osservazione venisse da paesi freddi sarebbe stata comendata, e lodata, e cose simili. veggo poi che quest'ardor del Gran Duca di spegner questa disputa, se non è stata fatta ad instanza di questi SSri. Inglesi, almeno ne anno avuto gran parte, e consolazione, poiche nella prima lezione anatomica che egli fece nel teatro esagerò con tanti eccessi gli encomij degli Italiani nelle cose anatomiche e che ultimamente anno conseguitato gli oltramontani, e questo con tante altre parole intese solamente da pochi, che fù ò una palinodia, ò una gran sodisfazione. tutta via noi abbiamo determinato col Sr. Fracassati et anco con licenza del Gran Duca di far un trattato in generale della lode che si conviene à tutti gli inventori nelle cose anatomiche,[12] e quale si convenga à quelli primi che con sole parole enigmatiche[13] accennorno cose da loro non intese, ma di quest'ultimo particolare glie ne scriverà più distesamente il Sr. Fracassati.

Ho detto al Sr. Uliva del pagamento che Vostra Signoria era per fare à suo padre,[14] il quale rimborsarà il denaro, e noi lo pagheremo à Bologna come Vostra Signoria comanda, e sappia anco che gli altri denari mandati col Sr. Cavalier Guidi sono stati pagati,[15] et è aggiustata questa partita, et in fine la riverisco caramente insieme col Sr. suo Fratello.[16]

Pisa 10. Gennaio 1664

Di Vostra Signoria Molto Illustre et Eccellentissima

Devotissimo Servitore

GIO[VANNI] ALF[ONSO] BORELLI

1. These two letters from Malpighi have not been located.

2. That is, Carlo Fracassati; see letter 18 n1.

3. That is, Malpighi's observations on the folding or pleating of the optic nerve in the swordfish and tuna; for other references to these observations, see letter 87 n5.

4. At Pisa; or perhaps Borelli has all Tuscany in mind.

5. That is, by Ferdinand II and Princes Leopold, Mattias (brothers of Ferdinand II), and Cosimo (Ferdinand's son).

6. For other references to this projected public anatomy, see letter 65 n5.

7. This was the *Scrittura fatta l'anno 1664. dal Sig. Giovanni Alfonso Borelli sopra le opposizioni delli Sig. Finchio, e Fava* [that is, Sir Thomas Baines] *Inglesi anatomici del Serenissimo di Gran Duca Toscana*. It was included in the *Opera posthuma* of Malpighi, where it appears in Italian, and in the Latin translation of Silvestro Bonfigliuoli (1697, II, *1-8*; 1698, *152-160*); there is a manuscript of the Italian version in an unidentified hand in BU, MS 936, I, D. It has been translated into English by Adelmann (1966, I, *228-232*).

For the dispute between Carlo Fracassati and the English anatomists over the structure of the optic nerve of the swordfish and tuna, see Malpighi (1697, I, *26*) and Adelmann (1966, I, *160* n6, *222* n2, *223-224*, *228-232*, *261*, *662*, *708* n5).

8. Ferdinand II de' Medici, referred to as *Sua Altezza* below.

9. Catherine of Braganza.

10. Charles II of England.

11. That is, Antonio Oliva (see letter 5 n6); cf. Carlo Fracassati's version of Oliva's remark in his letter of 22 January 1664 (no. 94).

12. Borelli and Carlo Fracassati never wrote this projected account of discoveries in anatomy. Malpighi, however, may well have been influenced by their plan, as well as by the attempt of Sir John Finch and Sir Thomas Baines to credit Eustachio with his discovery of the pleated structure of the optic nerve of the swordfish and by the earlier insinuation of Thomas Bartholin that he had been anticipated as to the vesicular structure of the lungs, to write later this year his *Anatomia Italica* (BU, MS 2085, II, *362-401*; text published by Atti [1847, *54-75*] and Münster in Malpighi [1965]), based upon his reading of the older anatomists. See Malpighi (1697, I, *26*); Adelmann (1966, I, *233-235*).

13. By those who merely enigmatically alluded to things they did not understand, Borelli obviously meant the elder Thomas Bartholin (see letter 32 n2), who suggested that Hippocrates and Cornelis van Hoghelande had anticipated Malpighi as to the vesicular structure of the lungs (see letter 84), and also Sir John Finch and Sir Thomas Baines (see letter 2 n2), who contended that Eustachio had anticipated him as to the folding or pleating of the optic nerve in the swordfish (see letters 65 n9, 87, 94).

14. For other references to the transfer of funds to Francesco from Antonio Oliva, see letter 91 n11.

15. For the money sent by Malpighi through the Cavaliere Guidi (see letter 2 n11) for payment to a Bologna bookseller, see letter 92.

16. Bartolomeo Malpighi.

94   CARLO FRACASSATI TO MALPIGHI
Pisa, 22 January 1664

Text: BU, MS(ALS) 2085, VIII, *13*

Fracassati reports the Grand Duke Ferdinand's interest in his activities. As soon as he arrived in Pisa, the Grand Duke presented him with some gizzards of the ringdove and asked his opinion of their grinding action. On another occasion the Grand Duke promoted a discussion of the gastric juice between Fracassati and the English anatomists Sir John Finch and Sir Thomas Baines. On the third occasion a *lecchio* (a kind of shad?) which had been sent to the Grand Duke was dissected and the air bladder examined to find where the air entered, and Finch, who maintained that a place of entry existed, was confuted. At Borelli's home Fracassati dissected the eye of this fish and found the optic nerve folded as Malpighi had discovered; this was demonstrated to the Grand Duke in the presence of the English anatomists, who, after challenging the accuracy of the demonstration, attempted three days later to prove that Malpighi had been anticipated by Bartolomeo Eustachio. Borelli had handed them his written response to their contention. Fracassati and Borelli have agreed that Malpighi should write an epistle on the subject for insertion in a treatise to be written by Fracassati on the nature of discovery. He has been unable to find the work on medals asked for by Malpighi. He will take part in the *circoli* at Pisa during Lent. He will examine certain treatises of Horst (about which Malpighi had evidently inquired). See Adelmann (1966, I, *227*).

Carissimo Amico

Ho ricevuto una vostra delli 13 Xbre.[1] nella quale dite che io scrivo poco voi sapete la mia natura la quale è piu tosto dedita al laconismo, che ad altro non havendo ne genio di estendermi in quelle cose, che non hanno altro che il parlare; ora però bisognarà mutare lo stilo e diffondermi per darvi raguaglio d'una cosa, che spetta à Voi Sapiate dunque che gionto, che fù à Pisa il gran Duca[2] mi mandò à chiamare e mi presentò certi ventrigli di colombacci[3] accio dicesse il mio parere di quella trituratione cominciai à parlare con liberta modesta e li dissi qualche cosa che non havea Sua Altezza udito si che mostrò d'haver gusto e cosi il giorno seguente fù chiamato un'altra volta et insieme vi si trovò il Finchio[4] Anatomico dello Studio et il suo compagno[5] il Gran Duca promosse il discorso dell'acido dello stomaco[6] il che io con molti essempi confirmai vi si oppose l'Anatomico portando l'opinione del Riolano[7] e così si cominciò una disputa nella quale professò su le prime di parlare perche sua Altezza commandava e così ripigliò una longa serie di parole con le quali portava la sua opinione e gli risposi con gran gusto del Gran Duca del Principe Mattias[8] del G[ran] P[rincipe][9] e di molti cavallieri, e così durò la disputa un pezzo e à me parve di poter stare al paragone doppo questa disputa hà bisognato esser nell'anticamera ogni sera e cosi ogni sera col Sig. Borelli discorse. Portò il caso che fu mandato un Lecchio[10] al Gran Duca cioè un pesce molto grande del quale se ne fece Anotomia col cercare l'ingresso della vescica grande[11] che porta come tutti gl'altri pesci il quale non si trovò benche il Finchio dicesse che v'era è resto scornato dimandamo finita la settione l'occhio, e la mattina il Tilmano[12] lo portò io lo preparai in casa del Sig. Borelli e trovai verificata la vostra inventione cioè che il nervo optico era una membrana piegata[13] e cosi la seguente sera lo portassimo con la vostra lettera e disegno[14] al Gran Duca al quale piacque l'inventione e fece lodevole rimembranza di voi se non che gl'inglesi dissero che io havevo fatto un gioco di Cavillo, e che tutti li nervi si potevano ridure così dal che io accesso feci vedere in un'altra parte di nervo che con le deta si separava, non sopportò l'Oliva, che vi era la superbia de-gl'Inglesi e disse (oh se fosse questa inventione di paese più freddo sarebbe inventione di Paradiso) e così si sciolse il congresso, e lodò la mia moderatione il Gran Duca con la quale discorsi a longo e provavo la vostra positione quieta-mente mentre l'Oliva[15] ed il Sig. Borelli era uscito un poco fuori del manico; doppo tre giorni portarono il testo dell'Eustachio[16] quale so che hà visto e pretesero di anichilarci. il Sig. Borelli li diede in iscritto quella risposta[17] che vedrete, e simiamo[18] d'accordo che sia necessario che Vostra Signoria stampi un'Epistola[19] la quale io inserirò in uno trattatello, quale sono consigliato à fare dal Sig. Borelli intorno alle novita[20] quali siano novità come tutti le cose moderne siano toccate dagl'antichi ma che si deve lode à moderni per haverle perfettionate come à voi per haver confirmata la vostra positione in molti soggetti, e questa è la dolente Historia, ma non si stima.

Il libro delle medaglie[21] non vi è e se ben mi ricordo mi pare d'haverlo scritto, Io non hò circolato è circolarò[22] questa Quaresima Col mio Sig. Concorrente Terenzio[23] Del resto qui ce la passiamo bene e mi ricordarò di vedere questi trattatelli nell'Orstio[24] non havendo qui l'Hildano[25] del resto il Gran Duca mi vuol bene mi regala de suoi vini Mantenetevi Sano et allegro che vi saluto

Pisa li 22 Genaro [16]64

Vostro Amico Affezionatissimo
C[ARLO] FRACASSATI

[Address:] Al Molt'Illustre et Eccellentissimo Sr. Pron. mio Colendissimo / Il Sig. Marcello Malpighi Lettor / Primario nello studio di / Messina

1. This letter from Malpighi has not been located.

2. *Sua Altezza* Ferdinand II de' Medici.

3. That is, *Columba palumbus*, the ringdove or wood pigeon.
I have considered, but rejected, the possibility that the *colombaccio* was a fish. The only use of the word in this sense recorded in various dictionaries is Anton Maria Salvini's (1864, *117*) in translating ψῆτται (probably one of the flatfishes; see D'Arcy Thompson [1947, *294-295*]) on line 105 of book I of Oppian's *Halieutica*.

4. That is, Sir John Finch; see letter 2 n2.

5. That is, Sir Thomas Baines; see letter 2 n2.

6. This discussion on the nature of the gastric juice was referred to by Borelli on 21 December (letter 92), who said that Finch, like others, believed it to be the remains of food taken earlier.

7. That is, the well-known Parisian botanist, anatomist, and physician, Jean Riolan, the Younger. For his views on the gastric juice, see his *Opuscula anatomica nova* (1649, *118*; 1650, *607*) and Adelmann (1966, I, *227* n2).
For the Riolans, father and son, see Portal (1770, II, *64-65, 279-306*); Haller (1774, I, *244, 246-247, 301-307*; 1774a, I, *235-236, 314, 354-355*; 1777, II, *370-371*); Eloy (1778, IV, *76-80*); Jourdan (1825, VII, *23-25*); Dezeimeris (1837, III, *813-815*); Hirsch (1887, V, *36-37*); Donley (1923); Rothschuh (1964); Mani (1968); Thornton (1968).

8. That is, Mattias, son of Cosimo II and brother of the Grand Duke Ferdinand. Having served in the Thirty Years' War for ten years and in the Tuscan forces at Castro, he returned in 1644 to the governorship of Siena (to which he had been appointed in 1629, when only sixteen), the post he was holding at the time of this letter. He died in 1667. See Litta (1819-1899, II, Medici di Firenze, plate XV); Pieraccini (1947, II, pt. 2, *267-291*).

9. That is, Cosimo, the son of Ferdinand II, who in 1667 succeeded him as Cosimo III and reigned until 1723. For Cosimo III, see Pieraccini (1947, II, pt. 2, *327-354*).

10. The *lecchio* (*leccio, lechia, lecchia*) was probably a species of *Alosa*. See Adelmann (1966, I, *228* n1).

11. The air bladder, in the anatomy of which Borelli had on various occasions expressed his interest; for other references to the studies of Malpighi and his friends on this structure, see letter 72 n3.

12. That is, Tilman Trutwin; see letter 2 n4.

13. For other references to Malpighi's observations on the folding or pleating of the optic nerve of the swordfish, see letter 87 n5.

14. The letter from Malpighi mentioned here was doubtless one of those acknowledged by Borelli in letters 87 and 88. The drawing was the one acknowledged by Borelli in letter 88.

15. That is, Antonio Oliva; see letter 5 n6. For Borelli's version of what he said on this occasion, see letter 93.

16. That is, Bartolomeo Eustachio's *Opuscula anatomica* (Venetiis, 1564), where the passage in question is to be found on page 227; it is translated in Adelmann (1966, I, *229*).

17. On 10 January 1664 (letter 93) Borelli had mentioned sending to Malpighi his response to Finch and Baines in regard to the optic nerve.

18. *Simiamo* for *siamo*.

19. As noted earlier (letter 87 n5) Malpighi's description of the optic nerve of the swordfish and tuna was eventually included in his *De cerebro*, for references to the inception, progress, and publication of which, see letter 82 n4.

20. So far as is known, Carlo Fracassati never wrote this little treatise.

21. There is no clue as to what book on medals Fracassati was referring here. Charles Patin's (see letter 807 n3) *Familiae romanae in antiquis numismatibus*, published at Paris in 1663, is a possibility.

For Malpighi's interest in collecting medals, which had perhaps been aroused earlier but had doubtless been stimulated by those he had come across in Sicily, see Adelmann (1966, I, *127* n3, *285, 292, 293, 294* & n1, *361, 524* & n8) and letters 160, 161, 168, 175, 177, 181, 200, 202, 213, 218, 219, 227, 246, 628A, 629, 676, 677.

22. That is to say, Fracassati had not as yet participated in a *circolo* (see letter 10 n9) at Pisa, but would do so during Lent.

23. That is, Luca Terenzi; see letter 2 n16.

24. That is, Gregor Horst; see letter 59 n2.

Since the letter from Malpighi to which Fracassati is replying is not available, it is impossible to identify which little treatises of Horst Malpighi seems to have requested Fracassati to examine in some work of Wilhelm Fabry of Hilden (Fabricius Hildanus).

In the latter's *Opera quae extant omnia* (Francofurti, 1646) I find the following communications from Horst:

1) In *Observationes & curationes chirurgicae*

   a) *Juvenis 15. annorum dormiens e lecto surgit, ambulat, ac tandem per fenestram ex cubiculo tertiae contignationis domus altioris, ad altitudinem 14. ulnarum decidit: sed juvante divina gratia pristinae sanitati restituitur, & a gravioribus symptomatibus liberatur* (Cent. II, obs. 84, pp. 159-162; Fabry's reply, pp. 162-163).

   b) *De vulnere pectoris, cum pulmonis laesione* (Cent. III, obs. 36, pp. 217-218).

   c) *De partu monstroso Pragae nato* (Cent. III, obs. 55, pp. 239-240).

   d) *De monstroso tumore omenti* (Cent. III, obs. 62, pp. 245-246).

   e) *De urina per vomitum, itemque per alvum reiecta* (Cent. IV, obs. 47, pp. 433-434; Fabry's reply, pp. 434-435).

   f) Reply to Fabry's *Semen anisi, carbones, & pili cum urina reiecti* (Cent. V, obs. 51, pp. 438-441).

   g) Reply to Fabry's *Frustum vitri in secundum annum usque carni sine dolore, aut aliquo symptomate, inclusum, feliciter extrahitur* (Cent. VI, obs. 78, pp. 605-606).

2) In *De lithotomia vesicae liber* there is a letter from Horst on pp. 763-764 together with Fabry's reply on pp. 764-765.

25. That is, Wilhelm Fabry of Hilden (Fabricius Hildanus), "the father of German surgery"; see Haller (1774a, I, *259-267*; 1777, II, *305-308*); Eloy (1778, II, *525*); Jourdan (1821, IV, *90-92*); Dezeimeris (1834, II, pt. 1, *252-258*); Hirsch (1885, II, *325-326*); Garrison (1929, *275-276*); *Isis Cumulative Bibliography* (1971, I, *402-403*).

95 BORELLI TO MALPIGHI
Pisa, 1 February 1663 = 1 February 1664

Text: BU, MS(LS) 2085, IX, *81*

Borelli is pleased to hear that Signor Elia Tedesco has arrived in Messina. Malpighi, he says, need go to no further trouble about the observation he had requested him to make as to the relation of the rise of mercury in a tube to the tides and the lunar cycle; for "we have found that this is a fable." The money Malpighi paid to Francesco Oliva has been repaid to Borelli by Oliva's son Antonio and is being held at Malpighi's disposal. Malpighi, Borelli cautions, should not judge that he is not giving satisfaction at Messina from the actions of one man in a frequently changing government. Messina is a place where people talk freely, and it is easy to acquire the esteem of frank people. Once more he is pleased with Malpighi's plan to conduct an anatomy, and he is glad to know that the fluxion of Malpighi's teeth has improved. Fracassati and he are getting along well, but he wishes that the controversies being negotiated at Pisa by the plenipotentiaries of the pope and France would be settled. See Adelmann (1966, I, *207* n4, *235*, *332* n8).

Molto Illustre et Eccellentissimo Sr. Mio et Prone. Colendissimo

Ricevo questa settimana due lettere di Vostra Signoria de 3, e 10,[1] del passato nella prima mi scrive d'esser arrivato il Sr. Elia Tedesco,[2] il qual so che recò alcuni libretti al Sr. Catalano,[3] degli quali non me ne fà motto. circa l'osservazione, che io dicevo che si facesse col cannello di mercurio, non occorre che ella si pigli altro travaglio, perche abbiamo gia scoverto,[4] che tal corrispondenza dell'alzamento del mercurio col flusso del mare, e corso lunare, e cosa favolosa; e però non torna conto travagliarsici attorno. gia gli scrissi che io ho ricevuto per via di mare la cautela del pagamento fatto da Vostra Signoria al Sr. Francesco Uliva,[5] e che qui mi sono stati pagati dal Sr. Antonio Uliva, i medesimi denari in tante piastre,[6] e queste le tengo à disposizion di Vostra Signoria conforme ella mi comanda; per la seconda lettera, Vostra Signoria mi accenna la giusta cagione del suo sentimento però gli devo ricordare ch'il governo di cotesta Città è una cosa che si và variando, e cosi dal concetto di uno che al presente si trovi al governo, non si può ritrarre la conseguenza, che il padrone non gradisca il servizio; perche vi sono tanti altri galant'uomini à i quali ha toccare il governo successivamente, che non discorrono così spropositatamente, et in vero chi avesse voluto scergli apposta, io non credo che si potevano accozzare in tanto numero persone più aliene à noi poi Vostra Signoria ha da considerare, che cotesta è Città liberissima nel parlare; ma è anche facilissimo acquistarsi la stima di gente aperta, e libera più tosto, che di questi nostri coperti di larve e ghigni, che sono internamente inesorabili. mi ralleg[r]o poi che Vostra Signoria intenda far la notomia,[7] e che la sua flussion de denti[8] si vada temperando, e spero che col raddolcimento della stagione se ne passi affatto. Il Sr. Fracassati sta bene, et allegramente anche procuro di starlo io senza pigliarmi punto pensiere degli guai di questo mondo, benche io desiderarei, che s'aggiustassero queste controversie, che con gran fervore si stanno maneggiando da i Plenipotenziari del Papa, e Francia quì à Pisa,[9] del qual congresso se ne saprà presto qualche cosa, che fin'ora non va in volta se non opinioni. La riverisco per fine insieme col Sr. suo Fratello.[10]

Pisa primo Febbraio 1663

Di Vostra Signoria Molto Illustre et Eccellentissima

Devotissimo Servitore

GIO[VANNI] ALF[ONSO] BORELLI

1. These two letters from Malpighi have not been located.

2. This Elia Tedesco was probably the "young Tedesco" whom Borelli, writing on 5 August 1662, had suggested Malpighi should bring to Messina to assist him in dissection. See letter 65 n4.

3. That is, Domenico Catalano; see letter 46 n3.

4. Possibly as a result of experiments conducted in the Accademia del Cimento; I can, however, find no mention of experiments on the relation of barometric pressure to the tides or the lunar cycle in the *Saggi* of the Accademia.

5. See letter 91 n11 for other references to payments of money by Malpighi to Francesco Oliva on behalf of the latter's son Antonio (see letter 5 n6).

6. For the Bolognese *piastra*, see Martinori (1915, *386*).

7. Once more the public anatomy which Malpighi hoped to conduct but which never took place; for other references to it, see letter 65 n5.

8. Probably an inflammation with swelling of the gums.

9. It was on 12 February 1664, eleven days after the date of this letter, that a settlement of sorts of the controversy arising from the events of 20 August 1662 at Rome was reached at Pisa by the plenipotentiaries of Alexander VII and Louis XIV through the mediation of Ferdinand II. See letters 66, 97, 108 n16.

10. Bartolomeo Malpighi.

96   CARLO FRACASSATI TO MALPIGHI

Pisa, 1 February [1664]

Text: BU, MS(ALS) 2085, VIII, *21*

Fracassati is glad to hear that Signor Elia [Tedesco] has arrived in Messina. He did not show Malpighi's letter to Signor Elia, for he had lost it, but he told him its contents. He has sent Malpighi a work on surgery. Malpighi's family, he believes, are well. Borelli has received from Antonio Oliva the money due Malpighi. Fracassati thanks Malpighi for sending him the history of an apoplectic, tells of his examination of the omentum of a deer, gives some

news of the Bologna Studium, and concludes by asking Malpighi if he has given some thought
to having his appointment at Messina renewed. See Adelmann (1966, I, *291*, and Corrigenda,
V, *2472*).

Carissimo Amico

Ho ricevuto una vostra delli 3. Genaro[1] che mi da aviso dell'arrivo del
Sig. Elia[2] del quale molto godo, e spero sia per riuscire bene appresso
cotesti SSri., veramente io non li mostrai la vostra lettera perche l'havevo
smarita li disi però il continuto cioè per dir meglio glie lo feci scrivere à
Chiarino[3] stampatore, et hora ricevo perciò molto volontieri la taccia che
mi dat[e] di metafisico, la Chirurgia[4] mandata non è di mio genio ma per
non havere altro l'hò mandata di Bologna non hò nuove della vostra famiglia
credo però stij bene. Sò che il Sig Borelli hà ricevuto i denari qui dall'Oliva[5]
e forsi v'havrà avisato, Vi ringratio poi della Historia[6] che mi scrivete di
quell'Apopletico, e io simile à questa quì in Pisa ne hò vista un'altra mà
non ero in cura, v'era una tardità di polso con un rigore perpetuo basta morì
Quì in questo Paese si può parlar' un poco più da galanthuomo, e veramente
in questi Apopletici come mi hà confirmato sua A[ltezza][7] si trova sempre
vena ò arteria pulmonare rotta Sig. Marcello mio sapete pure che mundus
vult decipi, decipiat[ur][8] perche è bene anche far del male quando altri
per ciò vi restano obbligati e vi pagano, in un omento di Cervo vivo del quale
ne feci Anotomia non hò potuto vedere gonfiare quella rete lo replicarò
e s'havrò trovato qualche cosa ne sarete avisato, mi vien scritto di Bologna
che il Dottor Soliti[9] Siciliano habbia havuta una lettura nello studio dicono
ordinaria come anche che sia stato esspulso dal Collegio il Sig. Dottor
Puggioli[10] come auttore di quella scrittura[11] che uscì fuori contro il Collegio
Salutate il Sig. Bartolomeo[12] e ditemi un poco se havete pensiero di farvi
confirmare nella condotta vi b[acio] l[e] m[ani]
Pisa il primo Febraro[13]

Vostro Amico Affezionatissimo
CARLO FRACASSATI

Sig. Malpighi

1. This letter from Malpighi has not been located.

2. That is, Signor Elia Tedesco, whose arrival in Messina was also noted by Borelli when
he wrote to Malpighi on the same day, 1 February 1664 (letter 95), both Fracassati and
Borelli having learned of Tedesco's arrival from letters written by Malpighi on 3 January.
For other references to Tedesco, see letter 65 n4.

3. From this letter of 1 February 1664 it appears that Malpighi had requested Fracassati
to have Elia Tedesco communicate with a printer, whose name Fracassati, having lost
Malpighi's letter, remembered as Chiarino.

It will be recalled that on 15 February 1663 (letter 72) Borelli had written Malpighi
that Signor Tedeschi (that is, Elia Tedesco) of Padua was having reprinted there Malpighi's

epistle on the lungs together with Lorenzo Bellini's little discourse on the kidneys and Claude Aubry's observations on the testis, and it seems reasonable to conjecture that Malpighi was wondering about the progress of this supposed reprinting when he wrote Fracassati prior to 1 February 1664 and that the printer to whom he wanted Tedesco to write was the one who finally, in 1666, did publish Malpighi's *De pulmonibus* and Bellini's *Exercitatio anatomica... de structura et usu renum* at Padua. This printer was Matteo Cadorino, and it seems reasonable to conjecture further that, having lost Malpighi's letter, Fracassati inaccurately recalled him as Chiarino instead of Cadorino.

4. I am unable to suggest what work on surgery Fracassati sent to Malpighi.

5. That is, Antonio Oliva (see letter 5 n6); for other references to the transfer of funds to Francesco from Antonio Oliva, see letter 91 n11.

6. Apparently a *consulto*, but I am unable to identify it.

7. I am uncertain of this expansion; if correct, the reference is to Ferdinand II de' Medici.

8. This was an old saying, and it has been recorded by a number of authors; see Harbottle (1897, *143*) and B. E. Stevenson (1958, *420* no. 7).

9. This was Leonardo Soliti (Di Solito), a native of Syracuse, who was appointed lecturer on theoretical medicine at Bologna in 1664 and held this post until 1668; see Mazzetti (1848, *294*); Dallari (1891, III, pt. 1, *21, 26, 31, 36*); Ascanelli (1969, *528-529*). In 1667 he conducted a public anatomy at Bologna (Martinotti [1911, *125*]; Adelmann [1966, I, *90*]).

10. This was probably Ippolito Poggioli (Puggioli), the Younger, who was appointed a lecturer on logic at Bologna in 1664. From 1667 until 1680 he lectured on theoretical medicine. He had obtained the doctorate in philosophy and medicine at Bologna on 5 April 1660 and had been aggregated to the Colleges of Doctors of Philosophy and Medicine on 6 March 1663. See Mazzetti (1848, *250*); Guidicini (1869, II, *167*); Dallari (1891, III, pt. *1, 20, 25, 30, 36, 41, 46, 50, 56, 61, 66, 75, 77, 82, 87, 92, 98*); Bronzino (1962, *166*); Ascanelli (1969, *439-440*).

If this was the Poggioli Fracassati had in mind, and if Fracassati was correct in reporting his expulsion from the College, he seems later to have been reinstated, for a *Catalogus Excellentissimorum DD. Iatrophysicorum, tam Bononiensium, quam Forensium, qui hodiernis temporibus ... Medicinam, & Physicam, & Chirurgicam profiteri valent. Editus Kalendis Aprilis M.DC.LXXVIII* (Bononiae, Typis HH. Caroli Antonij Perij) lists Ippolito Poggioli as a collegiate doctor.

11. I have been unable to identify with certainty the *scrittura contro il Collegio* for which Fracassati says Poggioli was expelled from the College within a year after his aggregation. Was Poggioli possibly the actual author of the *Scrittura di Monsig. Illustrissimo, e Reverendissimo Arcidiacono contro i Collegi di Medicina, e di Filosofia di Bologna* (see C. Frati [1888, I, *739*, no. 6024])? The date of this is uncertain, but if it did appear in 1663 or early in 1664, the archdeacon in question was Federico Calderini (see Dolfi [1670, *230*]; *Diario bolognese ecclesiastico e civile per l'anno 1777* [1776, *324*]; Mazzetti [1840, *353, 369, 398*]).

12. That is, Bartolomeo Malpighi.

13. Fracassati did not write the year, which was clearly 1664. A manuscript note in Gaetano Atti's hand assigns the letter to 1666, which is too late.

97 BORELLI TO MALPIGHI
Pisa, 21 March 1664

Text: BU, MS(LS) 2085, IX, *114-115*

Borelli complains that Malpighi's letters have been delayed at Rome. The moneys paid Borelli by Antonio Oliva will be forwarded. He advises Malpighi to pay less attention to the letter being shown by Pietro Paolo Pisano. Peace having been concluded (between France and Alexander VII) Malpighi need not fear for his villa. An anatomy cannot be held without cadavers; at Pisa too they have been getting along with demonstrations on animals. As to the English anatomists, one of them had with dubious sincerity praised Borelli's work; they are leaving Pisa. Borelli is glad that Malpighi has seen Tomasso Cornelio's book and found in it things he liked, and that a student of Cornelio's has arrived in Messina. He then advises Malpighi how to treat his friend Domenico La Scala and concludes with the usual greetings. See Adelmann (1966, I, *210* n7, *235-236*).

Molto Illustre et Eccellentissimo Sr. Mio et Prone. Colendissimo

E si vede chiaramente che l'amico al quale Vostra Signoria raccomanda le lettere à Roma, ò si scorda, ò non si cura di mandarmele à i debiti tempi, perche sarebbe impossibile, che tre lettere di Vostra Signoria de 14, de 22, e 26[1] del passato fussero arrivate à roma in un istesso giorno, però Vostra Signoria potrebbe avertirlo, che le mandi à i debiti tempi se lo vuol' fare, perche tal volta queste tardanze potrebbero molto progiudicare;[2] vengo ora alla sua prima lettera, e replico che mandarò indubitatamente col procaccio, i denari che ho ricevuto dal Sr. Uliva[3] à Bologna, se non sortirà la commodità che spera avere il Sr. Fracassati,[4] per la quale almeno si rispiarmerà il porto fino à Firenze. in quanto alla lettera mostrata dal dottor Pisani,[5] è facil' cosa che sia finta da lui, ò fatta scrivere à sua instanza; perche è solito similia facere. vorrei però che Vostra Signoria facessi meno stima di questa cosa di quello che ne fà, perche il Pisani costì è ben' conosciuto, et egli istesso sa certo che non potrebbe far nulla; e di più aggiungo à Vostra Signoria che quando bene egli lo potesse fare se ne asterrebbe, perche à lui niun'utile ne risultarebbe, ma al suo odiatissimo cagliostro.[6] oltre che se Vostra Signoria si informarà degli andamenti passati del Pisani, trovarà, che in altri tempi, quand'egli avea più amici, e fautori; gi[a] mai potè superare la buona memoria di Castelli;[7] il qual per altro aveva mille defetti, et era contentibilissim[o] si che Vostra Signoria si quieti, e con animo pacatissimo attenda agli suoi studi, che sarà sempre protetto, e difeso, e sempre anderà crescendo di stima, e reputazione, perche tale è la natura del merito, e della virtù, benche non abbino gia mai à mancare gli emoli, et invidiosi donec erunt homines. intorno

15

la pace gia conclusa[8] non ho che soggiugnere; essendosi gia stabilita affatto, come ella averà veduto per i capitoli che io ho mandato; si che ella può togliersi affatto il sospetto degli insulti che potea patir la sua villa. circa la notomia[9] già che non vi è stata comodità di cadavero non si può far altro, e così quì ce la siamo anche passati con varie ostensioni d'animali, e questi Sigri. Inglesi[10] nell'ultima lezione che io vi fui presente fece una lunga concione sopra le cose mie, ma non sò quanto sincera, mà arrivò finalmente à dire che io non curassi gli invidi, e detrattori, e cose simili. grande ardire perche eglino sono stati solamente i detrattori di queste mie cose, si che io non la saprei battezzare adulazione, ne minchionatura, ne sincerità, ma se ne vanno pur via essendosi totalmente licenziati.

Piacemi che Vostra Signoria abbia veduto il libro del Sr. Corneli,[11] e che vi abbi trovato cose di suo gusto, e veramente se il Sr. Corneli fusse meno risoluto, e meno Cartesiano io lo stimarei molto, tutta via degli amici bisogna goder il buono, e compatire l'imperfezione. rallegromi che vi sia costì capitato un' scolare del detto Sig. Tommaso, il quale mentre Vostra Signoria lo loda, bisogna che sia uomo di garbo, e Vostra Signoria lo saluti caramente da mia parte. in quanto al Sr. Dottor Scala[12] gia che è suo amico potrebbe Vostra Signoria con bella maniera fargli la carità, ò di porlo per la buona via, ò d'avertirlo destramente del modo di sparger le cose con più profitto, suo e d'altri, e con meno pericolo di farle disprezzare. il Sr. Fracassati sta bene, et allegro, et è ito à Livorno per non so che suo affare, et al suo ritorno gli leggerò le lettere di Vostra Signoria. intanto la riverisco affettuosamente insieme col Sr. suo Fratello.[13]

Pisa 21 Marzo 1664.

Di Vostra Signoria Molto Illustre et Eccellentissima

> Affezionatissimo Servitore
> GIO[VANNI] ALF[ONSO] BORELLI

1. These three letters from Malpighi have not been located.

2. *Progiudicare* for *pregiudicare*.

For Borelli's earlier complaints about the delay of mail in Rome, see letters 73, 75, 85. He will continue to complain; see letters 102, 104, 107, 122, 150. Letter 177 contains a similar complaint of Giovanni Battista Capucci's.

3. That is, Antonio Oliva (see letter 5 n6); for other references to the transfer of funds to Francesco from Antonio Oliva, see letter 91 n11.

4. That is, Carlo Fracassati; see letter 18 n1.

5. That is, Pietro Paolo Pisano; see letter 46 n5.

6. This was probably Count Bernardo Cagliostro; see letter 76 n7.

7. That is, Pietro Castelli; see letter 45 n5.

8. The peace concluded between the French and Pope Alexander VII on 12 February 1664; see letters 66, 95, 108 n16.

9. That is, the public anatomy which Malpighi hoped to conduct at Messina; for other references to it, see letter 65 n5.

10. That is, Sir John Finch and Sir Thomas Baines; see letter 2 n2.

11. That is, the *Progymnasmata physica* (Venetiis, 1663) of Tomasso Cornelio. For Cornelio, one of the leading spirits in the Accademia degli Investiganti at Naples, see Cornelio (1672); Toppi (1678, *296*); Spiriti (1750, *161-165*); Zavarrone (1753, *152-153*); *Biografia delgi uomini illustri del Regno di Napoli* (1817, IV, *33-36*); Minieri Riccio (1844, *107*); Accattatis (1870, II, *240-243*); Caverni (1891, I, *207-208, 454*; 1892, II, *135-136, 179-180*; 1893, III, *94, 99-100, 175-176, 197, 203-204, 247-248, 385-386*); M. Fisch (1953, *522* ff.); Aliquò Lenzi and Aliquò Taverriti (1955, I, *201-202*); Adelmann (1966, I, *122* n1, *196* & n5, *209-211, 236, 242* n3, *292, 293, 313* & n3, *331, 338, 347, 377, 395-398, 405, 406, 407, 476, 485, 672* & n4; II, *768, 819, 905-906, 948* n5; III, *1343, 1355*); Anonymous (1968); Mitaritonna (1968); Soleto (1968; 1969); Ascanelli (1969, *109*).

12. That is, Domenico La Scala; see letter 75 n4.

13. Bartolomeo Malpighi.

98 CARLO FRACASSATI TO MALPIGHI
Pisa, 24 March 1664

Text: BU, MS(ALS), VIII, *14*

Fracassati has received the epistle Malpighi has dedicated to him, and both he and Borelli think it very fine; he will include it in the treatise he himself is composing. He gives Malpighi news of Pisa and Bologna; the latter, he says, is a place fit only for dogs to live in. He would like to remain in Florence for another year. See also Adelmann (1966, I, *236*).

Carissimo Amico

Ho vista la vostra lettera direttami[1] la quale e dal Sig. Gio[vanni] Alfonso[2] è stimata molto bella ed anche da me particolarmente come nota il Sig. Borelli per essere cosa che con l'inventione che porta getta à terra il Sistema della vista del Sig. des Cartes[3] huomo apresso detto Sig. Borelli temerario et qui splend[i]de recoquit vetera,[4] Io l'inserirò nel trattato che metto insieme[5] e procurarò quest'estate di compirlo il che sinhora non mi è stato permesso perche nel giongere qui mi hanno mutata la Catedra e di pratico mi hanno fatto theorico e cosi hò bisognate fare le lettioni à mio modo in qualche parte il che ho voluto dire con un poco d'applicatione hò fatto il Circolo[6] nell'attico particolarmente con gusto universal di tutti essendo stato il più longo che si fosse fatto nel partito il concorrente[7] quale da me era stato trattato cortesissimamente mi fece entrare in colera e cosi fù rotto e per me stesso non mi sodisfece basta hò imparato come devo fare un'altro anno se lo porrò fare; si è scritto al Sig. Fiorentini[8] per quel servizio mà perche è stato amalato non si è havuta risposta quando l'havrò v'aviserò a Bologna il Sig. Conte

Ercole Malvezzi hà amazzato d'archibugiata il fratello minor del Quaranta
S. Pieri[9] non si sà la cagione; mio cugino anch'egli per haver amazzato il
Dottor Parenti[10] d'archibugiata è qui da me dico il figlio del Sig. Nicolò
e partirà con le galere e forse potria venire costà Sig. Marcello Bologna adesso
è habitatione da cani e si posso un'altr'anno voglio stare in Fiorenza ove
se non v'è altro v'è la quiete in tanto state di buon animo et assieme con
vostro fratello[11] di tutto cuore vi saluto
Pisa li 24 Marzo 1664

Vostro Amico Affezionatissimo e Servitore
C[ARLO] FRACASSATI

1. I interpret this to mean an epistle dedicated to Fracassati, the only such being Malpighi's
De cerebro, in which are incorporated his findings on the optic nerve and a criticism of
Descartes's theory of vision. The *De cerebro*, however, was not included in Fracassati's *Dissertatio epistolica responsoria de cerebro*, but was first published independently in 1665 in
Malpighi's *Epistolae anatomicae de cerebro, ac lingua ... Quibus Anonymi accessit exercitatio de
omento, pinguedine, & adiposis ductibus. ...* Bononiae, Typis Antonij Pisarrij. Later the same
year Fracassati completed his treatise on the brain; it was addressed to Malpighi, and along
with Fracassati's *Exercitatio epistolica de lingua* it was added to the three treatises of Malpighi's
which had already been printed, and the five treatises were issued with new preliminary
matter and a new title page, reading: *Tetras anatomicarum epistolarum de lingua, et cerebro ...
Marcelli Malpighii ... ac ... Caroli Fracassati ... Quibus Anonymi accessit exercitato* [sic] *de
omento. ...* Bononiae, Typis H. H. Victorij Benatij. For other references to the inception,
progress, and publication of Malpighi's epistles, see letter 82 n4; for Fracassati's, see letters
99, 107, 109, 115, 118, 119, 121, 122, 124, 125, 132-138, 140, 141, 143, 145, 148-150, 155;
and for the *Tetras*, see letters 115, 118, 119, 133-138, 140, 143, 145, 148, 149, 154, 155, 159,
160, 168, 182.

At the time of the present letter, however, it appears that Malpighi had sent on to
Fracassati only that section of his *De cerebro* dealing with the optic nerve in which he discusses
Descartes's theory of vision. See also Adelmann (1966, I, *236, 256-257*) and letter 87 n5.

In his *De cerebro* Malpighi (1665, *37-46*; 1665a, *37-46*; 1687, II, *122-124*) calls plausible
the "discovery" which Descartes describes in his *La dioptrique* (1637) and then proceeds to
discuss briefly the difficulties which Descartes's views present.

For Descartes's theory of vision, see his *La dioptrique* (1902, VI, *105* ff.), *De homine* (1662,
43 ff.), and *L'homme* (1664, *37* ff.; 1909, XI, *151* ff.). Cf. Polyak (1957, *100-105*) and Adelmann
(1966, I, *261*); and see letters 99, 102.

2. That is, Giovanni Alfonso Borelli; see letter 2 n1.

3. That is, René Descartes; see note 1, above.

4. This seems to be a quotation, but I am unable to give its source.

5. His *Dissertatio epistolica responsoria de cerebro*; see note 1, above.

6. Fracassati appears to mean that he spoke in the *circolo* in the Attic style and at length,
rather than with laconic brevity. For the *circoli*, see letter 10 n9.

7. As we learned from letter 94, Fracassati's *concorrente* was Luca Terenzi. For Terenzi,
see letter 2 n16.

8. It is uncertain whether this was Francesco Maria Fiorentini (see letter 1 n1) or his
son, Mario, for whom see Adelmann (1966, I, *153* n12, *530* n1).

9. According to Ghiselli (BU, MS 770, XXXIV, *282-283*), the murdered man was Achille
Sampieri, son of the late senator (*quaranta*) Filippo and brother of the living senator, Francesco

Giovanni (see Dolfi [1670, *675*]). Ghiselli adds that Giulia Bolognini, the beautiful wife of Count Ercole Malvezzi, was said to be the cause of the murder, though on the point of death and in the midst of the last rites, Sampieri protested before God and the world that he was not aware that he had ever given Malvezzi any occasion whatever for such treatment or even for looking askance at him. The Sampieri family, naturally incensed, swore a deadly vendetta and tried to avenge themselves in many ways, all of which the watchfulness of the Malvezzi family frustrated. One night they even attempted to burn down the Malvezzi *palazzo*, but they were driven off and had the good fortune to escape unharmed. In an eighteenth-century manuscript preserved in the Biblioteca Comunale at Bologna (BC, MS B790, *309*) what appears to be the same murder is reported, though the victim is called Annibale Sampieri and the record appears under the date 2 March 1664.

10. I am unable to identify either this Dr. Parenti or the cousin of Fracassati's who murdered him.

11. Bartolomeo Malpighi.

99   BORELLI TO MALPIGHI
Pisa, 28 March 1664

Text: BU, MS(LS) 2085, IX, *116*

Borelli has read the epistle Malpighi sent to Carlo Fracassati and is pleased with it, but he regrets Malpighi's awe of Descartes. Fracassati will complete his own little work; Borelli will assist him and take him to the tuna fisheries at Portoferraio; the observations they will both need can be made there. If Malpighi should go to Milazzo and make the same observations, he might come across some other things of importance. See also Adelmann (1966, I, *236-237*).

Molto Illustre et Eccellentissimo Sr. Mio et Prone. Colendissimo

Ricevo questa settimana la sua carissima lettera de 5[1] nella quale tratta della sua epistola inviata al Sr. Fracassati.[2] io la lessi l'istessa sera che arrivò, e mi piacque estremamente per le molte cose curiose, e pellegrine, che ella v'inserisce; e particolarmente m'è piaciuto quella censura ch'ella fà alla presontuosa sentenza del Cartesio,[3] la qual io averei desiderato più copiosa, perche maggiormente spiccasse la stravaganza di quel cervello. circa poi lo scrupolo di Vostra Signoria, che teme della grand'autorità del Cartesio, e che quasi non sia lecito nominarlo in vano, e mi par troppo scrupolosità. s'ha da dire il vero inculcandolo con ogni efficacia, et energia, per carità di quegli, che si son lasciati affascinare da suoi modi astuti, et artifiziosi. il Sr. Fracassati mi dice, che travaglierà per perfezionare quest'operetta,[4] e gia m'ha mostrato in nota una distinzion di capitoli, e dice d'averne distesi alcuni; io lo servirò in tutto quello che potrò, e lo condurrò meco questo maggio à porto Ferraio dove vi è la tonnara per osservare tutte le curiosità che gli bisogneranno à lui, et à me. e se Vostra Signoria facessi le medesime osservazioni conducendosi à Melazzo, che è più vicino à Messina, che porto

Ferraio à Pisa potrebbe forse incontrar qualch'altra bella notizia, che potrebbe molto importare; se à lei gli sovvenisse qualch'altra cosa, la vada pur somministrando al Sr. Fracassati, che così farò io, et intanto l'abbraccio caramente, e riverisco insieme col Sr. suo Fratello.[5]

Pisa 28 Marzo 1664.

Di Vostra Signoria Molto Illustre et Eccellentissima

Devotissimo Servitore
GIO[VANNI] ALF[ONSO] BORELLI

1. This letter from Malpighi has not been located.

2. Apparently the section of Malpighi's *De cerebro* dealing with the optic nerve. It was dedicated to Carlo Fracassati (see letter 18 n1); cf. letters 87 n5, 98 n1.

3. That is, René Descartes; for his theory of vision and Malpighi's treatment of it, see letter 98 n1.

4. This became Fracassati's *Dissertatio epistolica responsoria de cerebro*. Borelli here speaks of it as an enlargement of Malpighi's work, and Fracassati, as we learned from letter 98, originally intended to include in it the epistle Malpighi had sent him.

5. Bartolomeo Malpighi.

100 BORELLI TO MALPIGHI

Pisa, 11 April 1664

Text: BU, MS(LS) 2085, IX, *117*

Borelli has paid the Signori Brunacci the money he received from Signor Antonio Oliva for Malpighi. He regrets that Malpighi has been deprived of the opportunity of conducting a public anatomy at Messina. The English gentlemen (Sir John Finch and Sir Thomas Baines) are leaving. Carlo Fracassati will write an epistle on the regeneration of the deer's horn, which they have been observing at Pisa. Borelli is glad that Malpighi's toothache is better. See also Adelmann (1966, I, *237*).

Molto Illustre et Eccellentissimo Sr. Mio et Prone. Colendissimo

Ricevo questa settimana una sua gratissima lettera de diciannove del passato,[1] la quale mi è giunto cara, si perche era un' pezzo che non ne avevo ricevute, si perche questa settimana non me ne sono capitate del Sr. Catalano,[2] del quale ne sento buone nuove. i denari di Vostra Signoria che io ebbi dal Sr. Oliva[3] l'ho gia cambiati à Bologna, avendogli pagati a i SSr. Brunacci[4] di Pisa, secondo l'ordine mandatomi dal Sr. Rinaldo Accorsi.[5] dispiacemi che Vostra Signoria non abbia avuto occasione di far la notomia[6] costì, dove ne era più bisogno. quì come ella averà saputo ce la siam passati con l'ostensione di vari animali senza gran miracoli, et ora questi SSr. Inglesi[7] se ne vanno via; quì siamo stati questi giorni occupati osservando la forma del rinascimento delle corna de cervi, intorno la quale il Sr. Fracassati[8] ne stenderà un'epistola, dove Vostra Signoria vi vedrà qualche notizia curiosa, vedendo il modo come rinasce ogni anno giusto come la forma delle piante, dalla midolla dell'ossa del cranio quella gran ramificazione; vi sono corsi non poco ragionamenti, et opinioni varie, con questi SSr. Inglesi, i quali tolta la pompa, et il fasto discorrono molto superficialmente. rallegromi che ella se la passi meglio del suo dolor de denti, e spero che ci troverà qualche rimedio; finisco con abbracciarla caramente, e baciargli le mani.

Pisa 11. Aprile. 1664

Di Vostra Signoria Molto Illustre et Eccellentissima

Devotissimo Servitore

GIO[VANNI] ALF[ONSO] BORELLI

1. This letter from Malpighi has not been located.
2. That is, Domenico Catalano; see letter 46 n3.
3. That is, Antonio Oliva (see letter 5 n6); for other references to the transfer of funds to Francesco from Antonio Oliva, see letter 91 n11.
4. The Signori Brunacci, whom I cannot identify further, were evidently agents.
5. For Rinaldo Accursi, see letter 82 n8.
6. For earlier references to this projected public anatomy, which we now learn was finally not conducted, see letter 65 n5.
7. That is, Sir John Finch and Sir Thomas Baines; see letter 2 n2.
8. Carlo Fracassati (see letter 18 n1) never published this projected epistle on the regeneration of the deer's horn.

101   CARLO FRACASSATI TO MALPIGHI

Pisa, 25 April 1664

Text: BU, MS(ALS) 2085, VIII, *15*

Fracassati gives Malpighi some news of Bologna and tells of a trip to Portoferraio which Borelli and he are planning in order to study the air bladder of fishes. He has heard from Sir John Finch that Thomas Willis has published a book on the brain and some other works which he will try to obtain and send on to Malpighi. See also Adelmann (1966, I, *207* n4, *209* n6, *237*, *245*, *332* n8).

Carissimo Amico

Io vi porto un mucchio di nuove se non le hò portate e morto il Dottor Cucchi,[1] il Marchese Cornelio Malvasia[2] il Dottor Seviero;[3] il Dottor Fabri[4] è stato eletto per medico dell'Ospitale[5] a viva voce, vi è un altro Dottor di Colleggio che è amalato ma non sò chi sia solo sono stato avisato dal Sig. Dottor Magnani[6] della malatia d'un Collegiato[7] per la salute del quale fanno gran caso nelle mie orationi e perciò mi essorta à pregare Iddio per lui, questi pochi mesi che sono stato fuori cosi ogni cosa si è mutata ch'al ritorno che farò colà mi sembrarà un mondo nuovo in tanto statevene allegro io col Sig. Borelli à mezzo maggio parto per andare à porto ferraio[8] per la pesca de tonni ne quali si m'accadesse di trovare il dutto che porta l'aria nelle vesiche[9] come hò fatto nella raina[10] havendolo ritrovato nel ventricolo che comincia da una vescichetta e va tortuosamente à terminare nelle vesiche à segno che non vi si può mettere se non un crine di Cavallo, sarebbe la bella cosa e ne vorrei fare un'Epistola[11] mi dice il Finchio[12] che Tomaso Willis ha stampato un libro de Cerebro[13] et ductibus eius[14] con alcuni altri[15] i quali procurarò d'haver e ve ne manderò mentre pregandovi à riverire il Sig. Bartolomeo[16] di tutto core vi saluto datemi un poco nova del Sig. Elia[17] Pisa li 25 Aprile 1664

Vostro Amico Affezionatissimo e Servitore
C[ARLO] FRACASSATI

1. That is, Giovanni Agostino Cucchi, who died on 3 April 1664. His death was recorded by Ghiselli (BU, MS 770, XXXIV, *294-295*). See also letter 69 n11.

2. For Cornelio Malvasia, who died on 29 March 1664, see letter 32 n8. Ghiselli (BU, MS 770, XXXIV, *284-293*) also recorded his death.

3. That is, Carlo Antonio Sivieri (or Siviero), who was awarded the doctorate in philosophy and medicine at Bologna on 17 June 1661 and was aggregated to the Colleges of Doctors of Philosophy and Medicine on 6 March 1663. In the rotuli of the Studium for 1662-63 and 1663-64 he was listed as a lecturer on logic, treating the *Analytica posteriora* of Aristotle. He died on 7 April 1664 (Ghiselli [BU, MS 770, XXXIV, *299*] says, probably erroneously, that he died on 27 April). See Mazzetti (1840, *397*; 1848, *293*); Dallari (1891, III, pt. 1, *10, 15*); Bronzino (1962, *168*).

4. That is, Malpighi's esteemed colleague, Alberto Fabri, who had obtained the doctorate at Bologna in 1636 and who since 1637 had been a lecturer in the Studium there, in logic for three years and then in philosophy until 1650, when he was made lecturer in both anatomy and surgery, performing his duties so successfully that he was generally regarded as an *eminens*, though not formally so designated. He held these posts in anatomy and surgery until he became emeritus in 1678, and he was so listed in the rotuli of the Studium until his death in 1689. He was frequently associated with Malpighi in practice. See Mazzetti (1848, *118*); Costa (1912, *47*); Forni (1948, *110*); Bronzino (1962, *139*); Adelmann (1966, I, *59*, *64, 121* n7, *125, 126* & n3, *294* n4, *391* & n9, *408, 430, 431, 432, 485, 528, 531, 546, 555*); Ascanelli (1969, *143-147*).

5. Probably the Ospedale di Santa Maria della Vita, for the history of which, see Maragi (1960); Sabena and Maragi (1960).

6. That is, Fulvio Magnani, who had obtained the doctorate in philosophy on 28 May 1636 and had lectured on logic at Bologna from 1642-43 until 1644-45 and, after 1645-46, on philosophy. He was to hold the latter post until his death on 27 May 1680. Having meanwhile obtained the doctorate in theology and been made canon of San Petronio, he was interred in that church. See Fantuzzi (1786, V, *117-118*); Mazzetti (1848, *189*); Bronzino (1962, *139*); Adelmann (1966, I, *294* n4).

7. That is, a member of one of the colleges of doctors.

8. This is the trip spoken of by Borelli in letter 99.

9. That is, the air bladder; for other references to the studies of Malpighi and his friends on this structure, see letter 72 n3.

10. A carp. *Cyprinus* sp. Cf. U. Aldrovandi (1638, *635*); Coronedi Berti (1869-1872, II, *240 s.v.* Raieina).

11. Fracassati seems never to have written an epistle on the air bladder.

12. That is, Sir John Finch; see letter 2 n2.

13. This was the *Cerebri anatome; cui accessit nervorum descriptio et usus* (Londini, 1664) of the celebrated physician and anatomist, Thomas Willis, Sedleian professor of natural philosophy at Oxford. For Willis, see Portal (1770, III, *88-105*); Haller (1774, I, *475-477*; 1779, III, *73-77*); Eloy (1778, IV, *577-579*); Jourdan (1825, VII, *505-507*); Dezeimeris (1839, IV, *409-411*); Hirsch (1888, VI, *284-285*); Moore (1900); Richardson (1900, II, *592-616*); M. Foster (1901, *269-279*); Dewhurst (1964); Bates (1965); Isler (1965); Alf. Meyer and Hierons (1965); Oldenburg (1965+, *passim*); Willis (1965); Adelmann (1966, I, *210* & n5, *237* & n6, *244-249*, *251*, *252*, *293*, *302*, *358*, *366*, *396*, *397*, *402* & n7, *413* & n2, *488* & n4, *714* & n5); Bonora (1968); E. Clarke and O'Malley (1968, *158-162*, *163*, *324*, *333-335*, *472-475*, *582-585*, *588*, *636-640*, *642*, *652*, *721*, *723-726*, *740*); *Isis Cumulative Bibliography* (1971, II, *629-630*).

14. In his book on the brain Willis describes as "ducts" the passages which he believed convey the animal spirits and nervous juice in the brain, its "appendage" (the medulla oblongata), and the nerves. See Willis (1720, I, *114* col. 2, *118* col. 2, *119* col. 2, *135* col. 1, *137* col. 2, *141* col. 2, *143* col. 2, *145* col. 2, *146* col. 1, *146* col. 2, *148* col. 2, *156* col. 1, *157* col. 1, *159* col. 1, *et alibi*).

15. These *alcuni altri* [*libri*] which Finch seems to have mentioned to Fracassati can only be Willis's *Diatribae duae medico-philosophicae* (Londini, 1659), which contains his discussions of fermentation and fevers and his epistolary dissertation on urine.

16. That is, Bartolomeo Malpighi.

17. Probably Elia Tedesco; see letter 65 n4.

102   BORELLI TO MALPIGHI
Pisa, 16 May 1664

Text: BU, MS(LS) 2085, IX, *118-119*

Borelli advises Malpighi to investigate fully the Pisano and Soliti affair more out of curiosity than because it is necessary for him to do so; their baying cannot be prejudicial to him; nor should Malpighi be anxious about the new *giurati*. He will have Carlo Fracassati write to Venice about the work by the elder Thomas Bartholin which Malpighi had inquired about. The English anatomists, Finch and Baines, have not yet departed, though they have said their good-byes. He does not have the book on gangrene which Malpighi wants. Malpighi should not expect to see the Cavaliere Guidi at Messina, for he was wounded during an engagement of his galleys with a pirate vessel. In Malpighi's work on the optic nerve he should not let his respect for Descartes keep him from speaking freely. Borelli would like Malpighi to go to Milazzo to make observations on the tuna because he and Fracassati have been unable to make their projected trip to Portoferraio. Fracassati, Borelli laments, is not working as assiduously as he would like him to; he suggests that Malpighi should spur him on, as he himself will too. He will be glad to see the sketch of Italian anatomy that Malpighi has begun. See also Adelmann (1966, I, *235* n6, *236* n1, *237-238*).

Molto Illustre et Eccellentissimo Sr. Mio et Prone. Colendissimo

Ricevo questa settimana due sue carissime lettere de 15, e 22[1] del passato nella quale prima discorre della tardanza delle lettere, e veramente il recapito di Don Bernardino Calcagni[2] è ottimo, e se anche in questo succedono disordini non occorre pensar ad altro. circa l'interesse del Pisani,[3] e Soliti,[4] crederei che Vostra Signoria dovesse cercarne l'intero più per curiosità che per bisogno; perche il loro baiare non gli può pregiudicare, ne meno deve star con ansietà per i nuovi giurati[5] perche noi ve ne averemo miglior parte che loro come à quest'ora Vostra Signoria se ne sarà chiarito. L'epistole di Tommaso Bartolini[6] io non l'ho vedute ne cercate, ma ora ad instanza di Vostra Signoria ne farò qualche diligenza, et avvertirò anche al Sr. Fracassati[7] che ne scriva à Venezia come Vostra Signoria dice; circa questi Sigri. Anatomisti Inglesi[8] ancora son quì ogni un' credea che fossero arrivati à Londra; si sono però licenziati da tutti anche da Bidelli, e fatte tutte le visite à noi. della loro volontà di scroccar l'invenzioni d'altri, io ne son più che certo; mà vi è una cosa di buono che di queste mie materie ne intendano tanto, quanto io intendo la lingua Inglese; io non ho quel libro che Vostra Signoria desidera del Castellini[9] di Gangrena, ne per quest'anno Vostra Signoria aspetti sù le galere, il Sr. Cavalier Guidi,[10] il quale è rimasto in terra à curarsi delle ferite che lui ebbe nel combattimento con il legno barbaresco preso da queste galere; di tutte le ferite del braccio, e coscia guarì subito, mà un'archibugiata al ginocchio benche sia guarita quasi la ferita tutta via non si sa, se potrà e quando camminar saldamente; e gli pare che vada acquistando, e si spera che la stagione, e le diligenze e la sua buona fortuna lo debbono far riavere affatto; io lo desidero grandemente per l'affetto ch'io gli porto; alla cura ci ho fatto assistere il Sr. Fracassati, et ora che è ito in una sua villa anderò facilmente à vederlo quando anderò à Firenze. con tutto che sù le galere non vi sia il Sr. Cavalier Guidi non vi mancano alcuni Cavalieri miei scolari, et amici; fra i quali potranno in ogni evento far capitale del Sr. Cavalier Mancini[11] da Cortona. intorno la sua epistola[12] del nervo ottico devo dirgli, che il rispetto al Cartesio non lo deve trattenere da parlare con ogni libertà, perche non solo non è tanto accreditato quanto Vostra Signoria si figura, che per il contrario continuamente va scemando di credito, e di riputazione. ho à caro che Vostra Signoria vadi à Melazzo à far qualche osservazione in quei tonni, perche noi già siamo esclusi dalla speranza di andare à Porto Ferraio;[13] dove la pesca sarà assai tarda quest'anno, cercaremo solamente d'aver qualche tonno intiero à Livorno, per osservar qualche cosa; Vostra Signoria poi à Melazzo averà tutte le comodità che vuole perche potrà anche averne de i vivi per tagliargli e sghizzarvi qualche liquore tinto in quegli vasi grossi che egli ha, che non sò ancora dove si vadino; procuri anche d'osservare l'ingresso in quella vescica d'aria che anno in corpo, e noti che il Sr. Fracassati ha trovato ne pesci d'acqua dolce che vi è un canale, dall'esofago, al mezzo di detta vescica,[14] et ieri in una ceppia[15] grande si vide l'origine di detto canale, che cominciava dal fondo d'un'appendice dello stomaco, da dove soffiando con un cannellino, si vedeva gonfiar la detta vescica, non potemmo però distinguer chiaramente l'ingresso dove pareva che vi fossero valvule, che impedissero il regresso alla medesima aria. il Sr. Fracassati non travaglia con quella assiduità che io vorrei,[16] però ella lo stimoli, che così faro io. vedrò volentieri lo squarcio dell'anatomia italica[17] che ha cominciato Vostra Signoria, e per fine la riverisco affettuosamente insieme col Sigr. suo Fratello.[18]

Pisa 16. Maggio 1664

Di Vostra Signoria Molto Illustre et Eccellentissima

Devotissimo Servitore

GIO[VANNI] ALF[ONSO] BORELLI

1. These two letters from Malpighi have not been located.

2. I have been unable to trace this Don Bernardino Calcagni; perhaps he was a relative of the Carlo Calcagni mentioned by Placido Papadopoli on the cover of his letter of 10 November 1666 (no. 171A) and by Carlo Fracassati in his letter of 12 August 1670 (no. 227).

3. That is, Pietro Paolo Pisano (see letter 46 n5) who, we learned from letter 97 (21 March 1664), had been showing at Messina a letter which troubled Malpighi, presumably because it cast some reflection upon him.

4. This seems to have been Leonardo Soliti of Syracuse (see letter 96 n9) who a few months earlier had been appointed to a lectureship in theoretical medicine at Bologna. Borelli's mention of him here along with Pisano suggests the possibility that it was he who had written the objectionable letter shown around Messina by Pisano to Malpighi's discomfiture.

5. That is, the newly elected magistrates. See also letters 127, 128, 129, 130, 163.

6. Borelli is referring to the elder Thomas Bartholin's *Epistolarum medicinalium. . . centuria I. & II.* (Hafniae, 1663).

7. That is, Carlo Fracassati; see letter 18 n1.

8. Sir John Finch and Sir Thomas Baines once more; see letter 2 n2.

9. This was Giovanni Castellini, who edited Giuliano Segni's *Questio de gangraenae et sphaceli diversa curatione* (Florentiae, 1613).

For Giovanni Castellini, whose identity is somewhat uncertain, see Haller (1774, I, *427*; 1777, II, *562*); Eloy (1778, I, *557-558*); Gerini (1829, II, *82-83*).

For Giuliano Segni, about whom too we know little, see Zaccaria (1752, *220*); V. Capponi (1878-1883, *351-352*).

10. For the Signor Cavaliere Guidi, see letter 2 n11.

11. I am unable to identify the Signor Cavaliere Mancini further.

12. That is to say, the part of Malpighi's *De cerebro* dealing with the optic nerve and with Descartes's theory of vision; see letters 98, 99.

13. This projected trip to Portoferraio is mentioned in letters 99, 101.

14. The air bladder; for other references to the studies of Malpighi and his friends on this structure, see letter 72 n3.

15. *Ceppia, cepa, ceppa, cheppa, cheppia, cicuppia*, etc. were all names thought to be derived from *clupea*. It was probably a shad; see U. Aldrovandi (1638, *499*); D'Arcy Thompson (1947, *118*); Adelmann (1966, I, *228* n1).

16. In later letters (105, 121, 125, 127, 128, 130, 136, 142, 144, 145, 148-150, 159) Borelli will frequently express his dissatisfaction with Fracassati.

17. That is, Malpighi's *Anatomia Italica*, a history of Italian anatomy which was first printed by Atti (1847, *54-75*) from the autograph copy in the Biblioteca Universitaria in Bologna (MS 2085, II, *362-401*). See also Malpighi (1965); Adelmann (1966, I, *233-235*).

18. Bartolomeo Malpighi.

103 BORELLI TO MALPIGHI
Firenze, 14 June 1664

Text: BU, MS(LS) 2085, IX, *120*

Borelli regrets that Malpighi's consulting has prevented him from going to Milazzo; he and Carlo Fracassati went to Livorno but accomplished nothing, for the tuna fishing there had "almost gone up in smoke." After Borelli's departure from Pisa a whole tuna had been shipped there from Livorno, and Fracassati and Lorenzo Bellini had dissected it with unsatisfactory results. They were waiting to hear what Malpighi should observe when he made his study of various fishes. Fracassati will remain in Pisa until after St. John the Baptist's Day. Alexandros Maurokordatos, a young man from Constantinople, has come to Pisa; his book on the motion and function of the lungs Borelli regards as puerile. Some suspect a conspiracy on the part of the English anatomists, Finch and Baines (who have now gone away), although Maurokordatos says he does not know them. Borelli is sorry to hear about the fluxion in Malpighi's teeth and hopes that both he and Domenico Catalano will get along better as the weather improves. See also Adelmann (1966, I, *238*).

Molt'Illustre et Eccellentissimo Sr. Mio et Prone. Colendissimo

Ricevo la sua gratissima de 13 del passato[1] nelle[2] quale mi dice esser impedito dalla cura del consultore[3] dall'andare à Melazzo, e mi dispiacerebbe somamente se passasse quest'occasione; perche noi col Sr. Fracassati,[4] benche andassimo insieme à Livorno non facemmo nulla; perche la pesca di tonni quest'anno è ita quasi in fumo; dopo la mia partenza da Pisa gli fu mandato da Livorno un' tonno intiero intorno al quale stettero travagliando col Sr. Bellini[5] una notte intera, e parte del giorno, perche cominciava à guastarsi. vi ebbero poca sodisfazione, perche la solita vescica d'aria[6] ò s'era rotta, ò guasta, ma però vi videro l'introito dallo stomaco, come si è osservato in altri pesci, con una infinità d'intestini ciechi[7] più copiosa di quella che sogliono avere i pesci minori; i nervi ottici sono come quegli de i pesci spadi,[8] le altre cose non si viddero bene benche mostrassero, che vi erano infinite curiosità, le quali aspettiamo che siano da Vostra Signoria diligentemente osservate; particolarmente vorrei che scizzasse qualche liquore tinto nel-

l'arteria pulmonaria, il che si potrebbe far prima che il tonno finisse di morire;
per veder il progresso di quei vasi, e vegga di grazia se può trovar l'origine,
e l'introito dell'aria in quella vescica che anno alla schiena, che se non riesce
ne tonni procuri di osservarlo ne pesci spadi, o ne pauri,[9] ricordandogli, che
suol cominciare, o dalla bocca, o dall'osofago,[10] o dallo stomaco, et è in tutti
i pesci d'acqua dolce che mi par strano che ne i pesci di mare la natura non
abbia ad osservar il medesimo metodo; il Sr. Fracassati si tratterrà quì fin'
fatto San Giovanni;[11] è comparso un' giovine costantinopolitano, che ha
studiato à Padova, et si è addottorato à Bologna; il suo nome è Alessandro
Maurocordato,[12] ha stampato un libretto in ottavo intitolato Pneumaticum
instrumentum circulandi sanguinis, sive de motu, et usu pulmonum;[13]
questo dice non aver veduto le epistole di Vostra Signoria;[14] egli però copia le
cose dette da altri del suo poi è un scioccarello, strapazza il Pacqueto[15]
insolentissimamente, ma non l'intende straccio; insomma è cosa molto puerile,
ha dedicato il suo libro al Gran Duca,[16] e se bene egli dice non aver conoscenza
degli Anatomici Inglesi[17] che gia si partirono tutta via il Sr. Uliva[18] et altri
vanno fantasticando, che questa si cabbala de medesimi Inglesi che sia
anteposto da loro; tutta via noi con tutti gli amici staremo su l'avviso.
dispiacemi della flussion che patisce Vostra Signoria ne denti; e spero col
miglioramento della stagione la passerà meglio; come anche il Sr. Catalano,[19]
del quale priego Vostra Signoria che me ne dia qualche avviso particolare,
e per fine la riverisco affettuosamente insieme col Sigr. suo Fratello.[20]
Firenze 14. Giugno 1664
Di Vostra Signoria Molto Illustre et Eccellentissima

Devotissimo Servitore
GIO[VANNI] ALF[ONSO] BORELLI

1. This letter from Malpighi has not been located.
2. *Nelle* for *nella*.
3. *Consultore* for *consultare*.
4. That is, Carlo Fracassati; see letter 18 n1.
5. That is, Lorenzo Bellini; see letter 65 n9.
6. The air bladder; for other references to the studies of Malpighi and his friends on this structure, see letter 72 n3.
7. That is, the appendices pyloricae.
8. For other references to Malpighi's observations on the optic nerve of the swordfish, see letter 87 n5.
9. *Pauri* appears to be a lapse on the part of the amanuensis for *pagri*. The *pagro* was the sea bream; cf. U. Aldrovandi (1638, *149* ff.); D'Arcy Thompson (1947, *161*); Adelmann (1966, I, *228*).
10. *Osofago* for *esofago*.
11. That is, 24 June, the feast day of St. John the Baptist, patron saint of Florence.
12. For Alexandros Maurokordatos (Alessandro Maurocordato; Alexander Maurocor-

datus), a Greek from Constantinople, who had but recently (18 May 1664) obtained the doctorate in both philosophy and medicine at Bologna, see Portal (1770, III, *235-238*); Eloy (1778, III, *197-198*); Hirsch (1886, IV, *173*); Vallery-Radot (1960; 1960a); W. (1961); Bronzino (1962, *174*). The reader may also wish to consult Libadas (1879), Papadopolŭ-Calimachŭ (1885), and Amantos (1932), whose works I have seen but not read.

13. This was first published at Bologna in 1664. I have used the edition published at Leipzig in 1682.

14. Maurokordatos (1682, *29-31*) does not mention Malpighi in his book, and what little he has to say of the structure of the lungs makes clear that he really was not acquainted with Malpighi's work. What he does say on the subject is culled from earlier authors.

15. That is, Jean Pecquet; see letter 57 n12. For Maurokordatos' criticism of him, see his *Pneumaticum circulandi sanguinis instrumentum* (1682, *72* ff., *110-111, 119, 122-123*).

16. Ferdinand II de' Medici.

17. That is, Sir John Finch and Sir Thomas Baines again; see letter 2 n2.

18. That is, Antonio Oliva; see letter 5 n6.

19. That is, Domenico Catalano; see letter 46 n3.

20. Bartolomeo Malpighi.

104   BORELLI TO MALPIGHI
Firenze, 20 June 1664

Text: BU, MS(LS) 2085, IX, *121-122*

Borelli is concerned about his friend, Domenico Catalano, and asks for news of him. The Cavaliere Guidi, he reports, is still unable to walk because of his injured knee. Borelli is sorry to hear that Malpighi and his brother Bartolomeo have been indisposed. The delay in the tuna season at Milazzo corresponds with their scarcity in Tuscany, but Borelli hopes that there will be enough tunas for Malpighi's experiments, which he should not put off for fear of bandits or the heat. Fracassati has demonstrated to the Grand Duke Ferdinand and his brother, Prince Leopold, the duct of the air bladder in the shad (*cheppia*). Borelli repeats substantially what he had said in his last letter about Alexandros Maurokordatos. Malpighi, he supposes, has already received Redi's book on the viper which he had sent him; Castellini's book on gangrene will be sent when Borelli returns to Pisa, where he has left it. Fracassati will search for the books which Malpighi wants. See also Adelmann (1966, I, *239*).

Molt'Illustre et Eccellentissimo Sr. Mio et Prone. Colendissimo

Ricevo questa settimana una gratissima di Vostra Signoria de 29.[1] del passato, ma niuna del Sr. Catalano,[2] ne quì ne à Pisa; crederò che questo sia succeduto per il solito disordine delle poste, godo che Vostra Signoria parla di lui in maniera che non da niun sospetto che egli sia aggravato dalle sue indisposizioni; e poiche bene spesso succedono questi trattenimenti delle poste, appunto in quei tempi che le lettere più si desideranno però priego Vostra Signoria, che nelle sue lettere ne dia distinta notizia della salute

d'un'amico cosi caro. del Sr. Cavalier Guidi,[3] l'ultima nuova ch'io ebbi
da Volterra sua patria è, che la ferita del ginocc[h]io era serrata affatto, ma
però non poteva porre il piede in terra, e veramente il luogo del ginocchio
è tanto pericoloso, e tanto sensitivo per la copia de tendini che vi s'attaccano
ch'io sempre n'ho dubitato, ma non gli ho voluto dare questa cattiva nuova;
vero è che il Sr. Fracassati non dispera che possa riaversi, faccia Dio.
Dispiacemi che Vostra Signoria et il Sr. suo Fratello[4] sieno stati indisposti
d'uscita di corpo, e spero sentirne migliori novelle con le seguenti. L'aver
tardato tanto la pesca de tonni à Melazzo corrisponde alla scarsezza, che ne
è stata in queste tonnare di Toscana, segno, che queste bestie non si sono
risolute quest'anno di entrar nel mediterraneo, ma per pochi che ve ne siano
doverebbero bastar per l'esperienze che Vostra Signoria ha fare, le quali
non doveranno esser ritardate dalla paura de banditi, della piana di Melazzo,
poiche quelle tonnare son' aderenti all'istessa Citta, dove Vostra Signoria
non si avera da scomodar à dormir in campagna; si che ne questo timore,
ne quello del caldo doverebbe trattenerla, ma in ogni caso non si lasci di
grazia scappare l'occasione de pesci spada, e potrà andarsene ad abitar
qualche giorno al Faro, ò nella villa del Sr. Don Antonio Ruffo,[5] o in quella
del Sr. Don Antonino Reitano,[6] che ambedue la serviranno volentieri per
amor mio, e di Vostra Signoria questi giorni il Sr. Fracassati ch'ancora è
quì mostrò al Gran Duca, et al Sr. Principe Leopoldo[7] il dutto che conduce
l'aria in quella vescica[8] de pesci, che dal fondo d'un'appendice dello stomaco
va nel mezzo di detta vescica nelle cheppie,[9] ne ebbero quest'altezze molta
sodisfazione. è comparso quì un Giovane Constantinopolitano,[10] che ha
studiato à Padova, e poi per non so che delitti commessi s'addottorò à Bologna,
dove ha stampato un' libretto dell'uso de polmoni nel quale, oltre i grecismi,
e le dottrine vecchie degli altri del suo vi sono solennissimi spropositi, tutta
via la sua venuta, et l'aver dedicato il libro al Gran Duca, il quale ha detto
che costui averebbe caro dopo il ritorno dalla sua patria di fermarsi quì
ha dato occasione di sospettar à tutti i nostri amici, che questo sia soggetto
anteposto da i notomisti Inglesi,[11] che se ne sono iti; mà io credo che questo
loro stratagemma riuscirà vana per la scarsezza del merito di questo suggetto;
ma di queste cose distesamente glie ne scriverà il Sr. Fracassati.[12] L'epistole
della Vipera[13] credo che sieno già arrivate perche è un pezzo che gli le mandai,
il castellino[14] de gangrena mi ricordo d'averlo lasciato à Pisa, e non glie lo
potrò mandar fino al mio ritorno; tutti gli altri libri che Vostra Signoria
chiede, ne ho fatto la lista, e data la al Sr. Fracassati, che vada rivoltando
tutte queste librarie vecchie quì, et à Bologna, e se per fortuna le trovarà
averemo cura di mandarle. al Sr. Catalano questa volta non scrivo, e servirà
questa in comune all'uno, et all'altro; lo riverisca affettu[o]sissimamente

da mia parte insieme col Sr. Don Iacopo[15] e Sr. Reitano, come fò à Vostra
Signoria col Sr. suo Fratello.

Firenze a di 20 Giugno 1664

Di Vostra Signoria Molt'Illustre et Eccellentissima

Devotissimo Servitore

GIO[VANNI] ALF[ONSO] BORELLI

1. This letter from Malpighi has not been located.
2. That is, Domenico Catalano; see letter 46 n3.
3. For Borelli's earlier mention of the wounds suffered by the Cavaliere Guidi (see letter 2 n11), see letter 102.
4. Bartolomeo Malpighi.
5. For Don Antonio Ruffo, see letter 81 n11.
6. For Don Antonino Reitano, see letter 73 n11.
7. Ferdinand II de' Medici and his brother, Prince Leopold.
8. The air bladder; for other references to the studies of Malpighi and his friends on this structure, see letter 72 n3.
9. The shad; see letter 102 n15.
10. That is, Alexandros Maurokordatos (see letter 103 n11). Borelli has forgotten that he told Malpighi the same story about him only a week earlier, in his letter of 14 June 1664 (no. 103).
11. That is, Sir John Finch and Sir Thomas Baines once more; see letter 2 n2.
12. That is, Carlo Fracassati; see letter 18 n1.
13. That is, Francesco Redi's *Osservazioni intorno alle vipere*, which had recently appeared at Florence and of which Borelli had apparently sent Malpighi more than one copy. See also letter 89 & n3.
14. For Giovanni Castellini's edition of Giuliano Segni's book on gangrene, see letter 102 n9.
15. That is, Don Giacopo Ruffo; see letter 3 n14.

105 BORELLI TO MALPIGHI

Firenze, 5 July 1664

Text: BU, MS(LS) 2085, IX, *123*

The scarcity of tuna at Milazzo reported by Malpighi is matched by that in the Tuscan fisheries, but Borelli hopes that Malpighi will repair this loss by making observations on the swordfish. He speaks at length of his own observations on the marine turtle and says that Fracassati has gone to Bologna; he has urged him to work on something, and Fracassati has promised that he will do so; Malpighi should urge him too. See also Adelmann (1966, I, *239*).

Molt'Illustre et Eccellentissimo Sr. Mio et Prone. Colendissimo

Ricevo questa settimana la gratissima di Vostra Signoria degli 11. del passato,[1] e prima intorno la gita di Vostra Signoria à Melazzo, veggo che è occorsa costì la medesima scarsità, che in queste tonnare, almeno Vostra

Signoria rifacci il danno nell'osservazioni di pesci spada, ne quali Vostra
Signoria lo potrà fare con ogni comodità, e diletto, andandosene à villeggiare
alla grotta, o in casa del Sr. Don Antonio Ruffo,[2] o del Sr. Reitano, ciascedu-
no de quali la servirà volentieri, per amor di Vostra Signoria, e mio. gia gli
scrissi la poca fortuna che ebborno quì in un' tonno, et in un' pesce spada,[3]
che ambedue erano marci che appesttavano, e se ne ritrasse poche cose delle
tartarughe[4] di mare à Pisa ne abbiamo tagliate moltissime, e grandi; e mi
pare d'averglielo scritto à Vostra Signoria gli anni passati à Bologna, e
datogli parte non solo delle curiosità che Vostra Signoria m'avvisa, ma di
molte altre, ma se non l' ho fatto forse avevo intenzion di farlo e mi credevo
averlo fatto; circa i polmoni non sono totalmente simili à quei delle rane,
poiche non anno alveoli, ma sono un'intrecc[i]amento immenso di vasi
collegati variamente à somiglianza di stoppa, et io ne gonfiai alcuni con
aria altri con acqua vite, et erano quei vasi tanto intrigati, et intrecciati, che
rendevano la confusione laberintica. Circa quei spuntoncini,[5] o coni, che sono
attaccati all'interna superficie dell'esofago non mi pare che possano aver uso
de denti, perche sono assai teneri, et io ne ho seccato un pezzo, ne i quali
essendo sfumata la sustanza glutinosa interna son rimasti quei coni sottili
come di cartapecora. io giudicai allora, che l'uso di detti spuntoni fusse il
ritener nello stomaco i pesci vivi che ingoiano somiglianti animali; i quali
benche vasti sono assai inerti, e di pochissima forza. vi notai la struttura del
quore, che è maravigliosa, come anche le anastomasi delle vene grossissime
dal misenterio. intorno al libro de gangrena[6] come ho detto non glie lo posso
mandare per esser rimasto à Pisa, ma l'averà appresso; il Sr. Fracassati,[7]
se ne è ito à Bologna, et io gli ho fatto una lunga predica, che lavori qualche
cosa, mi ha promesso di farlo; Vostra Signoria similmente lo solleciti perche
ei averà più autorità; mi rallegro che Vostra Signoria la passi bene di salute,
e stia con qualche tranquillità d'animo; e per fine la riverisco caramente
insieme col Sr. suo Fratello.[8]

Firenze 5. Luglio 1664

Di Vostra Signoria Molt Illustre et Eccellentissima

Devotissimo Servitore

GIO[VANNI] ALF[ONSO] BORELLI

1. This letter from Malpighi has not been located.

2. For Antonio Ruffo and Antonino Reitano, see letters 81 n11, 73 n11. Borelli is repeating
here the suggestion he made in letters 81 and 104.

3. Borelli has already referred to the dissection of a tuna by Carlo Fracassati and Lorenzo
Bellini in letter 103, where, however, he did not mention their dissection of a swordfish.

4. Writing to Malpighi on 12 April 1663 (letter 77), Borelli mentioned in passing his
observations on the marine turtle (possibly *Chelonia mydas*). His more extended comments

in this letter were undoubtedly evoked by what Malpighi reported of his examination of a specimen on 29 May 1664, which he recorded as follows:

"Die 29 Maij 1664. Messanae.

"Secui testudinem marinam, in qua pulmones insignes erant membranosi, cellulati cum rete sicuti sunt in testudine terrestri alias observatis [*sic*].

"Observavi circa dorsum supra pulmones copiosas propagines pinguedinis granulosae, propagatae, veluti sunt stiriae pulmonum in sanguineis.

"Observavi insigne iecur subrubrum, et flavum cum vesica felea anexa, et pene immersa cum ductu hepatico, et meatu cistico; comunis non aderat, nam imediate ad duodenum propagabantur unitim, et tortuose in unum desinentes inter carneas portiones intestini producebantur, et tandem compressa vesica exibat in cavitatem intestini bilis viridis. Non aderat valvula, sed circulus quasi nerveus descriptus a Glissonio [1654, *144-147*; 1685, *250-251*].

"Intestina insignia, et carnosa valde, praecipue tenuia, exiguus erat et vacuus ventriculus, in interiori parte intestinorum aderant membranae ille [*sic* in vulgo trippe de bovi, huius figurae velut felpa.

"In mesenterio observavi vasa lactea cum valvulis circumpositis. Esophagus carneus est, et in interiori parte habet copiosos velut dentes rotundos a centro basi in centrum apice tendentes et [here a figure] se propagantes. Sunt autem fere cartilaginosi, et in basi repleti carne, et in apice sunt acuti, ut perforent [here a figure].

"In fine exofagi [*sic*] adest membranarum rugositas crispitudo ut absque huiusmodi dentibus ita dicam ita ut insigniter dilatari possit in orificio autem superiori post has rugositates adsunt obtusa eadem sed depressiora, et moliora corpora qualia in bovis ventriculo observantur" [here a figure] (BU, MS 2085, II, *7-8*).

5. For these esophageal papillae, see Pernkopf and Lehner (1937, *406*).
6. That is, Giovanni Castellini's edition of Giuliano Segni's book; see letter 102 n9.
7. That is, Carlo Fracassati; see letter 18 n1. Cf. letter 102 n16.
8. Bartolomeo Malpighi.

106 BORELLI TO MALPIGHI
[Firenze?], 12 July 1664

Text: Atti (1847, *76*)[1]

Borelli tells Malpighi that Francesco Redi's "second letter" will be delayed in appearing. He believes that the gland which Malpighi has discovered in the eye of the tuna has also been noticed in the swordfish at Pisa. He acknowledges the receipt of what Malpighi has written about the tongue, which he finds marvelous; he will procure some beef tongues, check Malpighi's observations, and then tell him what he thinks of his epistle on the tongue. He will also borrow Casseri's book and tell Malpighi what he finds new in it on this subject. See also Adelmann (1966, I, *239-240*).

Trovomi due lettere[2] di V. S., una dei 18 del passato per la posta, un'altra dei 25 venuta con le galere; la seconda lettera[3] del signor Redi non è nè stampata nè composta, e credo, che tarderà assai. Circa la glandola[4] che V. S. dice aver osservato nell'occhio del tonno, parmi, che qui si osservasse nell'occhio del pesce spada, e così per ombra parve, che vi fossero cose curiosissime da osservare in quella rete dei vasi che par che componga la tunica retina, non si potè veder bene, perchè era marcio, e guasto,[5] sì che aspettiamo, che V. S. ce ne chiarisca con le esperienze, che avrà fatto già a quest'ora. La scrittura, che V. S. m'ha mandato sopra la lingua[6] mi è paruta mirabile, e veggo così per ombra, che vi è molto da speculare, io procurerò per ora di confrontar le sue osservazioni in qualche lingua di bue, poi gli soggiungerò particolarmente il mio parere intorno questa sua epistola, ed insieme mi farò prestar il Casserio[7] e gli scriverò quello, che vi ho trovato di nuovo intorno a questa materia.

1. Atti prints only part of this letter, the original of which I have been unable to discover.

2. These two letters from Malpighi have not been located.

3. This "second letter" of Francesco Redi was probably his *Esperienze intorno alla generazione degl'insetti*, which was not published until 1668.

4. The choroidal gland; see letter 86 n3.

5. The decomposing specimen dissected by Carlo Fracassati and Lorenzo Bellini; see letters 103, 105.

6. This is the first mention of Malpighi's *De lingua* in this correspondence; it will be mentioned frequently in subsequent letters. For references to its inception, progress, and publication, see letter 82 n4. For other reports from Malpighi to Borelli on his studies on the tongue, see letters 107-109, 111.

7. That is, the *Pentaestheseion, hoc est, de quinque sensibus liber* (Venetiis, 1609) of Giulio Casseri, pupil and noted successor of Hieronymus Fabricius in the chair of anatomy and surgery in the University of Padua. See Tomasini (1630, *335-336*); Ghilini (1647, II, *130*); Papadopoli (1726, I, *346*); Portal (1770, II, *229-236*); Haller (1774, I, *289-290*); Eloy (1778, I, *554-555*); Poggiali (1789, II, *91-102*); Jourdan (1821, III, *176-177*); Dezeimeris (1831, I, pt. 2, *642-644*); De Renzi (1845, III, *179, 297, 299, 652-653*; 1846, IV, *139-140*); Hirsch (1884, I, *678*); Mensi (1899, *113*); Politzer (1907, I, *116-122*); Sterzi (1909-1910); Bertelli (1922); Capparoni (1928, II, *61-63*); *Dictionary of Scientific Biography* (1971, III, *98-100*).

107 BORELLI TO MALPIGHI
Firenze, 19 July 1664

Text: BU, MS(LS) 2085, IX, *125-126*

Borelli reports on his study of the tongue of the beef and horse and disagrees with Malpighi as to the function of the "little horns" (*cornette*). He has told Carlo Fracassati about Malpighi's observations in general, and Fracassati has been stimulated to study the cooked tongue of a calf; but although he found the salivary ducts he has overlooked the "little horns." Borelli encourages Malpighi to continue his studies and assures him that Giulio Casseri has not anticipated him. He sends along Fracassati's epistle (describing his observations on the tongue) and asks Malpighi to share this letter with Domenico Catalano and to visit, assist, and comfort Paolo Boccone. See also Adelmann (1966, I, *240-242*).

Molt'Illustre et Eccellentissimo Sigr. Mio et Prone. Colendissimo

Questa settimana non ho ricevuto nessuna lettera di Sicilia per la posta, et aspetto di averle con la seguente. Ho poi osservato con quanta diligenza ho potuto una lingua di bue, et un'altra di Cavallo,[1] e nella prima vi trovai quelle cornetta,[2] che Vostra Signoria dice non punto differente dalle penne dell'Istrice, intorno alle quali mi resta ancora da far altre esperienze, circa l'uso di esse; io non convengo con Vostra Signoria che servono per pugner e solleticare il palato acciòche mandi fuori l'umore salivale per inaffiar continuamente la lingua, ma credo assolutamente, che l'uso di dette corna sia lo spazzare come una scopa, i minutissimi fragmenti del cibo dispersi ne i cantoni della bocca, per portargli alle fauci, e questo credo che sia l'uso primo, e manifesto; se poi per il loro canali sottilissimi sieno atti ad inzupparsi d'umore io non lo so ancora; ma non mi pare impossibile affatto; e per chiarirmene ho pensato di bagnar l'estremità di detti cornetti con qualche succo amarissimo, ò salso, et assaggiar con la lingua l'estrema sua radice. quel suolo bianco[3] che si rappresenta in forma di calcina molle, che negli bui, è bucato à guisa di rete dalle punte tenere di dette cornette, trovò poi nelle lingue de Cavalli, che è molto più grossa e consistente, e si assomiglia assai al cristallino de pesci cotto nella bianchezza, consistenza, et friabilità e questa non si trova bucata, come ne bui; si che non sò intendere ancora, se sia una sustanza nervosa, ò pure un' succo nerveo accagliato attorno, attorno la lingua, e bisognarebbe far molt'altre esperienze per cavarne la verità; circa il modo di penetrare i succhi saporosi per i sottilissimi canali dell'esterna membrana, nell'interna membrana nervosa,[4] per produrre il senso de sapori, Vostra Signoria riconosce bene la causa remota che può esser la gravità, o pression dell'aria, mà la certezza, e facilità di questa operazione si cava da questa esperienza, che prendendo alcune fistolette di vetro sottilissime come una corda di Cetera, che noi chiamiamo sifoncini Vostra Signoria vedrà, che appoggiata nell'acqua subito sale per l'interno canale l'acqua all'insù, ò à traverso, ò all'ingiù secondo il sito, che averà detto sifone, e così per far penetrare una sostanza umida nelle parti interne della lingua non vi bisogna altra manifattura, che alcuni canaletti, o porosità sottili, e questo effetto non differisce dall'operazione della spugna, o del feltro, mà sarà più facile, e spedito, quando le porosità sian rette come tanti sifoncini.

Volli poi osservare con qualche accuratezza la struttura delle fibre musculose, che compongono la lingua, ma fin'ora poco se ne è potuto cavare; ma per ombra mi pare di vederci cose belle, seguitaremo appresso à cercare qualch'altra cosa. mi parve ancora maravigliosa la copia grande de nervi, che si dissemina per la lingua; e perche oltre alle cose avvertite da Vostra Signoria si scoversero molti dutti salivali[5] che con bell'ordine occupano tutta la lunghezza della lingua per i canti principalmente fino alla punta, e questi parve che fussero produzioni de nervi, se sarà vero ce ne chiariremo. quest'istessi dutti salivali sbucano, anche l'esterior tunica della lingua, che è quella nella quale vi sono le cornetta, mà nel Cavallo non sono tanto visibili. et avendo io scritto al Sr. Fracassati[6] in generale, che Vostra Signoria m'aveva mandato un'epistola con una nuova osservazione della lingua, egli tirato dalla curiosità, osservò una lingua di vitella cotta, e vi osservò anche egli i detti dutti salivali, mà non fece niuna considerazione sopra quelle cornetta. ora già che Vostra Signoria ha cominciato è bene tirar avanti quest'osservazione, e per darle animo, gli dico, che ho visto il Casserio,[7] e non vi dice nulla di queste cose osservate, et avvertite da Vostra Signoria et da noi, e crederò che sia bene, che Vostra Signoria distenda questa materia più copiosamente, e la pubblichi. il detto Casserio non dice altro se non che la membrana esterna della lingua è dura, nervosa et aspra, et ne buoi nomina solamente quella parte dura e callosa, che è nella superior parte verso la base, l'uso della quale dice tralasciare brevitatis gratia; vuol poi che la sensazione del gusto si faccia nel parenchima della lingua, e chiama tal parenchima non muscolo, ma sustanza fungosa, e musculosa mescolata con glandule, del resto poi è pieno di dispute peripatetiche del temperamento delle parti, e di cose simile;[8] aspetto con le seguenti di sentir qualch'altra cosa dell'osservazioni fatte da Vostra Signoria intanto gli mando la copia dell'epistola[9] del Sr. Fracassati; e partecipi questa lettera col Sr. Catalano,[10] poiche questa volta non gli scrivo. di più la priego, che vada à visitare il Sr. Paolo Bocconi,[11] e consolarlo, et aiutarlo in quello che può, e dica che io rispondo alla sua lettera con questo stesso ordinario. e per fine l'abbraccio, et riverisco insieme col Sr. suo Fratello.[12]

Firenze 19 Luglio 1664

Di Vostra Signoria Molt'Illustre et Eccellentissima

Devotissimo Servitore

GIO[VANNI] ALF[ONSO] BORELLI

1. Borelli not only has already acted upon his intention, mentioned in letter 106, to check Malpighi's observations by the examination of the beef tongue, but has also examined the tongue of a horse. Cf. letter 106 n6.

2. These are the filiform papillae.

3. The stratum germinativum.

4. The lamina propria.

5. The sublingual ducts?

6. That is, Carlo Fracassati; see letter 18 n1.

7. For the following statements which Borelli attributes to Giulio Casseri (see letter 106 n7), see the latter's *Pentaestheseion* (1609, *54, 67, 72, 88-89*).

8. *Simile* for *simili*.

9. This seems to have been Fracassati's letter to Borelli mentioned above, in which he described his observations on the cooked tongue of a calf.

10. That is, Domenico Catalano; see letter 46 n3.

11. For the eminent Sicilian botanist, Paolo Boccone, see Oldoini (1680, *445-447*); Mongitore (1714, II, *227-228*); Niceron (1727, II, *161-165*; 1730, X, pt. 1, *85-86*; 1731, X, pt. 2, *292-293*); Mazzuchelli (1672, II, pt. 3, *1404-1408*); Haller (1771, I, *539-540*); Targioni Tozzetti (1780, I, *237-238*; III, *250-256*); Sprengel (1808, II, *21, 29, 176-180*); Ortolani (1817, I, *21*); Farina (1867, *273-284*) G. M. Mira (1875, I, *111-112*); Saccardo (1895, *31-32*; 1901, *20*); Christ (1912); Confederazione Fascista dei Professionisti e degli Artisti (1939, *74*); Scherz in Steno (1952, I, *34*); Thorndike (1958, VIII, *37-41*); Adelmann (1966, I, *468, 684*); *Dizionario biografico degli Italiani* (1969, XI, *98-99*).

12. Bartolomeo Malpighi.

108   BORELLI TO MALPIGHI
Firenze, 2 August 1664

Text: BU, MS(LS) 2085, IX, *196-197*

Borelli is sending books for Malpighi, Domenico Catalano, and Giovanni Ventimiglia. He is waiting to hear what Malpighi has done about the swordfish. He comments on what Malpighi has told him about his observations on the tongue and proceeds to describe in detail the autopsy performed by Lorenzo Bellini on an old man who had died suddenly. See also Adelmann (1966, I, *242, 243* n1).

Molt'Illustre et Eccellentissimo Sigr. Mio et Prone. Colendissimo

Ricevo questa settimana una sua gratissima de 9.[1] del passato, ma niuna del Sigr. Catalano[2] del quale giudico che la passi bene di salute, poiche Vostra Signoria non ne dice nulla, oltre che i caldi giovevoli al suo male si sono grandemente avanzati. Vostra Signoria mi favorisca dirgli che ho mandato à Livorno un' fagottino nel quale vi sono, i proginasmi del Sr. Cornelio,[3] la notomia del Bartolino,[4] et alcuni fogli dell'Aldovrando,[5] e questi sono per Vostra Signoria mandatimi dal Sigr. Fracassati.[6] vi sono anche dodici copie d'un'orazion del Sigr. Carlo Dati,[7] e tre tomi piccoli dell'opere d'Ovidio,[8] e queste le manda il detto Sr. Dati al Sr. Don Giovanni Ventimiglia.[9] per il Sigr. Catalano, vi sono il Rorario de [——][10] Brutorum, Scioppi[11] Infamia Famiani Stradae,[12] et Scherezius de recta philosophia,[13] Una cassettina di medicamenti di Fonderia,[14] et un'altro scatolino, con un' vasetto d'oglio da bachi,[15] che egli mi chiese. io non so quando, ò con che commodità potranno venire; poiche queste Galere non vengono in fiera d'Agosto, dovendo andare à servire, il Cardinal Ghighi[16] Legato da Marsilia, à Cività Vecchia, si che il mio fagottino verrà con qualche Vassello, il nome del quale, l'avvisarò subito, che mi sarà scritto da Livorno; intanto stieno sù l'avviso, e sappiano che viene Indirizzato al Sigr. Don Iacopo,[17] et al Sr. Catalano.

Aspetto com'ella dice sentire l'osservazioni che Vostra Signoria averà fatto sopra i pesci spada. intorno all'osservazioni della lingua, non ha dubbio, che quelle fistolette, e budellini[18] copiosissimi, che sbucano la membrana esterna della lingua, siano vasi, ò organi del gusto, non gia vasi salivali, perche noi abbiamo visto, che sono continuazioni de i rami nervosi, i quali si continuano à quei grassi rami, che si dispargono nella lingua, e questi sono differentissimi di quei vasi, che sono verso le radici della lingua, e fauci, che à guisa di mammelle mandan fuori succo salivale, le quali anno origine da quella grande glandola, posta in quel sito, vero è che in ogni mammilletta vi si trova un ramo di nervo, che si radica nella detta glandula, et à premer le dette mammelle scappa fuori sensibilmente un' succo bianco, il che non succede, in quell'altra specie di condotti che son verso la punta della lingua, Vostra Signoria consideri bene tutte queste cose, mentre che noi andremo ancora tirando avanti l'osservazioni, e penseremo fra tutti quello che si doverà fare.

Questi giorni passati morì di morte subitania un vecchio di 64 anni che vendeva l'acqua vite in questa piazza avanti il Palazzo vecchio, il Gran Duca[19] volle che si sparasse, e perche non vi è il Tilmanni[20] lo tagliò il Sigr. Bellini,[21] et un'altro giovine, si trovò una cosa maravigliosa, e fù, che immediatamente contiguo al quore l'arteria aorta era dilatata, et digrossata quanto sarebbero due pugni umani, et era quest'escrescenza aderente allo sterno tanto che sù'l principio, ci immaginammo tutti che questo fosse il quore, ma poi vedendo che sotto di esso il quore pendeva smunto, e senza sangue, per veder ben la cosa si separò tutta quella massa con i Polmoni, in una catinella, e quivi aperto quel gran seno, si trovò pieno d'un gran polipo, ma però differentissimo da i polipi ordinarij, poiche non aveva radiche come quegli sogliono avere, ma era un'aggregato di foglie membranose una sopra del altra ciascuna delle quali, era grossa come pergamena, et aveva i vasi simili, à quelle delle foglie delle piante, e tutte queste poi dependevano da un' tronco assai bianco, dove che le foglie erano un' poco cinerizie con qualche tintura di sangue, attorno attorno in molti contorni vi si trovò poi del sangue ingrumato, che parea granelloso come rena, era il destro ventricolo del quore privo affatto di sangue, i polmoni sanissimi, ma però gonfi di sangue in maniera che parevan neri. quest'uomo dicono le donne di casa che sempre si lamentava dello stomaco da un'anno in quà, non distinguendo lo stomaco dal petto, e veramente pare impossibile, che un' fungo, ò cavol cappuccio così grande s'avesse potuto generare in poco tempo dilatando l'arteria aorta in maniera, che parea sottile come carta da scrivere, e potè viver mentre che il sangue passava per i contorni, e fra le dette foglie, e quando poi si turò affatto forse da quel sangue ingrumato segui la morte, non sappiamo

con che sintomi, perche non vi fù nessuno presente. noi che andavamo preoccupati pensando trovare i vasi pulmonari rotti al solito, non facemmo le diligenze che si averebbon potute fare in quel occasione, e si trovorno tagliati molti vasi, prima che ci chiarissimo del fatto, e però rimane inperfetta quest'osservazione, e la narrazione; Vostra Signoria favorisca participar tutto questo col Sigr. Catalano, e riverirlo affettuosamente da mia parte, e così anche al Sr. Don Iacopo con tutti gli amici, come fò à Vostra Signoria. Firenze 2. Agosto 1664
Di Vostra Signoria Molt'Illustre et Eccellentissima

Devotissimo Servitore

GIO[VANNI] ALF[ONSO] BORELLI

Mi favorisca di presentar questa lettera in mano propria ò pure glie la mandi per via del Sigr. Don Iacopo

1. This letter from Malpighi has not been located.

2. That is, Domenico Catalano; see letter 46 n3.

3. That is, Tomasso Cornelio's *Progymnasmata physica* (Venetiis, 1663). For Cornelio, see letter 97 n11.

4. That is, the *Anatomia* of the elder Thomas Bartholin, of which there were many editions after its first appearance in 1641. Perhaps the edition which appeared at The Hague in 1663 is the one here in question.

For Bartholin, see letter 32 n2.

5. That is, Ulisse Aldrovandi, lecturer in the Bologna Studium for sixty years, and noted for his encyclopedic grasp of the entire field of natural history. For his career and works, see Niceron (1736, XXXIII, *352-358*); Mazzuchelli (1753, I, pt. 1, *403-408*); Haller (1771, I, *402-403*; 1774, I, *281-283*; 1776, II, *747*; 1777, II, *331*); Fantuzzi (1774; 1781, I, *165-190*; 1783, III, *367*); Eloy (1778, I, *82-85*); Corniani (1819, VI, *12-15*); Jourdan (1820, I, *128-132*); Tiraboschi (1834, XXII, *46-51*); MacGillivray (1843); Mazzetti (1848, *18-19*); Medici (1857, *66-67*); Saccardo (1895, *13*; 1901, *8*); Mattirolo (1897); Ghini (1905); Baldacci *et al.* (1907); Costa (1907; 1908); De Toni (1907; 1907-1908); Lo. Frati (1907; 1908); Lo. Frati, Ghigi, and Sorbelli (1907); Ridolfi (1907); Sorbelli (1907); Anonymous (1908); Mieli (1923, I, pt. 2, *328-336*); Zaccagnini (1930, *238-247*); Capparoni (1932, I, *17-19*); C. Frati (1933, *7-12*); Neviani (1934); Simeoni (1947, *55-57*); Marino Parenti (1952, I, *20-24*); Fanti (1958); Bronzino (1962, *47*); Castellani (1962); Forni and Pighi (1962, *64*); Samoggia (1962); Adversi (1966); Ascanelli (1969, *16-20*); *Dictionary of Scientific Biography* (1970, I, *108-110*); Simili (1970); *Isis Cumulative Bibliography* (1971, I, *26-27*); and the additional titles listed by L. Frati (1889, II, *1107-1109*, nos. 8645-8655).

I cannot identify the items which were sent to Catalano from the works of Aldrovandi. It is perhaps permissible to speculate that they were leaves from the issue of Aldrovandi's *De piscibus*, some copies of which are dated 1663 in the colophon, although the title page reads 1645 (see the *British Museum Catalogue of Printed Books*).

6. That is, Carlo Fracassati; see letter 18 n1.

7. That is, Carlo Dati's *Delle lodi del Commendatore Cassiano dal Pozzo, orazione* (Firenze, 1664). For Dati, see letter 35 n2.

8. I venture to suggest that this was the edition of Ovid's works in three volumes which was edited by the elder Nicolaas Heinsius and published in 24° at Amsterdam in 1664.

9. For Don Giovanni Ventimiglia, see letter 78 n3.

10. The word preceding *Brutorum* originally began with *ratio*, but the *r* and *a* have been cancelled and the remainder altered so as to be illegible.

The work in question is undoubtedly Girolamo Rorario's *Quod animalia bruta ratione utantur melius homine*, first published at Paris in 1648; another edition was published at Amsterdam in 1654.

For Rorario of Pordenone, who for a time served as nuncio of Clement VIII to the court of Ferdinand, King of Hungary, see Cinelli Calvoli (1747, IV, *170-171*); Jöcher (1751, III, *2216*); Liruti (1762, II, *245-278*); Manzano (1885, *176*).

11. That is, the German scholar and controversialist, Caspar Scioppius (Schoppe); the edition of his *Infamia Famiani* which was published at Amsterdam in 1663 is probably the one which Borelli was referring to in this letter.

Scioppius was born in Neustadt in 1576 and after study in various universities in Germany, as a youth of twenty-two he journeyed to Italy to continue his studies. Converted to Catholicism there, he soon became noted for his violent attacks upon Protestantism. He was a prolific writer; according to Jöcher, he had published eight works before reaching the age of twenty-four, and the list of his writings occupies 13 pages in the *Catalogue générale des livres imprimés* of the Bibliothèque Nationale. See Jöcher (1751, IV, *421-425*); *Biographie universelle* (XXXVIII, *509-511*); *Allgemeine deutsche Biographie* (1891, XXXIII, *479-484*; 1895, XXXIX, *303*); *Encyclopaedia Britannica*, eleventh ed. (1911, XXIV, *376-377*).

12. For the Roman historian and poet, Famiano Strada, who was for fifteen years a lecturer on rhetoric at the Jesuit Collegio Romano, see Allacci (1663, *85*); Crasso (1666, I, *235-237*); Jöcher (1751, IV, *864*); *Biographie universelle* (1855, XI, *299-300*); De Backer (1896, VII, *1605-1617*).

13. That is, the *Meditationes de recta philosophia* of Fridericus Scherertzius (Schererz), which was published at Leiden in 1662. For this all-but-forgotten theologian of Lüneburg, see Zedler (1742, XXXIV, *1318*); Jöcher (1751, IV, *255*).

14. That is, distilled medicines, probably originating in the royal *fonderia* (establishment for the distillation of medicines) maintained by the Grand Duke Ferdinand II in Florence (see Targioni Tozzetti (1780, III, *126-127*); Benedicenti (1947, I, *544-545*).

15. *Oglio da bachi*, a vermifuge; Francesco Redi (1684, *100, 102, 129*) speaks of using such oil from two sources—the *fonderia* and the Cassinese abbey at Florence—in his experiments. The *Antidotarium Coll. Med. Bononiensis* (1770, *230-231*) gives directions for preparing an *oleum anthelminthicum vulgo d'abacuc*, of which it says: "*Adversus lumbricos infantibus praesidio est, umbilicali regioni illitum: unde Italicum nomen Olio da Bachi, & corrupte Olio d'Abacuc.*"

16. This was Flavio Cardinal Chigi (see Moroni [1842, XIII, *86-87*]), whom his uncle, Pope Alexander VII, in accordance with one provision of the treaty of Pisa concluded on 12 February 1664, had sent on a mission to Louis XIV of France to apologize for the events of 20 August 1662 at Rome. The Cardinal left Rome on 23 April 1664 to proceed by way of Civitavecchia to Marseilles and thence to Lyons, where he arrived on 29 May. He was not received in private audience by Louis until 3 July; on 29 July, only four days before the date of this letter of Borelli's, he delivered the formal apology at Fontainebleau, and on 9 August made his ceremonial entry into Paris. He returned to Rome on 9 October. In 1677 Cosimo III of Tuscany awarded him his birthplace, S. Quirico, as a fief. He died in Rome in 1698. See Pastor (1929, XIV, pt. 1, *365-384*) and letters 66, 95, 97.

17. That is, Don Giacopo Ruffo; see letter 3 n14.

18. Probably the dermal papillae (see Adelmann [1966, I, *242* n4]). Cf. letter 106 n6.

19. Ferdinand II de' Medici.

20. That is, Tilman Trutwin; see letter 2 n4.

21. That is, Lorenzo Bellini; see letter 65 n9.

109 BORELLI TO MALPIGHI
Firenze, 9 August 1664

Text: BU, MS(LS) 2085, IX, *199*

Borelli is sorry to hear that Malpihi has been unable to find the entrance to the air bladder
in the swordfish; it would be well for him to examine all the larger fishes, where he believes it
would be found. He asks Malpighi to see whether he can find a vestige of the tongue in fishes;
Lorenzo Bellini, who is writing a treatise on the subject, does not believe that they taste with
the tongue. Carlo Fracassati has sent Borelli another epistle on the tongue in addition to the
one Malpighi has seen. Nicolaus Steno and Thomas Wharton have also seen the small glands
toward the root of the tongue, which Malpighi had observed. He hopes that Bellini, Fracassati,
and Malpighi will soon publish something on the tongue which can be considered a common
work. See Adelmann (1966, I, *242*, *244*).

Molt'Illustre et Eccellentissimo Sigr. Mio et Prone. Colendissimo
    Ricevo la sua gratissima de 17.[1] del passato nella quale mi dice non aver
potuto trovar l'ingresso nella vescica d'aria[2] de pesci spada e credo come dice
Vostra Signoria, che facilmente sia lacerata fra tante membrane, e pinguedine;
perche non mi posso dar ad intendere, che la natura operi tanto diversamente,
in questo pesce di quello che fà ne pesci d'acqua dolce osservati da noi,
dove si vede il condotto evidentissimo, però sarà bene come Vostra Signoria
dice di osservare tutti i pesci grandi che gli verranno per le mani, che io credo
fermamente che lo troverà. ricordisi anco nell'osservazioni che farà, di veder
se ne i pesci vi è vestigio nessuno di lingua, ò cosa analoga à quella, poiche
il Sr. Bellini dice che nò, come anche di molti animali terrestri e volatili,
crede che non gustino i sapori con la lingua, egli stà distendendo un'intero
trattato sopra questa materia.[3] il Sr. Fracassati[4] similmente vi lavora sù,
et ha mandato un'altr'epistola oltre quella, che Vostra Signoria ha veduto.
intorno allè glandulette che Vostra Signoria ha osservato,[5] verso la radice
della lingua sono state anche avvertite dallo Stenone,[6] e dal Vartono,[7] e
noi quì di più abbiamo notato la continuazione de vasi nervosi fino alle glandule. insomma ho à caro, che fra tutti loro tre, si mandi qualcosa fuori presto
sù questa materia, che si potrà dir cosa comune. ho à caro che Vostra Signoria
stia allegramente, e con buona salute, e per fine la riverisco affettuosamente
insieme col Sr. suo Fratello.[8]
Firenze 9. Agosto 1664.
Di Vostra Signoria Molt'Illustre et Eccellentissima
                                        Devotissimo Servitore
                                        GIO[VANNI] ALF[ONSO] BORELLI

1. This letter from Malpighi has not been located.

2. The air bladder; for other references to the studies of Malpighi and his friends on this structure, see letter 72 n3.

3. That is, Lorenzo Bellini's *Gustus organum*, which was to be published in Bologna in 1665. For other references to the inception, progress, and pubblication of this work, see Adelmann (1966, I, *242-244, 245, 247, 248, 250-251, 254-255, 256, 277* n3, *282, 283-285*) and letters 111, 115, 118, 127, 130, 132, 133, 137, 138, 140, 142, 143, 145, 148, 151, 155. For Bellini, see letter 65 n9.

4. That is, Carlo Fracassati; see letter 18 n1. His first letter describing his observations on the cooked tongue of a calf was mentioned in letter 107.

This second letter of Fracassati's, we may probably assume, described his independent observations on the dermal papillae. His *Exercitatio epistolica de lingua* was published in Bologna in 1665 along with three treatises of Malpighi's, under the title *Tetras anatomicarum epistolarum de lingua, et cerebro ... Marcelli Malpighii ... ac ... Caroli Fracassati ... Quibus Anonymi accessit exercitato* [sic] *de omento, pinguedine, & adiposis ductibus.*

5. For other reports from Malpighi to Borelli on his studies on the tongue, see letter 106 n6.

6. See Nicolaus Steno's *De musculis & glandulis observationum specimen* (1664, *35-36*; 1910, I, *184-185*), which had recently appeared at Copenhagen. It was reprinted promptly in the same year at Amsterdam. Cf. Steno (1662, *19*; 1910, I, *27*).

For Steno, see letter 72 n8.

7. See Thomas Wharton's *Adenographia* (1656, *138*). For Wharton, see letter 41 n5.

8. Bartolomeo Malpighi.

110   BORELLI TO MALPIGHI
Firenze, 15 August 1664

Text: BU, MS(LS) 2085, IX, *201-202*

Borelli repeats what he had said in his letter of 9 August about Malpighi's failure to find the entrance to the air bladder in the swordfish and raises questions concerning the heart and its vessels in the fish and marine turtle; he would like to see drawings of Malpighi's observations on these vessels in the large fishes. He can tell Malpighi no more about the decaying swordfish dissected at Pisa than he has already written to Domenico Catalano. Fracassati, he reports, has gone to Mirandola. Borelli finds Malpighi's observations on the brain of the swordfish marvelous, but feels the need of drawings or a long explanation. He has heard that a certain Englishman named Willis has published a book on the brain; when he has obtained and read it he will report on what it contains that is new. See also Adelmann (1966, I, *244*).

Molt'Illustre et Eccellentissimo Sr. Mio et Prone. Colendissimo

Ricevo la sua copiosissima lettera de 24[1] del passato piena di molte curiosità, e prima mi pare strano che nella vescica dell'aria[2] non s'habbia à trovare in cotesti pesci grandi l'ingresso come si vede in molti pesci d'acqua dolce che noi abbiamo osservato pure potrebb'essere che in cotesti pesci[3] il dutto fosse

229

più sottile, e facile à lacerarsi, e nell'ingresso v'abbia qualche valvola, il
che par necessario, oltre che noi ve l'abbiamo veduta in alcuni pesci, ma se
finalmente non si trova bisognerà aver pazienza. intorno al progresso del-
l'arterie, e vene pulmonarie non ne resto ben capace; perche nell'osservazioni
fatte da me nelle tartarughe di mare,[4] et in altri pesci, che anno un' sol
ventricolo nel quore, e gli pare che non tutto il sangue si circoli per i polmoni,
ma una parte solamente, e succede una cosa simile alle espurgazioni del
siero urinale, che si raccoglie nelle reni, poiche di tutto il sangue che scorre
per l'arteria magna, quella solamente si sgrava per l'emulgenti che è verso
i fianchi di detta arteria, potendo tra tanto scorrere, quella che è verso il
mezzo, ò asse, e però porta seco l'orina anco all'estreme parti del corpo, ma
nella seconda girata si sgrava un'altra parte dell'urina, e così poi nelle seguenti.
similmente il sangue che è portato dall'arteria ascendente nel capo non si
sgrava punto della serosità aquea, e però bisogna aspettare che nelle seguenti
circolazioni si vadi sgravando nelle reni. una cosa simile credo io che succeda
nell'altre viscere, e nel sangue de i pulmoni de pesci; ma di questo particolare
io ne tratto à lungo al suo luogo; intanto averei bisogno da Vostra Signoria
una distinta relazione del progresso, e continoazione de i vasi del quore ne i
pesci grandi, e vi sarebbe anche bisogno de i disegni, e benche non abbia
Vostra Signoria sempre alla mano il Sigr. Scilla,[5] facilmente il Sigr. Don
Iacopo[6] la potrà provedere di qualche giovane, che disegni alla peggio,
anzi lo potrebbe far' Vostra Signoria poi che sà che non vi bisognano lindure,
conforme facevo io insieme con lei i disegni de muscoli del cigno à Pisa, so
che quest'è troppo briga per Vostra Signoria, ma ella vede l'importanza
di questa cognizione e però si compiacerà d'aver pacienza. circa l'osservazioni
fatte da noi quì nel pesce spada[7] non ne posso dir più di quello che scrissi
al Sigr. Catalano,[8] perche era guasto, e marcio affatto, e così poco gli poteva
scriver il Sigr. Fracassati,[9] il quale intendo, che sia ito alla Mirandola, per
certa grave infermità d'un' gentiluomo di quel Duca.[10]

Passo ora alle mirabili osservazioni del cervello[11] del pesce spada le quali
veramente m'anno fatto stupire; ma avevano bisogno de i disegni, ò almeno
d'una più lunga e prolissa esplicatione la quale non avendo potuto Vostra
Signoria fare in questa lettera per la gran stracchezza, dopo un'osservazione
lunga, e tediosa spero che ella mi favorirà appresso quando gli sarà passata
la stracchezza, desiderando io d'intender specificatamente, se quei vasi
fibrosi, e nervosi, che sono dentro i ventricoli del cervello, se sono dico rilevati
affatto, e separati, e spiccati dall'interne mura di detti ventricoli, ò pure vi
stanno aderenti, come i bassi rilievi, punto principalissimo che averebbe
bisogno di maggior dichiarazione; veramente quest'osservazione mi è paruta
mirabile, e degna che Vostra Signoria la distenda, e la pubblichi, essendo

cosa di gran conseguenza. devo però avertirgli, che è uscito ultimamente in stampa un libro de cerebro, et nervis d'un certo Willis[12] Inglese, ma io non l'ho potuto ancor vedere, et intendo che à Venezia non ve ne è ma se ne aspetta con una nave, subito che lo potrò avere lo leggerò, ed avisarò à Vostra Signoria quelche c'è di nuovo, intanto ella seguiti à travagliare, giache ne ha la comodità, e mi favorisca di scriver da mano in mano le cose che va ritrovando mentre io per fine affettuosamente l'abbraccio e riverisco insieme col Sigr. suo Fratello.[13]

Firenze 15 Agosto 1664
Di Vostra Signoria Molt'Illustre et Eccellentissima

Devotissimo Servitore
GIO[VANNI] ALF[ONSO] BORELLI

1. This letter from Malpighi has not been located.

2. The air bladder; for other references to the studies of Malpighi and his friends on this structure, see letter 72 n3.

3. That is, the swordfish.

4. Cf. letters 77, 105.

5. That is, Agostino Scilla, Messinese painter, poet, numismatist, and student of fossils. Among biologists he is best known for his *La vana speculazione disingannata dal senso. Lettera risponsiva circa i corpi marini, che petrificati si trovano in varij luoghi terrestri* (Napoli, 1670). See Mongitore (1708, I, *91*); Jöcher (1751, IV, *420*); Seguenza (1868); G. M. Mira (1884, II, *344*); Nigido-Dionisi (1903, *157-159, 245-246*); V. Ruffo (1916, *25* n4); Thieme and Becker (1930, XXX, *395*); Confederazione Fascista dei Professionisti e degli Artisti (1939, *412*).

6. That is, Don Giacopo Ruffo; see letter 3 n14.

7. See letters 103, 104, 105, 106 for earlier references to the dissection of fishes performed by Bellini and Fracassati.

8. That is, Domenico Catalano; see letter 46 n3.

9. That is, Carlo Fracassati; see letter 18 n1.

10. Alessandro II Pico; see letter 69 n3.

11. These observations were incorporated in Malpighi's *De cerebro* (1665, *11* ff.; 1665a, *11* ff.; 1687, II, *115* ff.).

12. That is, Thomas Willis's *Cerebri anatome* (Londini, 1664). For Willis, see letter 101 n13.

13. Bartolomeo Malpighi.

III   BORELLI TO MALPIGHI

Firenze, 13 September 1664

Text: Atti (1847, *77-78*)

Borelli comments upon what Malpighi had reported to him about his researches on the tongue, tells of his own and Bellini's investigations and experiments, and gives his views as to the function of the papillae. He is pleased to hear that Malpighi intends to write an epistle or treatise on his researches, and he hopes that he will include in it his wonderful observations on the brain and on the nerves ending in the eyes of fishes. Bellini will review and examine all that has been written on the tongue and speak of Malpighi's work with the respect due to a man like him. Maurokordatos has gone back to Constantinople and will probably not return. See also Adelmann (1966, I, *244-245*).

La settimana passata non potei rispondere alla sua lunga lettera dei 13 del passato, ed ora ne ricevo un altra dei 21,[1] ad ambedue le quali soddisfarò con questa; e circa le cornette della lingua mi paion belle le cose, che ha osservato V. S.,[2] ma per molta diligenza, che io usassi, non potei veder forami manifesti nel mezzo di dette cornette; vero è, che vi si vede certa distinzion di colori per lo lungo, le quali molti amici giudicano piuttosto canali che fibre, a me però non parve così; circa l'uso poi, credo, come ho accennato, che servano per rampini, simili a quelli, che sono in quegli strumenti da cardare e spianare la lana, e nei pesci credo parimente, che servano per impedire, come tanti rampini, l'esito, e la fuga dei pesci vivi che sogliono ingoiare; non solo lo Stenone,[3] ma ancora il Wartono[4] fa menzione di quelle papillette, o dutti salivali, che sono nella radice della lingua, benchè io abbia osservato, che cavando fuori la nostra lingua, ed asciugata ben bene la superior superficie con un panno, e mi pare, che perseveri asciutta ed arida, nè veggo risudare o gocciolare umor salivale in detta superficie, si che mi confermo nella mia opinione, che la struttura e formazione delle porosità della lingua, siano accomodate a ricever solamente ed imbeversi d'umidità, non già a mandarne fuora, il qual artifizio la natura in molte maniere può conseguire, ma passo ad una cosa, che più importa. Scrissi la settimana passata al signor Catalano,[5] conforme ella avrà veduto, che col semplice umore acqueo, benchè infetto da sale o amarezza, non penetrasse per quei dutti nervosi della lingua, se non dopo che fosse mescolato con la saliva, ma ora mi ritratto; perchè avendo rifatto con maggior diligenza la detta esperienza, trovo che per tutta la superficie suprema della lingua qualunque umore siasi acqueo o salivale infetto da sale non si sente punto, ma verso i tagli e cantoni della lingua, particolarmente verso la punta, si sente velocissimamente qualunque sapore, siasi egli dissoluto o nella saliva o nell'acqua comune. Questa cosa m'ha fatto grandemente maravigliare, e mi ha guasto in gran parte quel primo concetto, che io aveva, che l'istrumento immediato da ricever, e discernere i sapori fossero quei dutti nervosi, che con bell'ordine arrivano fino all'estrema superficie della lingua, che sono quegli stessi lunghi, che sbucano le due membrane, e che V. S. ha osservato in quel febbricitante, ma il Bellini[6] le vide in qualsivoglia lingua d'uomini sani, ed a me ancora parve di veder certa differenza di colore; si che, padron mio, bisogna pensar ad altro, ed è forza, che verso i cantoni vi sia qualche struttura differente, la quale si doveva cercar da V. S., e noi faremo anche altre diligenze, anche nelle lingue umane, ora che comincia a rinfrescare. V. S. crede di veder più chiaramente queste cose nella lingua di cavallo: sappia, che non è così, noi ne abbiamo tagliata una, e poco si può osservare. Ella per la prima non è aspra, come quella de' buoi, ma è assai liscia simile alla nostra. Che possan detti dutti nervosi servir di fistole per mandar fuori saliva, io non lo credo, perchè, come ho detto, quando s'asciuga ben bcne la lingua con un panno, non si vede risudare, nè uscir gocciole di saliva; si che io veggo la cosa assai imbrogliata, circa le fibre musculose della lingua. Averei caro che V. S. trovasse qualche cosa particolare, e me l'avvisasse, perchè è cosa, che serve a me. Mi piace che V. S. voglia unir tutte queste sue osservazioni o in un'epistola, o in un trattatello dove è bene, che V.S. scriva per le mirabili osservazioni fatte nel cervello dei pesci, e nei nervi, che terminano nel cervello e negli occhi.[7] Circa il signor Bellini egli si distenderà[8] assai a riferire ed esaminare tutto quello, che è stato scritto in questa materia, e circa l'osservazione parlerà sempre con quel rispetto e reverenza tale, che si deve a un pari di V. S., ed io mi sono contentato, che egli faccia questa fatica per fargli acquistar riputazione, e rintuzzare le emulazioni con testimonianze di meriti superiori alla sua età. Aspetto dunque la scrittura di V. S. per poter poi alla venuta del signor Fracassati[9] consultare, e determinare il più utile, e meglio per tutti gli amici. Dispiacemi che V. S. sia travagliato dal dolor di capo; al signor Bononi[10] saluti per mia parte, e dicagli, che già morì il signor Antonio Girolami,[11] e che de' suoi interessi io vi veggo poca speranza, perchè qui non si crede, che egli sia per tornar a Pisa. Del Mauro Cordato[12] debbo dirgli, che egli se ne è ito a Costantinopoli sua patria, avendo lasciato speranza di voler ritornare qui, dove facilmente avrebbe qualche lettura di medicina straordinaria, ma io non credo che vi verrà, perchè egli ha pretensioni molto alte, dove qui non passerebbero quei dugento scudi. Per questa volta non iscrivo al signor Catalano non avendo ricevute sue lettere; lo saluti da parte mia, e così anche il signor D. Iacopo,[13] e a tutti gli amici. Al signor D. Carlo Gregori[14] assicuri V. S. esser questa la prima lettera sua, che io ho ricevuto; la risposta della quale V. S. darà in propria mano, e procuri di servirlo, chè è cavaliere di garbo. La riverisco per fine caramente, come fo il suo signor fratello.[15]—Firenze 13 settembre 1664.

1. These two letters from Malpighi have not been located.

2. For other reports from Malpighi to Borelli on his studies on the tongue, see letter 106 n6.

3. See Nicolaus Steno (1662, *19*; 1664, *35-36*; 1910, I, *184-185*). For Steno, see letter 72 n8.

4. See Thomas Wharton (1656, *138*). For Wharton, see letter 41 n5.

5. That is, Domenico Catalano; see letter 46 n3.

6. That is, Lorenzo Bellini; see letter 65 n9.

7. Malpighi's observations on the tongue were reported in his *De lingua*, those on the brain and optic nerve in his *De cerebro*, both of which were published in 1665. For references to the inception, progress, and publication of these epistles, see letter 82 n4.

8. Lorenzo Bellini was at work on his *Gustus organum*, which was to be published at Bologna in 1665. For references to the inception, progress, and publication of the *Gustus organum*, see letter 109 n3.

9. That is, Carlo Fracassati; see letter 18 n1.

10. I have been unable to identify this Signor Bononi. Was he possibly the Giovanni Bonomo (Bonomi) who left Pisa in 1660 after having served as lecturer in medicine there? See letter 20 n5.

11. I cannot identify Antonio Girolami.

12. That is, Alexandros Maurokordatos; see letter 103 n12.

13. That is, Don Giacopo Ruffo; see letter 3 n14.

14. Don Carlo De Gregorio (Di Gregorio, Gregori) is mentioned again by Borelli in letter 113. He was probably the Carlo Di Gregorio who founded the Accademia della Fucina, of which Borelli was a member, and who was obliged to flee Messina in 1678, taking refuge in Venice and in Rome, where he died in 1695. It is less likely that Borelli is referring to Gregorio's nephew, also named Carlo. See Mongitore (1708, I, *125*; 1714, II, 2nd pagination, *12*); Gallo (1804, *492-493*); G. M. Mira (1875, I, *458*); Galluppi (1877, *108*); Nigido-Dionisi (1903, *71-74, 98-100, 146-148, 160-161, 166-167, 171-172, 218-221, et passim*); Maylender (1929, III, *58* ff.); Saitta (1964, *21-22*).

15. Bartolomeo Malpighi.

112   SILVESTRO BONFIGLIUOLI[1] TO MALPIGHI
Bologna, 24 September 1664

Text: BU, MS(ALS) 2085, X, *11*

Bonfigliuoli has received Thomas Willis's *Cerebri anatome* from Venice, but he has sent it to the binder and has not yet read it. He has ordered half a dozen new books from Venice, one of which will be sent to Malpighi when it arrives. On another occasion he had ordered for Malpighi Werner Rolfinck's anatomical exercises, but failed to get them. He hopes that this time he can serve Malpighi with Willis's book. See also Adelmann (1966, I, *245-246*).

Da Venetia questo spaccio all'improviso mi è gionto il Willis Anatomia Cerebri,[2] et de usu nervorum, quale havendo dato al libraro à ligare non sò che si contenga; Sò dire solo à Vostra Signoria Eccellentissima ch'è libro in quarto, assai grosso, e con molte figure in rame, e spero ancora, che possa dire novità, essendo l'Autore buono. Intanto secondo l'ordine di Vostra Signoria datomi nella sua ultima gentilissima di doverle mandare libri anatomici, che fossero per comparire di nuovo, ne hò comesso à Venetia una meza dozena, de quali uno sarà per Vostra Signoria subito, che mi sarà gionto, purche i miei corrispondenti non gl'habbino essitati tutti. Altra volta gli havevo commesso, che mi mandassero le essercitationi anatomice del Rolfincio,[3] quali volevo mandarle, ma subito che gli furno gionte, furno subito levate, e non hò hauto fortuna di servirla di quelle; piaccia à Dio che questa volta la possa servire di questo, che sperando possa essere di suo gusto, starò attendendo i suoi comandi, mentre di tutto cuore le facio humilissima riverenza.

Bologna 24 Settembre 1664.
Di Vostra Signoria Molt'Illustre et Eccellentissima[4]

Devotissimo Servitore vero
SILVESTRO BONFIGLIUOLI

1. Silvestro Bonfigliuoli, the son of Salvatore (see Carrati [BC, MS B703, *41*]), was to be a lifelong friend of Malpighi's. At the time of this letter he was about to receive the doctorate in both philosophy and medicine at Bologna, degrees which were conferred on 25 October 1664. Skilled in medicine, anatomy, and botany, he became custodian of the combined museums of Ulisse Aldrovandi and Ferdinando Cospi; to Legati's (1677) work describing the latter's collections Bonfigliuoli contributed the final book. Commanding considerable wealth, he amassed a distinguished collection of works of art and gathered a valuable library. He was often associated with Malpighi in making autopsies, dissections, and other observations; he generously looked out for his friend's interests when the latter was absent from Bologna, and it was he who edited Malpighi's posthumous works and transmitted them to the Royal Society for publication. Malpighi bequeathed him a silver basin. See Malpighi (1666, *131*, *165*); Montalbani in U. Aldrovandi (1667, *614*); Leti (1676, III, *119-120*); Legati (1677, f. ✠✠ 5b, *455-514*); Accademia delle Scienze dell'Istituto di Bologna (1745, II, pt. 1, *29*, *47-48*); Cinelli Calvoli (1747, III, *176*); Mazzuchelli (1762, II, pt. 3, *1625-1626*); Targioni Tozzetti (1780, I, *294-297*); Fantuzzi (1782, II, *301-302*); Lo. Frati (1921; 1926); C. Frati (1933, *111*); Marino Parenti (1952, I, *163*); Bronzino (1962, *175*); Adelmann (1966, I, *passim*; II, *828* & n2; *858-859*).

2. That is, Thomas Willis's *Cerebri anatome* (Londini, 1664). For Willis, see letter 101 n13.

3. That is, the eminent anatomist, Werner Rolfinck, for many years professor of anatomy, surgery, and botany at Jena, whose *Ordo et methodus generationi dicatarum partium, per anatomen, cognoscendi fabricam*, recently published at Jena, Bonfigliuoli might be expected to have ordered. Indeed, we learn a year hence (letter 143) that he had received a copy of it.

It is possible, however, that the work Bonfigliuoli is referring to here is rather Rolfinck's *Dissertationes anatomicae methodo synthetica exaratae* (Noribergae, 1656).

For Rolfinck, see Portal (1770, II, *626-635*); Haller (1771, I, *537*; 1774, I, *372-373*; 1777, II, *553-558*); Eloy (1778, IV, *96-98*); Jourdan (1825, VII, *43-47*); Dezeimeris (1839, IV, *8-14*); Hirsch (1887, V, *68*); Giese and Von Hagen (1958, *101-121*).

4. Here follows a note in Malpighi's hand: "Riceuta sotto li 22 Ottobre 1664 A questa risposi assegnando li miei inventi del cervello ecc."

For the reply referred to, see letter 114.

113 BORELLI TO MALPIGHI
Pisa, 6 October 1664

Text: Atti (1847, *80-81*)

Borelli is pleased to hear that Malpighi's health has improved. He assures him that in his
Cerebri anatome Willis has not anticipated him. Carlo Fracassati has sent Malpighi two copies
of Willis's work. At Pisa the *circoli* have thus far prevented the making of observations, but
Borelli will encourage these friends (Lorenzo Bellini and Carlo Fracassati) to go to work.
See also Adelmann (1966, I, *246, 247*).

Come mi aveva afflitto la nuova dell'indisposizione di V. S., così mi ha
rallegrato l'avviso del miglioramento datomi dal signor Catalano,[1] e confermato dalla lettera scritta di propria mano,[2] benchè stia in letto. Attenda
ella a riaversi e stare allegramente per poter poi continuare i suoi studi ed
osservazioni intorno al cervello, circa il qual soggetto il Willis[3] non dice
cosa di momento, perchè egli impazza intorno alle facoltà interne dell'anima,
dell'immaginazione, fantasia ecc.[4] faccende, che V. S. vede, quanto se ne
può sapere; io pensava fargliene un sunto, ma il signor Fracassati[5] mi dice,
che glie ne ha mandati da Bologna due esemplari, ne' quali V. S. vedrà,
che non tocca niuna cosa di quelle, che V. S. ha ritrovato, e però quando
si sarà riavuta potrà con ogni franchezza perfezionar questa materia, e darla
subito fuori. Qui non abbiamo cominciato a far niuna osservazione per gli
impedimenti dei circoli.[6] V. S. sa quanto occupano i primi giorni dello studio,
pure per i miei bisogni, e per i loro solleciterò questi amici[7] a travagliare. Ho
ricevuto la risposta del signor D. Carlo Gregori[8] al quale scriverò appresso.
Intanto io la riverisco affettuosamente anche da parte di questi amici, e gli
prego da Dio ottima salute e tranquillità—Pisa 6 ottobre 1664.

1. That is, Domenico Catalano; see letter 46 n3.
2. This letter of uncertain date from Malpighi has not been located.
3. That is, Thomas Willis (see letter 101 n13), upon whose *Cerebri anatome* Borelli proceeds
to comment.
4. Borelli is not entirely fair to Willis's great work, but Sir Michael Foster's (1901, *269-
279*) estimate of it bears out Borelli's remark as to Willis's preoccupation with "soul." See
also Borelli's reassurances in letter 115.
5. That is, Carlo Fracassati; see letter 18 n1.
6. For the *circoli*, see letter 10 n9.
7. That is, Lorenzo Bellini (see letter 65 n9) and Carlo Fracassati.
8. For Don Carlo De Gregorio, see letter 111 n14.

114 MALPIGHI TO BONFIGLIUOLI
Messina, 23 October 1664
In response to letter 112 (24 September 1664)

Text: Forlì, Biblioteca Comunale "A. Saffi," Fondo Piancastelli, Autografi secolo XIII-
   XVIII (ALS)
Publ.: (in part) Atti (1847, *81*); Medici (1857, *136-137* n2)

Malpighi is pleased to hear that Bonfigliuoli has received Thomas Willis's *Cerebri anatome*
and is anxious to hear more about the work, for he has been "in the same boat" with Willis
for some time, engaged, as he has been, in writing an epistle on the brain and the optic nerves.
He will be much comforted if his work agrees with that of Willis. Bonfigliuoli will see a certain
observation of his on the tongue, which will be printed at Bologna, and he would also like
to add something on fat, but thus far he is not fully satisfied with it. He will be glad to receive
Willis's book as well as other new works. See also Adelmann (1966, I, *246*); cf. C. Frati
(1897, *317* [no. 59]).

M'è stato carissimo l'aviso del arrivo del libro del Villis de cerebro, et de
usu nervorum,[1] e non vedo l'hora d'haverne più distinta relatione, per
che è qualche tempo, che sono in eadem navi, e di già hò in procinto una
epistola diretta al Sig. Fracassati[2] della struttura del cervello, e nervi optici,
il contenuto della quale è l'esporre le due diverse sostanze, che compongono
il cervello, et il provare, che la sostanza medullare e bianca del cervello non
è altro che una matassa di fibre bianche, or dir vogliamo bodelini il cui
tronco è la spinal medolla, e questi finalmente terminano nella cortechia
cioè nell'altra parte del cervello, la propagine di queste fibre hò cercato di
descrivere al meglio ch'è stato possibile, come anche la varia situatione del
l'altra parte nel cervello e spinal medolla; hò cercato se queste fibre siano
canali, e se dal cervello si separi suco e come venghi cribrato per la cortechia,
se i ventricoli servano per condotti, e recettacoli e cose simili, et il motivo
di questi concetti et osservationi fù il pesce spada osservato l'anno passato e
quest'anno, perche le fibre si vedono distintamente ne i ventricoli de i pesci,
e di tutto questo ne possono far fede il Sig. Giovanni Alfonso Borelli, e gl'altri
virtuosi della Camera del Serenissimo Gran Duca[3] mediante mie lettere
famigliari. Ma queste sono baie, non sarà poca consolazione s'io concorra
nel senso, et osservazione del Villis huomo insigne, e m'insegnarà ad esser
temerario. Vedrà certa osservazione mia della lingua,[4] che si stamperà in
cotteste parti, e havrei qualche cosa della pinguedine, mà sin hora non è
di tutta mia sodisfattione.[5] Riceverò volentieri il Villis, ed altri [libri] nuovi

con suo comodo, mentre di tutto cuore riverendola assieme con li Sigri. suoi fratelli resto per sempre
Di Vostra Signoria molto Illustre[6]

Devotissimo et Obligatissimo Servitore
MARCELLO MALPIGHI

Messina li 23 ottobre 1664.

1. Bonfigliuoli had mentioned receiving Willis's work in his letter of 24 September (no. 112).
2. This epistle is, of course, Malpighi's *De cerebro*, addressed to Carlo Fracassati.
3. Ferdinand II de' Medici.
4. Malpighi's *De lingua*.
5. Malpighi continued to be so uncertain about his work on fat that he allowed it to be published only anonymously (*Anonymi exercitato* [sic] *de omento, pinguedine, & adiposis ductibus*) along with his *De cerebro* and *De lingua*. For references to the inception, progress, and publication of these epistles, see letter 82 n4, and for other references to Malpighi's studies on fat, see letter 72 n4.
6. A note in an unidentified hand follows here: "Questa con molte altre scriteli il Sigr Bonfi[g]l[iuoli] gliele diede venuto di Roma l'anno 1671. Overo dopo morte le restitui.'

115 BORELLI TO MALPIGHI
Pisa, 14 November 1664

Text: BU, MS(LS) 2085, IX, *129*

Borelli tells Malpighi that the "addition" will be made to his epistle (on the brain); the remainder is being awaited. He again urges Malpighi to write everything he has found out about the brain and the origin of nerves in fishes and not to be afraid that Willis has anticipated him. He suggests a plan for the publication of Malpighi's, Fracassati's, and Bellini's work. He is pleased to hear that Malpighi and Domenico Catalano are in good health. See also Adelmann (1966, I, *247*).

Molt'Illustre et Eccellentissimo Sr. Mio et Prone. Colendissimo

Non posso rispondere appuntino alla sua lettera[1] perch'ella è rimasta in mano del Sr. Fracassati, il quale non sò se potrà scrivere à Vostra Signoria; perche oggi era un poco turbato di stomaco, e di capo. L'aggiunta alla sua epistola[2] si porrà, aspettiamo intanto il resto che ella promette,[3] e di nuovo l'esorto, à scriver tutto quello, che Vostra Signoria ha trovato intorno al cerebro, ed origine de nervi ne pesci, e non si spaventi del Willis[4] perche non dice sillaba di questo, che Vostra Signoria ha avvertito, e trovato. vedremo poi di farle stampar tutte con un'altra del Sigr. Fracassati,[5] e forse, con il trattatino del Sr. Bellini,[6] che tutte insieme potranno formar un libretto in forma piccola, e si stamperà à Bologna per avanzar la spesa, e per altri rispetti.[7] rallegromi poi che Vostra Signoria stia bene di salute, e della nuova che mi da di quella del Sr. Catalano,[8] del quale questa settimana non ricevo lettere, però lo riverisca in mio nome, e così anche al Sr. Don Iacopo,[9] come io fò à Vostra Signoria col Sigr. Suo Fratello.[10]

Pisa 14 9bre. 1664

Di Vostra Signoria Molt'Illustre et Eccellentissima

Devotissimo Servitore

GIO[VANNI] ALF[ONSO] BORELLI

[Address:] Al Molt'Illustre et Eccellentissimo Sigr. Mio et Prone. Colendissimo / Il Sigr. Marcello Malpighi / Messina

1. This letter of uncertain date from Malpighi has not been located.

2. It appears permissible to suppose that the epistle here referred to was Malpighi's *De cerebro* and that the *aggiunta* was the section on the optic nerve which had earlier been sent on by Malpighi. See letters 98, 99.

3. The identity of this promised remainder is uncertain; apparently it was the main part of *De cerebro* and perhaps all of *De lingua*. Both these epistles are dated 31 October 1664 and may have been completed after Malpighi wrote the letter to which Borelli is here replying.

4. That is, Thomas Willis (see letter 101 n13); cf. the similar advice given in letter 113.

5. That is, Carlo Fracassati; see letter 18 n1.

6. That is, Lorenzo Bellini; see letter 65 n9.

7. As previously pointed out (letter 98 n1), Malpighi's *De cerebro*, *De lingua*, and *De omento* were eventually published, first by themselves, and shortly afterward along with the two epistles of Carlo Fracassati's on the brain and tongue. Lorenzo Bellini's *Gustus organum* was published separately the same year, 1665. For references to the inception, progress, and publication of Malpighi's and Fracassati's epistles, see letters 82 n4 and 98 n1; and for similar references to Bellini's work, see letter 109 n3.

8. That is, Domenico Catalano; see letter 46 n3.

9. That is, Don Giacopo Ruffo; see letter 3 n14.

10. Bartolomeo Malpighi.

116 BORELLI TO MALPIGHI
Pisa, 5 December 1664

Text: BU, MS(LS) 2085, IX, *127*

As to the toothaches Malpighi has been suffering, Borelli can only advise him to cure himself. He is glad that Malpighi has begun his lectures and that he has plenty of students, and he begs him to take pains to satisfy them. He is displeased to hear that Willis's book has not yet reached Malpighi because of postal difficulties, but he is glad that Malpighi has been comforted by the fact that Willis has not written about the things he has observed. When the epistle Malpighi has sent arrives, it will be printed with the others at Bologna. At the hospital Carlo Fracassati has made dissections of muscles for Borelli's use. This year Fracassati too is being more patient about satisfying his students. See also Adelmann (1966, I, *247*).

Molt'Illustre et Eccellentissimo Sr. Mio et Prone. Colendissimo

Ricevo la gratissima sua de 13[1] del passato, nella quale prima Vostra Signoria mi discorre del dolor de suoi denti, intorno al quale io non ho più che soggiugnere, e dirgli medice cura te ipsum;[2] perche veramente, chi conosce le difficoltà va più ritenuto, ma bene spesso i sospetti soglion esser vani, e per una moschettata che colpisca ne passano negli eserciti le migliaia senza toccar ne nuocere veruno, e questa è la cagion poi che i soldati vecchi si danno ad intendere che elle non colgono. rallegromi poi che Vostra Signoria abbi cominciato le sue lezzioni con buona sanità, e copia di scolari, à i quali priego Vostra Signoria che s'accomodi à dargli qualche sodisfazzione. inquanto al Willis,[3] mi dispiace che glielo abbino mandato per la posta, ed il Sr. Fracassati[4] mi dice, che lasciò ordine, che si mandassero per via di Venezzia sopra qualche vassello, si che dubita, che vi sia corso, ò qualche goffaria, o malizzia, ma questo errore farà si che per l'avvenire si stia più avvertito, e non succeda più. rallegromi però che Vostra Signoria sia rimasto consolato, che il Willis non scriva le cose avvertite da Vostra Signoria, e però senza più scrupoli in arrivar l'epistola,[5] che Vostra Signoria dice avermi inviato per mare, vederemo di fargliela stampare con le altre à Bologna come abbiamo determinato con il Sigr. Fracassati, il quale mi favorisce di far diversi tagli allo spedale[6] intorno à i muscoli per mio uso,[7] ed anche egli quest'anno attende con più pazzienza à sodisfar la scolaresca, non solo dando più lezzioni in casa, ma anco allettandogli con tagli di notomia, e con questi mezzi ha fatto una buona squola essendovi quest'anno gran copia di forastieri che attendono alla medicina. Finisco con abbracciarla caramente e riverirla insieme col Sigr. suo Fratello.[8]

Pisa 5. Xbre. 1664

Di Vostra Signoria Molt'Illustre et Eccellentissima

> Devotissimo Servitore
>
> GIO[VANNI] ALF[ONSO] BORELLI

1. This letter from Malpighi has not been located.
2. Luke 4:23.
3. That is, Thomas Willis's *Cerebri anatome*. For Willis, see letter 101 n13.
4. That is, Carlo Fracassati; see letter 18 n1.
5. Borelli here mentions just one epistle, but since Malpighi's *De cerebro* and *De lingua* are both dated 31 October 1664, it is perhaps admissible to think that they were really sent to

Borelli at the same time. However, the record of the transmittal and reception of these works in letter 115 and later letters is at some points far from clear and the evidence conflicting and confusing. For references to the inception, progress, and publication of these epistles, see letter 82 n4.

6. Probably the Ospedale di Santa Maria Nuova in Florence.

7. Borelli undoubtedly wanted to study these dissections made by Fracassati in connection with his great work, *De motu animalium*, which was to be many years in preparation.

8. Bartolomeo Malpighi.

117 VINCENZO MICHELANGELO[1] TO [MALPIGHI?]
Crevalcore? 8 December 1664

Text: BU, MS(ALS) 2085, V, *608*

Vincenzo Michelangelo informs Malpighi that in the measurements of the crucifix being sent to him the artist did not depart from the rules published by Michelangelo. Vincenzo will speak to the artist (about another commission?) but will have nothing begun until he receives a sketch from Malpighi. He asks Malpighi to secure for him a Roman hat. His failure to enquire earlier whether Malpighi had received the crucifix was due to his having four sick people on his hands day and night at the home of a cavaliere. He will, however, be able to speak with the artist, who is working on the frontispiece of the Studium, where he goes every day to lecture.

Molto Illustre Sigr. e Prn. mio Osservandissimo

Ricevei la gratissima di Vostra Signoria[2] con molto mio gusto per ciò che stavo in pensiero che havesse successo qualche disgrazia mentre havendo rigirato il Padrone non mi portò lettera di Vostra Signoria. Quello crocifisso quale s'inviò a Vostra Signoria fu compassato conforme alle regole stampate da Michelangelo[3] et il maestro non si deviò da dette regole conforme Vostra Signoria potrà vedere con l'esperienza Adesso parlerò con il detto mastro ma non faro incominciar cosa se prima Vostra Signoria non manda l'abbozzo conforme mi scrive mi dispiace che hoggi essendo giorno di festa[4] cosi grande in Crevalcuore[5] non si puo ritrovare il mastro accio io donasse la risposta a Vostra Signoria et il corriero venne questa mattina e forse questa sera scrivero io a complimento a Vostra Signoria con l'altra posta et Vostra Signoria solliceterà l'abbozzo

Mi dispiace che Vostra Signoria habbia mandato lì soldi 32 perche io stavo di mandare a Vostra Signoria soldi 24 per un cappello romano et per cio mi trattengo inviarli accio che Vostra Signoria mi facesse grazia forse prima le feste del S. Natale Inviarmelo che sia con falde grande e di forma non bassa ma mediocre et io daro doppo il complimento del denaro al maestro.

Mi escusara Vostra Signoria di piu che non scrissi l'altra posta per sapere se Vostra Signoria havesse ricevuto il Crocifisso che sono adesso in una Casa d'un Cavaliero con quattro Ammalati adosso assistendo notte et giorno et non ho campo di scrivere haverò campo però di parlare con il maestro, per che travaglia a frontespizio delli Studi Publici dove io vado ogni giorno a leggere in oltre la supplico ad honorarmi con suoi comandi ch'io di vero cuore e con ogni caldezza possibile procurero servirla mentre per fine riverendola le bacio le mani

Crevalcore 8 1obre [16]64
di Vostra Signoria molto Illustre

devotissimo e obligatissimo servitore
VINCENZO MICHELANGELO

1. I am unable to identify this Vincenzo Michelangelo, evidently a physician.
2. This letter from Malpighi has not been located.
3. I cannot explain this statement. No rules of proportion appear to have been printed by Michelangelo Buonarroti. Clements (1961, *30*) says, "Michelangelo entertained definite convictions about balance, *contrapposto*, and the serpentine line, as Lomazzo [1584, *22-23*, *332*; 1844, I, *33-34*; II, *165*] tells us, but his only passing interest in numerical ratio was in shaping his bodies as many as eleven *facce* in length, and his pyramidal constructions on a 3:2:1 ratio."
For Michelangelo's interest in the Crucifixion, see Clements (1961, *109-110*).
4. That is, the Feast of the Immaculate Conception.
5. Doubtful reading of an abbreviation.

118   BORELLI TO MALPIGHI
Pisa, 19 December 1664

Text: BU, MS(LS) 2085, IX, *128*

Borelli can tell Malpighi little more about Willis than he has already written, for he has not read the book in detail; he proceeds to comment merely on Willis's "Cartesian rashness," on some of his illustrations, and on a question raised by Malpighi. He wishes Malpighi would send on his work on fat so that it may be added to his epistles *De cerebro* and *De lingua*. Carlo Fracassati has sent Malpighi's *De cerebro* to the printer and is meanwhile finishing the epistle (his own) that must be added and is correcting the one on the tongue (his own?). There has been so much rain that the observations on the human tongue needed by Carlo Fracassati and Lorenzo Bellini could not be made; since there is no room available for dissections at the hospital, they have to be performed in the open in the cemetery. See also Adelmann (1966, I, *247-248*).

Molt'Illustre et Eccellentissimo Sr. Mio et Prone. Colendissimo

Del Willis[1] poco gli posso dire oltre quel che ho scritto, perche io non ho avuto tempo di poterlo leggere distesamente, ma come si dice à salti, e super-

ficialmente, mi scandalezzò al bel principio quella sua temerità cartesiana,
e me lo figurai non molto fedele in quelle sue figure de i vasi distesi per la
lunghezza della spina tra quelle ossa in maniera, che averà lavorato più di
sospezzione, ed' immaginativa, che di realtà riferendo quello che non poteva
vedere. il particolar che Vostra Signoria m'accenna dell'uso dell'aprir, e
serrare attribuito à i nervi,[2] io non ne posso dir nulla, perche non so in che
modo lo dica, e che cosa pretenda, se egli veramente gli attribuisce moto
grande, stimo fermamente che sia falso, ma non mi parrebbe impossibile, che
potessero l'estremità de nervi vomitar almeno qualche poco di succo, et in
quell'azzione prolungarsi un tantino à modo di mammelle innanzi, e poi
ritirarsi; averò caro che venga la sua scrittura della pinguedine[3] per poterla
fare stampare insieme con le due epistole de cerebro, e della lingua; e gia il Sr.
Fracassati la settimana passata mandò à bologna la prima epistola di Vostra
Signoria de cerebro acciò che si possa cominciar la stampa prima che finisca
quest'anno 64. intanto egli và finendo l'epistola che vi ha da aggiugnere,[4] e si
corregge l'altra della lingua[5] per mandarla appresso; qui poi i tempi sono
stati tanto piovosi, che da 15 giorni in quà non abbiamo potuto andar allo
spedale[6] à far quell'osservazzioni sù la lingua umana, che anno bisogno il
Sr. Fracassati, e Bellini,[7] ma ora che par che cessino le piogge, le faremo,
perche come ella sà bisogna tagliar allo scoverto nello stesso cimiterio, non
vi essendo nello spedal una stanza per questo proposito. ma di questo fatto
gliene scriverà forsi più à lungo il Sr. Fracassati intanto la riverisco affettuosamente insieme col Sr. suo Fratello.[8]

Pisa 19 Xbre 1664
Di Vostra Signoria Molt'Illustre et Eccellentissima

Devotissimo Servitore
GIO[VANNI] ALF[ONSO] BORELLI

1. That is, Thomas Willis's *Cerebri anatome*. For Willis, see letter 101 n13.

2. For Willis's theory of the physiology of the nerves, see his *Cerebri anatome* (1720, I,
155-161). He does not speak of an opening and closing of the ends of the nerves, through
which he thought a nervous juice, the vehicle of the animal spirits, exuded into the various
parts, there to promote nutrition by the blood, to report sensation, and to produce motion.

3. That is, *De omento, pinguedine, & adiposis ductibus*, which was published anonymously
along with Malpighi's *De cerebro* and *De lingua*. For references to the inception, progress, and
publication of these epistles, see letter 82 n4, and for other references to Malpighi's studies on
fat, see letter 72 n4.

4. This appears to be a reference to Carlo Fracassati's *Dissertatio epistolica responsoria de
cerebro*, which, along with his *Exercitatio epistolica de lingua*, was added to Malpighi's *Epistolae
anatomicae* and published as *Tetras anatomicarum epistolarum de lingua, et cerebro . . . Marcelli
Malpighii . . . ac . . . Caroli Fracassati*. For other references to Malpighi's and Fracassati's
epistles, see letters 82 n4 and 98 n1.

5. Borelli here appears to be referring to Fracassati's epistle on the tongue, but the reference is ambiguous and it may actually be Malpighi's epistle that Borelli had in mind.

6. Probably the Ospedale di Santa Maria Nuova in Florence.

7. That is, Carlo Fracassati and Lorenzo Bellini; see letters 18 n1, 65 n9. Borelli is referring to observations needed by the former for his epistle on the tongue and by the latter for his *Gustus organum*.

8. Bartolomeo Malpighi.

119 BORELLI TO MALPIGHI
Pisa, 9 January 1665

Text: BU, MS(LS) 2085, IX, *133*

Borelli is awaiting a parcel from Malpighi which has already arrived at Livorno. He will be glad to see the writings Malpighi is sending him, and they will be added to Malpighi's other epistles now being printed at Bologna. The optic nerves of large birds will be examined (at Pisa) to see whether they are membranous, as in fishes, and the results will be added to Malpighi's epistle (*De cerebro*). Carlo Fracassati will write a proemium to Malpighi's epistles, but he is now so busy with the public anatomy that Borelli will not venture to disturb him, all the more because Fracassati feels obligated to the Grand Duke for the favors shown him. Borelli thanks Malpighi for the cloth being sent him, which is still at Livorno together with Malpighi's writings. See also Adelmann (1966, I, *248*).

Molt'Illustre et Eccellentissimo Sr. Mio, et Prone. Colendissimo

Trovomi questa volta due lettere di Vostra Signoria degli 11, et 15[1] del passato, la prima venne per mare insieme col fagotto, che mi scrivono esser gia arrivato à Livorno, e vedrò volentieri le scritture[2] ch'ella mi manda, e vedremo[3] di unirle insieme, con l'altre sue epistole,[4] che si stanno stampando à Bologna, il che si farà con tutte le cautele, e circonstanze che Vostra Signoria desidera ed è dovere per fuggir il pericolo d'esser prevenuto, ed insieme potersi ritrattare, e corregger da se medesimo caso che bisognasse. vedremo poi se ne volatili grandi, i nervi ottici sono membranosi come ne pesci, e si aggiugnerà alla sua epistola;[5] parimente faremo, che il Sr. Fracassati faccia un proemio,[6] ò epistola nel quale dica tutte le cose, che Vostra Signoria avverte, ed anche altre di più, egli però stà ora assai alienato per la notomia pubblica, che deve fare doppo il Terenzi,[7] ed io non ardisco di sturbarlo, perche veramente questa è funzion pubblica, e da farsi à concorrenza ecc., e poi ottenuta contro la voglia degli emoli, tutte le quali cose mi persuadono à non disturbarlo, tanto più che egli si vede obbligato alle cortesie, e grazie, che gli fà il Gran Duca[8] compiacendosi bene spesso di ragionar con esso lui, e parlandone poi con segni di molta stima. ringrazio poi Vostra Signoria di quel drappo che mi ha inviato, il quale è ancora à Livorno insieme con le scritture, e mi scrivono, che lo manderanno quanto prima, del che gli scriverò appresso, intanto la riverisco affettuosamente insieme col Sr. Suo Fratello.[9]

Pisa. 9. Gennaio 1665

Di Vostra Signoria Molt'Illustre et Eccellentissima

Devotissimo Servitore

GIO[VANNI] ALF[ONSO] BORELLI

1. These two letters from Malpighi have not been located.

2. The "writings" in this parcel, we learn from letter 120, included Malpighi's *De omento*, but we are not informed as to what other written matter it may have contained, if any. For other references to Malpighi's studies on fat, see letter 72 n4.

3. That is, Borelli and Carlo Fracassati (see letter 18 n1).

4. That is, Malpighi's *De cerebro* and *De lingua*.

5. Malpighi's *De cerebro*; but no such addition was made to it. For other references to Malpighi's observations on the optic nerve, see letter 87 n5.

6. The *Epistolae anatomicae* contains a leaf headed *Typographus Lectori*, but written by Carlo Fracassati. In the *Tetras anatomicarum epistolarum*, to which Fracassati's epistles on the brain and tongue were added, this letter was omitted and replaced by Fracassati's dedication to Prince Leopold of Tuscany and a longer letter written by Fracassati and headed, simply, *Lectori*. For other references to the *Typographus Lectori*, see letters 121, 132-138, 141, 145; to Malpighi's epistles, letter 82 n4; and to Fracassati's epistles and the *Tetras*, letter 98 n1.

7. That is, Luca Terenzi; see letter 2 n16. For further comment on Fracassati's and Terenzi's public anatomies, see letters 120, 121, 122, 123, 125, 126.

8. Ferdinand II de' Medici.

9. Bartolomeo Malpighi.

120 BORELLI TO MALPIGHI
Pisa, 24 January 1665

Text: BU, MS(LS) 2085, IX, *136*

Borelli has received the package which Malpighi has sent, but neither he nor Carlo Fracassati has yet had time to read what Malpighi has written about fat. Fracassati will give the public anatomy at Pisa after Luca Terenzi, who yesterday commenced lecturing like a man who has studied anatomy not from dissections but only from books. The cloth Malpighi has sent is so handsome that Borelli jestingly says he thinks it would be unseemly for him to clothe himself in it. He is writing Domenico Catalano about the comet. See also Adelmann (1966, I, *248-249*).

Molt'Illustre et Eccellentissimo Sr. Mio et Prone. Colendissimo

Ho trovato à Pisa una sua de 28.[1] del passato, venuta mentre io ero à Firenze per le cagioni, che Vostra Signoria sentirà dal Sr. Catalano,[2] un altra mi fù mandata dal Sr. Bellini[3] à Firenze, mentre io ero per strada, alla quale risponderò con la seguente quando mi capiterà alle mani. per ora gli dico d'aver ritrovato à Pisa il fagotto[4] inviato per mare dà Vostra Signoria, è ben vero che da iersera in quà che io arrivai à Pisa strapazzato, e travagliato dal viaggio in questi tempi freddissimi, tali che non vi è memoria secondo mi dicono questi vecchi, essendosi aggiacciato il fiume d'arno à Firenze tanto saldamente, che vi caminavano le persone sopra, e si trattava di farvi una festa che qui chiaman calcio, per questi impedimenti, e per esser stato assai trattenuto à palazzo, non ho potuto legger ancor le scritture di Vostra Signoria intorno la pinguedine,[5] ne meno il Sigr. Fracassati,[6] che sta preparandosi per far la pubblica anotomia dopo il Sr. Terenzi,[7] il quale cominciò ieri la prima sua lezzione, la qual seguita, in quel modo, che può succedere, à chi non ha studiato la anotomia tagliando ma solamente con i libri, ma di questo forsi se ne scriverà appresso, intanto Vostra Signoria goda della stima che fanno questi Serenissimi Padroni[8] della virtù, e talento del Sigr. Carlo. il drappo poi è riuscito tanto vago, che mi par indecenza, vestirmene, e benche io riconosca l'affetto di chi lo manda, e l'obbligazione mia tutta volta averei caro di non arrecare così fatti incomodi à gli amici. intorno alla cometa[9] ne scrivo qualche cosa al Sigr. Catalano, il quale glielo participarà intanto la riverisco affettuosamente insieme col Sigr. suo Fratello.[10]

Pisa 24. Gennaio 1665

Di Vostra Signoria Molto Illustre et Eccellentissima

Devotissimo Servitore

GIO[VANNI] ALF[ONSO] BORELLI

1. This letter from Malpighi has not been located.

2. That is, Domenico Catalano; see letter 46 n3.

3. That is, Lorenzo Bellini; see letter 65 n9.

4. This package had reached Livorno when Borelli wrote on 9 January (letter 119).

5. That is, Malpighi's *De omento*; for other references to Malpighi's studies on fat, see letters 72 n4, 82 n4.

6. That is, Carlo Fracassati, called Signor Carlo below; see letter 18 n1. For other references to the public anatomy he conducted, see letter 119 n7.

7. That is, Luca Terenzi; see letter 2 n16.

8. Grand Duke Ferdinand II and Princes Leopold and Mattias de' Medici.

9. For the comet of 1664-1665, see Holetschek (1896, *462-468*); cf. Targioni Tozzetti (1780, I, *396-402*; II, pt. 1, *301-307*; pt. 2, *765-785*) and letter 126 & n8.

10. Bartolomeo Malpighi.

121   BORELLI TO MALPIGHI
Pisa, 6 February 1665

Text: BU, MS(LS) 2085, IX, *139*

Borelli has often reminded Carlo Fracassati to write to Malpighi, but he now sympathizes with him, for he is preparing to give a public anatomy at Pisa, following Luca Terenzi, who finished his course in anatomy yesterday. His performance was unsatisfactory. All Malpighi's writings have now arrived, but Borelli and Fracassati have not yet had time to attend to them. Malpighi's epistle on the brain has already been printed at Bologna; all the things Malpighi wished to have added regarding his priority in respect to Willis will be added. See also Adelmann (1966, I, *249*).

Molt'Illustre et Eccellentissimo Sr. Mio et Prone. Colendissimo

Se bene ho ricordato più volte al Sr. Fracassati,[1] che scriva à Vostra Signoria, ora veramente lo compatisco, che stà preparandosi per fare la seconda notomia pomposa con due corpi, che gli sono assegnati, e cominciarà al principio di Quaresima, perche ieri appunto finì il Sr. Terenzi[2] la sua, la quale non è riuscita di molta sodisfazione per essere state lezzioni imparate a mente, cavate da libri con latinità elegante, e periodi lunghi, che non permettevano la puntuale ostensione, che si ricerca in questi casi, oltre che lui stesso aveva difficoltà ad attaccare ed unire il senso, che richiede la corretta latinità, benche questo sia quello, che egli più pregiasse. per altro si son introdotte buone leggi, assegno che nel teatro la scolaresca stà modestissima, e vi vanno molti SSri. al teatro. aiutarà a tagliar il tilmanno,[3] ed anche altri giovani se bisognerà, onde io spero, che il Sr. Fracassati si farà onore grande, perche non vi manca la protezzione de i padroni,[4] i quali non solo ci stimano, e portano affetto, ma anche sono arrivati a conoscere i poco bene affetti, che però bisogna che si chetino, poiche veggono finalmente che tutte le loro male opere producono effetti contrari a quegli, che loro intendevano, ho detto questo acciò che Vostra Signoria stia sicuro, che il Sr. Fracassati sarà protetto, e difeso. tutte le scritture[5] di Vostra Signoria son' arrivate, come gli ho scritto per altre mie, ma gl'impedimenti del Sr. Fracassati e miei non ann' permesso il badarci, si farà subito, che sarà finita detta anotomia. intanto sappia, che la sua epistola de cerebro è gia stampata a Bologna al tempo debito dell anno passato e s'aggiugnerà tutte quelle cose,[6] che Vostra Signoria vuole intorno alle cose del Willis,[7] dicendo l'anteriorità dell'invenzion di Vostra Signoria, e così tutte l'altre cose si faranno, come ella desidera; intanto la riverisco affettuosamente insieme col Sr. suo Fratello.[8]

Pisa 6. Febbraio 1665.

Di Vostra Signoria Molt'Illustre et Eccellentissima

Devotissimo Servitore

GIO[VANNI] ALF[ONSO] BORELLI

1. That is, Carlo Fracassati; see letter 18 n1. For this anatomy conducted by him, see letter 119 n7.
2. That is, Luca Terenzi; see letter 2 n16.
3. That is, Tilman Trutwin; see letter 2 n4.

4. That is, the Grand Duke Ferdinand II and the Princes Leopold and Mattias de' Medici.

5. That is, Malpighi's *De cerebro*, *De lingua*, and *De omento*; for references to the inception, progress, and publication of these epistles, see letter 82 n4.

6. Borelli is referring to the prefatory *Typographus Lectori*, which would be written by Fracassati and included in the *Epistolae anatomicae*. In this address to the reader Malpighi's priority is alluded to, as it is also, by implication, in Fracassati's own *Dissertatio epistolica responsoria de cerebro* (cf. Malpighi [1687, II, *127*, *128*, *131*]), included in the *Tetras anatomicarum epistolarum*, etc. See letters 82 n4, 98 n1, 119 n6.

7. That is, Thomas Willis; see letter 101 n13.

8. Bartolomeo Malpighi.

122 BORELLI TO MALPIGHI
Pisa, 7 March 1665

Text: BU, MS(LS) 2085, IX, *145*

Borelli thanks Malpighi for the courtesies offered, but he does not wish to trouble him. With regard to Malpighi's writings, everything he wants done will be done, now that Carlo Fracassati has only the *circoli* to attend to, and they will soon be finished. The anatomy conducted by Fracassati so pleased the Grand Duke and the Princes that even some of Fracassati's rivals felt constrained to praise it and attend regularly. Although Tilman Trutwin demonstrated cleverly as usual, Lorenzo Bellini and Silvestro Bonfigliuoli had done miracles demonstrating the muscles and bones. Fracassati has found a way to coagulate blood in the veins. See also Adelmann (1966, I, *249*).

Molt'Illustre et Eccellentissimo Sr. Mio et Prone. Colendissimo

Ricevo la cortesissima di Vostra Signoria degli 11.[1] del passato, la quale mi è stata cara, prima per se stessa, poi per il defetto delle lettere del Sr. Catalano,[2] che non son arrivate questa settimana trattenute dal solito disordine delle poste. ma tornando alla lettera di Vostra Signoria, la ringrazio primieramente delle cortesi offerte, che mi fà, delle quali è [——][3] stimabile appresso di me l'amore, e l'affetto, io non intendo in nessuna maniera scomodar Vostra Signoria, che so benissimo le convenienze sue, nè Vostra Signoria ha d'aver' altr'obligo a me, che di corrisponder nell'amore ch'io gli ho portato, e porto, allettato solo dal vincolo della virtù, e del merito. circa le sue scritture[4] replico di nuovo, che si farà tutto quello, che Vostra Signoria comanda, ora che il Sr. Fracassati[5] è sbrigato, ne gli resta altro da fare, che i circoli,[6] i quali termineranno quest'altra settimana. La notomia[7] è già finita con molto applauso, e sodisfazione di tutto questo studio, e principalmente del Gran Duca, e Principi,[8] i quali non solamente anno mostrato affetto, ma quasi passione in questo fatto in maniera, che anche alcuni degli emoli si son ridotti a lodarlo à bocca piena, ed assister continuamente alle lezioni, le quali sono

state copiosissime, avendo egli letto due volte il giorno, dove la precedente si
fece meno lezioni, che la metà, e sempre col teatro pieno. Lo spirito, l'eleganza,
e disinvoltura sono riuscite care, come fù la prima volta l'Uberio,[9] delle
novità il Sr. Fracassati se ne è sazziato, le preparazioni benche Tilmanno[10]
si sia portato furbescamente al solito, tutta via in un'altro corpo il Sr. Bonfiglioli[11] e Bellini[12] anno fatto miracoli avendosi fatti i musculi, e l'ossa cosa
insolita, ultimamente il Sr. Carlo ha trovato il modo di congelar il sangue
dentro le vene,[13] come fece quel Bilsio Fiamingo,[14] ed il Gran Duca vuol che
si seguitino queste sperienze, nelle quali crediamo ritrovar qualch'altra cosa
di buono, del che ne sarà Vostra Signoria avvisato. intanto Vostra Signoria
partecipi questa lettera col Sr. Catalano, e lo riverisca caramente da mia parte,
e così al Sr. Don Iacopo,[15] e lo stesso dico a Vostra Signoria col Sr. Suo
Fratello.[16]

Pisa 7. Marzo 1665
Di Vostra Signoria Molt'Illustre ed Eccellentissima

Devotissimo Servitore

GIO[VANNI] ALF[ONSO] BORELLI

1. This letter from Malpighi has not been located.

2. That is, Domenico Catalano; see letter 46 n3.

3. A hole in the manuscript here removes all but part of the initial letter; the reading *più*
seems probable, but *già* is also possible.

4. That is, Malpighi's *De cerebro*, *De lingua*, and *De omento*. For references to the inception,
progress, and publication of these epistles, see letter 82 n4.

5. That is, Carlo Fracassati, called simply Signor Carlo below; see letter 18 n1.

6. For the *circoli*, see letter 10 n9.

7. See letter 119 n7 for other references to this anatomy conducted by Fracassati.

8. That is, the Grand Duke Ferdinand II and the Princes Leopold and Mattias de' Medici.

9. That is, Claude Aubry; see letter 2 n5.

10. That is, Tilman Trutwin; see letter 2 n4.

11. That is, Silvestro Bonfigliuoli; see letter 112 n1.

12. That is, Lorenzo Bellini; see letter 65 n9.

13. Borelli is referring to experiments performed on dogs by Carlo Fracassati, consisting in
the injection of various substances (aqua fortis [nitric acid], spirit of vitriol, oil of sulphur
[sulphuric acid], oil of tartar [solution of potassium tartrate?]) into the blood stream. They
are described in Fracassati's *Dissertatio epistolica responsoria de cerebro* (Malpighi [1665a, *410-421*;
1687, II, *158-160*]). In the report of them published in the *Philosophical Transactions* of the
Royal Society, dated 23 September 1667 (II, *490-491*), we read that when some diluted
aqua fortis was "infused into the Jugular and Crural vein of a dog, . . . the Animal died
presently; and being opened, all the bloud in the Vessels was fixed, but that in the guts not so
well. It was also observed, that the great vessels were burst, perhaps by an effort of Nature;
even as in the greatest part of those that die of an Apoplexy, the vessels of the Lungs are
found broken. Upon which Experiment the Author maketh these Reflections: First, That an
Apoplexy being often caused by a like Coagulation of the bloud (as hath been observed by
the opening, made of sundry persons, who died of that distemper) it might be cured by a
timely infusing some Dissolvent into the veins. Secondly, That it is likely, that that useful

secret, by which Monsieur de Bils dissected Animals without any effusion of bloud, consists in some such Infusion." See also letters 124, 143, 317 n23.

14. This was the controversial figure, the Flemish anatomist Louis (Lodewijk) de Bils. Hirsch (1884, I, *461*), who judges the published writings of De Bils as *gänzlich bedeutungslos*, points out that he was neither a physician nor a scholar. He did, however, manage to achieve considerable notoriety and some following for his secret method of embalming, which was of questionable value, and also for his so-called bloodless method of dissection.

See Malpighi (1697, II, *34*), who cites him with approval.

See also Portal (1770, III, *61-65*); Haller (1774, I, *459-460*); Eloy (1778, I, *346-348*); Jourdan (1820, II, *259-262*); Fokker (1865); Töply (1887); Maar in Steno (1910, I, *iv-v*); *Nieuw Nederlandsch biografisch Woordenboek* (1918, IV, *150-151*); Scherz in Steno (1952, I, *4*); Adelmann (1966, I, *279* & n5, *284*, *293*, *316* & n9, *318*); and letters 126, 166.

For De Bils's bloodless dissections, see especially Wittenbergius (1657; 1658) and Jansma (1919, *12-16*, *100-113*) and the literature cited by the latter.

15. That is, Don Giacopo Ruffo; see letter 3 n14.

16. Bartolomeo Malpighi.

123   [CARLO FRACASSATI TO MALPIGHI]
Pisa, 20 March 1665

Text: BU, MS(ALuns) 2085, VIII, *16*

Fracassati reports that he has finished his public anatomy to the satisfaction of a far larger audience than he had expected. Malpighi's *De cerebro*, he says, has already been printed and the figures will be engraved; the epistle on the tongue will be added to it to make a little book in duodecimo. He calls attention to the book of Paolo Francesco Pagliero on the formation of milk, in which the author says that lacteal vessels are found throughout the body, and because he claims that fat is formed from chyle, he consequently claims that there are fat vessels. In the omentums, nothing of importance has been observed. He has not yet seen what Malpighi had sent on about fat; he and Borelli will consult about how it can be published with Malpighi's other writings. See also Adelmann (1966, I, *249*).

Carissimo Amico

Hò fatto un gran silentio e sò che il mio Sigr. Marcello non la sente troppo bene questa benedetta Notomia[1] mi hà levato affatto il potere fare cosa alcuna sia lodato Iddio ne siamo fuori, la funtione è seguita con gusto mi pare universale con udienza grandissima e quantità grande di Dottori, e veramente io credevo di non dovere havere alcuno à sentirmi, facendo questa funtione doppo quella del Sig. Terentio[2] ma è stato al contrario havendo egli havuto pochissima gente benche habbia procurato d'invitar superiori. Gia l'Epistola de Cerebro è stampata si faranno tagliare le figure e vi si agiongerà l'epistola della lingua con altre cose[3] come [——][4] e cosi si farà un libretto in dodici essendo questa forma giudicata molto com[o]da dal Sigr. Borelli. Quanto all'Omento devo dirvi che un tale Palierio[5] par che tocchi la cosa de vasi della pinguedine in un tal suo libro de genesi lactis dicendo che è probabile

che si dijno vasi lattei per tutto il corpo, e perche vuole che dal chylo si faccia
la pinguedine vuole in conseguenza che si dijno vasi della pinguedine negl'o-
menti[6] non habbiamo veduto cosa di rillievo, quelle cose che havete mandate
della pinguedine[7] non le hò anche viste consultaremo come con tutte quel-
l'altre debbansi mettere alla luce e senz'altro di tutto cuore la saluto
Pisa 20 Marzo [16]65
                    [Carlo Fracassati][8]

   I libri del [——][9] non sono più in essere per quanto intendo

   1. For other references to this anatomy conducted by Carlo Fracassati at Pisa, see letter
119 n7
   2. That is, Luca Terenzi; see letter 2 n16.
   3. For references to the inception, progress, and publication of Malpighi's *De cerebro*,
De lingua, and *De omento*, see letter 82 n4.
   4. Two words (perhaps *si deve*) are illegible here.
   5. That is, the physician Paolo Francesco Pagliero, a native of Ovada, whose *De vera lactis
genesi, & usu* had appeared at Genoa in 1663, the year he died there as a young man. See
Soprani (1667, *232*); Oldoini (1680, *453-454*); Portal (1770, III, *253*); Haller (1774, I, *525*).
   6. That is, the omentums which he and Lorenzo Bellini had been examining; see letters
72, 91, 96.
   7. That is, Malpighi's *De omento*.
   8. Fracassati's signature has been torn away, but the letter is unmistakably in his hand.
   9. The reading here is uncertain, perhaps *Tupalli*, *Trepalli*, or *Tripaldi*. In any case, I am
unable to supply identification.

124 BORELLI TO MALPIGHI
Pisa, 27 March 1665

Text: BU, MS(LS) 2085, IX, *147*

   Borelli urges Malpighi to participate in the defense of conclusions; a good man is obligated
to spread the true doctrines. Carlo Fracassati and Silvestro Bonfigliuoli have gone to Livorno,
and their experiments have consequently been interrupted. Borelli will urge Fracassati to
add his own epistles and annotations to the two epistles of Malpighi's that have already been
printed; the departure of the court for Florence will give them more leisure. See also Adelmann
(1966, I, *249, 270*).

Molt'Illustre et Eccellentissimo Sr. Mio et Prone. Colendissimo
   È pur comparsa una lettera di Vostra Signoria de 23[1] del passato, nella
quale mi da notizia della funzione che deve fare delle conclusioni pubbliche,[2]
e benche vi s'incontrino qualche difficoltà, in ogni modo è ben fatto, perchè
tanto, ò quanto si mettono in sospetto le persone, et in curiosità di sentire le

novità, oltre che molte se ne introdussero à tempo del suo predecessore Castelli,[3] il quale era arditissimo benche tal volta con poco fondamento, e con peggio garbo, ne Vostra Signoria si deve subito fastidire, quando incontra persone che si spaventano delle cose nuove, perche se così avessero fatto altri, come Vostra Signoria stesso, Dio sà se sarebbe arrivato a quel grado di squisitezza, ò almeno non vi sarebbe giunto così presto, si che io non solo non concorro con Vostra Signoria, quando dice esser peccato in spirito santo l'aprir gl'occhi, et illuminar nessuno in coteste parti, che per il contrario giudico esser obbligo d'uomo buono procurar nonostante le resistenze, e difficoltà di propagar le vere dottrine, e far bene al genere umano. passando ora alle cose nostre, gli do parte, come il Sr. Fracassati[4] con il Sr. Buonfiglioli[5] son iti à Livorno per esiger non so che polizze del detto Sr. Buonfiglioli, e però s'è interrotto il corso delle sperienze cominciate, l'ultima delle quali fù che avendo sghizzato più d'un'oncia di spirito di Zolfo nella vena iugulare d'un cane,[6] tolto quel brevissimo gridare, e strepitare mentre passava per il quore poi non ha avuto altro male, anzi avendogli legata la vena, e cucita la ferita sciolto che fù si magnò un grosso pane con una fame arrabbiata tanto che poi magnò, et in otto giorni non ha avuto febbre ne mal nessuno, seguitaremo in altri cani gia preparati a sghizzare bile, et altri succhi amari, e di diverse sorte per veder che cosa fanno, solleciterò poi il Sr. Carlo perche aggiunga l'epistole,[7] et annotazioni che deve fare à quelle di Vostra Signoria che gia saranno ambedue stampate,[8] e da ora innanzi averemo più tempo et ozio, poichè la corte si partirà per Firenze, et io ancora potrò ritornare à i miei studi da i quali sono stato molto distratto per attendere ad altre speculazioni, intendo che il fagotto de miei libri[9] sia partito, e potrebbe esser che l'avessi presto, e per fine l'abbraccio caramente e riverisco insieme col Sr. Fratello.[10]

Pisa 27. Marzo 1665

Di Vostra Signoria Molt'Illustre et Eccellentissima

Devotissimo Servitore

GIO[VANNI] ALF[ONSO] BORELLI

1. This letter from Malpighi has not been located.

2. These conclusions were the 46 which Malpighi and Domenico Catalano prepared to be defended at Messina (prior to 9 March 1665) by a pupil of theirs, Francesco Maria Giangrandi. See Malpighi (1697, I, *28-29*); Adelmann (1966, I, *270-277*; II, *841*); and letters 125, 127, 128, 129, 130, 140, 141, 145, 151, 159 n10, 162 n5, 171 n7, 175 n6.

   For Giangrandi, see Mongitore (1708, I, *219*); G. M. Mira (1875, I, *422*).

3. That is, Pietro Castelli; see letter 45 n5.

4. That is, Carlo Fracassati, called Signor Carlo below; see letter 18 n1.

5. That is, Silvestro Bonfigliuoli; see letter 112 n1.

6. For these experiments, see letters 122 n13, 143. Of the results of injecting oil of sulphur, the report published in the *Philosophical Transactions* (1667, II, *491*) says: "Then there was

injected into a Dog some Oyl of Sulphur: But he died not of it, though this Infusion was several times tried upon him. And the wound being closed, and the dog let go, he went into all the corners of the Room searching for meat, and having found some bones, he fell a gnawing of them with a strange avidity, as if this Liquor had caused in him a great appetite." See also Henry Oldenburg's letter to Robert Boyle dated 17 September 1667 (Oldenburg [1966, III, *476*]) and Boyle (1667a).

7. The reference here is to Fracassati's *Dissertatio epistolica responsoria de cerebro* and *Exercitatio epistolica de lingua*. For other references to these epistles, see letter 98 n1.

8. That is, Malpighi's *De cerebro* and *De lingua*; for references to the inception, progress, and publication of these epistles, see letter 82 n4.

9. These were perhaps books which Borelli had ordered sent to him through Venice or which were being sent from Messina.

10. Bartolomeo Malpighi.

125   BORELLI TO MALPIGHI
Pisa, 2 April 1665

Text: BU, MS(LS) 2085, IX, *148*

Borelli exhorts Malpighi not to conclude too hastily that Domenico Catalano, as he has heard, participated in the conclusions which have now been defended (by Francesco Maria Giangrandi). It is being publicly said at Pisa that Carlo Fracassati is to be anatomist in chief. Borelli is insisting that he expedite the epistles which he is to add to those by Malpighi, which have already been printed. See also Adelmann (1966, I, *250, 270*).

Al Molt'Illustre et Eccellentissimo Sr. Mio et Prone. Colendissimo

Intendo dalla sua gratissima lettera de i 9. del passato[1] che Vostra Signoria s'era gia sbrigata dalle conclusioni,[2] e soggiugnendomi poi che aveva inteso che Sr. Catalano,[3] ci doveva assistere, io sapendo la sua puntualità, et il grand'amore, che ha mostrato sempre à Vostra Signoria confermato da evidentissime sperienze non potrei gia mai ridurmi, à credere, ne à sospettare, che egli avesse per rispetto nessuno procurato tal cosa, e così Vostra Signoria finalmente se ne chiarirà con intender meglio la cosa; onde ne ritrarrà documento, d'esser più ritenuto in dar luogo à sospetti di amici, che sono maggiori di ogni eccezzione, e fuori della stampa volgare. riceva ella in buona parte questa mia sincera, et amorevole espressione. qui si dice pubblicamente che il Sr. Fracassati[4] averà in capite la lettura d'anotomia in riguardo della buona sodisfazione, che diede ultimamente,[5] e così si leverà questo giro, ò tornio, che dava molto travaglio à questi lettori, i quali gia mai anno tagliato publicamente ne fatto ostensione. io insisto, acciò che il Sr. Carlo spedisca quelle epistole,[6] ò aggiunte, che deve fare à quelle di Vostra Signoria gia stampate,[7] e per fine la riverisco affettuosamente insieme col Sigr. suo Fratello[8]

Pisa 2. Aprile 1665.

Di Vostra Signoria Molt'Illustre et Eccellentissima

Devotissimo Servitore

GIO[VANNI] ALF[ONSO] BORELLI

1. This letter from Malpighi has not been located.

2. For other references to these conclusions, see letter 124 n2.

3. That is, Domenico Catalano; see letter 46 n3.

4. That is, Carlo Fracassati, called Signor Carlo below; see letter 18 n1. He did obtain the post of anatomist in chief; see letters 126, 133, 135, 141.

5. That is, in the public anatomy which Fracassati had conducted; for other references to it, see letter 119 n7.

6. That is, Fracassati's epistles on the brain and on the tongue as well as some introductory matter; for other references to these epistles, see letter 98 n1. Cf. letter 102 n16.

7. That is, Malpighi's *De cerebro* and *De lingua*; for their inception, progress, and publication, see letter 82 n4.

8. Bartolomeo Malpighi.

126 BORELLI TO MALPIGHI

Pisa, 17 April 1665

Text: BU, MS(LS) 2085, IX, *150*

Borelli has urged Carlo Fracassati to write Malpighi at length, but he does not know whether this has been done. He mentions once again Fracassati's successful completion of the public anatomy at Pisa and that it is almost public knowledge that he will be named permanent anatomist in chief. The roriferous vessels of Louis de Bils, Borelli assures Malpighi, are the same as the lymphatic vessels of Thomas Bartholin, the Elder. He reports observing the new comet and makes some predictions regarding it. See also Adelmann (1966, I, *250*).

Molt'Illustre et Eccellentissimo Sr. Mio et Pre. Colendissimo

Ricevo la sua carissima lettera de 21[1] del passato, la quale ho fatto leggere al Sr. Fracassati,[2] et esortatolo à scrivere à Vostra Signoria distesamente, il che egli sempre dice voler fare, ma non sò come l'eseguisca; gia mi par aver scritto che la notomia[3] finì con somma sodisfazione de Principi,[4] e di tutto lo studio; tanto, che qui s'è quasi pubblicato, che l'anno futuro sarà dichiarato il Sr. Carlo[5] anatomico in capite perpetuo; così vorrei, che egli travagliasse, come potrebbe, et come io l'esorto continuamente, ma non si può far altro. circa l'opinione del Bils[6] di i vasi roriferi, sappia, che sono gli stessi, che i linfatici del Bartolino,[7] ma detti con altro nome. qui stò occupato osservando la seconda cometa,[8] intorno la quale io ho fatto una predizione, la qual voglio, che anco costì Vostra Signoria la palesi, e si è, che fra tre, ò quattro giorni al più lungo tal cometa si vedrà mattutina, e vespertina nello stesso giorno, e poi la mattina seguente,[9] cioè apparirà la mattina prima di spuntar il sole, con la chioma distesa verso occidente, et anche la sera dopo il tramontar del sole con la coda distesa verso oriente, il che servirà per finir di convincere i peripatetici[10] muffi, e rancidi, che tal splendore non è fuoco, ne incendio, ma mera reflexione, e refrazione dei raggi solari. ma forsi intorno à quest'ultima cometa ne scriverò qualch'altra cosa, intanto l'abbraccio caramente e riverisco insieme col Sr. suo Fratello.[11]

Pisa 17. Aprile 1665.
Di Vostra Signoria Molt'Illustre et Eccellentissima

Affezionatissimo Servitore
GIO[VANNI] ALF[ONSO] BORELLI

1. This letter from Malpighi has not been located.
2. That is, Carlo Fracassati; see letter 18 n1.
3. For other references to this anatomy conducted by Fracassati, see letter 119 n7.
4. That is, the Grand Duke Ferdinand II, and Princes Leopold and Mattias de' Medici.
5. That is, Carlo Fracassati; Borelli has already mentioned the possibility of his appointment in letter 125. See also letters 133, 135, 141.
6. That is, Louis de Bils; see letter 122 n14.
The "roriferous vessels" of De Bils include the ductus thoracicus (which he calls the ductus roriferus, and which he maintains is not chyliferous), its branches, which convey from the intestines the fluid which he calls *ros* (literally, dew) and which he differentiates from chyle, and the lymphatics throughout the body. The chyle, he says, enters the mesenteric veins, arriving first at the liver via the portal vein and then at the heart via the vena cava. *Ros*, on the other hand, enters the lacteal veins and then either (1) goes to the gland (the pancreas?) attached to the portal vein and thence to the liver, or (2) is gathered into the glandular receptacle (the receptaculum chyli?) of the mesentery, from which it is distributed by branches leading both upward and downward to refresh and vivify all parts of the body. The branch leading upward is his ductus roriferus (that is, the ductus thoracicus), and he describes in detail its supposed distribution to the parts of the head and thorax including the heart. See De Bils (1659) and cf. De Bils (1661).
7. That is, Thomas Bartholin, the Elder; see letter 32 n2.
8. For this comet of 1665, the second to be seen within a few months, see Holetschek (1896, *468-471*). Cf. letter 120 & n9.
9. The phrase *e poi la mattina seguente* is in Borelli's hand.
10. For Aristotle's discussion of the nature of comets, see *Meteorologica*, III, 6-7, 344a7-345a10.
11. Bartolomeo Malpighi.

127 BORELLI TO MALPIGHI
Pisa, 24 April 1665

Text: BU, MS(LS) 2085, IX, *152*

Borelli wishes that Malpighi and Domenico Catalano had informed him in detail about the conclusions which were defended by Francesco Maria Giangrandi. Although Malpighi was not present at the function, Borelli is sure that most of the conclusions were his. He would like them to be published. Malpighi should be of good cheer because friends of theirs, who will protect and serve them as in the past, cannot help being among the members of future governments. Borelli is urging Carlo Fracassati to work and to complete the printing of Malpighi's epistles. Silvestro Bonfigliuoli has now left for Bologna and will help to hasten the work there and let them know whether a way has been found to print Bellini's book (on the organ of taste). See also Adelmann (1966, I, *250, 276*).

Molt'Illustre et Eccellentissimo Sr. Mio et Prone. Colendissimo

Vostra Signoria mi scrive[1] tanto succinto che è una passione, massime quando io aspettavo una lunga relazione del fatto delle conclusioni,[2] alle quali benche Vostra Signoria non assistesse tutta via so che sono sue per la maggior parte, e lei sa, che averei curiosità di sentir i motivi di tal risoluzione, e di sentir gli strepiti, et esclamazioni di cotesti avversarij, ma Vostra Signoria et il Sr. Catalano[3] se la passano quietamente, ho avuto in ogni modo somma-mente à caro, che si sian publicate[4] tali conclusioni, perche tanto, ò quanto operano, e se non persuadono almeno mettono in sospetto le persone in-differenti, il quale è assai benefizio, quando Vostra Signoria non abbia potuto operar altro, del resto poi Vostra Signoria stia allegramente ne dubiti punto, perche non è possibile, che fra i giurati[5] futuri non vi sortiscano de i nostri amici, i quali la protegeranno, e serviranno come per il passato; il Sr. Fra-cassati[6] mi dice che hà scritto à Vostra Signoria à lungo, et io continuamente gli tengo ricordato, che travagli, e dia fine alla stampa di quelle cose[7] di Vostra Signoria; perche ora si finirà essendo gia partito per Bologna il Sr. Bonfiglioli,[8] che assisterà, e sollecitarà detta stampa, come anco sentiremo se si trova verso à Firenze di stampare il libro del Sigr. Bellini,[9] del quale fin'ora non se n'è fatto nulla, e qui per fine gli baccio caramente le mani insieme col Sr. suo Fratello[10]

Pisa 24. Aprile 1665

Di Vostra Signoria Molt'Illustre et Eccellentissima

Devotissimo Servitore

GIO[VANNI] ALF[ONSO] BORELLI

1. This letter of uncertain date from Malpighi has not been located.

2. These are the conclusions defended by Francesco Maria Giangrandi; for further references to them, see letter 124 n2.

3. That is, Domenico Catalano; see letter 46 n3.

4. E. Manfredi (1708, *68*) says that these conclusions were published by Catalano in his own name, but this is doubtful; see Adelmann (1966, I, *270* n2).

5. That is, those to be sworn in as magistrates; for further references to the *giurati*, see letter 102 n5.

6. That is, Carlo Fracassati; see letter 18 n1. Cf. letter 102 n16.

7. That is, Malpighi's *De cerebro*, *De lingua*, and *De omento*; for references to the inception, progress, and publication of these epistles, see letter 82 n4.

8. That is, Silvestro Bonfigliuoli; see letter 112 n1. For his supervision of the printing of Malpighi's epistles, see letters 132, 138, 139, 145, 154, 155, 159.

9. That is, Lorenzo Bellini's (see letter 65 n9) *Gustus organum*; for references to its inception, progress, and publication, see letter 109 n3.

10. Bartolomeo Malpighi.

128   BORELLI TO MALPIGHI
Pisa, 1 May 1665

Text: BU, MS(LS) 2085, IX, *153-154*

Borelli complains that Malpighi's last letter, although a long one, was very brief about what he wanted to know. He is waiting to get news about the (newly elected) *giurati* and hopes that some of their friends will be among them. He is continually urging Carlo Fracassati about the printing of Malpighi's treatises. Of the philosophical book printed at Bologna, Borelli has had no news, but he will ask Fracassati for it and see if there is anything good in it. The secret of coagulating the blood has got abroad, and Borelli is not surprised that it has. He is sorry that it has been impossible to go on performing additional experiments at Pisa; and it's a fine note, he says, that Fracassati is keeping many dogs in his house; one of them has had a litter of pups, and Fracassati has not decided to sacrifice any of the dogs, even to spare the expense complained of—but we all have our whims and we must indulge one another. Borelli is going to Florence and will perhaps be there before the end of May. See also Adelmann (1966, I, *250, 276*).

Molt'Illustre et Eccellentissimo Sr. Mio et Prone. Colendissimo

Ricevo questa settimana la cortesissima sua de 2. Aprile[1] la quale benche sia copiosa tutta via in quel che io vorrei è molto succinta,[2] perchè veggo tanto Vostra Signoria, quanto il Sr. Catalano[3] sempre starsene sù certi enimmi, che mi fanno far mille giudizi, e pure gli ho pregato molte volte, che mi scrivano pur chiaramente, perchè gia in ogni modo una volta s'anno à saper le cose, le malignità sono da per tutto come ella sa, e non solo qui, ma anco in qualsivoglia luogo vi regnano, ne anno medicina che le possa guarire. sto aspettando con desiderio la nuova de giurati[4] fra i quali spero che ve ne devino esser de i nostri amici. il Sr. Fracassati[5] sta bene, et io lo sollecito continuamente per la stampa de i trattati[6] di Vostra Signoria. non ho avuto nuova del libro filosofico stampato à Bologna, lo chiederò al Sr. Fracassati, e vedremo se vi è nulla di buono; circa il segreto da cagliare il sangue[7] non mi pare che nessuno de nostri amici sia à proposito per conservar cose segrete, e però non mi par meraviglia che la cosa si sia pubblicata. dispiacemi, che non è stato possibile seguitar à far altre esperienze quì, e la bella è, che in casa del Sr. Fracassati si nutrisce molti cani, una de quali ha partorito e in ogni modo egli non si risolve d'ammazzarne nessuno, almeno per levarsi questa spesa della qual si lamenta; in somma tutti abbiamo i nostri umori, e bisogna compatirci l'un' l'altro. Vostra Signoria si ricordi che ben presto mi tocca andarmene à Firenze, e vi sarò forse prima che finisca Maggio; però potrà cominciare ad indrizzar le lettere per quella volta, et intanto l'abbraccio caramente insieme col Sr. suo Fratello.[8]

Pisa primo Maggio 1665

Di Vostra Signoria Molt'Illustre et Eccellentissima

Devotissimo Servitore

GIO[VANNI] ALF[ONSO] BORELLI

[Address:] Al Molt'Illustre et Eccellentissimo Sr. Mio, et Prone. Colendissimo / Il Sigr. Marcello Malpighi / Messina

1. This letter from Malpighi has not been located.
2. Borelli, of course, was anxious to know more about the conclusions of Malpighi and Domenico Catalano which had been defended by Francesco Maria Giangrandi. See letter 124 n2 for further references to them.
3. That is, Domenico Catalano; see letter 46 n3.
4. For other references to the *giurati*, see letter 102 n5.
5. That is, Carlo Fracassati; see letter 18 n1. Cf. letter 102 n16.
6. That is, Malpighi's *De cerebro, De lingua, De omento*; for the inception, progress, and publication of these epistles, see letter 82 n4.
7. Borelli is referring to the experiments of Carlo Fracassati mentioned in letters 122, 124.
8. Bartolomeo Malpighi.

129 BORELLI TO MALPIGHI

Firenze, 23 May 1665

Text: BU, MS(LS) 2085, IX, *155-156*

Borelli promises to say no more about the conclusions (defended by Francesco Maria Giangrandi); he is fully satisfied with Malpighi's zeal and intentions. Although the creation of the *giurati* has not been as favorable as it could have been, the majority are favorable both to Malpighi and to himself, and Malpighi need have no fears about not being protected and defended; he should be cheerful and attend to his studies. Carlo Fracassati and Lorenzo Bellini will be in Florence within eight or ten days. Borelli has turned over to Fracassati all that Malpighi has written so that he may see how Malpighi's treatise on fat may be printed. Meanwhile, Malpighi's two epistles will be issued, and Fracassati will write to him about this. See also Adelmann (1966, I, *250, 276*).

Molto Illustre et Eccellentissimo Sr. Mio et Prone. Colendissimo

Ho ricevuto questa settimana due lettere[1] di Vostra Signoria e prima intorno alle conclusioni[2] non soggiungo altro restando sommamente appagato

del Zelo, che Vostra Signoria ha, e della carità, che ha per recar giovamento al mondo, e gloria à se medesimo, e benche conforme è l'ordine dell'altre cose di questo mondo, il frutto, et il diletto viene assai tardi, e preceda lo stento, e noia che vi è à sterpare i pruni, e l'altre male piante, tutta via, la considerazion dell'operar virtuosamente, e da uomo da bene compensa à bastanza tutti i sudori, e patimenti; ma di questo non occorre parlarne più. la creazion de i giurati[3] benche non è stata così favorevole come poteva essere tutta via è tale, che noi ce ne abbiamo la maggior parte favorevole, e Vostra Signoria potrà star sicuro, che sarà e protetto, e difeso contro l'insidie ed' iniquità degl'emoli; però viva allegramente, et attenda à i suoi studi, che averanno cura gli amici di tenerla servita, e sodisfatta. il Sr. Fracassati[4] sarà quì col Sr. Bellini[5] fra otto, ò dieci giorni, à lui ho lasciato tutte le scritture di Vostra Signoria perche ci faccia studio, e vegga come si possa stampare il suo trattato de pinguedine;[6] fra tanto usciranno fuori le due sue epistole,[7] del che egli stesso ne scriverà à Vostra Signoria da Pisa, che così lo pregai prima di partirmi. intanto la riverisco carissimamente insieme col Sr. suo Fratello.[8]
Firenze 23 Maggio 1665
Di Vostra Signoria Mio Sigre.

Devotissimo Servitore
GIO[VANNI] ALF[ONSO] BORELLI

[Address:] Al Molt'Illustre et Eccellentissimo Sr. Mio, et Pone. Colendissimo / Il Sigr. Marcello Malpighi / Messina[9]

1. These two letters of uncertain date from Malpighi have not been located.

2. For other references to these conclusions of Malpighi's and Domenico Catalano's, defended by Francesco Maria Giangrandi, see letter 124 n2.

3. For other references to the *giurati*, see letter 102 n5.

4. That is, Carlo Fracassati; see letter 18 n1.

5. That is, Lorenzo Bellini; see letter 65 n9.

6. That is, Malpighi's *De omento*. For other references to his studies on fat, see letter 72 n4.

7. That is, Malpighi's *De cerebro* and *De lingua*; for other references to their inception, progress, and publication, see letter 82 n4.

8. Bartolomeo Malpighi.

9. A note in Malpighi's hand on the cover reads: "P[atris] Gasparis Scotti S[ocietatis] I[esu] Technica Curiosa sive Mirabilia artis Norimbergae. 4[o] Tom 2."

The reference is to the *Technica curiosa, sive mirabilia artis, libris XII. comprehensa* of the German Jesuit philosopher Gaspar Schott. This was printed in Nuremberg and published in Würzburg in 1664; see also letter 134.

For Schott, see Jöcher (1751, IV, *340*); Haller (1774, I, *526-527*); De Backer (1898, VII, *904-912*); Thorndike (1958, VII, *590* ff.).

130 BORELLI TO MALPIGHI
S. Miniato di Firenze, 12 June 1665

Text: BU, MS(LS) 2085, IX, *157-158*

As to the effects produced by the conclusions (which Francesco Maria Giangrandi had defended), Malpighi must not be surprised at the hate and rancor displayed by Francesco Avellini and his like. They must be tolerated, and Malpighi should continue to advance his own interests. It seems strange that Avellini should think of defending conclusions when he already has enough disputing to do in order to get enough to live on; Borelli marvels at Malpighi's saying that Avellini had won over five of the *giurati* and a majority of the Council, for if this were so he would have won out. Carlo Fracassati has arrived in Florence saying that he wants to work and perform miracles; Borelli will believe this when Fracassati has demonstrated it. He will not cease to urge Fracassati to finish the printing and publication of Malpighi's epistles. No way has as yet been found to publish Lorenzo Bellini's little book. Borelli is happy to be sequestered in San Miniato, a delightful spot outside the city. See also Adelmann (1966, I, *250-251, 276-277*).

Molt'Illustre et Eccellentissimo Sr. Mio et Prone. Colendissimo

Ricevo con estrema mia sodisfazione la sua gratissima lettera de 21[1] del passato, la quale ha supplito anco per il Sr. Catalano,[2] dal quale non ne ho ricevuto questa volta, e mi rallegro sentirne buone nuova, come anco di tutti gl'altri Amici. circa poi à gl'effetti prodotti dalle sue conclusioni[3] Vostra Signoria non si deve maravigliare dell'odio, e livore, che mostrano Avellino,[4] et i suoi pari, perchè in persone, che vi è grand'ignoranza, et ambizione, non ha dubbio, che se Vostra Signoria dicesse, che il sole è lucido, loro vi trovaranno che dire, e che motteggiare, ne uomini tali sono acquistabili, eccetto se à Vostra Signoria bastasse l'animo di aggiugner cervello dove non vi è, ò di sodisfar' tutti i loro desiderij ambiziosi, ma gia che non si posson conseguire cotali fini, è bene tollerare il baiar de i cani, e tirar il suo conto avanti operando quel che deve un' uomo da bene di giovare sempre al mondo con la voci,[5] con la penna, e con le opere, mi par poi strano, che Avellino possa pensare à tener conclusioni quand'egli ha troppo da disputare per aver tanto, che gli basti da vivere, e mi maraviglio, che Vostra Signoria dica, che egli avesse acquistato cinque giurati,[6] e gran parte del consiglio per gli suoi interessi, perche se questo fosse l'averebbe spuntata, adunque Vostra Signoria conchiuda, che gli danno chiacchiere, come si suol far' à bambini, et à scempi. ma è bene passare ad altro. il Sr. Fracassati[7] è gia venuto da Pisa, e si tratterà questa state à Firenze in certe stanze commode, e belle in casa del Sr. Marescotti.[8] mi dice, che vuole travagliare, e far miracoli, ma questo lo crederò quando ne vedrò l'esperienza, io non mancarò di sollecitarlo per conchiuder la stampa dell'epistole[9] di Vostra Signoria, e pubblicarle una volta. del libretto del Sr. Bellini[10] non si trova la via ancora di stamparlo, benche io gridi, e predichi, me ne sto segregato in questo luogo di delizie fuori della Città con estremo mio gusto, vero è che non veggo gli amici frequentemente come io vorrei, ma questo male è compensato da un'altro bene maggiore, che ne anche veggo, ne parlo con tanti altri, che non si confanno col mio genio, e mi appago di conversare con i libri, ò con la mia fantasia speculando qualche cosa. questa volta non scrivo al Sr. Catalano, e però questa servirà per ambedue, che però Vostra Signoria si contenti di partecipargliela subito, e reverirlo caramente, con il Sr. Don Iacopo,[11] e così fò à Vostra Signoria, et al Sr. suo Fratello[12]

da S. Miniato di Firenze 12. Giugno 1665
Di Vostra Signoria Molt'Illustre et Eccellentissima

Devotissimo Servitore
GIO[VANNI] ALF[ONSO] BORELLI

1. This letter from Malpighi has not been located.
2. That is, Domenico Catalano; see letter 46 n3.
3. Again the conclusions of Malpighi and Catalano, defended by Francesco Maria Giangrandi; for other references to them, see letter 124 n2.
4. That is, Francesco Avellini; see letter 74 n2.
5. *Voci* for *voce*.
6. For other references to the *giurati*, see letter 102 n5.
7. That is, Carlo Fracassati; see letter 18 n1. Cf. letter 102 n16.
8. Borelli was probably thinking here of Count Rinieri Marescotti, the last of the Bolognese senatorial family of that name and a friend of Carlo Fracassati, Lorenzo Bellini, and Malpighi. But this house may well have been a family possession, for in letter 134, Borelli speaks of it as the house of the Signori Marescotti, another of whom at this time was Count Ercole, who died in 1671. For the Marescotti, see Litta (1819-1899, IV, Marescotti di Bologna, plate III); Guidicini (1868, I, *100, 102*; 1869, II, *179*; 1876, II, *149*); Adelmann (1966, I, *250* & n10, *356* & n6, *358, 401, 463* n10, *490* n8, *504, 534-535, 537-538, 539-540, 543, 547, 557, 588 590* & n1, *591, 593* n2, *602* & n9, *605* n2). See also letter 237 & n9.
9. That is, Malpighi's *De cerebro, De lingua,* and *De omento;* for references to the inception, progress, and publication of these epistles, see letter 82 n4.
10. That is, Lorenzo Bellini; see letter 65 n9. His "little book," *Gustus organum,* was shortly to be published; for other references to its inception, progress, and publication, see letter 109 n3.
11. That is, Don Giacopo Ruffo; see letter 3 n14.
12. Bartolomeo Malpighi.

131 CARLO FRACASSATI TO MALPIGHI
Firenze, 14 June 1665

Text: BU, MS(ALS) 2085, VIII, *19*

Carlo Fracassati is in Florence and will remain there all summer. Malpighi's epistles have already been printed, but the publication of them has been delayed because Fracassati and Borelli have decided to add to them Malpighi's treatise on fat. Malpighi may blame Fracassati for never finishing things, but this is due to his caution about subjecting himself to criticism. Malpighi's works have nothing to fear; he is speaking of his own, which he now hopes to finish. Don Antonio Oliva has asked Malpighi to have twenty doppie paid to his father. See also Adelmann (1966, I, *251*).

Carissimo Amico

Hora mi ritrovo in Firenze dove per tutta questa estate dimorarò il che li servirà per sapere dove hà da inviare qualche suo commando, le sue Epistole[1] saranno di già stampate, ma perche si è stimato col consenso del Sig. Giovanni Aflonso[2] di mettervi il trattato de pinguedine[3] si tarda un poco la publicatione il che forsi fa che lei condanni il mio non mai venire alla fine delle cose, il che non è in me tanto vitio naturale quanto circconspetione nel dovere uscire alla censura degl'altri e vero che le cose sue non hanno che timete e parlo per le mie tutta volta perche mi sono impegnato, e lo devo fare perche altri non mi tolga quello che e mio e del quale io ne diedi primo motivo sono stato un poco pigro mà finalmente la risolveremo, non parendo che la dimora possa nuocere a questo fatto Il Sig. Dottor Uliva[4] desiderava che Vostra Signoria pagasse per mezzo del Sig. Don Giacoppo Ruffi[5] al Sig. suo padre doppie[6] venti effettive che altre venti doppie pagarà qui ò altrove à chi Vostra Signoria vorrà anche della medema qualità di doppie ricevuta che ne havrà la ricevuta, e la prego di questo favore come egli mi hà imposto à farlo con doverne restarli obbligatissimo e di tutto cuore la riverisco
Firenze 14 Giugno [16]65

Vostro Amico Affezionatissimo e Servitore
C[ARLO] FRACASSATI

1. That is, Malpighi's *De cerebro* and *De lingua*; see note 3, below.
2. *Aflonso* for *Alfonso*, that is, Giovanni Alfonso Borelli; see letter 2 n1.
3. That is, Malpighi's *De omento*, which would be published anonymously. For references to the inception, progress, and publication of this epistle and of *De cerebro* and *De lingua*, see letter 82 n4, and for additional references to Malpighi's studies on fat, see letter 72 n4.
4. That is, Antonio Oliva; see letter 5 n6.
This transaction is mentioned again in letter 137; for other occasions on which Malpighi assisted in the transmittal of funds to Antonio Oliva's father, Francesco, see letter 91 n11.
5. That is, Don Giacopo Ruffo; see letter 3 n14.
6. For the doppia, see letter 82 n6.

132 BONFIGLIUOLI TO MALPIGHI
Bologna, 24 June 1665

Text: BU, MS(ALS) 2085, X, *12*

Bonfigliuoli reports in detail on the printing of Malpighi's epistles and on the engraving of the illustrations for them. In short, the three of them have already been printed, and the work lacks only the preliminary matter and the final part, that is, the observations which Carlo Fracassati has always said he wishes to add. The prints of the engravings have not yet been pulled, hence they can still be corrected. Malpighi should urge Fracassati to remain in Florence through the summer and autumn. Bonfigliuoli is expecting Giovanni Battista Gornia to bring to Bologna a work of Lorenzo Bellini's for printing. See also Adelmann (1966, I, *251*).

Dal Sigr. Borelli, e dal Sigr. Livizani[1] intendo, che Vostra Signoria Eccellentissima grida con ragione della stampa, che non và avanti, e che Vostra Signoria desiderarebbe vedere qualche cosa, e massime circa le figure de i rami, et io, che hò l'incumbenza della stampa di ogni cosa dal Sigr. Fracassati,[2] per servirla hora le mando l'incluso rame del Cervello, e nervo ottico, et in quest'altro spaccio le mandarò quello della lingua; e le mandarei ancora un'esemplare della stampa di ogni cosa del suo, acciò vedesse, e si assicurasse, che tutta la sua opera, cioè l'epistole del Cervello, lingua, e discorso sopra la pinguedine, dutti di quella, et omento,[3] è stampata, se non credessi di farle spendere troppo in lettere. sperarò però, che, havendone già mandato à Firenze al Sigr. Fracassati quatro fogli, che quelli li saranno giunti nelle mani per la via di Livorno, e per il mezo di qualche barca di Messina. alla detta opera hora solamente ci manca il principio,[4] se pure vi vogliono mettere dedicatoria, lettera al lettore, e frontespicio, ci manca ancora il fine, se pure il Sigr. Fracassati vi vole aggiungere qualche sua osservatione,[5] come sempre hà detto di volervi aggiungere. arrivandomi l'uno, e l'altro il tutto sarà finito, e si publicarà l'opera. se l'annesso rame non fosse di suo gusto, e ci mancasse qualche cosa, ò vi andasse levato qualche mancamento, potrà avvisarmi, perche si è ancora in tempo di poterlo correggere non essendo ancora tirati i rami, mentre poi finita del tutto l'opera si ponno sempre tirare in un giorno. è però uniforme al disegno di Vostra Signoria e crederò starà bene. intanto veda di solicitare il Sigr. Fracassati, che starà tutta questa estate, et autunno à Firenze, se bene crederò, che giungendo à Bologna il Sigr. Gornia,[6] portarà ogni cosa per finire questa benedetta stampa, come anche crederò portarammi un'opera del Sigr. Bellini,[7] per stampare, come mi avvisa il Sigr. Borelli, et aspettando qualche suo comando le facio humilissima riverenza.

Bologna 24 G[i]ugno [16]65.

Di Vostra Signoria Molt'Illustre et Eccellentissima

Devotissimo Servitore

SILVESTRO BONFIGLIUOLI

[Address:] Al Molt'Illustre et Eccellentissimo Sigr. Pron. Colendissimo Il / Sigr. Marcello Malpighi lettore primario / dello Studio di / Messina

1. This was probably Angelo Antonio Livizzani, who had obtained the doctorate in both philosophy and medicine at Bologna on 14 December 1655 (Bronzino [1962, *160*]) and had been aggregated to the Colleges of Doctors of Philosophy and Medicine on 6 March 1663. After serving as lecturer on logic from 1658 to 1661, he lectured on the theory and, later, on the practice of medicine at Bologna until 1698, when he became lecturer emeritus. His name appears on lists of those practicing medicine at Bologna in 1666, 1678, and 1698 (see Anonymous [1666; 1678]; Ghiselli [BU, MS 770, LX, *403*]). Ghiselli (*ibid.*, LXXVIII, *214*) says that he died on 30 March 1711 at the age of 78 (cf. Montefani Caprara [BU, MS 4207, XLIX, *200*]). Mazzetti (1848, *184*), however, gives the date of his death as 1712. See also Mazzetti (1840, *396*); Ascanelli (1969, *274-277*).

2. That is, Carlo Fracassati; see letter 18 n1.

3. For references to the inception, progress, and publication of Malpighi's epistles on the brain, tongue, and omentum, see letter 82 n4. For other references to Bonfigliuoli's supervision of the printing of these epistles, see letter 127 n8.

4. For other references to this *principio*, published with Malpighi's *Epistolae anatomicae* and headed *Typographus Lectori*, see letter 119 n6.

5. That is, Carlo Fracassati's *Dissertatio epistolica responsoria de cerebro* and *Exercitatio epistolica de lingua*; see letter 98 n1.

6. That is, Giovanni Battista Gornia; see letter 16 n7.

7. That is, Lorenzo Bellini (see letter 65 n9), whose *Gustus organum* was about to appear. For other references to its inception, progress, and publication, see letter 109 n3.

133   CARLO FRACASSATI TO MALPIGHI

Firenze, 24 June 1665

Text: BU, MS(ALS) 2085, VIII, *20*

Fracassati reports at length on the printing and publication of Malpighi's epistles on the brain, tongue, and omentum and also on his plan to add two of his own. He has not as yet heard a word about his appointment to a chair. See also Adelmann (1966, I, *251-252*).

Carissimo Amico

Le vostre due epistole[1] quest altra settimana saranno publicate senza le

mie come desiderate perche alcuno non vi prevenga Hò fatta una lettera al lettore[2] sotto nome dello Stampatore la quale dice che si è tardato più del dovere e mostra se si fosse publicato lo scritto quando li venne alle mani che sareste stato prima di quello sia stata l'Inghilterra ne ritrovati del Cervello[3] hò fatto perche non paia che voi habbiate tolto da altri quello che è vostro e nel fine dico che vi mancano certe risposte che verrano appresso e così gl'agiungerò le mie epistole[4] le quali hò impinguato si veda che io hò fatto in una epistola quello che hà fatto il Bellini[5] in un lungo trattato vi hò agionta una dissertatione de pinguedine cioè le vostre osservationi de pinguedine[6] Anonymi, e credo che ogni cosa riuscirà di vostro gusto hò fatto anonymi, perche mi disse il Borelli che se si publicava il discorso de pinguedine havreste voluto che fosse nome finto; della cattedra mia non ne sò anche parola[7] in tanto di tutto cuore vi saluto in questa maniera come v'hò detto si stamparanno da 60 copie per mandarle via e ve ne mandarò alcune perche se ne stampa-ranno poi 500 compite con dedicatoria à questi SSri.[8] per maggior vostra reputatione perdonatemi se mi piglio qualche auttorità non havendo altro pensiero che di far comparire le vostre cose come vedrete da una Epistola[9] in risposta à quella del cervello e di novo vi b[acio] le m[ani]
Firenze 24. Giugno [16]65

> Vostro Amico Affezionatissimo Vero
> c[ARLO] FRACASSATI

1. That is, *De cerebro* and *De lingua*, the two epistles published under Malpighi's name; the *De omento*, as Fracassati explains farther on, was attributed to an anonymous author in view of Malpighi's hesitancy about its adequacy. For references to the inception, progress, and publication of these epistles, see letter 82 n4.

2. For other references to this letter, *Typographus Lectori*, see letter 119 n6.

3. In other words, Malpighi would have anticipated Thomas Willis (see letter 101 n13). It is not true, however, that Malpighi's work would have appeared before that of Willis if it had been printed as soon as it came to hand.

4. That is, Fracassati's *Dissertatio epistolica responsoria de cerebro* and *Exercitatio epistolica de lingua*, which were added to the epistles of Malpighi and published in the *Tetras anatomicarum epistolarum*. For other references to these epistles of Fracassati's, see letter 98 n1.

5. That is, Lorenzo Bellini's *Gustus organum* (Bononiae, 1665).
For other expressions of Fracassati's mounting jealousy of Bellini, see letters 137, 142.

6. That is, Malpighi's *De omento*.

7. It will be recalled that when Borelli wrote Malpighi on 2 and 17 April 1665 (letters 125, 126) he reported rumors that Fracassati would be made permanent anatomist in chief at Pisa; but Fracassati seems as yet to have received no official word of his appointment. He was eventually named to the post; see letters 135, 141.

8. The Grand Duke Ferdinand II and Prince Leopold de' Medici; possibly also Prince Mattias. When written, however, the dedication of the *Tetras anatomicarum epistolarum* was to Prince Leopold alone.

9. That is, Fracassati's *Dissertatio epistolica responsoria de cerebro*.

134   BORELLI TO MALPIGHI
S. Miniato di Firenze, 10 July 1665

Text: BU, MS(LS) 2085, IX, *160*

Borelli assures Malpighi that his epistles, which have now been printed, have turned out
very well indeed. Carlo Fracassati, who is at Florence and will remain there all summer, is
making progress on his own additions and annotations. The English anatomists are back;
they are now Residents of the king of England, with the haughtiest pomp and circumstance;
but Borelli and his friends, unlike some others at Pisa, are not paying any attention to them.
To celebrate the English victory over the Dutch they held an English-style brawl last night.
Borelli has not seen Father Schott's books and will ask Bonfigliuoli what they are worth.
He knows nothing of Blaes and has not seen his notes on Lorenzo Bellini's book. In a little
book by Deusing, Borelli has read that Steno robbed Blaes of the discovery of the salivary
ducts. He is pleased at Placido Reina's recovery. That Avellini should have sought Malpighi's
lectureship does not surprise Borelli; he is surprised, however, that Malpighi should believe
that they would have wished to give it to him. See also Adelmann (1966, I, *238-239, 252*).

Molto Illustre et Eccellentissimo Sr. Mio et Prone. Colendissimo

Ricevo una sua carissima lettera de 17[1] del passato, e prima intorno alle
sue epistole[2] sappia, che gia sono stampate; e sono riuscite bellissime; il Sr.
Fracassati,[3] che è qui, e vi dimorerà tutta la state in casa de i SSri. Marescotti[4]
stà attualmente lavorando per finir quelle sue aggiunte,[5] ò annotazioni, che
mi dice, che è un pezzo innanzi; e veramente vi bisognano, ora massime che
abbiamo qui questi SSri. Inglesi,[6] che di notomisti sono diventati Residenti
del Re d'Inghilterra,[7] con una pompa, e fasto superbissimo, io però et i miei
amici non l'ho visitato, ne guardato, benche non vi sia mancato de nostri
dottori di Pisa, come il Terenzi,[8] et altri simili che siano iti à fargli corteggio
avanti, et iersera intendo che per la vittoria[9] avuta contro gli Olandesi si
facesse una imbriacatura alla loro usanza bevendo à tiri di maschi per non
vi esser cannoni. intorno à i libri del Padre Scoto[10] io non gli ho veduti, ma
so, che il suggetto è assai debolo, ne puo scriver cose, che io non sappia; pure
ne scriverò qualche cosa al Sr. Buonfiglioli[11] per saper che cosa vagliano.
circa il Blasio[12] io non ne so nulla, ne si sono ancor vedute le note, che lui ha
fatto sopra il Libro del Sr. Bellini,[13] ho visto bene in un libretto del Deusingio,[14] che riferisce l'invenzione dei vasi salivali esser' del detto Blasio, e che fu
rubata dallo Stenone[15] ecc. rallegromi che sia guarito il Sr. Placido Reina,[16]
al quale Vostra Signoria saluti caramente da mia parte. circa l'insolenza
d'Avellino[17] in pretender la sua lettura di filosofia non me ne maraviglio, ma
mi maraviglio bene, che Vostra Signoria creda, che glie l'avessero voluta

concedere, ne credo che Vostra Signoria averà occasione di sentir da lontano cose curiose come ella dice. la riverisco caramente per fine insieme col Sr. suo Fratello.[18]

di S. Miniato di Firenze 10. Luglio 1665

Di Vostra Signoria Molt'Illustre et Eccellentissima

Devotissimo Servitore

GIO[VANNI] ALF[ONSO] BORELLI

1. This letter from Malpighi has not been located.

2. That is, Malpighi's *De cerebro, De lingua,* and *De omento*; for references to the inception, progress, and publication of these treatises, see letter 82 n4.

3. That is, Carlo Fracassati; see letter 18 n1.

4. For the Signori Marescotti, see letter 130 n8.

5. That is, Fracassati's address to the reader, *Typographus Lectori*; this, along with Malpighi's *Epistolae anatomicae* and Fracassati's *Dissertatio epistolica responsoria de cerebro* and *Exercitatio epistolica de lingua*, was included in the *Tetras anatomicarum epistolarum*, together with Fracassati's dedication to Prince Leopold de' Medici, which replaced the former address to the reader. See letters 98 n1, 119 n6.

6. That is, Sir John Finch and Sir Thomas Baines; see letter 2 n2.

7. Charles II.

8. That is, Luca Terenzi; see letter 2 n16.

9. This victory of the English fleet commanded by James, Duke of York, over the Dutch fleet commanded by Jacob van Wassenaer, Lord of Obdam, occurred on 3 June 1665 in the North Sea off Lowestoft. See Clowes (1898, II, *254-265*). For other references to the Second Anglo-Dutch war, see letters 139, 143, 177.

10 That is, Father Gaspar Schott; see letter 129 n9.

It is permissible to suppose that the "books" to which Borelli is referring were the twelve books of Schott's *Technica curiosa* (Norimbergae, 1664), the title of which Malpighi jotted down on the cover of Borelli's letter of 23 May (no. 129).

11. That is, Silvestro Bonfigliuoli; see letter 112 n1.

12. This was the Dutch physician and anatomist, Gerard Blaes, who since 1660 had been holding the chair of medicine at Amsterdam. See Portal (1770, III, *105-109*); Haller (1774, I, *477-480*); Eloy (1778, I, *355-356*); Jourdan (1820, II, *276-277*); Dezeimeris (1828, I, pt. 1, *410-413*); Hirsch (1884, I, *476*); *Nieuw Nederlandsch biografisch Woordenboek* (1927, VII, *138-139*).

13. That is, Lorenzo Bellini; see letter 65 n9.

Borelli is referring to the edition of Bellini's *Exercitatio anatomica de structura et usu renum* which was published at Amsterdam in 1665 and to which Gerard Blaes added an appendix (pp. 97-132). See also letters 138 n2, 139 n6, 143 n7, 148 n4, 784.

14. That is, Anton Deusing; see letter 80 n4 and note 15, below.

15. That is, Nicolaus Steno; see letter 72 n8.

According to Gosch (1870-1875, I, 2nd pagination, *151*), Blaes claimed the discovery of the parotid duct in the Preface of his *Medicina generalis* (1661), saying that he had first found it in the calf and that Steno had afterward demonstrated it in man: "Unicum hoc moneam cogor, Ductus salivales in maxilla superiori sese exhibentes, . . . inventis novis accenseri deberi, utpote ante annum, et quod excurrit, a me, privatis exercitiis anatomicis occupato, in capite vitulino primum repertos, ac dein, occasione commoda se offerente, in Nosocomio Leydensi, a Pr. Iuvene Nicolao Stenonis, Hafniensi, Discipulo meo industrio, in capite humano, ante paucos menses, Spectatoribus exhibitos."

19

Gosch (1870-1875, I, 2nd pagination, *157*) also tells us that Blaes induced three of his students to issue statements affirming that he had discovered the duct before Steno's arrival in Amsterdam.

Steno, however, in his *Disputatio anatomica de glandulis oris . . . prima* (1910, I, *23*), claims that it was he who discovered the duct and exhibited it to Blaes. And he gives further details in his letter to Thomas Bartholin, dated 22 April 1661 (Bartholin [1667, III, *86-95*]; Steno [1910, I, *ii-iii, xiii, 3-7*]).

The work of Deusing in which, Borelli says, Steno is accused of robbing the discovery of Blaes is probably Deusing's *Apologeticae defensionis pro oeconomia corporis animalis prodromus* (Groningae, 1662). Here (pp. 120, 99, 98, i.e., ff. E12 verso-F1 verso) Deusing, quoting a passage from Steno's above-mentioned treatise (1910, I, *25*), in which the latter says that Blaes, who vaunts himself as the discoverer of the duct but never set hand to its investigation, is inexcusable, expostulates with Steno and Steno's *praeses*, Johannes van Horne, for their treatment of Blaes. He does not in so many words accuse Steno of theft, but it is possible that Borelli, always suspicious of foreigners, was not slow to draw the inference. I have not found any reference to this matter in any other work of Deusing's.

On the other hand, it is also quite possible that Borelli confused this work of Deusing's with Nicolaas Hoboken's *Novus ductus salivalis Blasianus* (Ultrajecti, 1662), in which Hoboken actually does accuse Steno of appropriating Blaes's discovery of the parotid duct, summing up his conclusions in the following anagram: "STENONIS, Per Anagrammatismum, IS NON EST. SI NON EST, SINON EST." In other words, Steno is not the discoverer; if he is not, he is Sinon.

16. For Placido Reina, see letter 63 n5.

17. That is, Francesco Avellini; see letter 74 n2.

18. Bartolomeo Malpighi.

135   BORELLI TO MALPIGHI
Firenze, 25 July 1665

Text: BU, MS(LS) 2085, IX, *161*

Borelli once more informs Malpighi about the printing and publication of his and Fracassati's epistles; the little book has turned out very well indeed, and he hopes to send Malpighi some copies of it. He then proceeds to give Malpighi news of the Studium at Pisa, which has now suspended its activities for the summer. See also Adelmann (1966, I, *252*).

Molt'Illustre et Eccellentissimo Sr. Mio et Prone. Colendissimo

Trovomi una sua lettera carissima del primo,[1] e circa le sue epistole[2] sono gia stampate, e pubblicate insieme col suo trattato de pinguedine,[3] ma però senza il suo nome; ne sono gia ite molte copie ne paesi oltramontani per quanto mi dice il Sr. Carlo;[4] ora si aggiugnerà quello, che ha finalmente scritto il detto Sr. Carlo, e credo, che me le mostrerà[5] domani quando verrà da me; il libretto è riuscito bellissimo, e spero mandarne qualche copia con le Galere. qui si stà con la sospensione, che porta seco la spedizione del Ruolo del nostro studio, e presto gli saprò dire gli avanzi dei nostri Amici, per ora non vi è di certo altro, che il passaggio del Sr. Fracassati alla notomia,[6] de gli altri medici non solo non vi sarà avanzo, che per il contrario vi sarà qualche riforma particolarmente dei Padovani, fra i quali il Zannetti[7] ben noto à Vostra Signoria ha dato in eccessi di viltà, e scrocchi, oltre altri suoi demeriti per i quali sarà mandato via, ma di queste particolarità crederei, che gliene dovesse scrivere il Sr. Fracassati, perchè sentirebbe comedie ridicolosissime. Finisco con baciargli caramente le mani insieme col Sr. suo Fratello[8]

Firenze 25 Luglio 1665

Di Vostra Signoria Molt'Illustre et Eccellentissima

Devotissimo Servitore

GIO[VANNI] ALF[ONSO] BORELLI

1. This letter from Malpighi has not been located.

2. That is, Malpighi's *De cerebro* and *De lingua*.

3. That is, Malpighi's *De omento*; for references to the inception, progress, and publication of Malpighi's epistles on the brain, tongue, and omentum, see letter 82 n4.

4. That is, Carlo Fracassati (see letter 18 n1), who would add an address to the reader, *Typographus Lectori*, to the *Epistolae anatomicae*, and to the *Tetras anatomicarum epistolarum* his own epistles on the brain and tongue along with a dedication to Prince Leopold de' Medici, which would replace the earlier address to the reader. See letters 98 n1, 119 n6.

5. This is ambiguous, but from what Borelli goes on to say we may assume that he had already seen Malpighi's epistles in print and that he was expecting Fracassati to show him his own.

6. Borelli has earlier spoken (letters 125, 126) of Fracassati's expected advancement to the post of anatomist in chief. See also letters 133, 141.

7. That is, Giovanni Zanetti; see letter 2 n15.

8. Bartolomeo Malpighi.

136   BORELLI TO MALPIGHI

Firenze, 1 August 1665

Text: BU, MS(LS) 2085, IX, *162*

Borelli comments on Lipari's apologia and advises Malpighi how to deal with it. He reiterates his assurances that Malpighi's epistles have all been printed and that the corrections desired have been made. Fracassati, he repeats, is working on the annotations and additions that he wishes to make and will soon be finished. Borelli wishes that Malpighi would work and do something good; at Pisa anatomy is dormant. See also Adelmann (1966, I, *252*, *277*).

Molt'Illustre et Eccellentissimo Sr. Mio et Prone. Colendissimo

Ricevo la gratissima sua de i 9.[1] del passato, nella quale mi avvisa della apologia del Lipari,[2] circa la quale gia ne scrivo à lungo al Sr. Catalano,[3] e Vostra Signoria non aspetti di veder dottrine, se non le cose dozzinali, e gran copia di citazioni dei libri volgari, e comuni, tutte le quali si risolvono facil-

269

mente, ne ha bisogno d'altra risposta, che di conceder, che gli autori passati dicono le dette cose, ma che le si negano per l'evidenza del senso, et esperienze anatomiche, se poi egli entrasse in impertinenze queste non ricercano risposta nessuna, ne è dover' in nessun modo, che il Sr. Catalano gli faccia onore ne meno di nominarlo. circa l'epistole[4] di Vostra Signoria gia sono stampate come ella vedrà, e sono state corrette[5] come desidera, ed alcune altre cose l'ha ultimamente emendate il Sigr. Fracassati[6] nella forma, che vederà nella copia, che gli reca il Sigr. Cavalier Guidi,[7] che viene fuori della scatola, che inviò al Sigr. Catalano. per altro il Sigr. Carlo[8] mi dice, che sta travagliando nell'annotazioni, et aggiunte, che vi vuol fare, e che saranno presto finite. io lo sollecito quanto più posso. Ho à caro, che Vostra Signoria lavori, e facci qualche cosa di buono, qui per ora le cose anatomiche dormano. non ho ricevuto lettere del Sr. Don Iacopo,[9] come Vostra Signoria mi dice; forsi lo farà appresso; lo reverisca però Vostra Signoria à mio nome, come fò à lei, et al Sigr. suo Fratello[10]

Firenze primo Agosto 1665

Di Vostra Signoria Molt'Illustre et Eccellentissima

Devotissimo Servitore

GIO[VANNI] ALF[ONSO] BORELLI

1. This letter from Malpighi has not been located.

2. The apologia of Michele Lipari to which Borelli refers here is the *Galenistarum triumphus*, which was published under his name at Cosenza in 1665 and again at Venice in 1666 according to Mongitore (1714, II, *77-78*). Actually, however, Francesco Avellini (see letter 74 n2) was probably the author. I have not seen the printed work but have consulted the manuscripts in BU, LoWH, PiU, ME, and RL.

Lipari, a Dominican friar, is said by Mongitore (1714, II, 77) to have held a lectureship in theoretical medicine at Messina, but this is doubtful; Arenaprimo (1900) does not list him as a lecturer in the Studium there. Lipari was involved in the disturbances fomented by the Spanish regime between the aristocratic and democratic factions at Messina, the Merli and Malvezzi, during the years 1671 to 1678. As a result of these disturbances Messina was occupied by the French in 1676, and Lipari, an adherent of the Malvezzi, was beheaded at the order of the French governor, the Duc de Vivonne, on 10 March of that year for his part in a plot to secure the return of the Spanish regime.

For Lipari and the *Galenistarum triumphus*, see also Di Blasi (1864, III, *224*); G. M. Mira (1875, I, *517*); Adelmann (1966, I, *253, 255, 269-271* & nn, *276, 277-286 passim, 289, 290, 295, 296, 377, 566* n13(1), *653*; II, *819*). For other references to the *Galenistarum triumphus* in this correspondence, see letter 74 n2.

3. That is, Domenico Catalano; see letter 46 n3.

4. That is, Malpighi's *De cerebro*, *De lingua*, and *De omento*; for references to the inception, progress, and publication of these epistles, see letter 82 n4.

5. The errata are listed at the bottom of the page headed *Typographus Lectori* in the *Epistolae anatomicae*. See also letters 137, 138, 141, 144, 145, 149.

6. That is, Carlo Fracassati; see letter 18 n1.

7. For the Signor Cavaliere Guidi, see letter 2 n11.

8. That is, Carlo Fracassati; for his annotations and additions, included in the *Tetras anatomicarum epistolarum*, see letter 98 n1.

9. That is, Don Giacopo Ruffo; see letter 3 n14.

10. Bartolomeo Malpighi.

137 CARLO FRACASSATI TO MALPIGHI
Firenze, 1 August 1665

Text: BU, MS(ALS) 2085, VIII, *17*

Fracassati has received moneys from Antonio Oliva which he has transmitted to Rinaldo Accursi. He discusses the publication of Malpighi's work (the *Epistolae anatomicae*) and his plan to add material of his own to it. The rotulus of the Studium at Pisa is being drawn up; he will let Malpighi know the outcome. See also Adelmann (1966, I, *252, 253*).

Carissimo Amico

Hò ricevuta una vostra[1] e quello che importa con un pataffio authentico col quale mi sono portato dal Sig. Oliva[2] ed havendo ricevute venti doppie con dieci dobloni[3] hoggi à punto per il Procaccio l'inviò al Sig. Acursio[4] Il libro[5] è stampato e ne riceverete per via di Livorno una copia la quale non è coretta perche è delle prime havendo io nell'altre fatta far' una lista d'errori[6] e ristampata una pagina[7] ne hò dato al Sig. Borelli due copie corette mà non sono arrivate à tempo per mandarvele il resto lo hò fatto mandare fuori d'Italia per il fine che havevate à Bologna non hò voluto si dispensino fino che non v'havrò posto l'altre mie due[8] io tardo perche hò voluto dire in una Epistola[9] quello che ha detto il Bellini in uno trattato[10] per mostrare che non vi bisognava quella mole, la faccio all'oltramontana con eruditione e grecismi per coglionare certi pretendenti d'intelligenza greca e fare più fracasso che colpo perche oggidi va fatta così, vedrete in quel libro che per ora hò fatta una lettera al lettore sotto nome dello stampatore[11] ed hò stimato doverla fare in quella maniera, parlano altri no parlate voi e perciò non la dovrete stimare troppo ardita; vorrei queste vostre lettere con le mie dedicarle[12] e farmi honore con la robba d'altri ditemi se vi contentate, qui si stà sul fare il ruolo ed all'usanza della corte si tira in lungo vi aviserò del Seguito ed altro non occorrendomi di tutto cuore vi saluto

Firenze li primo Ag[osto] [16]65

Vostro Amico Affezionatissimo e Servitore
C[ARLO] FRACASSATI

Quel maechanicas machinas[13] Vostra Signoria non ne faccia caso e vorei qualcuno che la censurasse perche ho una voglia di coglionare che muioio hò procurato d'emendare ogni cosa come vedrete mà questo non basta perche per i critici li resta sempre qualche cosa

1. This letter of uncertain date from Malpighi has not been located.

2. That is, Antonio Oliva; see letter 5 n6. This transaction was mentioned in letter 131; for other references to the transfer of funds to Francesco from Antonio Oliva, see letter 91 n11.

3. For the doppia, see letter 82 n6; for the doubloon, see Martinori (1915, *113-115*).

4. That is, Rinaldo Accursi; see letter 82 n8.

5. That is, the *Epistolae anatomicae*, which contains Malpighi's epistles *De cerebro*, *De lingua*, *De omento*, and a leaf composed by Fracassati and headed *Typographus Lectori*, at the foot of which certain errata are listed. For references to the inception, progress, and publication of these epistles, see letter 82 n4. For other references to these errata, see letter 136 n5.

6. See note 5, above.

7. This reset page, or rather leaf, was leaf E1 (pp. 97-98) of Malpighi's *De omento*, which was reset in order to eliminate dittography (*omentum propagines mittit, ortum omentum propagines mittit, ortu*) in lines 8-9 of p. 98 of the cancellandum.

There are also differences in typographical conventions, of no textual significance, between the cancellandum and the cancellans, and the latter is set in a font somewhat different from the remainder of *De omento* in the *Epistolae anatomicae* but identical with that used for leaves G1-3 (pp. 145-150) in the *Tetras anatomicarum epistolarum*, where these leaves were reset (with insignificant differences in typographical conventions); Fracassati's *Exercitatio epistolica de lingua* occupies the remainder of signature G (pp. 151-168).

8. That is, Fracassati's *Dissertatio epistolica responsoria de cerebro* and *Exercitatio epistolica de lingua*, which with his dedication to Prince Leopold de' Medici were added to Malpighi's epistles in the *Tetras anatomicarum epistolarum*. See letter 98 n1.

9. That is, Fracassati's epistle on the tongue.

10. That is, Lorenzo Bellini's (see letter 65 n9) *Gustus organum* (Bononiae, 1665).

Fracassati here exhibits again his mounting jealousy of Bellini; see also letters 133, 142.

11. That is, the page headed *Typographus Lectori*; see note 5, above.

12. See note 8, above.

13. Malpighi may have thought redundant the expression *maechanicas machinas*, which he uses in the first sentence of his *De omento*, saying: "Manibus me iam dudum niti debere ad res deprehendendas duxi, aureum huius saeculi morem sequutus, quod post administratam metallorum ad satietatem resolutionem, & excitatas ad exploranda physica maechanicas machinas, in animalium perquisitione manibus sibi sciendum proposuit, vetustissimo excitatum Anaxagorae monito, sapientissimum ideo videri hominem, quia manibus esset instructus, quas etiam rationis, & Sapientiae ministras Veteres pronuntiarunt" (1665, *78*; 1665a, *78*; 1687, II, *227*).

138 MALPIGHI TO [BONFIGLIUOLI][1]
Messina, 3 August 1665

Text: BU, MS(ALS) 2085, VI, *85*
Publ.: Lo. Frati (1904, *8-9*)

Malpighi asks that copies of two books by Bellini be sent to him. He will also be glad to get his own epistles, which Bonfigliuoli has said he wishes to send, and he hopes that Carlo Fracassati has finished the additions he wanted to make. He is sending a list of errata and suggests that they may be printed on a leaf to be added to the whole work. He asks Bonfigliuoli to deliver a message to Marco Paganuzzi. See also Adelmann (1966, I, *252-253*).

Molto Illustre et Eccellentissimo Sig. e Pron. Osservandissimo

Rendo grazie a Vostra Signoria del aviso, che mi dà, che siano giunte copie del libro del Sig. Bellini[2] con le note del Blasio,[3] e volentieri ne riceverò una copia con l'occasione ch'ella acenna, e caso fosse terminata la stampa del altro libro de i sapori[4] m'honori inviarla con le dette pitture[5] perche ne hò curiosità non sapendo di che si tratti di nuovo. riceverò parimente volentieri le mie epistole[6] che dice volermi inviare, e vorrei che il Sigr. Fracassati[7] terminasse le sue aggiunte, perche s'entra lo nuovo studio e sbrigato il caso. Invio qui inclusa una nota d'errori che hò trovato e coretto nelle dette mie epistole, e quando sarà stampata tutta l'operetta si potrano parendo però così a lei, et agl'amici aggiungere in un foglio.[8] La prego capitando dal Pavaglione[9] avisare un tale Maestro Fondichiero chiamato Marcho Paganuzzi,[10] che qui in Messina si trova Francesco Maria Marchi[11] con ottima sanità essendo quà capitato con le galere del Papa,[12] e l'hò io messo in Casa di Mercanti Inglesi dove stà bene, e mi vien raccomandato da Malta dal Sig. Cavaliere Angeli,[13] e questo per consolatione, e quiete sua. M'honori salutar tutti gl'amici mentre di tutto cuore riverendola resto al solito
Di Vostra Signoria Molto Illustre et Eccellentissima
Messina li 3 Agosto 1665.

Devotissimo et Obligatissimo Servitore
MARCELLO MALPIGHI

1. From internal evidence I assume that Silvestro Bonfigliuoli is the addressee.

2. That is, Lorenzo Bellini's (see letter 65 n9) *Exercitatio anatomica de structura et usu renum. Cui renum monstrosorum exempla . . . addidit Erardus Blasius* (Amstelodami, 1665). See also letter 134 n13.

3. That is, Gerard Blaes; see letter 134 n12.

4. That is, Bellini's *Gustus organum* (Bononiae, 1665); for other references to the inception, progress, and publication of this work see letter 109 n3.

5. We may probably assume that these *pitture* were the engravings for *De cerebro* and *De lingua*, the receipt of which Malpighi was to acknowledge two days later.

6. That is, the *Epistolae anatomicae*, which included Malpighi's epistles on the brain, tongue, and omentum. For references to the inception, progress, and publication of these treatises, see letter 82 n4, and for other references to Bonfigliuoli's supervision of the printing of them, see letter 127 n8.

7. That is, Carlo Fracassati's (see letter 18 n1) *Dissertatio epistolica responsoria de cerebro* and *Exercitatio epistolica de lingua* and his dedication to Prince Leopold de' Medici, all added to Malpighi's three epistles in the *Tetras anatomicarum epistolarum*. See also letter 98 n1.

8. This leaf of errata was not added. The only errata listed are those found at the foot of the page headed *Typographus Lectori* in the *Epistolae anatomicae*. For other references to these errata, see letter 136 n5.

9. A small district immediately south of the church of San Petronio was called the Pavaglione because for a considerable period a wooden *pavaglione* or pavilion had been erected each year in this locality to house the Bologna silk fair or market, which itself came also to be called the Pavaglione. In the fifteenth century the Pavaglione was ordered to be set up in one of the many houses in this region belonging to the Fabbrica (Fabbriciera), or board of maintenance and works, of San Petronio, and in 1664 the records still speak of a *residenza del Pavaglione che era stata costrutta a spese della fabbrica di San Petronio* and tell us that by agreement between the Fabbrica and the Assunti di Camera this was not to be moved elsewhere, that there was to be an annual rental of 350 lire for the use of it, and that between fairs the proprietors were to be allowed to rent it to their own advantage. After 1563, when a piazza was created in front of the recently erected Archiginnasio by the demolition of a number of buildings (many of them the property of the Fabbrica of San Petronio), both this piazza and the porticoes of the Archiginnasio were often called, respectively, the Piazza and the Portici del Pavaglione, taking their name from the neighborhood.

It is to this district (or is it rather to the *residenza* mentioned above?) that Malpighi seems to be referring in this letter. See Guidicini (1872, IV, *53* ff.).

10. This seems to be the Marco Paganuzzi mentioned by Guidicini (1869, II, *377*) in the following notice: "1669, 8 aprile. Assoluzione di Francesco Martini architetto di Marco Paganuzzi fondighiere e di Sebastiano Mossi alli fabbricieri di S. Petronio dell'importo dei ferramenti dati per la fabbrica della volta maggiore della chiesa, dell'aumento dato alla chiesa stessa e delle altre fabbriche aggiunte in aderenza della medesima e delle mercedi date secondo le rispettive loro arti e rispetto a detto Martini per la Tribuna di legno ricostruito sopra l'Altar maggiore, compresovi opere, legname e modello di legno della medesima . . . ."

From this, it seems possible that when Malpighi wrote this letter Marco Paganuzzi was already engaged in work on San Petronio.

11. I am unable to identify further this Francesco Maria Marchi, who was probably a member of the distinguished Bolognese family of that name.

12. Pope Alexander VII.

13. I am unable to identify this Cavaliere Angeli.

139   MALPIGHI TO BONFIGLIUOLI
Messina, 5 August 1665

Text: BU, MS(ALS) 2085, X, 7
Publ.: Lo. Frati (1904, *7-8*)

Malpighi has now received engravings of the figures to accompany his epistles on the brain and tongue. Bonfigliuoli has already heard what changes he wishes to have made in the figures of the nerve; nothing need be added to those of the tongue. Malpighi has heard from Borelli that copies of his epistles will be sent, and they should soon be in his hands. He inquires about a book printed in Groningen and concludes by saying that news will probably be scarce for a long time because of the wars. See also Adelmann (1966, I, *253*).

Molto Illustre et Eccellentissimo Sig. e Pron. Colendissimo

Con questo ordinario ricevo le figure[1] della lingua, e cervello, e di già havrà inteso con l'altra mia, ciò che desidero s'aggiunghi o per dir meglio si moderi nelle figure del nervo;[2] intorno poi la lingua mi paiono benissimo formate, si che non occorre aggiungerle altro. Hò inteso dal Sig. Gio[vanni] Alfonso,[3] che di già habbia copie delle mie epistole[4] per inviarle con le galere d'Agosto, onde presto le riceverò. Non manco frà tanto di render di nuovo gratie a Vostra Signoria per le continue brighe, che le dò. Havrei caro sapere[5] se l'opera stampata in Groninga sia la stessa del Sig. Bellini[6] colla mandata, e con quella occasione v'habbia scritto sopra il Stenone,[7] overo se sia altra opera stampata, e composta da altro auttore. Stò anche con curiosità per sapere l'invento, e problema trattato in questa opera, perche sin hora non l'hò potuto sapere. Dubito che siamo per fare un longo digiuno di novità per le guerre[8] come ella acenna mentre di tutto cuore riverendola resto per sempre

Di Vostra Signoria Molto Illustre et Eccellentissima

Messina li 5 Agosto 1665

Devotissimo et Obligatissimo Servitore
MARCELLO MALPIGHI

[Address:] Al Molto Illustre et Eccellentissimo Sig. e Pron. Colendissimo il Sig. / Silvestro Bonfigliuoli / Roma / per Bologna

1. These engravings appear to be the *pitture* which Malpighi referred to in letter 138.

2. I have been unable to trace any letter of Malpighi's either to Silvestro Bonfigliuoli or to Carlo Fracassati in which directions for changes in these figures are given. The "nerve" in question, as we learn from letter 143, was the optic nerve.

3. That is, Giovanni Alfonso Borelli; see letter 2 n1.

4. That is, Malpighi's *Epistolae anatomicae*, containing his epistles on the brain, tongue, and omentum. For references to the inception, progress, and publication of these epistles, see letter 82 n4, and for other references to Bonfigliuoli's supervision of the printing of them, see letter 127 n8.

5. The questions raised here by Malpighi seem to have been based on a misconception about the place of publication of the edition of Bellini's work which was published at Amsterdam with additions by Blaes (see following note). These questions were answered by Bonfigliuoli on 5 September (letter 143).

6. That is, Lorenzo Bellini's (see letter 65 n9) *Exercitatio anatomica de structura et usu renum. Cui renum monstrosorum exempla . . . addidit Erardus Blasius* (Amstelodami, 1665); see letter 134 n13.

7. That is, Nicolaus Steno; see letter 72 n8.

8. That is, the Second Anglo-Dutch War of 1665-1667; see also letters 134, 143, 177.

140 BORELLI TO MALPIGHI
S. Miniato di Firenze, 14 August 1665

Text: Atti (1847, *85-86*)

Borelli acknowledges the receipt of what Michele Lipari has written (that is, his *Galenistarum triumphus*); it deserves no response—only contempt and derision. The English gentlemen (Sir John Finch and Sir Thomas Baines) no longer deal with anatomy or letters but are concerned only with affairs of state. Borelli and his friends have not bothered to visit them. Borelli has received the first sheet of Bellini's little book (on the organ of taste); both it and what Carlo Fracassati has written will mention the conclusions (of Malpighi and Domenico Catalano) with the encomiums Borelli and his friends deem necessary. See also Adelmann (1966, I, *239, 253, 277*).

Ho ricevuto due lettere sue tutte insieme dei 16 e 22[1] di luglio. Con la prima è venuta la scrittura del Lipari,[2] la quale ieri si lesse in presenza del signor Fracassati[3] e Bellini,[4] e tutti siamo stati di comun parere, che non meriti risposta, ma disprezzo e derisione; e così gliene scriverà il signor Fracassati; e V.S. s'assicuri e si persuada, che questo disprezzo è il maggior castigo, che se gli possa dare, ed al più più, che si può arrivare si è a scrivere di nuovo sopra le medesime materie senza nominare, nè anche per cenno gli oppositori..... Questi signori inglesi[5] non trattano più di notomia, nè di lettere, essendosi dati a negozi di stato, nè io, o nessuno de' miei amici ci siamo curati di visitarli, o vederli per non pascere la loro superbia ed alterigia. Questa settimana il signor Bonfigliuoli[6] mi ha mandato il primo foglio stampato del libretto del signor Bellini,[7] e riesce bellissimo. In questo si farà menzione di coteste conclusioni,[8] come anche nella scrittura[9] del signor Fracassati con quegli encomi, che giudicheremo necessarii per la S. V. Intanto la riverisco insieme col signor suo fratello.[10]
S. Miniato di Firenze 14 agosto 1665.

1. These two letters from Malpighi have not been located.
2. That is, *Galenistarum triumphus*, which was published under the name of Michele Lipari (see letter 136 n2); the real author, however, was probably Francesco Avellini, for whom and for other references to the *Galenistarum triumphus*, see letter 74 n2.
3. That is, Carlo Fracassati; see letter 18 n1.
4. That is, Lorenzo Bellini; see letter 65 n9.
5. That is, Sir John Finch and Sir Thomas Baines; see letter 2 n2.
6. That is, Silvestro Bonfigliuoli; see letter 112 n1.
7. That is, Lorenzo Bellini's *Gustus organum*. I assume that Borelli probably received signature A, comprising pages 1-24 of the text proper, and not signature a (8 unnumbered

leaves), comprising the title page, the dedication to Prince Leopold de' Medici, and the address to the reader. On 5 September (letter 143) Silvestro Bonfigliuoli reported to Malpighi that 7 sheets, probably signatures A through G (pages 1 to 168) had been printed. For other references to the inception, progress, and publication of this work, see letter 109 n3.

8. Borelli is here referring to the conclusions of Malpighi and Domenico Catalano which were defended by Francesco Maria Giangrandi; for further references to them, see letter 124 n2. Bellini refers to these conclusions and to Lipari's *Galenistarum triumphus* in the letter addressed to Malpighi which is printed at the conclusion of Bellini's *Gustus organum* (1665, *245-246*; 1685, II, *502*; and see letter 151). See also Adelmann (1966, I, *283*).

9. I have been unable to find a reference to these conclusions in anything written by Carlo Fracassati contained in the *Tetras anatomicarum epistolarum*. See also letter 141 n7.

10. Bartolomeo Malpighi.

141 CARLO FRACASSATI TO MALPIGHI
Firenze, 15 August 1665

Text: BU, MS(ALS) 2085, VIII, *18*

Fracassati comments once more on the printing of Malpighi's epistles. He has seen the conclusions of Domenico Catalano and the apologia of Michele Lipari; Malpighi should not get angry about the latter, for he is an ox. Fracassati has consulted Giovanni Alfonso Borelli and Lorenzo Bellini, and they have all decided that Malpighi should do nothing about it. He has been thinking about saying something of the matter in his epistle on the brain. Signor Accorsi has notified him that the twenty doppie have been handed to Signorina Francesca (Massari). Fracassati has been awarded the chair in anatomy at Pisa, succeeding Sir John Finch. See also Adelmann (1966, I, *253, 277*).

Carissimo Amico

Di già come sapete si sono stampate le vostre epistole e quelle cose della pinguedine[1] della quale non vi hò mai detto cosa alcuna perche essendo portate con gran cautilla e probabilità non hò stimato vi sia bisogno d'altro, si è procurato agiustare ogni cosa e qualche errore che vi si è trovato di stampa si è notato in una lista[2] la quale hò fatta porre sotto la lettera ad lectorem Del resto hò viste le conclusioni del Sig. Cattalani[3] e l'Apologia del Lipari,[4] di gratia Sig. Marcello non vi pigliate colera perche costui è bue e perciò habbiamo consultato col Sig. Alfonso[5] e Bellini[6] che voi non facciate cosa alcuna perche costui è troppo ignorante ne meno vi fa bisogno di sonetti ò Capitoli perche queste cose come dite voi e bene tirminano con disturbo della quiete, Ho pensato così anche di parere del Sig. Borelli nella lettera de cerebro d'inserirvi io qualche cosa à questo proposito e darli qualche sfferzatina galante[7] così sarà più vostro honore e del Sig. Cattalani. Hò ricevuto aviso dal Sig. Rinaldo Accursi[8] che hà consignato le venti doppie[9] alla Siga. Francesca[10] vi dò parte che mi hanno honorato della Catidra di Notomia[11] con

360 ducatoni di stipendio hora non havrò da contrastare con nissuno e sono
succeduto al Sig. Finchio[12] che hora quì sta in posto di Cavallerazzo ed è
residente del Rè d'Inghiltirra[13] altro non hò che dirvi che ora importi e di
tutto cuore vi b[acio] l[e] m[ani]
Firenze 15 Ag[osto] [16]65

> Vostro Amico Affezionatissimo e Servitore
> C[ARLO] FRACASSATI

1. That is, Malpighi's *De cerebro, De lingua,* and *De omento,* included in the *Epistolae anatomicae*; for references to the inception, progress, and publication of these epistles, see letter 82 n4, and for other references to Malpighi's studies on fat, see letter 72 n4.

2. For other references to this list of errata following the address to the reader (*Typographus Lectori*), see letter 136 n5.

3. That is, Domenico Catalano; see letter 46 n3.
Fracassati is referring to the conclusions of Malpighi and Catalano which were defended by Francesco Maria Giangrandi. His unqualified ascription of them to Catalano alone was unwarranted. See Adelmann (1966, I, *270* n2, *277* n5) and letter 124 n2.

4. That is, the *Galenistarum triumphus,* published under the name of Michele Lipari; for other references to it, see letter 74 n2.

5. That is, Giovanni Alfonso Borelli; see letter 2 n1.

6. That is, Lorenzo Bellini; see letter 65 n9.

7. I have been unable to find any reference to either the conclusions of Malpighi and Catalano or the *Galenistarum triumphus* in Fracassati's *Dissertatio epistolica responsoria de cerebro*; see also letter 140 n9.

8. For Rinaldo Accursi, see letter 82 n8.

9. For the doppia, see letter 82 n6.

10. That is, Francesca Massari, Malpighi's future wife; see letter 67 n4.

11. This appointment, it will be remembered, had been rumored for some months; see letters 125, 126, 133, 135.

12. That is, Sir John Finch; see letter 2 n2.

13. Charles II.

142   CARLO FRACASSATI TO MALPIGHI
[Firenze?], 21 [August?] 1665[1]

Text: Atti (1847, *86*)

Borelli is proclaiming Lorenzo Bellini the greatest of geniuses. Fracassati has written Malpighi about this before but has had no answer. Has Borelli ever written Malpighi anything? He is no longer showing his usual affection, being put out because Fracassati is publishing. See also Adelmann (1966, I, *253*).

Il Borelli predica il Bellini[2] per il maggior ingegno che sia. È fatto: e di
questa materia ve ne scrissi un'altra volta, ma non ho avuta risposta; e
desiderava sapere, se il Borelli mai vi abbia scritto alcuna cosa,[3] perchè non

mostra più quell'affetto, avendo disgusto, che stampi. Non voglio dire il resto perchè sono cose odiose.

1. Atti (1847, *86*) prints only a fragment of this letter and dates it 21 April, a date which appears inadmissible. I am assuming that April is a misreading for August, a mistake easily made. I have been unable to trace the manuscript.

2. That is, Lorenzo Bellini; see letter 65 n9.

On two previous occasions (letters 133, 137) Fracassati permitted his jealousy of Bellini to break through in suggesting that Bellini's *Gustus organum* was too prolix, but I have found no earlier letter of Fracassati's mentioning Borelli's partiality.

3. Borelli had on various occasions (see letter 102 n16) expressed dissatisfaction with Fracassati's lack of application, but I have found no letter of his indicating a serious disaffection.

143   BONFIGLIUOLI TO MALPIGHI
Bologna, 5 September 1665

Text: BU, MS(ALS) 2085, X, *13*

Bonfigliuoli has had made the corrections desired by Malpighi in the engraving of the optic nerve. He has received an epistle (on the tongue) from Carlo Fracassati and is awaiting another from him on the brain, both to be added to the epistles of Malpighi. Seven sheets of Lorenzo Bellini's book, *Gustus organum*, have now been printed, and the book will be sent to Malpighi when finished. He has sent to Borelli, to be forwarded to Malpighi, Bellini's book on the kidney with additions by Gerard Blaes. Bonfigliuoli then answers a question raised by Malpighi on 5 August as to whether Nicolaus Steno had also written on the kidney in a book printed at Groningen and proceeds to comment upon a number of books which have come to him by land, since it is now impossible for books to arrive by sea. He also mentions others which he has not yet seen. When the Dutch wars are over they will be able to have what books they want, and they will be able to get some from the next fair at Frankfurt. See also Adelmann (1966, I, *253-254*).

Molt'Illustre et Eccellentissimo Sigr. Pron. Colendissimo

Hò riceute due gentilissime[1] di Vostra Signoria Eccellentissima e conforme all'ordine suo hò fatto correggere il rame del nervo ottico[2] levando quello y dal Xiphia, facendo fare coroides, e facendovi ponere le virgole à i suoi luoghi. Finalmente hò hauta una epistola dal Sigr. Fracassati[3] per compire, ò aggiungerla à quelle di Vostra Signoria già stampate,[4] et frà otto giorni sarà stampata. ne stò attendendo un'altra del cervello del medesimo,[5] per poterla aggiungere al medesimo libro, e poi crederò, che con l'aiuto di Dio sarà finita questa facenda. A quest'hora sono stampati sette fogli del libro del Sigr. Bellini[6] che tratta anch'egli della lingua, et è intitolato Gustus organum.

quando sarà finito di stampare lo mandarò à Firenze, e per la via di Livorno, e per il mezo del Sigr. Borelli Vostra Signoria ne havrà quelle copie che desiderarà. Hò ancora mandato al Sigr. Borelli il libro de Renibus del Sigr. Bellini aggiuntato dal Blasio,[7] e ristampato in Amsterdam, e questi acciò lo faccia giungere nelle mani di Vostra Signoria con altre robbe, che doveva mandare à Messina. Vostra Signoria poi vedrà, che l'aggiunta del Blasio è di poca consequenza; e che lo Stenone[8] ci habbia scritto ancor lui, non si sà, e non lo credo; e se ci havesse scritto sopra, non sarebbe stampata in Groninga, e mentre non è ristampata che in Amsterdam lo Stenone sicurissimamente non v'hà scritto sopra, perche mi sarebbe arrivata nelle mani.[9] per la via del mare hora è impossibile, che giungano in Italia novità litterarie,[10] e pure per terra mi sono arrivati alcuni libri nuovi, frà quali v'era questo de Renibus del Bellini,[11] ordo generationis del Rolfincio,[12] medicina specialis del medesimo,[13] Schneider de catharris liber specialissimus,[14] et un'altro libretto in sedici che tratta del modo di medicare le febri maligne, e pestilentiali anche in suggetti agonizanti con schizzare nelle vene alcuni liquori,[15] che tornino à dar moto al sangue. e di ciò il Sigr. Fracassati,[16] et io ne havevamo fatto qualche esperimento ne i cani, e ci era riuscito,[17] et hora io da questo libretto vedo, che questo è stato ritrovato da altri. è però poi vero, che costui la discorre assai bene, ma non dà alcun'esperimento, onde Si mostra poco prattico della notomia. mi è gionto anche un'altro libretto di anatomia,[18] ma non ci è cosa di nuovo, e deve essere l'autore qualche principiante, che hà poca schena, e poco cervello. è uscito di nuovo ancora Schola partium corporis humani di Io[hannis] Theod[ori] Schenchio,[19] ma questa non l'hò potuta havere. il sopranominato Schneider hà stampato ancora cinque volumi assai grossi in quarto che tutti trattano de i Catarri,[20] e questi parimente non gli hò havuti. Se finiranno le guerre degli Olandesi, havremo ciò che vor[r]emo. dalla prossima fiera di Francfort[21] havremo qualche cosa, e di ciò avvisarò Vostra Signoria e pregandola de suoi comandi le fò humilissima riverenza.
Bologna 5 7bre [16]65
Di Vostra Signoria Molt'Illustre et Eccellentissima

Devotissimo Servitor obligatissimo
SILVESTRO BONFIGLIUOLI

1. These two letters of uncertain date from Malpighi have not been located.

2. See letter 139 n2.

3. That is, Carlo Fracassati's (see letter 18 n1) *Exercitatio epistolica de lingua*, which was added to the epistles of Malpighi in the *Tetras anatomicarum epistolarum*. See letter 98 n1.

4. That is, the epistles of Malpighi on the brain, tongue, and omentum which had been published in the *Epistolae anatomicae*. For the inception, progress, and publication of these epistles, see letter 82 n4.

5. That is, Fracassati's *Dissertatio epistolica responsoria de cerebro*, which was to be added to the epistles of Malpighi in the *Tetras anatomicarum epistolarum*. See also letter 98 n1.

6. That is, Lorenzo Bellini; see letter 65 n9.

On 14 August (letter 140) Borelli had reported to Malpighi that Bonfigliuoli had sent him the first printed sheet of Bellini's *Gustus organum*. For other references to the inception, progress, and publication of this work, see letter 109 n3.

7. That is, Gerard Blaes; see letter 134 n12.

Blaes's supplement on abnormal kidneys is contained in the edition of Lorenzo Bellini's *Exercitatio anatomica de structura et usu renum* published at Amsterdam in 1665; see also letter 134 n13.

8. That is, Nicolaus Steno; see letter 72 n8.

9. As previously noted (letter 139 n5), Bonfigliuoli is here attempting to answer the question raised by Malpighi, who seems to have been under the mistaken impression that in a book published at Groningen, Steno had also written on the kidney.

10. Because of the Second Anglo-Dutch War; see letters 134, 139, 177.

11. See note 7, above.

12. That is, Werner Rolfinck's *Ordo et methodus generationi dicatarum partium, per anatomen, cognoscendi fabricam* (Jenae, 1664).

For Rolfinck, see letter 112 n3.

13. That is, Rolfinck's *Ordo et methodus medicinae specialis commentatoriae ὡς ἐν γένει ad normam veterum et novorum dogmatum proposita* (Jenae et Francofurti, 1665).

14. That is, the *Liber de catarrhis specialissimus* (Wittenbergae, 1664), one of six books published on the subject by Conrad Victor Schneider, professor of medicine at Wittenberg. It was a noteworthy achievement, still commemorated in the eponym, "Schneiderian membrane."

For Schneider, see Portal (1770, II, *615-620*); Haller (1771, I, *513-514*; 1774, I, *411-414*; 1777, II, *668-672*); Eloy (1778, IV, *216-217*); Jourdan (1825, VII, *152-154*); Dezeimeris (1839, IV, *106-109*); Marx (1873); Hirsch (1887, V, *253-254*).

15. Bonfigliuoli is probably referring here to Johann Daniel Major's *Prodromus inventae a se chirurgiae infusoriae, sive, quo pacto agonizantes quidam, pro deploratis habiti, servari aliquandiu possint infuso in venam sectam liquore peculiari* (Lipsiae, 1664). See also letters 168, 175, 177.

For Major, a native of Breslau, who had in 1665 been appointed professor of medicine in Kiel, see Portal (1770, III, *209-211*); Haller (1771, I, *526-527*; 1774, I, *513-515*; 1779, III, *126-127*); Eloy (1778, III, *134-136*); Jourdan (1824, VI, *160-163*); Dezeimeris (1837, III, *503-504*); Hirsch (1886, IV, *103*); Ebstein (1930); Hünermann (1967); Roehrich (1969).

16. That is, Carlo Fracassati; see letter 18 n1.

17. Possibly these experiments of Fracassati and Bonfigliuoli on dogs were a part of the series mentioned by Borelli in letters 122, 124.

18. I am unable to suggest the title of this "little book on anatomy," the author of which Bonfigliuoli deprecates.

19. That is, the *Schola partium humani corporis* (Jenae, 1664) of the anatomist, botanist, and physician, Johann Theodor Schenck, who at the time of this letter was professor of medicine in the University at Jena, his birthplace, a post to which he had been appointed in 1653 and was to hold until he died in 1671. He was also director of the botanical garden. Schenck was a prolific author, but Hirsch says that his works contain little that is original. See Portal (1770, III, *73-77*); Haller (1771, I, *493*; 1774, I, *456-457*; 1777, II, *693-695*); Eloy (1778, IV, *209-210*); Jourdan (1825, VII, *136-138*); Hirsch (1887, V, *216*); Giese and Von Hagen (1958, *139-140*); Steinmetz et al. (1958, I, *157*); Adelmann (1966, I, *122* n1, *330, 337, 341, 354-355*).

20. That is, the first five books of Conrad Victor Schneider's *De catarrhis*, which were

published at Wittenberg from 1660 to 1662. The sixth book of this work was the *Liber specialissimus* referred to in note 14, above.

   21. At this time the book fair at Frankfurt am Main was already an old institution. See J. W. Thompson (1911).

144 BORELLI TO MALPIGHI
S. Miniato di Firenze, 12 September 1665

Text: BU, MS(LS) 2085, IX, *163*

   Borelli advises Malpighi on how to manage his reply to Michele Lipari. He regrets Placido Reina's ill health, informs Malpighi that he will send him the Amsterdam edition of Lorenzo Bellini's book on the kidney with the additions of Gerard Blaes, and remarks that he cannot tell Malpighi anything about Carlo Fracassati, of whom he is seeing little. Since Malpighi has written to Fracassati about the corrections to be made in his epistles, Borelli believes that he will make them. See also Adelmann (1966, I, *254*, *281*).

Molt'Illustre et Eccellentissimo Sr. Mio et Pron. Colendissimo

   Ricevo questa settimana due gratissime sue lettere[1] una per via della posta, et un'altra per le galere; in ambedue le quali dice quasi le medesime cose, e circa la scrittura che Vostra Signoria ha fatto contro il Lipari[2] non ho altro da soggiugnere più di quello che ho scritto per le mie passate,[3] le quali averei molto caro, che gli arrivassero attempo prima che Vostra Signoria pubblicasse la sua scrittura; perche veramente desiderarei che fosse tale, che potesse sodisfar alli indifferenti ed insieme non dar occasione à cotesti sboccati di ritornar su le medesime contese più degne da barcaroli, che da letterati, il che si conseguisce come ho detto con tirar' la contesa nella parte dottrinale; dove Vostra Signoria ha immenso vantaggio, e loro non sanno aprir la bocca dove che nella contesa di ciarle, e parole ingiuriose, i più sfacciati, ed ignoranti anno il vantaggio, però bisogna far come i schermitori, che tirano all'avversario in quei luoghi, e modi di combattere vantaggioso à se, e pericoloso al nemico; ma Vostra Signoria dirà che malamente si può contener lo sdegno giusto che ella ha; io la compatisco, ma la ragione così vuole, ed il meglio modo di sfogar lo sdegno si è l'aver la vittoria certa, ed opprimer l'avversario, il che si conseguisce con i modi accennati di sopra, e non in altra maniera. Dispiacemi sommamente che il Sr. Reina[4] sia così travagliato da i suoi dolori di reni, e lo compatisco vivamente, e lo riverisca, e consoli da mia parte. il Sr. Bonfiglioli[5] mi ha mandato il trattatino de i reni del Sr. Bellini[6] stampato in A[m]sterdam con l'aggiunte del Blasio,[7] vedero di mandarglielo per qualche imbarco, se sarà possibile per ora; del Sr. Fracassati[8] non ho cosa da dirgli perche elli si lascia poco veder da me, ma gia che Vostra Signoria gli ha scritto cio che desidera circa le correzzioni[9] delle sue epistole, credo che lo farà, e qui per fine la riverisco affettuosamente insieme col Sr. Suo Fratello.[10]

S. Miniato di Firenze 12 7bre 1665

Di Vostra Signoria Molt'Illustre et Eccellentissima

Devotissimo Servitore

GIO[VANNI] ALF[ONSO] BORELLI

1. These two letters of uncertain date from Malpighi have not been located.

2. That is, Michele Lipari; see letter 136 n2.

Borelli is probably here referring to an early draft of Malpighi's reply to the *Galenistarum triumphus* of Lipari; it was first distributed in manuscript copies and the definitive work was not printed until 1697, when it appeared in Malpighi's *Opera posthuma* (II, *8-83*) and was attributed to a pupil of Malpighi's, Placido Papadopoli, and entitled *Rispesta* [sic] *all'opposizioni registrate nel Trionfo de Galenesti* [sic]. See Malpighi (1697, I, *29-30*); Adelmann (1966, I, *135* nn1, 3, *156* n2, *157, 257, 269* n3, *280-290 passim, 292, 296, 377, 564, 653, 662, 708* n5; II, *819, 972* n16[1]; III, *1342-1343*); and letters 74 n2, 136, 140, 141, 145-150, 156, 157, 160-164, 171A n1, 175 n6, 186 n18. For other references to the *Galenistarum triumphus*, see letter 74 n2.

3. For Borelli's earlier advice, see letters 136, 140, 141.

4. That is, Placido Reina; see letter 63 n5.

5. That is, Silvestro Bonfigliuoli; see letter 112 n1.

6. That is, the edition of Lorenzo Bellini's (see letter 65 n9) *Exercitatio anatomica de structura et usu renum* which, with Gerard Blaes's supplement on monstrous kidneys, was published at Amsterdam in 1665. See letter 134 n13.

7. That is, Gerard Blaes; see letter 134 n12.

8. That is, Carlo Fracassati; see letter 18 n1. Cf. letter 102 n16.

9. For other references to these corrections, see letter 136 n5.

10. Bartolomeo Malpighi.

145 BORELLI TO MALPIGHI

Firenze, 26 September 1665

Text: BU, MS(LS) 2085, IX, *164*

When Malpighi sends him the list of the errors which he has noticed in his epistles, Borelli will have Silvestro Bonfigliuoli add them at the end. Borelli does not know whether Carlo Fracassati has finished his annotations or not. He says he will add nothing further to what he has already said about the reply which Malpighi has resolved to make (to Michele Lipari's *Galenistarum triumphus*), but he proceeds nevertheless to give some advice. Lorenzo Bellini has added to his little book (*Gustus organum*) a letter addressed to Malpighi in which he enters this controversy and treats Malpighi's opponents as they deserve. Borelli concludes by reporting some news of the Studiums at Padua and Pisa. See also Adelmann (1966, I, *254, 281-282, 283*).

283

Molt'Illustre et Eccellentissimo Sr. Mio et Prone. Colendissimo

Ricevo la gratissima sua de i 27 di Agosto,[1] e prima circa gli errori che ella ha notato nelle sue epistole[2] quando le manderà procurarò che il Sr. Bonfiglioli[3] gli aggiunga alla fine del libretto se poi il Sigr. Fracassati[4] sia per terminare quelle annotazioni[5] ò no, io non gliel so dire, ne io sarò per dirgliene pure un cenno, perchè sono gia chiarito, che non tutti sono il Sigr. Malpighi; circa la risposta, che Vostra Signoria ha risoluto di fare à penna[6] io non dirò altro rimettendomi alla sua prudenza, e non avendo altro che soggiugnere di quello che altre volte[7] ho scritto, ne io dubito dell'impertinenze di costoro, perchè le presuppongo, ma torno e dico, che non è la medicina di questo male il rispondere con motti, ma con fare ostensioni anatomiche, e mostrare l'evidenza della verità, la quale quando costi, e sia fatta palese tutti coloro, che la conosceranno, faranno da se quei risentimenti, e motteggiamenti, che Vostra Signoria ricerca; intanto qui dal Sr. Bellini[8] nel suo libretto[9] si è aggiunto un epistola diretta à Vostra Signoria nella quale entra in cotesta controversia, e tratta gli oppositori come meritano, e così non vi mancaranno modi da risentirsi; e qui per fine la riverisco insieme col Sigr. suo Fratello.[10]
Firenze 26 7bre 1665
Di Vostra Signoria Molt'Illustre et Eccellentissima

Devotissimo Servitore

GIO[VANNI] ALF[ONSO] BORELLI

gli do nuova che il Sr. Vergerio[11] ha avuto la catedra di Padova che aveva il Santasofia[12] e si dice ancora che Terenzi[13] ne abbia avuta un altra à Padova di Medicina, si che due ordinarij soli di medicina son restati nel nostro studio

1. This letter from Malpighi has not been located.

2. That is, Malpighi's *Epistolae anatomicae*, in which the list of errata is placed at the foot of the page headed *Typographus Lectori*, not at the end. It is evident from Borelli's remarks in this letter that he was not conversant with what Silvestro Bonfigliuoli and Carlo Fracassati had been telling Malpighi about these matters. For other references to the *Epistolae anatomicae* and to the errata, see letters 82 n4, 136 n5.

3. That is, Silvestro Bonfigliuoli; see letter 112 n1. For other references to his supervision of the printing of Malpighi's epistles, see letter 127 n8.

4. That is, Carlo Fracassati; see letter 18 n1.

5. By these "annotations" Borelli probably meant the epistles of Carlo Fracassati on the tongue and on the brain and the new preliminary matter, which were added to the epistles of Malpighi in the *Tetras anatomicarum epistolarum*. See also letter 98 n1.

6. Here we are made aware of Malpighi's intention to distribute manuscript copies of his *Risposta all'opposizioni registrate nel Trionfo de Galenisti*. For references to its inception and progress, see letter 144 n2, and for other references to the *Galenistarum triumphus*, see letter 74 n2.

7. For Borelli's earlier advice in this matter, see letters 136, 140, 141, 144.

8. That is, Lorenzo Bellini; see letter 65 n9.

9. That is, Bellini's *Gustus organum* (Bononiae, 1665). In the letter addressed to Malpighi added to this work, Bellini refers to the conclusions of Malpighi and Domenico Catalano which were defended by Francesco Maria Giangrandi and also to the *Galenistarum triumphus*. See letters 124 n2, 151; Bellini (1665, *241-247*; 1685, *502*); Adelmann (1966, I, *283*).

10. Bartolomeo Malpighi.

11. That is, Girolamo Vergerio; see letter 20 n3.

12. That is, Girolamo di Santa Sofia, who had for many years been a lecturer on theoretical medicine at Padua; see Tomasini (1654, *313*) and Papadopoli (1726, I, *176, 177*).

13. That is, Luca Terenzi; see letter 2 n16.

146   BORELLI TO MALPIGHI
Firenze, 3 October 1665

Text: BU, MS(LS) 2085, IX, *165-166*

Borelli regrets Malpighi's indisposition. As to Malpighi's response (to Lipari's *Galenistarum triumphus*), he has nothing to add to his previous comments. He hopes that Malpighi's manuscript response will make one by Domenico Catalano unnecessary. The coral necklace has arrived, and Borelli has handed it to Signor Melani, who has given it to Carlo Fracassati to be sent to the person for whom Malpighi ordered it. See also Adelmann (1966, I, *282*).

Molto Illustre et Eccellentissimo Si[g]r. Mio et Prone. Colendissimo

Ricevo la gratissima sua de i 9 del passato,[1] e con mio sommo dispiacere intendo l'indisposizione che ella ha avuto, e che ancorche gli sia passata, ad ogni modo gli sia rimasta qualche passione ippocondriaca, la quale spero che sia anche svanita, intorno al negozio della sua risposta[2] io non ho altro che soggiugnere di più di quello che tante volte ho scritto, ma poiche Vostra Signoria ha determinato in questa maniera, io mi rimetto, e rimetterò alla sua prudenza, tanto più che so, che costì Vostra Signoria ha amici non solo affezionati, ma ancora di finissimo giudizio, et accortezza, i quali non lasciarano di consigliar Vostra Signoria di quello che sarà più ragionevole, et espediente, à quello che Vostra Signoria soggiugne, che la sua risposta à penna non impedirà ciò che vorrà far il Sr. Catalano,[3] creda che io anzi vorrei che l'impedisse, cioè che la risposta di Vostra Signoria fosse, tale che lui non avesse bisogno, et occasione di soggiugnere altro, perchè veggo che la sua poca sanità, ò impedirà, ò allungherà molto, e molto cotal sua risoluzione, adunque sarebbe stato molto più accertato, che Vostra Signoria, e lui fosse andato d'accordo, e di concerto,[4] così in quanto alla dottrina come in quanto al modo, spiegatura energia, e cautela sarebbe ita benissimo, ma come ho detto, mi rimetto sempre à tutto quello, che Vostra Signoria risolvera, et intanto la riverisco affettuosamente insieme col Sr. suo Fratello.[5]

Firenze 3 8bre 1665

Di Vostra Signoria Molt'Illustre et Eccellentissima

Devotissimo Servitore
GIO[VANNI] ALF[ONSO] BORELLI

la filza dei coralli[6] mi è arrivata alle mani l'ho consegnata al Sr. Melani,[7] et egli la diede al Sr. Fracassati[8] per mandarla à chi Vostra Signoria ordinò

[Address:] Al Molt'Illustre et Eccellentissimo Sr. Mio et Prone. Sempre Colendissimo / Il Sigr. Marcello Malpighi / Messina

1. This letter from Malpighi has not been located.

2. Again Malpighi's *Risposta all'opposizioni registrate nel Trionfo de Galenisti*; for its inception and progress, see letter 144 n2, and for other references to the *Galenistarum triumphus*, see letter 74 n2.

3. That is, Domenico Catalano; see letter 46 n3.

Catalano seems never to have prepared a response to the *Galenistarum triumphus* of Lipari, and Malpighi (1697, I, *29*) tells us that when he urged Catalano to join him in a reply, the latter absolutely refused to do so.

4. See also letter 147, where Borelli gives similar advice.

5. Bartolomeo Malpighi.

6. It may probably be supposed that Malpighi had ordered this coral necklace (to which Borelli again refers in letter 149) for Signorina Francesca Massari (see letter 67 n4), whom he was to marry after his return from Messina.

7. In letter 149 this Signor Melani is mentioned again in connection with this necklace and identified as a *musico*. There were seven (or, perhaps, more) Melani brothers (Jacopo [b. 1623], Atto [b. 1626], Francesco Maria [b. 1628], Jacinto [b. 1631], Bartolomeo [b. 1634], Alessandro [b. 1639], Vincenzo, and, perhaps, Antonio, Domenico, and Nicola. Of the first seven named, six were musicians—four of these were castrati and two, church organists—and one was a bell-ringer. It may have been Atto to whom Borelli was referring in this letter, for Atto, having been banished from France in 1661, is said to have been in Florence in 1664-1665. See Grove (1954, V, *659-660*); Weaver (1958, *171* ff., *318* ff.); Eitner (1959, VI, *429-430*); Riemann (1959, II, *190-191*); Amico (1960, VI, *383-385*).

8. That is, Carlo Fracassati; see letter 18 n1.

147 BORELLI TO MALPIGHI
Pisa, 4 November [1665]

Text: Del Gaizo (1919, *29-30*)

Borelli has read with extreme satisfaction what Malpighi has written (in response to Lipari's *Galenistarum triumphus*), and he advises him to polish it a little and to have it printed. Carlo Fracassati is of the same opinion. Borelli proceeds to suggest some improvements which he would like to see made in it if Malpighi decides to publish. He recommends Galilei's *Il saggiatore* as a model and then gives an example of how Malpighi might respond to his opponent's argument on the heat of the heart. He has heard from Domenico Catalano, who writes differently now that he has seen how Malpighi is handling his response, and Borelli believes that Catalano, who could be very helpful, will go along with Malpighi; he begs Malpighi, as he will also beg Catalano, that the two of them should act in agreement. See also Adelmann (1966, I, *184* n4, *282*).

Molto Ill.mo et Ecc.mo S. Mio et P.ne Col.mo.

Ho ricevuto questa settimana la sua scrittura,[1] con gli annessi pieghi, vedrò quanto prima d'inviare a Bologna l'involtino colla lettera diretta al Sig. Rinaldo Accolti.[2] Ho poi letto con estrema mia sodisfazione la sua scrittura: essa mi è parsa dotta, erudita al maggior segno, tanto che io la consiglierei a ripulirla qualche poco più e mandarla in stampa, poichè io l'assicuro che sarà molto stimata; lo stesso giudizio ne ha fatto il Sig. Carlo,[3] ed in questa conformità mi dice che gli scriverà. E quando VS. si risolva di pubblicare tale scrittura stimo mia obbligazione accennargli quello che io vi desidererei, il che so che VS. riceverà in buona parte per venire ciò dalla sincerità di un amico: le ragioni et le prove sono efficacissime e belle, ma qualche volta sono accennate con tanta brevità, e per transito in maniera che riescono oscure, oltre che si fa torto agli argomenti principali quando si buttono fra le altre cose meno considerabili senza fargli spiccare, sicchè io vi desidererei quella energia che vi bisogna per far spiccare le cose di maggiore importanza nelle quali non è malfatto fermarvisi qualche poco, et inculcarle quanto più si può, e VS. si potrebbe servire per idea del *Saggiatore* del Galileo,[4] il quale è divino in questa parte di inculcare e fare spiccare le ragioni principali. Ne dirò un esempio quando ella vuol rispondere all'oppositore—[che] prendea come cosa nota che il calor del quore fosse ferventissimo[5]—essendogli presentata occasione di far toccar con mano la sciocchezza dell'avversario, VS. se la passa con due parole dicendo non ci vuole che misurar con un termometro[6] il calor delle viscere, e del quore, e qui io stesso che feci questa esperienza appena l'intendo, ora come vuole che la capiscono coloro che non hanno usato tale istrumento nè sanno in che maniera si debba adoperare in simili occasioni; sicchè assolutamente necessario che Ella con più pazienza dichiarasse questo fatto perchè se è vero che è eccedente il detto fervore eccessivo del quore, adunque noi col tatto ce ne potriamo chiarire, e poichè toccando il quore mentre l'animale sopravvive anche un'ora, due e tre, e mettendo le dita dentro dovevamo pur discernere l'ardore, ma questo non è. E poi avrei voluto che soggiungesse la discrezione del termometro del Santorio,[7] perfezionato poi in Firenze, il quale per tutta l'Europa è riputato legittima misura del grado del calore, e così ella avrebbe dato intera sodisfazione e convinto l'avversario, ma io comprendo che il genio di VS. è di scrivere all'usanza di

Cesalpino,[8] e del Falloppio,[9] ai quali VS. sa se tal forma di scrivere ha pregiudicato, che perciò stimo ragionevole far qualche studio e sforzo per dir le cose con quella chiarezza che si conviene, e che è necessario per far scoppio in questo mondo. In quanto al Sig. Catalano[10] l'assicuro che ora mi scrive differentemente avendo visto che VS. si è astenuta da tutti i motti come ne era dovere. Sicchè io non dubito che ora camminerà d'accordo con VS. et egli che è mirabile in questa parte di far spiccar le sue ragioni con molta energia e lindura, lo potrà grandemente aiutare, et io per quanto posso[11] priego VS. come pregherò lui che vadano d'accordo in questa cosa, che io l'assicuro che riuscirà non solo grata ma anche molto stimabile per tutta l'Europa, e qui per fine l'abbraccio caramente, e riverisco insieme col Sig. suo fratello.[12]

Di VS. Molto Ill.e et Ecc.ma,

Pisa 4 Nov. . .[13]

Devot.mo S.re GIO. ALF. BORELLI

1. This was an early, apparently still incomplete draft of Malpighi's *Risposta all'opposizioni registrate nel Trionfo de Galenisti*; for its inception and progress, see letter 144 n2, and for other references to the *Galenistarum triumphus*, see letter 74 n2.

2. That is, Rinaldo Accursi (here mistakenly written Accolti by the amanuensis); see letter 82 n8.

3. That is, Carlo Fracassati; see letter 18 n1.

4. Galilei's *Il saggiatore* had first been published in Rome in 1623.

5. For Malpighi's rejection of the Galenic notion that the function of respiration is to refrigerate the excessive heat of the heart, see his *De pulmonibus* (1661, *9*; 1687, II, *323-324*), the 14th of his and Catalano's 46 conclusions (BU, MS 936, I, E), Malpighi's *Risposta all'opposizioni registrate nel Trionfo de Galenisti* (1697, II, *26-30*), and Adelmann (1966, I, *184, 272*).

For Lipari's refutation of Malpighi and Catalano's fourteenth conclusion, see his *Galenistarum triumphus* (Pisa, Biblioteca Universitaria [Mazzatinti (1916, XXIV, no. 555, *11*]; LoWH, MS 3412, *16* verso) and Adelmann (1966, I, *279*).

For Borelli's measurement of the heat in the heart, see his *De motu animalium* (1681, II, *188-189*; 1685, II, *959-960*) and Adelmann (1966, I, *184*).

For Galen on the refrigeration of the heart by respiration, see his *De usu partium*, VI, 2 (Kühn, III, *412*; Galen [1968, I, *280*]); and *De placitis Hippocratis et Platonis*, II, 8, and VII, 3 (Kühn, V, *281, 608*).

6. From this letter we learn that Borelli had already used the thermometer (described in the *Saggi* of the Accademia del Cimento [1666, *5-6* and fig. II; 1841, *14*]) for measuring the heat of the heart and other viscera, and Del Gaizo (1919, *36*) believes he may have done so in 1657. In the final version of his *Risposta*, Malpighi (1697, II, *30*) incorporated Borelli's suggestion as to the use of the thermometer in measuring the heat of the heart.

7. That is, Santorio Santorio; see letter 42 n2.

As Del Gaizo (1919, *37-38*) points out, in this passage and in another in his *De motu animalium* (1681, II, *358*; 1685, II, *1011*), Borelli credits Santorio instead of Galilei with the invention of the thermometer. See W. E. K. Middleton (1966, *5* ff.).

8. That is, Andrea Cesalpino; see letter 43 n4.

9. That is, Gabriele Falloppio; see letter 65 n11.

10. That is, Domenico Catalano; see letter 46 n3.

As already noted (see letter 146 n3), Malpighi (1697, I, *29*) tells us that Catalano absolutely refused to cooperate with him in a reply to Lipari's *Galenistarum triumphus*.

11. Del Gaizo (1919, *30*) transcribes, probably erroneously, *passo*.

12. Bartolomeo Malpighi.

13. These elision marks are Del Gaizo's; whether the year was lacking in the manuscript is not clear. He assigns the letter to 1665, where it certainly belongs.

148   BORELLI TO MALPIGHI
Pisa, 6 November 1665

Text: BU, MS(LS) 2085, IX, *167*

Now that what Malpighi has written (in response to Lipari's *Galenistarum triumphus*) has been completed, Borelli is curious to hear what effect it has produced. He laments the death of Don Giovanni Ventimiglia. Malpighi will soon receive Bellini's little books. Borelli has had Carlo Fracassati read Malpighi's letter, but he has said nothing to Fracassati about Fracassati's own epistle on the brain, which he should have finished a year ago. Borelli concludes with news of the Studium at Pisa. See also Adelmann (1966, I, *254, 282*).

Molto Illustre et Eccellentissimo Sr. Mio et Prone. Colendissimo

Ricevo la gratissima di Vostra Signoria degli 8. del passato,[1] e prima intorno la sua scrittura[2] gia che ella è fatta resto con curiosità di sentir l'effetto che ha prodotto. L'avviso che mi da della morte del Sr. Don Giovanni Ventimiglia[3] mi ha penetrato vivamente, perchè io l'amavo teneramente, conforme meritavano le sue gran' virtù. i libretti del Sr. Bellini[4] gli riceverà quanto prima, per essere gia finita la stampa di questo secondo, egli però è rimasto afflitto e travagliato per la morte di suo padre[5] seguita ultimamente. al Sr. Fracassati[6] ho fatto legger la lettera di Vostra Signoria senza soggiugnerli altro intorno all'epistola de Cerebro,[7] che doveva esser fatta un'anno fà, egli poi non mi dice nulla ne io glie lo dimando giudicando forsi di non aver bisogno di consigli, ò forsi non avendo caro il mio genio alieno dall'adulazione, si che non veggo modo di poter far altro. quì si è cominciato lo studio, e comincia ad esservi gran concorso di scolaresca, benche il numero de i lettori si sia scemato, perchè in tutte le facultà non vogliono che vi siano se non due concorrenti non tre come erano prima anzi alcuni di questi che vi sono, credo che saran licenziati dopo la lor condotta. il luogo della teorica ordinaria che aveva il Sr. Fracassati è stato concesso al Sr. Gornia[8] essendo rimasto à dietro il Zannetti,[9] et altri più antichi, et anziani dello studio. e quì per fine la riverisco affettuosamente insieme col Sr. Suo Fratello[10]

Pisa 6 9bre 1665

Di Vostra Signoria Molt'Illustre et Eccellentissima

Devotissimo Servitore

GIO[VANNI] ALF[ONSO] BORELLI

1. This letter from Malpighi has not been located.

2. Again a draft of Malpighi's *Risposta all'opposizioni registrate nel Trionfo de Galenisti*, now completed; for its inception and progress, see letter 144 n2, and for other references to the *Galenistarum triumphus*, see letter 74 n2.

3. For Don Giovanni Ventimiglia, see letter 78 n3.

4. That is, Lorenzo Bellini; see letter 65 n9.
The *libretti* of his referred to are, first, the Amsterdam reprint of his work on the kidney, *Exercitatio anatomica de structura et usu renum*, and, second, his *Gustus organum*, which had just been printed at Bologna. See letters 134 n13, 109 n3.

5. Lorenzo's father was Girolamo Bellini (see A. Fabroni [1795, III, *539*]; Mazzuchelli [1760, II, pt. 2, *686*] calls him Francesco); his mother was Maddalena Angiola Minuti.

6. That is, Carlo Fracassati; see letter 18 n1. Cf. letter 102 n16.

7. That is, Fracassati's *Dissertatio epistolica responsoria de cerebro*, which was eventually included in the *Tetras anatomicarum epistolarum*. See letter 98 n1.

8. That is, Giovanni Battista Gornia; see letter 16 n7.

9. That is, Giovanni Zanetti; see letter 2 n15.

10. Bartolomeo Malpighi.

149   BORELLI TO MALPIGHI
Pisa, 19 November 1665

Text: BU, MS(LS) 2085, IX, *169-170*

Borelli believes that the errata in Malpighi's epistles have been corrected. Malpighi will cease to wonder why Borelli has decided to abstain from giving advice to Carlo Fracassati when he hears that this gentleman has finally finished his epistle on the brain and has had it printed with a dedication to Prince Leopold, saying not a word about it until he handed Borelli a handsomely bound copy of the book—the very one which Borelli will send to Malpighi. Borelli will be glad to see what Malpighi has written (in response to Lipari's *Galenistarum triumphus*), and he begs Malpighi to write him at length about the effect it has had. Borelli has received the coral necklace and has had it consigned to Signor Melani, who has given it to Carlo Fracassati. He supposes that the latter has already sent it to Bologna. He asks Malpighi to urge Domenico Catalano to send him the wine he has requested. See also Adelmann (1966, I, *255, 282*).

Molto Illustre et Eccellentissimo Sr. Mio et Prone. Colendissimo

Ricevo questa settimana una sua gratissima lettera de 23 del passato,[1] benche io creda che per errore vi sia scritto settembre ella poi mi è riuscita cara perche era un pezzo che non avevo lettere di Vostra Signoria, ne del Sr. Catalano,[2] il che mi aveva tenuto con qualche sospetto, e turbamento d'animo circa poi alla nota degl'errori[3] scorsi nelle sue epistole[4] mi pare che siano stati emendati, secondo mi dicono. se Vostra Signoria poi si maraviglia che io gl'abbi scritto;[5] che stimavo dovermi astenere di consigliar al Sr.

Fracassati[6] conforme Vostra Signoria mi ordinava cesserà ora ella sentendo che il detto Sigre. senza mai dirmene pure un motto ha fatto finalmente l'epistola de cerebro, et nervis[7] e l'a stampata con molta fretta dedicatala al Sr. Principe Leopoldo,[8] ed il primo avviso che io ne ebbi fù ier l'altro, quando mi fece grazia di donarmi il libro bello,[9] e legato ornatissimamente. il modo poi come abbia scritto lo vedrà Vostra Signoria perchè gli mandarò questa stessa copia con il fagottino, che ora invio à Livorno. godo poi, e mi rallegro sommamente che il detto Sigre. sia ridotto in stato che non abbia bisogno più del mio aiuto essendo egli stimato, et accreditato conforme richiede il suo merito, e però à me non resta da far altro che di rallegrarmene, vedrò volentieri la scrittura[10] che ha fatto Vostra Signoria ultimamente, quando si compiacerà mandarmene copia; e la priego anco che si contenti d'allargarsi dicendomi che effetto ha prodotto, e che altro motivo anno fatto coteste bestiole. rallegromi poi che tutti gl'amici stiano bene conforme ella mi avvisa. circa all'involtino col vezzo di coralli[11] sappia Vostra Signoria che io l'ebbi dal Sr. Cavalier Guidi,[12] e lo feci consegnare in mano di quel musico Melani[13] et egli poi lo consegnò al Sr. Fracassati conforme mi ha detto ne so dirgli altro intorno à questo fatto, supponendo che egli l'abbia gia mandato à Bologna. favorisca di sollecitare il Sr. Catalano, che quanto più presto può mi mandi il vino che io gl'ho chiesto, e quì per fine l'abbraccio caramente, e riverisco insieme col Sr. suo Fratello.[14]

Pisa 19. 9bre 1665.

Di Vostra Signoria Molt'Illustre et Eccellentissima

Devotissimo Servitore

GIO[VANNI] ALF[ONSO] BORELLI

[Address:] Al Molto Illustre et Eccellentissimo Sr. Mio et Prone. Colendissimo / Il Sigr. Marcello Malpighi / Messina

1. This letter from Malpighi has not been located.

2. That is, Domenico Catalano; see letter 46 n3.

3. For other references to these errata, see letter 136 n5.

4. That is, Malpighi's epistles *De cerebro*, *De lingua*, and *De omento*; for references to the inception, progress, and publication of these epistles, see letter 82 n4.

5. Borelli is referring here to what he said about Fracassati in letter 148.

6. That is, Carlo Fracassati; see letter 18 n1. Cf. letter 102 n16.

7. That is, Fracassati's *Dissertatio epistolica responsoria de cerebro*, finally incorporated in the *Tetras anatomicarum epistolarum* along with the epistles of Malpighi; see letter 98 n1.

8. That is, Leopold de' Medici.

9. It is not clear whether this book contained only Fracassati's epistle on the brain or this and his epistle on the tongue, or whether it was a copy of the *Tetras*, containing both Fracassati's and Malpighi's epistles together with the new preliminary matter composed by

Fracassati. Nor is the matter cleared up by what Borelli wrote on 18 December (letter 150), from which it might perhaps be argued that it contained only Fracassati's epistle on the brain (or, at most, this and his epistle on the tongue), or by what he wrote on 22 January 1666 (letter 155) where he speaks merely of *l'epistola* of Fracassati, that is, the epistle on the brain.

10. Borelli is now awaiting the completed manuscript draft of the *Risposta all'opposizioni registrate nel Trionfo de Galenisti*, to which he referred in letter 148. For its inception and progress, see letter 144 n2, and for other references to the *Galenistarum triumphus*, see letter 74 n2.

11. For previous mention of this, see letter 146.

12. For the Cavaliere Guidi, see letter 2 n11.

13. For this *musico* Melani, see letter 146 n7.

14. Bartolomeo Malpighi.

150   BORELLI TO MALPIGHI
Pisa, 18 December 1665

Text: BU, MS(LS) 2085, IX, *168*

Borelli regrets the slowness of the mails; everything in this world is getting worse. Malpighi will already have received the printed epistles of Carlo Fracassati (for himself) and other books for Domenico Catalano. Borelli comments upon Fracassati's writings and reveals his continued dissatisfaction with Fracassati's behavior. In an earlier letter Borelli has told Malpighi that he had received what Malpighi had written (in response to Michele Lipari's *Galenistarum triumphus*) and had sent it to Bologna, and he reiterates his approval of it. He adds some news of the Studium at Pisa. See also Adelmann (1966, I, *255, 282-283*).

Molto Illustre et Eccellentissimo Sigr. Mio, et Prone. Colendissimo

Benche tardi è pure arrivata questa settimana la sua cortesissima lettera de i 16 del passato,[1] e non mi par poco che almeno in capo a due mesi arrivino le risposte, così tutte le faccende di questo mondo vanno peggiorando, i quali mali come cose inevitabili bisogna portarle con pazzienza, venendo poi alla lettera di Vostra Signoria non vi è cosa, alla quale io non abbia per le passate interamente risposto, et ella gia averà ricevuto l'epistole stampate[2] del Sigr. Fracassati[3] insieme con gl'altri libri che io mandai al Sigr. Catalano,[4] et in essi averà veduto tutto quello, che in essi detto Sigre. scrive, il qual s'è compiaciuto di toccar solamente di passaggio le cose da noi avvertite per la voglia di stendersi in altre cose proprie per le quali io desiderarei, che egli conseguisse fama, e stima maggiore di quella che ha acquistato appresso di me, la qual poi tutta si deve à lui avvenga che è talmente parto del suo ingegno che ne io ne altri amici seppemo nulla particolarmente dell'ultima epistola del cerebro, se non doppo che la venne stampata e mi fece grazia di donarmela, et è quella stessa che io ho inviato costì. circa la scrittura[5] di Vostra Signoria gia ho scritto d'averla ricevuta, et anco inviata à bologna, e replico di nuovo che ella mi è paruta cosa molto dotta, e soda e che io la stimo degna di travagliarci qualche poco attorno per ripulirla, e mandarla in stampa, e così l'ho inculcato al Sr. Catalano. qui son finite le prime lezioni, et al principio di Carnevale credo che comincierà la notomia e vi sarà il corpo d'una donna,[6] il che tirerà la curiosità di molti. finisco con riverirla affettuosamente insieme col Sigr. Suo Fratello.[7]

Pisa 18. Xbre 1665
Di Vostra Signoria Molt'Illustre et Eccellentissima

Devotissimo Servitore

GIO[VANNI] ALF[ONSO] BORELLI

1. This letter from Malpighi has not been located.

2. As was the case with Borelli's earlier reference (letter 149) to Fracassati's work, this is ambiguous. Here Borelli speaks of *epistole*, suggesting Carlo Fracassati's two epistles, those on the brain and tongue; but a little farther on he speaks as if only Fracassati's epistle on the brain had been presented to him and sent on to Malpighi. Again on 22 January 1666 (letter 155) Borelli speaks simply of *l'epistola del Sigr. Fracassati*, that is, the epistle on the brain.

3. That is, Carlo Fracassati; see letter 18 n1. Cf. letter 102 n16.

4. That is, Domenico Catalano; see letter 46 n3.

5. That is, the manuscript draft of Malpighi's *Risposta all'opposizioni registrate nel Trionfo de Galenisti* which Borelli spoke of in letter 148 as having been completed; I have been unable to trace the letter in which Borelli acknowledged receiving it and told of its being sent on to Bologna. For the inception and progress of the *Risposta*, see letter 144 n2, and for other references to the *Galenistarum triumphus*, see letter 74 n2.

6. This anticipated dissection of a female cadaver is not mentioned again in this correspondence; perhaps it never took place. It was not until 19 March 1666 (letter 159) that Borelli was confident that an anatomy would be conducted at Pisa, saying that it would finally be held there; on 22 January (letter 155) he had said that he did not know whether an anatomy would be held because no cadaver of a criminal was available.

7. Bartolomeo Malpighi.

151 LORENZO BELLINI TO MALPIGHI
[Pisa? 1665][1]

Text: Bellini (1665, *241-247*)[2]

Bellini explains why he has addressed Malpighi publicly when he has never done so in private. It is because Malpighi's first discovery on the tongue, communicated to Borelli, has been the inspiration for his own work, and this should be publicly acknowledged. Moreover, he rejoices that the discovery of the (dermal) papillae of the tongue, described in his own treatise, has been made independently by Malpighi, Carlo Fracassati, and himself. His only regret is that his treatise in the presence of these others will shine only as brightly as a star in the presence of the sun. But if he should be sorry that the discovery was a common one, he would be envious and arrogant, and these are the hated traits that drive men from society, rob them of humanity, and make them ridiculous. Malpighi himself has been in a position to know how true this is from the attacks of his insolent enemy at Messina, who has not feared to appear in public bearing in triumph the conclusions of Malpighi and Domenico Catalano. However, far from triumphing, Malpighi's antagonist has not succeeded in inflicting the slightest wound. Bellini has seen this man's little screed, which wise men are laughing at; but he is not laughing, rather, he is pitying the wretched head so devoid of reason. He closes with thanks to Malpighi and the hope that he will produce some other work for the common good. See also Adelmann (1966, I, *243-244, 254-255, 282, 283, 402*).

Viro Clarissimo, doctissimoque
D. Marcello Malpighi
Messanensis Academiae Primario
Laurentius Bellini beneagere.

Miraberis fortasse, Vir clarissime, cum a quo, licet per internuncios[3] amicissimo nunquam privatas habuisti,[4] publicas has epistolas acceperis. Mirari tamen desines statim ac animadvertes, nunquam occurrisse, quod privatim significarem, cum econtra iam res expetat, ut animum tibi meum aperiam, & coram literatis omnibus tibi obstrictissimum fatear. Publicum est quidquid ex hac mea observatione laudis assequor: & quoniam ad eandem ipse me feriantem excitasti, publicum eius rei monumentum ponere ne ingratus audirem, consentaneum existimavi. Primum illud tuum in Lingua inventum[5] Viro laudatissimo Borello nostro per litteras aperuisti,[6] cuius & ipse ab eodem certior factus Linguam examinabam, cum ecce tibi pulcherrima eius facies se se obtulit in epistolis tuis non explicata[7] huius observationis meae rude principium: excolui consequenter accuratius observationem, & eo tandem deveni, ut verum Gustatus instrumentum in hominibus etiam me assecutum omnino non desperem. Vides proinde, quam aequum fuerit tractatulo meo has grati animi ergo epistolas attexere, cum per te factum sit, ut Linguae animum, manumque admoverim, quod nunquam accidisset, nisi quae nunciaveras, inveniendi curiositas impulisset. Interim & ipse eandem partem diligentius rimabaris, & de me inscius Papillas deprehendisti, sicut ipsas etiam Vir clarissimus, nostrumque amantissimus, Carolus Fracassati, benigna sorte ex se ipso deprehendit; quare de non absimili observatione tibi maxime gratulor (quando eruditissimo Fracassati gratulari coram datum est) & quod accuratior inspectio me adeo spectatis viris adiunxerit, mihi gaudeo: id unum tantummodo dolens (si tamen dolor iste meus sanctas amicitiae leges non violat) tractatum hunc de Gustus organo prae tantorum virorum circa linguam meditationibus tam in litteratorum orbe emicaturum, quam in hac universitate spectabili, ad adventum Solis stellae minores. Gaudeo tamen, tum quia alienam mihi sapientiam obfuturam non iudico, tum quia observationi non easdem forte meditationes aptamus, sed quisque suas pro genio, tum quia, cum res inter amicos peracta sit, communia quaeque dicenda potius, quam propria hac in re videntur, tum denique quod si de hoc communi invento dolerem aut invidus, aut arrogans audirem, quorum utrumque cane peius, & angue semper odi,[8] utpote quae & a societatibus expellunt, & humanitate spoliant, & nos ridiculos faciunt, quibus quid homini accidere iniucundius potest, quid miserabilius? Nosti tu ipse optime, quam vera proferam, qui quotidie experimento discis in hominibus istis tuis livore quidem tabidis, & corrosis, sed arrogantia sua tumidis, & inaniter exultantibus, quanti fiant ab eruditis, ingenuis, & aequis rei litterariae iudicibus, quam a bonorum collegijs arceantur, quot irrisionibus[9] succumbant, quot animi, corporisque molestijs assidue crucientur; quod & si nos etiam nostris hisce in regionibus abunde novimus, nostrorum tamen hominum invidiam, & insolentiam distare multum arbitror ab ea, qua isthic plerique misere conficiuntur; quis enim, Deus immortalis! exaequet unquam impudentissimam illam audaciam, & inflatissimum animum sibi maximum tribuentem, quo Antagonista ille tuus[10] in publicum prodire non est veritus triumphatoris instar[11] spolium praeferens eruditissimas medicas conclusiones,[12] quas & ipse, & de re medica meritissimus Dominus Catalano,[13] unicum, ut accipio, istius Academiae decus, & columen propugnastis, cum tamen non modo in triumphum agere easdem non potuerit, sed ne levissimum quidem vulnusculum inflixerit. Vidi ego insolentis, & invidi hominis scriptiunculam,[14] & cum qui pro corona assidebant viri sapientes in risum effusissimum solverentur, non solum a risu temperavi, verum haesi stupidus, & flecti me ad commiserationem sensi eius miserrimi capitis, quod e genere quantumvis rationalium, ratione destituitur, vel eandem opprimunt superbi spiritus neminem seipsis maiorem ferentes. Ita quicumque a veritate discedimus, & facilitatem, & morum candorem avertimus, in ludibrium, & fabulam cedimus liventis titulo, vel superbe aspernantis, quam ego indignissimam notam ne subirem, has publicas epistolas tuo nomini inscriptas volui, ut cum Viro amicissimo amice agerem, ne ansam arriperet lector dubitandi, me unum haberi velle Linguae observatorem, tibique gloriam, qualemcumque ex simili inventione attendas, surripere, & ut denique, doctissime Malpighi, grates tibi rependerem pro ea, quam meae huic lucubrationi occasionem praebuisti. Vale, Vir optime, & Medicum aliquod opus communi bono depromito.[15]

1. The exact date of this letter is uncertain. The first part of it, dealing with the tongue, may, indeed, already have been written when Silvestro Bonfigliuoli wrote to Malpighi on 24 June 1665 (letter 132) that he expected Giovanni Battista Gornia to bring a work of Bellini's to Bologna for printing. The latter part of Bellini's letter, where the 46 conclusions of Malpighi and Domenico Catalano and the *Galenistarum triumphus* of Michele Lipari are alluded to, had, however, obviously not yet been written when Borelli wrote to Malpighi on 14 August (letter 140), although, as we learn from this letter, the first sheet of Bellini's *Gustus*

organum had already been printed; for in the same letter Borelli says that the *Galenistarum triumphus* had been read in the presence of Bellini, Fracassati, and himself only the day before and that the "conclusions" would be mentioned in Bellini's little book. Whether the latter part of Bellini's letter had been written by 5 September (letter 143), when Bonfigliuoli informed Malpighi that seven sheets of Bellini's book had been printed, is also uncertain. But Bellini's letter seems certainly to have been completed by 26 September (letter 145), when Borelli wrote to Malpighi that Bellini had added to his little book a letter addressed to Malpighi, in which he had entered into the controversy with Malpighi's adversaries and treated them as they deserved. The complete letter, therefore, can be assigned to the period between 14 August and 26 September 1665. For further references to the inception, progress, and publication of Bellini's *Gustus organum*, see letter 109 n3.

2. Also published in Bellini (1685; 1699; 1711; 1726).

3. Bellini is here referring to reports of his work that had been communicated to Malpighi through Giovanni Alfonso Borelli, Carlo Fracassati, and Silvestro Bonfigliuoli. He was unaware, of course, of Fracassati's occasional gibes (in letters 133, 137, 142).

4. The earliest private letter of Bellini's long correspondence with Malpighi that I have been able to trace should probably be dated 22 March 1668 (see Adelmann [1966, I, *402*] and letter 188).

5. That is, the *cornette*, or filiform papillae, not the dermal papillae, which Malpighi found shortly afterward; see Adelmann (1966, I, *239-244*).

6. See letter 106 n6 for references to Malpighi's reports to Borelli on his researches on the tongue.

7. Here Bellini is saying that the dermal papillae had not been explained in some letter Malpighi had sent to Borelli. He must be referring to a letter written prior to 9 July 1664; for on that date Malpighi wrote Borelli a letter evidently containing a description of the dermal papillae, as we learn from Borelli's reply, dated 2 August (letter 108). There is also extant a record, made by Malpighi on 12 July 1664 (BU, MS 2085, II, *11*), describing additional studies of the dermal papillae.

Bellini goes on to say that he too had finally found the true organ of taste, meaning evidently the dermal papillae, which, he says further, Malpighi found after more careful investigation, just as Carlo Fracassati had, not knowing that Bellini had also found them. See also Bellini (1665, *177-181*; 1685, *494*) and Adelmann (1966, I, *239-244*).

8. Cf. Horace, *Epist.*, I, 17, 30: *alter Mileti textam cane peius et angui vitabit chlamydem.*

9. Correcting *irriosionibus* of Bellini (1665, *245*).

10. That is, the author of the *Galenistarum triumphus*, supposedly Michele Lipari (see letter 136 n2), but probably Francesco Avellini (see letter 74 n2).

11. *Triumphatoris instar*—an allusion to the *Galenistarum triumphus*.

12. That is, the 46 conclusions of Malpighi and Domenico Catalano, defended by Francesco Maria Giangrandi. See also letter 124 n2.

13. That is, Domenico Catalano; see letter 46 n3.

14. Again the *Galenistarum triumphus*, contemptuously called a *scriptiunculam.*

15. A reply, dated 28 February 1666 (dated 1665 by Atti [1847, *88*]), to this letter of Bellini's was made in the name of Michele Lipari and appended to the second edition of the *Galenistarum triumphus* (printed at Venice), as we learn from Malpighi's letters to Giovanni Battista Abbate and Giovanni Battista Capucci (see letters 161, 163). It is reprinted by Atti (1847, *88-90*). See also Adelmann (1966, I, *283-286*).

152 BORELLI TO MALPIGHI
Pisa, 1 January 1666[1]

Text: Atti (1847, *103*)

Borelli advises Malpighi as to the attitude he should assume with regard to a renewal of his appointment as a lecturer at Messina. See also Adelmann (1966, I, *291*).

Venendo a V. S. mi pare, che potendo contentarsi di lasciar fare agli amici[2] senza fare V. S. espressa ripugnanza alla nuova Condotta,[3] che voglion fare, perchè io non so intendere, che gli possa recar pregiudizio nessuno. Se ella vuol rimanere, è in sua libertà, e per altro viene ad avere un testimonio autentico, che V. S. ha lasciato la lettura, e non che è stato licenziato. Questo per esser cosa onorevole non solo costì, ma anco in queste parti, non pare che per ogni ragione V. S. dovesse rifiutarlo. Dall'altra parte se i beni di questo mondo, e l'onorevolezza si potessero avere senza mescolamento d'amarezza e disturbi, sarebbe veramente una buona cosa, ma non essendo ciò possibile la ragion vuole, che noi facciamo scelta di quella copia, nella quale il bene avanza il male; e però gli ricordo, che ella non sia così sollecito a determinare.
Pisa 1 gennaio 1666.

1. I have not succeeded in finding the manuscript of this letter; Atti (1847, *103*) prints only this fragment.
2. That is, Giacopo Ruffo (see letter 3 n14) and others; see Adelmann (1966, I, *291* ff.).
3. For this matter of Malpighi's reappointment at Messina, see letters 153, 156, 158, 161, 163.

153 CARLO FRACASSATI TO MALPIGHI
[Pisa], 1 January 1666[1]

Text: Atti (1847, *103-104*)

Carlo Fracassati advises Malpighi not to oppose the wishes of his friends who would like to secure his reappointment as a lecturer at Messina. See also Adelmann (1966, I, *291*).

L'altro giorno il signor Borelli mi lesse una lettera del signor D. Iacopo,[2] che si lamentava di non poter ottener da voi, che non ripugnaste agli ufficii, che egli con altri vostri parziali è per fare per la conferma della vostra condotta.[3] Signor Marcello, lasciatevi consigliare, perchè il tutto è per riuscire in vostro onore, perchè anche, quando non voleste più applicare alla Cattedra, e che fosse di nuovo confermata la condotta potete chieder licenza di portarvi alla patria per i vostri affari.

1. I have not succeeded in finding the manuscript of this fragment printed by Atti (1847, *103-104*).
2. That is, Don Giacopo Ruffo; see letter 3 n14.
3. For other references to Malpighi's reappointment at Messina, see letter 152 n3.

154   BORELLI TO MALPIGHI
Pisa, 8 January 1665 = 8 January 1666

Text: BU, MS(LS) 2085, IX, *132*

Borelli acknowledges receiving Malpighi's epistle (*De externo tactus organo*); he has read it superficially in order to hand it to Carlo Fracassati. He would have been glad if Malpighi had communicated it to Domenico Catalano before it was printed. He will tell Silvestro Bonfigliuoli about it so that he may delay sending out Malpighi's first epistles in order to add this one, of which Malpighi has said he is sending many copies. See also Adelmann (1966, I, *255-256*).

Molto Illustre et Eccellentissimo Sr. Mio et Prone. Colendissimo

Ricevo questa volta una sua gratissima de i 14. del passato[1] con l'inclusa epistola[2] ultimamente da lei stampata costì la quale ho letto superficialmente per darla al Sr. Carlo,[3] come l'ha gia avuta; averei avuto à caro che prima di stamparla Vostra Signoria l'avesse comunicata al Sr. Catalano,[4] ma in ogni modo io non dubito che la cosa debba riuscir grata, e stimabile per esser cosa di Vostra Signoria ne darò avviso al Sr. Bonfiglioli[5] acciò che trattenga la missione delle prime epistole[6] sue come aveva destinato fare per potervi unire questa sua nuova, della quale Vostra Signoria dice mandarne molte copie; e qui per fine la riverisco affettuosamente insieme col Sr. suo fratello.[7]
Pisa 8. Gennaio 1665
Di Vostra Signoria Molt'Illustre et Eccellentissima
Devotissimo Servitore
GIO[VANNI] ALF[ONSO] BORELLI

1. This letter from Malpighi has not been located.
2. That is, Malpighi's *De externo tactus organo anatomica observatio* (Neapoli, 1665), which was actually printed in Messina. See Adelmann (1966, I, *255, 258-260, 350, 670-671*).
3. That is, Carlo Fracassati; see letter 18 n1.
4. That is, Domenico Catalano; see letter 46 n3.

5. That is, Silvestro Bonfigliuoli (see letter 112 n1), who had overseen the publication of Malpighi's epistles on the brain, tongue, and omentum (see letter 127 n8). According to C. Frati (1897, *307*, no. 14), Malpighi's work on the skin is often found bound with copies of the *Tetras anatomicarum epistolarum* (C. Frati [*ibid.* no. 12]).

6. That is, Malpighi's epistles on the brain, tongue, and omentum which were first issued in the *Epistolae anatomicae* and then included in the *Tetras*. For references to the inception, progress, and publication of these epistles, see letter 82 n4; and for the *Tetras*, see letter 98 n1.

7. Bartolomeo Malpighi.

155   BORELLI TO MALPIGHI
Pisa, 22 January 1665 = 22 January 1666

Text: BU, MS(LS) 2085, IX, *134*

Borelli has received the copies of Malpighi's last epistle (*De externo tactus organo*); he has given Carlo Fracassati his share of them and will distribute his own share to friends when copies of Malpighi's first epistles arrive. Borelli will inform Silvestro Bonfigliuoli so that he can add this last epistle to the others when he sends them out. He supposes that Malpighi has now read Fracassati's epistle (on the brain) and Bellini's little treatise. He himself has been busy with his work on astronomy and hence has not experimented and seen these new tactile papillae which Malpighi has found, but Bellini has seen in the foot of a duck, among other things, the rete that Malpighi has described. It is a good thing that Malpighi has published; if the thing turns out to be doubtful Malpighi can follow the modern practice and explain it better in another epistle. Borelli is uncertain whether an anatomy will be held at Pisa or at Bologna, though at Bologna, Giovanni Battista Capponi is ready to conduct one. See also Adelmann (1966, I, *256*).

Molto Illustre et Eccellentissimo Sr. Mio et Prone. Colendissimo

Ho ricevuto per via di mare le copie della sua ultima epistola,[1] che Vostra Signoria mi ha favorito mandare, con la parte che tocca al Sr. Fracassati[2] la quale subito consegnai, queste mie le distribuirò agli amici quando verranno copie delle prime[3] le quali fin'ora non sono comparse; l'accennarò al Sigr. Bonfiglioli[4] acciò l'unisca con quelle quando le manderà fuori. mi dice il Sigr. Diego Grosso[5] che i marinari di questa feluga che ha recato queste scritture incontrorno à tropia,[6] l'altra feluga nella quale veniva il mio fagotto de i libri,[7] si che non ho dubbio che à quest'ora l'averanno ricevuto, e Vostra Signoria averà letto l'epistola del Sigr. Fracassati,[8] e il trattatino del Bellini.[9] per le grandi mie occupazioni intorno quest'opera astronomica[10] non ho potuto badare ad esperimentare e vedere queste nuove papille del tatto trovate da Vostra Signoria, mi ha detto però il Bellini che in un piede di germano ha vistò non so che che s'assomiglia à pinguedine, ò a glandule comprese da filamenti, e membrane, e che sotto vi è quella rete[11] trovata da Vostra Si-

299

gnoria. vedremo con più ozio, e ne faremo altre esperienze; intanto stimo bene comunque si sia la cosa di averla publicata, perche se la cosa riuscisse dubbia Vostra Signoria stesso in un'altr'epistola lo potrà dichiarar meglio conforme è usanza moderna di fare.[12] quì non so se si farà notomia[13] per ora perchè non si trovano forfanti da impiccarsi, benche ve ne sia tanta copia per la stessa scarsezza non so se à Bologna si farà notomia, benche il Sigr. Capponi[14] sia lesto per farla, di questo suggetto poi posso assicurarli, che ha lasciato gran fama della sua vasta memoria, ma però ha perduto molto per gli strani concetti che si ha lasciato scappar di bocca. e qui per fine la riverisco affettuosamente insieme col Sigr. suo fratello.[15]

Pisa 22. Gennaio 1665

Di Vostra Signoria Molto Illustre et Eccellentissima

Devotissimo Servitore

GIO[VANNI] ALF[ONSO] BORELLI

1. That is, *De externo tactus organo*, the receipt of one copy of which Borelli acknowledged on 8 January 1666 (letter 154).

2. That is, Carlo Fracassati; see letter 18 n1.

3. That is, Malpighi's epistles on the brain, tongue, and omentum; but it is not clear whether Borelli was awaiting the first issue of them, in the *Epistolae anatomicae*, or the second, in the *Tetras*. Copies for distribution had evidently not yet arrived in Florence or Pisa from Silvestro Bonfigliuoli, who had overseen the printing of them at Bologna (see letter 127 n8).

4. That is, Silvestro Bonfigliuoli (see letter 112 n1); cf. letter 154.

5. Diego Grosso (see also letter 156) was apparently a shipping agent.

6. That is, the Calabrian port, Tropea.

7. That is, the package of books that Borelli referred to in letter 149.

8. That is, the handsomely bound book containing Carlo Fracassati's *Dissertatio epistolica responsoria de cerebro* (and other epistles of Malpighi and Fracassati?) which Borelli spoke of in letters 149, 150.

9. That is, the copy of Lorenzo Bellini's *Gustus organum* which Borelli spoke of in letter 148; for other references to the inception, progress, and publication of this work, see letter 109 n3.

10. That is, Borelli's *Theoricae Mediceorum planetarum, ex causis physicis deductae* (Florentiae, 1666). Cf. Caverni (1892, II, *434* ff.); Koyré (1961, *461* ff.). See also letters 164, 165.

11. That is, the rete mucosum—the stratum germinativum or Malpighian layer of the skin.

12. Cf. letters 29, 35, 37, 38, 39, 45 for similar advice from Borelli with regard to Malpighi's work on the lungs.

13. For an earlier and a later reference to a public anatomy at Pisa in 1666, see letters 150, 159.

14. That is, Giovanni Battista Capponi; see letter 56 n2. In letter 159, Borelli tells Malpighi that Capponi has discredited himself at Florence, as Malpighi thought he might do.

15. Bartolomeo Malpighi.

156 BORELLI TO MALPIGHI
Pisa, 29 January 1665 = 29 January 1666

Text: BU, MS(LS) 2085, IX, *137*

Borelli is pleased to hear that Malpighi has recovered from his indisposition and fevers. He has been assured that the felucca carrying the books he has sent to Malpighi has certainly arrived. Malpighi, who knows his disposition, cannot doubt Borelli's disinclination to give his friends cause for offense; indeed, he is very prone to condone things and merely refrain from again offering occasion for annoyance; he is pleased, then, with Malpighi's decision to improve his response (to Michele Lipari's *Galenistarum triumphus*) and finally print it. He assures Malpighi that it will cause no ordinary explosion. Malpighi's frankly expressed desire to return (to Bologna) troubles Borelli; perhaps by this time Malpighi will have thought better of his own interests and reputation. See also Adelmann (1966, I, *256*, *283*).

Molto Illustre et Eccellentissimo Sigr. Mio et Prone. Colendissimo

Godo sentire per la sua carissima de i 2.[1] che Vostra Signoria sia guarito e levatosi da letto dopo qualche giorno d'indisposizione e febbre, e priego Dio che gli conservi la salute per lungo tempo. circa i libri[2] gl'averà gia Vostra Signoria ricevuti non con tartana come io credevo, ma con una feluga, la qual mi dice il Sigr. Diego grosso[3] che à quest'ora sarà assolutamente arrivata. Vostra Signoria che sà il mio genio non potrà dubitare, che io sia mai per dar occasione à gl'amici di alienazione anzi compatisco, e facilissimamente condono le cose, e solamente vado ritenuto à non porger altra volta occasione di nuovo disturbo, rallegromi poi della risoluzione presa da Vostra Signoria di rassettare, et impinguare quella sua risposta[4] per mandarla finalmente alle stampe, la quale io l'assicuro, che farà scoppio non ordinario intanto ella parla tanto francamente di volersene ritornare[5] che mi affligge notabilmente, ma forsi in questo tempo penserà meglio alli suoi interessi, et alla sua riputazione; intanto la riverisco affettuosamente insieme col Sigr. Suo Fratello[6]
Pisa. 29. Gennaio 1665
Di Vostra Signoria Molto Illustre et Eccellentissima

Devotissimo Servitore
GIO[VANNI] ALF[ONSO] BORELLI

1. This letter from Malpighi has not been located.
2. These are the books which were mentioned in letters 149, 155.
3. For Diego Grosso, see letter 155 n5.
4. That is, the manuscript of Malpighi's *Risposta all'opposizioni registrate nel Trionfo de Galenisti*, which however, was printed only posthumously; for its inception and progress, see letter 144 n2, and for other references to the *Galenistarum triumphus*, see letter 74 n2.

5. Malpighi had expressed his intention to return to Bologna at the expiration of his appointment in Messina. Borelli's and Fracassati's attempts (letters 152, 153) to persuade him to allow his reappointment, even though he should finally refuse it, had of course not reached Malpighi when he wrote on 2 January. For other references to Malpighi's reappointment at Messina, see letter 152 n3.

6. Bartolomeo Malpighi.

157 BORELLI TO MALPIGHI
Pisa, 13 February 1665 = 13 February 1666[1]

Text: Atti (1847, *86*)

Borelli is pleased that Malpighi is working at the improvement of his response to Michele Lipari. This merits Malpighi's putting some effort into it, and with the opportunity his contradictor has given him, he can bring it to such a state of perfection that it will turn out to be as admirable as Galilei's *Il saggiatore* and Gassendi's replies to Descartes. See also Adelmann (1966, I, *283*).

Mi rallegro, che ella travagli per impinguare la risposta del Lipari,[2] la quale, come ho detto, per esser cosa degna e squisita merita, che V. S. vi faccia su qualche travaglio, perchè l'occasione del contraddittore è tale, che V. S. può ridurre questa sua risposta a perfezione tale, che riesca non meno ammirabile e stimabile, che il Saggiatore di Galileo,[3] e le repliche del Gassendo al Cartesio,[4] le quali V. S. vede, quanto romore hanno fatto per l'Europa. . . . Pisa 13 febbraio 1665.

1. Atti gives us only this fragment and retains the Tuscan date 1665.

2. That is, the manuscript of Malpighi's *Risposta all'opposizioni registrate nel Trionfo de Galenisti*; for its inception and progress, see letter 144 n2, and for other references to the *Galenistarum triumphus*, see letter 74 n2.

3. *Il saggiatore* of Galilei had been published in 1623.

4. See Gassendi's *Disquisitio metaphysica, seu dubitationes et instantiae adversus Renati Cartesii metaphysicam et responsa* (Amsterodami, 1644; in Gassendi [1658, III, *269-410*]).

For Gassendi, see letter 38 n5.

158 BORELLI TO MALPIGHI
Pisa, 26 February 1666

Text: BU, MS(LS) 2085, IX, *173*

Reverting again to Malpighi's decision to return to Bologna at the expiration of his appointment at Messina, Borelli says that although he is not an astrologer, he predicts that

Malpighi will not be as satisfied at Bologna as he imagines he will be. See also Adelmann (1966, I, *291-292, 575* n2).

Molto Illustre et Eccellentissimo Sigr. Mio et Prone. Colendissimo

Ricevo questa settimana una gratissima sua de i 30. del passato,[1] ma niuna del Sigr. Catalano,[2] benche io ne aspetti due tutte insieme la seguente staffetta conforme il solito, onde veggo che il recapito delle lettere di Vostra Signoria e più sicuro, e puntuale che non è il suo, circa l'interesse della conferma di cotesta lettura,[3] poiche Vostra Signoria la discorre in altra maniera, io non son per dir altro rimettendomi alla sua prudenza, et al suo gusto, ma benchè io non sia astrologo[4] gli pronostico, che ella à Bologna non incontrerà tutte quelle sodisfazioni che si figura, e se non ci saranno i Lipari,[5] vi saranno i Magni[6] et altre bestiole simili. hor comunque si sia ella è padrona, e faccia comunque comanda. Farà vostra Signoria per questa volta la scusa mia col Sigr. Catalano se non gli scrivo per esser troppo occupato, e per non aver ricevuto sue lettere, bastarà dargli parte della mia buona salute, e riverir caramente in mio nome tutti cotesti Sigri. amici, come fò à Vostra Signoria, insieme col Sigr. Suo Fratello.[7]

Pisa 26. Febbraio 1666
Di Vostra Signoria Molto Illustre et Eccellentissima
Devotissimo Servitore
GIO[VANNI] ALF[ONSO] BORELLI

1. This letter from Malpighi has not been located.

2. That is, Domenico Catalano; see letter 46 n3.

3. That is, Malpighi's reappointment to the lectureship in medicine at Messina; for other references to this matter, see letter 152 n3.

4. In his reply to Giovanni Girolamo Sbaraglia's *De recentiorum medicorum studio*, Malpighi (1697, II, *125*) employs the same expression, *io non son astrologo*, in disclaiming the ability to divine what Galen might think, were he alive, about the study of microscopic anatomy. See Adelmann (1966, I, *575*).

Cf. letter 85, in which Borelli says that Malpighi had been an astrologer, that is, a sooth-sayer, when he said he suspected that he had been making predictions about the elder Thomas Bartholin's book on the lungs which would not come true.

See also letter 238.

5. An allusion, of course, to Michele Lipari (see letter 136 n2), to whom the *Galenistarum triumphus* was attributed.

6. An allusion to Luigi Magni; see letter 69 n6.

7. Bartolomeo Malpighi.

159 BORELLI TO MALPIGHI
Pisa, 19 March 1666

Text: BU, MS(LS) 2085, IX, *174*

Silvestro Bonfigliuoli's arrival at Pisa is expected, and if he brings copies of Malpighi's epistles, Borelli will forward them to Malpighi. An anatomy will finally be conducted at Pisa, and Carlo Fracassati has called Bonfigliuoli to assist him in dissection, ignoring Tilman Trutwin. How much this has pleased the *padroni* Malpighi will hear later; Borelli fails to understand such politics. The important thing is that everyone thinks Borelli responsible for this decision of Fracassati's, but actually he is like a cuckold, the last to learn things prejudicial to himself. Borelli will take advantage of this anatomy to examine the palm of the hand for the papillae Malpighi has mentioned. Giovanni Battista Capponi, as Malpighi had predicted he would, has discredited himself greatly at Florence. Borelli is glad that Malpighi has had an opportunity of making a fool of Paolo Varvesio, though the thick heads of fellows of this sort, who do not understand jokes, need very hard knocks; but it doesn't pay to throw time away on them. See also Adelmann (1966, I, *256*).

Molto Illustre et Eccellentissimo Sr. Mio et Prone. Colendissimo

Aspettiamo quì il Sr. Bonfiglioli,[1] e se egli recarà copie dell'epistole[2] di Vostra Signoria procurarò di mandargliele per via di Livorno. quì finalmente si farà la anotomia,[3] et il Sr. Carlo[4] subito senza chieder consiglio spedì una posta à Bologna à chiamare il Sr. Bonfiglioli perche l'aiutasse à tagliare, il che quanto sia per esser grato à i Padroni[5] lo sentirà Vostra Signoria appresso, lasciando à dietro Tilmanno.[6] io veramente non so intendere questa sorte di politica, quando si stà in casa d'altri voler far le cose contro la volontà de i Padroni; l'importanza si è, che ogni uno giudica che io sia quello, che guidi queste risoluzioni, e non sanno, che io sono come i becchi l'ultimo à saper le cose pregiudiziali à loro,[7] si che da questo, e da altro sarò necessitato à lasciar fare e servir gli amici in quello che io posso senza impegnarmi più di quel che vuol la ragione. con questa occasione vedrò se sarà possibile osservar le papille nella pianta della mano, come Vostra Signoria dice.[8] del Dottor Capponi[9] è successo appunto quello che Vostra Signoria dice, cioè che ei molto si screditasse à Firenze. piacemi, che Vostra Signoria abbia avuto occasione di minchionare il dottor Varvesi,[10] benchè queste sorte di gente non intendono gli scherzi, perchè capi così grossi anno bisogno di percosse molto vehementi, ma non torna conto buttar via il tempo con loro. e qui per fine l'abbraccio caramente e riverisco insieme col Sigr. suo Fratello.[11]

Pisa 19. Marzo 1666

Di Vostra Signoria Molt'Illustre et Eccellentissima

Devotissimo Servitore

GIO[VANNI] ALF[ONSO] BORELLI

1. That is, Silvestro Bonfigliuoli; see letter 112 n1. For other references to his supervision of the printing of Malpighi's epistles, see letter 127 n8.

2. That is, Malpighi's epistles on the brain, tongue, and omentum, but whether the first issue of them, in the *Epistolae anatomicae*, or the second, in the *Tetras anatomicarum epistolarum*, it is not possible to tell. For references to the inception, progress, and publication of these epistles, see letter 82 n4.

3. For earlier references to a public anatomy at Pisa in 1666, see letters 150, 155.

4. That is, Carlo Fracassati; see letter 18 n1. Cf. letter 102 n16.

5. The Grand Duke Ferdinand II and Prince Leopold de' Medici.

6. That is, Tilman Trutwin; see letter 2 n4.

7. For earlier complaints of Borelli about Fracassati's failure to communicate with him, see letters 144, 145, 148, 149, 150.

8. For Malpighi's description of the dermal papillae in the palm of the hand, see his *De externo tactus organo* (1665b, *19-20*; 1687, II, *203-204*).

9. That is, Giovanni Battista Capponi; see letter 56 n2.
On 22 January (letter 155) Borelli had mentioned to Malpighi that although Capponi's vast memory had given him a great reputation, he had lost much of it because of the strange opinions he had permitted to escape his lips.

10. That is, Paolo Varvesio, whom Mongitore (1714, II, *124*) and G. M. Mira (1884, II, *447*) call a distinguished physician. He was a member and sometime prior of the College of Physicians at Messina and a lecturer on the Greek language there. To Malpighi he made himself objectionable as one of those who, Malpighi (1697, I, *29*) tells us, criticized the conclusions of himself and Catalano which were defended by Francesco Maria Giangrandi and also as the author of the decastich addressed to neoteric physicians which was included in the *Galenistarum triumphus* attributed to Michele Lipari. See Adelmann (1966, I, *278*).

11. Bartolomeo Malpighi.

160 GIOVANNI BATTISTA CAPUCCI[1] TO MALPIGHI
Crotone, 4 April 1666

Text: BU, MS(ALS) 2085, X, *74*
Publ. (in part): Malpighi (1697, I, *29, 109*; 1698, *42-43*)

Capucci acknowledges his indebtedness to Giacopo Ruffo for having introduced him to Malpighi. He has received Malpighi's letter and the precious gift of his book. Malpighi's epistle on touch and the response which he has made (to the *Galenistarum triumphus*) have also been delivered to him. He has skimmed the printed work several times but read the manuscript response only once and then sent it on to Giovanni Battista Abbate at Catanzaro. It will soon be returned and then he will acquaint himself thoroughly with it. Meanwhile Capucci expresses his opinion of it and gives some advice. He regrets Malpighi's imminent departure from Sicily and will follow him in spirit wherever he goes. Mentioning the medals Giacopo Ruffo has sent to Malpighi, Capucci says that he would like Malpighi to tell him in detail about the medals he most wants to have; he would like to procure for him the most valuable to be found in the region. He would like Malpighi to send him some new books. See also Adelmann (1966, I, *257, 285, 292*).

Fra gl'altri favori, che hò ricevuto dalla generosissima humanità del Sr. Visconte di Francavilla,[2] io annovero per singulare questo, d'haverme introdotto nella conoscenza, e grazia di Vostra Signoria, dà chi l'oscurità del mio essere sarebbe per ricever lustro notabile, quando le densissime tenebre del mio merito non mi rendessero incapace di tal fortuna: Et in vero seben il Sigr. Don Giacomo hà potuto urbanamente ingannarla, con farle in barlume vedere qualche mio niente, sosterà nulladimeno Vostra Signoria Illustrissima con buona fronte di non haverla ingannata rassegnandomele divotissimo, e partialissimo servitore, e publicandome per huomo rapito dall'ammirazione delle rare virtù di Vostra Signoria, et innamorato della di lei pregiatissima dottrina. Ond'io come sono in precisa obligazione di ratificarle quest'ultimo, così son tirato dalla forza del vero à supplicarla, ch'intorno al primo attemperi la sua credenza. Sè vuole honorarme di quella sola, che sola ambisco, qual'ella è di riconoscer me stesso, e tenermi ne gl'angusti termini della mia bassezza.

Approdò per fine la barca quà, che portava la humanissima lettera di Vostra Signoria e 'l preggiatissimo duono del suo libro[3] baciato dà mè come cosa sacra, e caro pegno della larga sua munificenza. Et erano anche, per mezzo del Sr. Don Bernardino,[4] statemi trasmesse con un passaggiere, l'epistola de tactu,[5] e la risposta[6] dà lei fatta à quei galanthuomini,[7] che soli tengonsi saccenti in un secolo litteratissimo, che protesta di saper puoco. Io confesso haver dato più scorse nell'opuscolo stampato,[8] e d'haver in esso trovato nobilissime invenzioni, et osservazioni cosi insigni, che meritamente adaggiano à Vostra Signoria le lodi, e la gloria d'un 2.º Galileo; mà della risposta à penna,[9] d'una sola lettura hò potuto godere, essendomi convenuto trasmetterla à Catanzaro al Sr. Giovanni Battista Abati,[10] un de nostri; dà chi devo riceverla ben tosto, e satiarmene; Et intorno ad essa mi sovvien prima di dirle, che non meritavano quelle frascherie trionfanti altro, che la lingua del fuoco ad esaminarle, mà la piacevolezza del suo genio risplende anche in questi scherzi delle sue hore successive; per 2.º, ch'à mè pare non mancarle gl'abigliamenti necessarij per uscir honorevolmente in publico; e per 3.º non dissimulerò con lei un mio sentimento, cioè, che contro questi idolatri dell'antichità incaparbiti nelle loro ignoranze, calunniatori de belli ingegni, e tante volte tacciati di temerarietà; non è horamai più dovvere che s'alzi la longanimità de Malpighi de Catalani[11] ecc., mà la licenza de Paracelsi,[12] e degl'Helmonzij[13] giusta il proverbio malo nodo malus cuneus;[14] ond'io dico che lo scritto di Vostra Signoria altro di mal non hà, sè no' che è corto bastone per una arroganza cotanto lunga Hor io vorrei in questo chiuder la lettera per non cangiar in malinconia il diletto prestome in iscrivere fin quì. Partirà Vostra Signoria dà Messina su'l comparir delle vacanze. In buonissima hora. Mà con dubio di non riveder più Sicilia. Questo deve sommamente dispiacere à tutti buoni Messinesi, che vedranno impoverito il loro Liceo d'un capitale pretiosissimo, et affliger tutti noi altri, che con haverla un pò più vicina, potevamo spesso sentir gl'afflati della sua consumatissima Enciclopedia. Mà sè Vostra Signoria è destinata à fortune più proportionate al suo merito in Città più propitia alle lettere, che dobbiam far noi altri, che priegar Dio, che secondi i suoi generosi disegni, e le conceda anni lunghi perch'ella gloriosamente gl'impieghi al bene della posterità litterata? Io la seguirò con lo spirito ovunque anderà, havendo già in esso l'humanità di Vostra Signoria impresso un magnetismo indissolubile, per il quale mi converrà sempre osservarla, e riverirla con somma divozione. Non l'esibisco poi qui la tenuità mia, perche la presenterei due volte del nulla. Intorno alle medaglie[15] datele dal Sr. Don Giacomo,[16] ell'è troppo curiosa in tracciarne il primo padrone; Vorrei ben che co'l particolarizarme, de quali ella è più invogliata, mi animasse à buscarne alcuna più stimata, che potesse in questa Comarca trovarsi. Ardirò altresi io di ricorrere alla sua cortesia per qualche libro nuovo de vostri, quando potrò sapere il muodo di trasmetterne il prezzo E sè il Sr. Catalano resta per nostro Mercurio, io son beato. Mà è tempo hormai, ch'io mi resti di più lungamente attediarla con le mie sciapitezze. Finisco però la lettera, mà non già di riverirla profondamente, e di supplicarla ad isperimentare con i suoi commandamenti ch'io sono

Di Vostra Signoria molt'Illustre et Eccellentissima

Crotone à 4 d'Aprile 1666

Humilissimo Devotissimo et Obligatissimo Servitore

GIO[V]AN[NI] B[ATTIST]A CAPUCCI

1. Giovanni Battista Capucci, "the most widely respected physician" (Fisch [1953, *534*]) of the Accademia degli Investiganti at Naples and the editor of Sebastiano Bartoli's *Artis medicae dogmatum communiter receptorum examen* (Venetiis, 1666), "after practicing medicine at Naples for a long time with the greatest acclaim," as Malpighi (1697, I, *29*) tells us in introducing an extract from this letter into the *Opera posthuma*, was living in retirement at Crotone and "tempering his leisure by the reading of books as they were coming out. His extraordinary gifts are elegantly set forth by Lucantonio Porzio [1684, *58-59*] in a dissertation on the difficulty of medicine." In the same place Malpighi says that Giacopo Ruffo was the one who had advised him to send "this little apologetic work of mine [a manuscript copy of Malpighi's *Risposta all'opposizioni registrate nel Trionfo de Galenisti*] . . . together with the little exercise on touch [Malpighi's *De externo tactus organo*] to Signor Giovanni Battista Capucci. For he was known to the world of letters and was a great friend of those most famous men, Tomasso Cornelio and Lionardo di Capoa . . . . And so I struck up a friendship with this great man and cultivated it religiously by frequent letters until he died, and I confess that I profited very greatly from his most learned converse."

In this letter Capucci too tells us that he owed to Giacopo Ruffo his introduction to Malpighi, but Malpighi, writing to Giovanni Battista Abbate only a little later (letter 163) says (if Atti [1847, *101*] transcribes correctly) that it was Signor Domenico (that is, Domenico Catalano) to whom he was obliged for having opened the way to his acquaintance with both

Abbate and Capucci, *galantuomini di tanto garbo e giudizio*. This contradiction may be due to a lapse on Atti's part. May we suppose that in a rare moment of inattention he transcribed *Domenico* instead of *Giacomo* or *Giacopo*? Even if Atti's transcription is correct, his identification of Domenico as Domenico Cassini, the astronomer, is incorrect. Perhaps we may assume that both Ruffo and Catalano were responsible for introducing Malpighi and Capucci.

Capucci was also a good friend of Borelli's, and it is from his correspondence with Malpighi that we shall learn the probable reason for the rupture of Malpighi's friendship with Borelli.

See also Fisch (1953, *528* n, *531*, *534-535*, *536* n); Adelmann (1966, I, *257* & n9, *285*, *292*, *293-294*, *294* n1, *314*, *315* & n3, *333-334*, *335-337*, *347*, *350*, *352-353*, *370*, *395*, *398* & n3, *404*, *421-423*, *429*; II, *859*, *978* n3); and consult the Index of this work.

2. That is, Giacopo Ruffo (see letter 3 n14), called simply Don Giacomo below.

3. Malpighi's epistles on the brain, tongue, and omentum contained in the *Epistolae anatomicae* or the *Tetras anatomicarum epistolarum*, but more likely in the former.

4. That is, Bernardino Bontacchi, whom Malpighi identifies for us in letter 161 as a Venetian merchant.

5. That is, Malpighi's *De externo tactus organo*.

6. That is, a manuscript copy (as we are informed farther on) of Malpighi's *Risposta all'opposizioni registrate nel Trionfo de Galenisti*. For its inception and progress, see letter 144 n2, and for the *Galenistarum triumphus*, see letter 74 n2.

7. That is, Michele Lipari, Francesco Avellini, and their adherents at Messina.

8. This *opuscolo stampato* was probably Malpighi's *De externo tactus organo* rather than the *Epistolae anatomicae* (or the *Tetras*?), referred to above as *suo libro*. Capucci is contrasting here the printed *De externo tactus organo* with the manuscript copy of the *Risposta*, both of which he had received through Bernardino Bontacchi.

9. The manuscript of the *Risposta*; see note 6 above.

10. That is, Giovanni Battista Abbate, as he signed himself. I have been able to trace but one letter (20 April 1666 [letter 162]) of his to Malpighi and but one of Malpighi's to him (letter 163).

Aside from the few facts to be gathered from these letters and from Giovanni Battista Capucci's correspondence with Malpighi, I have been unable to discover any information about him. A friend of Domenico Catalano (of whom he had been a pupil), of Giovanni Battista Capucci, and of Giovanni Alfonso Borelli, and apparently a physician, Abbate resided at Catanzaro. He was evidently an assiduous reader of medical works, as Capucci was, and he was acquainted with all of Malpighi's printed works; it was at his house that Capucci first saw Malpighi's *De pulmonibus*. Malpighi presented him with an autographed copy of his *De viscerum structura*. He wrote two replies, one of them in Italian, to Michele Lipari's *Galenistarum triumphus*. Through Capucci on at least one occasion he sent Malpighi some medals, and he was much concerned over the rupture of Malpighi's friendship with Borelli.

11. That is, of men like Domenico Catalano, for whom see letter 46 n3.

12. That is, the followers of Paracelsus (Aureolus Theophrastus Bombastus von Hohenheim), physician and alchemist, whom Garrison (1929, *204*) calls "the most original medical thinker of the sixteenth century." Of the extensive literature dealing with him, only four works are cited here: Sudhoff (1894-1899); Paracelsus (1922+); Pachter (1951); Kerner (1965). See also the *Isis Cumulative Bibliography* (1971, II, *270-276*).

13. That is, the followers of Jan Baptista van Helmont, for whom see letter 84 n6.

14. Cf. the old proverb, quoted by Saint Jerome (*Ep.* 69, 5 [1842, I, *657*]): "Malo arboris nodo, malus cuneus requirendus est." See A. Otto (1890, *102*, no. 480).

15. For other references to Malpighi's interest in medals, see letter 94 n21.

16. See note 2, above.

161   MALPIGHI TO CAPUCCI
[Messina, May? 1666]
In response to letter 160 (4 April 1666)[1]

Text: Atti (1847, *102-103*)

Malpighi thanks Capucci for the medals he is sending. He is sending Capucci a copy of
the *Galenistarum triumphus*, which has been reprinted at Messina with a Venice imprint and
which contains an impertinent letter addressed to Lorenzo Bellini. Malpighi has decided not
to publish his idle remarks (that is, his response to Michele Lipari's *Galenistarum triumphus*).
The Messina Senate has reappointed him on such favorable terms that he is embarrassed by
the necessity of responding in some measure to the courtesies shown him. To settle his domestic
affairs at home Malpighi will leave Sicily at the end of the following week; Capucci should
name an agent at Venice, Cotrone, or some other port to whom any books intended for him
can be directed. If Capucci obtains any medals to cure Malpighi's affliction, he will receive
them as medicine; he goes on to tell what medals are most desirable. See also Adelmann
(1966, I, *285*, *292*).

Continua V. S. ad obbligarmi con le affettuose cortesie espresse nella
umanissima sua, e col regalo delle medaglie[2] inviatemi quali godrò; e saranno
un perpetuo pegno dell'affetto suo. Consegnai al signor Don Bernardino[3] *il
trionfo Galenico*[4] ristampato qui sotto nome di Venezia[5] con una lettera al signor
Bellini,[6] che è il compimento delle impertinenze, le quali per esser tanto
evidenti, e portate sciaguratamente senza sale e destrezza mi pare non meritino
risposta, nè considerazione alcuna. Io sul principio aveva dettate quelle
quattro ciarle,[7] che hanno avuta la sorte di non dispiacere a V. S., ma ho
divisato di non pubblicarle. Questo illustrissimo Senato[8] per l'uso antico, che
ha di favorire i forestieri,[9] si è compiaciuto farmi nuova condotta con condizioni molto onorevoli a tal segno, che l'animo mio resta oppresso da tante
cortesie; e necessitato a pensare il modo di corrisponderle in qualche parte,
e perchè ho urgenza di ripatriare per rassettare gli affari domestici prima del
caldo, partirò, e credo sarà alla fine della prossima settimana; ed acciò io
possa inviare all'occasione qualche libro sarà bene, che V. S. m'accenni in
Venezia una persona, ovvero in Cotrone, o altro porto praticato da vascelli
di Venezia, acciò io possa dirizzare gl'involti. Io in Venezia avrò un tal signor
Bernardino Bontacchi[10] mercante, persona nota; e caso a V. S. capitassero
medaglie per curare questa mia malattia, le riceverò in luogo di medicamento,
e perchè, come ella ben discorre, fra una immensità di esse poche sono le
apprezzate, e queste ricercano una gran pratica e cognizione, essendovi molti
inganni, di qui è, che non posso darle una regola e nota distinta; solo le dirò

circa le medaglie di rame, che bisogna siano ben conservate; che le lettere e le figure espresse si possano godere; che siano grandi come un testone;[11] e che per lo più siano Romane: ma quando se ne trovassero Greche grandi, sono pure stimabili. Quelle d'oro e d'argento sono care, quando sono Romane; e che non hanno quelle carrette con quattro cavalli, ed il rovescio d'una testa con l'elmo alato ecc. . . . .

1. This letter, mentioning Malpighi's reappointment by the Messina Senate, which he says (1697, I, *30*) occurred on 23 April, is apparently a response to Giovanni Battista Capucci's letter of 4 April (no. 160); there is a possibility, however, that there was at least one intervening letter. I have been unable to trace the original manuscript. For other references to Malpighi's reappointment, see letter 152 n3.

2. That is, the medals mentioned in letter 160; for other references to Malpighi's interest in medals, see letter 94 n21.

3. This is the Don Bernardino already mentioned in letter 160 and identified below as Signor Bernardino Bontacchi, a Venetian merchant.

4. I suspect that the italics are Atti's.

5. I have been unable to trace a copy of this reprint of Michele Lipari's *Galenistarum triumphus* with the fictitious Venetian imprint. Haller (1774, I, *537*), however, takes note of it, and Mongitore (1714, II, *77-78*) gives *Venetiis apud Joannem Petrum Brigoncium* as the imprint.

6. That is, Lorenzo Bellini; see letter 65 n9.

In letter 163, Malpighi attributes to Francesco Avellini the letter addressed to Bellini which, signed by Michele Lipari, was added to the second edition of *Galenistarum triumphus* and dated *Messanae pridie Kalendas martii, 1665* (that is, 28 February 1666); it is reprinted by Atti (1847, *88-90*). See also letter 165 and Adelmann (1966, I, *283-285*).

7. With characteristic modesty Malpighi is here referring to the manuscript of his *Risposta all'opposizioni registrate nel Trionfo de Galenisti*, which he withheld from publication until he included it in the *Opera posthuma*.

8. That is, the Senate of Messina; for the date of its action, see Malpighi (1697, I, *30*), and for a copy of the terms, see BU, MS 2085, VI, *25-26*.

9. For the custom of attracting non-Messinese lecturers to the Studium of Messina, see Arenaprimo (1900, *185*). Cf. Borelli's complaint (letter 45, 2 July 1661), in commenting upon the selection of a successor to Pietro Castelli, that because the custom of employing foreigners for the first and second chairs at Messina was being disregarded not a few citizens of Messina, using favors and indirect means, were making every effort to complete the ruin of that Studium.

10. See note 3, above.

11. For the various coins called *testoni*, see Martinori (1915, *520-525*).

162   GIOVANNI BATTISTA ABBATE TO MALPIGHI
Catanzaro, 20 April 1666

Text: BU, MS(ALS) 2085, X, *1*

Malpighi should not blame Abbate for writing him, but Domenico Catalanol, who had told him of Malpighi's kindness and aroused the wish to greet Malpighi before he leaves Sicily.

Malpighi should also blame the learning he has displayed in so many writings, of which Abbate is fully informed, and which would suffice to move a stone to approach him. If Abbate had known Malpighi was leaving Sicily he would have come to see him. In Malpighi's departure Sicily is sustaining the same sort of loss it did when Giovanni Alfonso Borelli decided to go to Pisa. Abbate has seen Malpighi's response to *Galenistarum triumphus*, which had been sent to him by Giovanni Battista Capucci; he compliments Malpighi upon it and apologizes for not writing at greater length. There are some things which he has encountered in Malpighi's writings that he would like to have explained; perhaps he will have another occasion for inconveniencing Malpighi with regard to them. See also Adelmann (1966, I, *285, 292*).

Vi farete maraviglia della mia temerità, se non havendo merito alcuno con esso Voi prendo pure à scrivervi, e in consequenza à mettervi in obbligo di risposta. Ma non incolpate me; accusatene il mio Sr. Domenico[1] che havendomi scritto tanto bene del vostro gentilissimo genio, m'hà mosso la voglia di riverirvi prima di lasciar la Sicilia, e dedicarmivi per servidore. Incolpatene la vostra dottrina pubblicata già in tante stampe, delle quali son pienamente informato la quale basterebbe muovere un sasso à corrervi appresso, Et io vi giuro à fede di galantuomo Sigr. Marcello, che se havessi saputo, che dovevi [*sic*] partirvi si presto dalla Sicilia harei [*sic*] venuto à quest'ora à conoscervi di veduta, et ad apprendere dalla vostra, per me, sodissima, e stupenda filosofia, molti documenti. Ma Dio non conobbe cotesta Città meritevole di tanto bene; e si pose in capo à Voi di ritornar alla patria: e mi pare appunto, ch'hora la Sicilia faccia quella perdita in suo genere, che fece all'ora, che si risolse il Sigr. Borelli di andarne à Pisa.[2] Io non vuò parlar delle cose, che havete dato in luce, perche ci bisognerebbe altro che una lettera: ma havendo veduto ultimamente la risposta al Trionfo de Galenisti[3] mandatami dal Sigre. Capucci,[4] à cui io diedi notizia, e di Voi, e della occasione della lite; veramente son restato stupito, perche non harei mai creduto, che alcune delle sentenze si potessero anche con l'auttorità degl'antichi provare, come felicissimamente havete fatto Voi. mi piacque tanto poi ciò che scrivete intorno agl'humori, et alla natura della febbre,[5] ch'io non saprei spiegar le vie Vi sò dire solo, che quanto scrivete è bastato per levarmi molti scrupoli che in dette materie mi tenevano occupata la mente. Dio faccia del bene à cotesto gaglioffo,[6] che vi stuzzicò à scrivere si belle cose. et a voi dia aggio, e vita per potervi essercitare in beneficio de' curiosi del vero. Io non hò tempo bastante à scrivervi diffusamente, perche mi è data fretta da chi deve recar costà queste lettere: E vorrei pure pregarvi ad insegnarmi alcune cose, che non arrivo ad intendere in alcuni luoghi delle vostre stampe. Ma forse troverò occasione di darvi altra volta questa briga: frattanto contentatevi ricevermi per vostro servidore e discepolo, e state sicuro, che non applicate il vostro affetto in persona poco conoscente del vostro merito, ne poco parziale della vostra dottrina. E qui per fine vi baggio di tutto cuore, e con ogni riverenza le m[ani]

Catanzaro 20 Aprile 1666.

Di Vostra Signoria

Prontissimo e divotissimo Servidore
GIO[VANNI] BATT[IST]A ABBATE

1. That is, Domenico Catalano; see letter 46 n3.

2. Giovanni Alfonso Borelli left Sicily early in 1656, landing at Livorno at the beginning of February and proceeding immediately to Pisa, where he gave his first lecture on 19 March. See A. Fabroni (1795, III, *442*); Del Gaizo (1890, *10*); Adelmann (1966, I, *145*).

3. This was the manuscript copy of Malpighi's *Risposta all'opposizioni registrate nel Trionfo de Galenisti*, which in letter 160 Giovanni Battista Capucci had told Malpighi he had sent on to Abbate. For other references to the *Galenistarum triumphus* and Malpighi's response to it, see letters 74 n2, 144 n2.

4. That is, Giovanni Battista Capucci; see letter 160 n1.

5. For his discussion of the humors and of fevers in his *Risposta all'opposizioni registrate nel Trionfo de Galenisti*, see Malpighi (1697, II, *29-30, 36-51*). Cf. the 25th of the 46 conclusions of Malpighi and Domenico Catalano in Adelmann (1966, I, *273*).

6. That is, either Michele Lipari, the reputed author of *Galenistarum triumphus*, or, more likely, Francesco Avellini, the actual author.

163   MALPIGHI TO ABBATE
[Messina, after 23 April 1666][1]
In response to letter 162 (20 April 1666)

Text: Atti (1847, *101-102*)

Malpighi acknowledges his obligation to Domenico Catalano for having opened the way to his acquaintance with Giovanni Battista Abbate and Giovanni Battista Capucci. He has read Abbate's two responses, one in Italian, to Michele Lipari's *Galenistarum triumphus* and is very much pleased with them. A copy of the *Galenistarum triumphus* with the fictitious Venetian imprint, containing an impertinent letter of Francesco Avellini's (though signed by Lipari) addressed to Lorenzo Bellini, has probably been sent to Abbate. The Senate of Messina has reappointed Malpighi; he will return to Bologna as soon as the new *giurati* have taken office. If Abbate has any difficulties with Malpighi's published works, Malpighi will be glad to have an opportunity of undeceiving himself and, if necessary, of retracting. See also Adelmann (1966, I, *285, 292*).

Fra le altre obbligazioni che io devo al nostro signor Domenico[2] non è ordinaria quella d'avermi aperto strada alla conoscenza di voi, e del signor Capucci[3] galantuomini di tanto garbo e giudizio, che è quel fornimento, che in poche teste si ritrova.

Io lessi le due vostre scritture in risposta al *trionfo vituperoso di Galeno*,[4] e vi giuro con ogni schiettezza, che mi piacquero al maggior segno, ed in molte cose ho avuto fortuna di incontrar i vostri stessi pensieri. Quella poi volgare è riuscita del tutto di mio gusto, perchè con molto garbo rivedete i conti a quel fanatico sciagurato.[5] Intorno poi a quelle cose che registrate nella mia risposta hanno avuto fortuna di piacervi, desideravano un poco più lunga diceria. Vero è che intorno gli umori v'ho fatto una breve aggiunta, che forse non vi dispiacerà, come anche certe altre cosette del prognostico ecc.[6] Vi sarà stato inviato il *Trionfo* ristampato in Venezia[7] idest in Messina con l'aggiunta d'una impertinente lettera diretta al signor Bellini[8] nella quale si compiace il signor Avellini[9] sotto nome del Lipari[10] trattarmi al solito, e svergognatamente insultare il signor Bellini, i libri del quale non è degno nemmeno di leggere.

Questi illustrissimi signori Senatori si sono compiaciuti di farmi la Ricondotta[11] con molte dimostrazioni d'affetto, avendomi obbligato l'animo all'ultimo segno; e perchè si avvicina l'estate, e il viaggio è assai lungo, per tanto dopo il possesso dei signori Giurati[12] nuovi spero esser lesto alla partenza, e ridurmi in Bologna, dove starò con ansietà attendendo i vostri comandi, e potrete direttamente inviarmi le lettere per la posta di Napoli, quali benchè tardi pure capiteranno sicure; e con tale occasione, se vi compiacerete comunicarmi le difficoltà, che avete sopra quelle cosucce mie stampate, mi sarà sommamente caro per aver motivo di disingannarmi; ed occorrendo anche ritrattarmi. Riceverete l'inclusa,[13] quale m'onorerete inviarla al signor Cappucci, mentre con cordiale affetto riverendovi resto.

1. I have been unable to trace the original manuscript of this letter, obviously written after Malpighi's reappointment by the Messina Senate on 23 April 1666.

2. That is, Domenico Catalano (see letter 46 n3), not Domenico Cassini, as Atti (1847, *101*) says; see letter 160 n1.

3. That is, Giovanni Battista Capucci; see letter 160 n1.

4. That is, Abbate's two responses, one in Latin, the other in Italian, to Michele Lipari's *Galenistarum triumphus*; the italics here are probably Atti's.

5. That is, Michele Lipari, the reputed author of *Galenistarum triumphus*, or, more likely, Francesco Avellini, the actual author.

6. That is, Malpighi's discussion of the humors and of fever in his *Risposta all'opposizioni registrate nel Trionfo de Galenisti*; see letter 162 & n5.

7. See letter 161 n5.

8. That is, Lorenzo Bellini; see letter 65 n9.
For the "impertinent letter" referred to, see also letters 161, 165.

9. That is, Francesco Avellini; see letter 74 n2.

10. That is, Michele Lipari; see letter 136 n2.

11. For other references to Malpighi's reappointment at Messina, see letter 152 n3.

12. For the *giurati*, see letter 102 n5.

13. This was apparently a letter for Giovanni Battista Capucci; I have been unable to trace it.

164 BORELLI TO MALPIGHI
Firenze, 19 June 1666

Text: BU, MS(LS) 2085, IX, *175-176*

Borelli thanks Malpighi for news of their friends in Messina. He suggests that Malpighi's response (to Michele Lipari's *Galenistarum triumphus*) be made in another form than the one Malpighi has chosen; one could not deal more roughly with the author than by refraining from naming him. Borelli would like to know how his last work has been received at Bologna. See also Adelmann (1966, I, *285, 293*).

Molt'Illustre et Eccellentissimo Sigr. Mio et Prone. Colendissimo
Ricevo la gentilissima sua dei 15.[1] nella quale mi da abbondante notizia degli amici di Messina,[2] e godo sommamente che Vostra Signoria abbia avuto sodisfazione da loro, e conosciuto quanto teneramente amano, e stimano il suo valore. circa la risposta[3] di Vostra Signoria se per il passato l'ho pregato, et insinuato, che scrivesse in altra forma di quella che prese Vostra Signoria, ora più che mai stimo ragionevole, perchè non mi pare che si possa far maggior strapazzo à quella bestiola[4] che il non nominarlo punto, e si possono benissimo dire tutte le medesime cose in mille maniere senza avvilirsi rispondendo ad uno scimonito, e piacesse à Dio, che questa risoluzione fosse stata presa al principio, che al sicuro averiamo avuto meno disturbi. averei caro sentire come sia stato ricevuto costì la mia ultima operetta;[5] perchè sospetto che l'emulazione di qualche anteriorità, e di non volere che altri possa sapere astronomia eccetto che loro non gli sia riuscita grata questa scrittura come ne ho avuto alcuno indizio però priego Vostra Signoria che procuri di saperne qualche cosa. al Sigr. Bonfiglioli[6] Vostra Signoria saluti da parte mia, e gli dica, che per esser io occupatissimo per questa volta non rispondo alla sua lettera, e quì per fine l'abbraccio, e riverisco caramente insieme col Sr. Mariani.[7]
Firenze. 19. Giugno 1666.
Di Vostra Signoria Molto Illustre et Eccellentissima
Devotissimo Servitore
GIO[VANNI] ALF[ONSO] BORELLI

[Address:] Al Molt'Illustre et Eccellentissimo Sr. Mio et Prone. Colendissimo / Il Sigr. Marcello Malpighi / Bologna

1. This letter from Malpighi has not been located.
2. Malpighi was no longer in Messina; his letter of 15 June was written from Bologna, which he had already reached by 9 June (see Adelmann [1966, I, *293*]).

3. That is, Malpighi's *Risposta all'opposizioni registrate nel Trionfo de Galenisti,* which was still in manuscript. For other references to the *Galenistarum triumphus* and Malpighi's response to it, see letters 74 n2, 144 n2.

4. That is, Michele Lipari (see letter 136 n2), the reputed author of *Galenistarum triumphus,* or, more likely, Francesco Avellini (see letter 74 n2), its actual author.

5. That is, Borelli's *Theoricae Mediceorum planetarum, ex causis physicis deductae* (Florentiae, 1666), which on 22 January (letter 155) he reported having been occupied with. See also letter 165.

6. That is, Silvestro Bonfigliuoli; see letter 112 n1.

7. That is, Mario, the son of Malpighi's teacher, Andrea Mariani; see letter 66 n5.

165   BORELLI TO MALPIGHI
Firenze, 26 June 1666

Text: BU, MS(LS) 2085, IX, *177-178*

Malpighi's brother has paid Borelli a visit and given him news of Messina and of Malpighi. Borelli is waiting to hear what Malpighi has promised to tell him with regard to his (Borelli's) book; perhaps Malpighi will hear something about another of Borelli's writings which Prince Leopold will send to Father Giovanni Battista Riccioli. Borelli reminds Malpighi that he has not said that Malpighi should not respond (to Lipari's *Galenistarum triumphus*) and that he and Malpighi differ only as to the method to be employed. In answer to Malpighi's inquiry as to how Lipari's letter (addressed to Bellini) has been received (in Pisa and Florence), Borelli says he has not yet made the letter known; his only efforts have been directed toward seeing that the matter blows over, for the letter, being attached to that most clumsy (*Galenistarum*) *triumphus,* effectively persuades readers to take it for what it is. Its faults are obvious. The most reasonable course is to disdain such idle nonsense. See also Adelmann (1966, I, *285-286, 293* n8).

Molt'Illustre et Eccellentissimo Sr. Mio et Prone. Colendissimo

È stato à favorirmi il Sr. suo Fratello,[1] e mi ha molto rallegrato con le notizie, che mi ha dato à bocca delle cose di Messina, e dello stato di Vostra Signoria. aspetto di sentire qualche avviso intorno al mio libro[2] conforme ella mi promette, e forsi sentirà qualche altra cosa sopra una scrittura mia,[3] la quale il Serenissimo Principe Leopoldo[4] invierà al Padre Riccioli.[5] sentiremo come egli la prenderà. intorno alla risposta[6] di Vostra Signoria, ella sà, che non ho detto, che non si debba fare, ma solamente differivamo circa il modo. questo Vostra Signoria lo considerarà ora meglio à sangue freddo, e poi risolverà quello che gli pare. intorno al particolar che ella mi dimanda, come sia stata presa quì l'epistola del Lipari,[7] gli rispondo che fin ora io non l'ho palesata, et in ogni evento ho solamente preparata la materia, acciò che ella abbia à sfumare, perchè essendo ella annessa, et accompagnata con quel goffissimo trionfo assai efficacemente persuade i lettori à tenerla per quello,

315

che ella è perchè il torto si manifesta prima per l'ignoranza, e goffaria del-
l'autore, secondo per i modi suoi villani, poichè non vi è contadino, ne vetturino,
che non possa disputare in quella forma, e quando simili modi avessero à
prevalere sarebbe bell' e spedito Ipocrate, Platone, Archimede, e tutti gl'altri
grand'uomini, sicchè la più ragionevole et accertata risoluzione si è il disprezzo di così fatte ciancie e badare à rendersi stimabile col merito, e con la
virtù, et a considerar la cosa bene mi par che così si deve fare, e non in altra
maniera. la riverisco per fine affettuosamente
Firenze 26. Giugno 1666
Di Vostra Signoria Molt'Illustre et Eccellentissima

Devotissimo Servitore
GIO[VANNI] ALF[ONSO] BORELLI

[Address:] Al Molt'Illustre et Eccellentissimo Sr. Mio et Prone. Colendissimo /
Il Sigr. Marcello Malpighi / Bologna

1. Bartolomeo Malpighi.

2. That is, Borelli's *Theoricae Mediceorum planetarum, ex causis physicis deductae* (Florentiae,
1666); cf. letters 155, 164.

3. This *scrittura* of Borelli's, which he says here will be sent to Giovanni Battista Riccioli
(see letter 10 n2) by Prince Leopold, is referred to again by Borelli on 17 July (letter 167),
when he says that Prince Leopold wished to send *certa mia scrittura* against Riccioli to Count
[Annibale] Ranuzzi (see letter 167 n10), directing him not to reveal Borelli's name. I cannot
identify this with any of Borelli's published writings; perhaps we may assume that it was a
criticism of Riccioli's anti-Copernicanism. Later, both Borelli and Riccioli were involved,
each for his own reasons, in a dispute with Stefano degli Angeli. See Adelmann (1966, I,
332 & n5) and letters 167, 183, 185, 186, 187, 188.

4. That is, Leopold de' Medici, brother of Grand Duke Ferdinand II.

5. That is, Father Giovanni Battista Riccioli; see letter 10 n2.

6. That is, Malpighi's *Risposta all'opposizioni registrate nel Trionfo de Galenisti*, still in manuscript. For other references to the *Galenistarum triumphus* and Malpighi's response to it, see
letters 74 n2, 144 n2.

7. That is, the letter addressed to Lorenzo Bellini (see letter 65 n9), signed by Michele
Lipari (see letter 136 n2) but actually written by Francesco Avellini (see letter 74 n2), dated
28 February 1666, and included in the second printing of *Galenistarum triumphus* with the
fictitious Venetian imprint. See letters 161, 163.

166 TOMASSO CORNELIO[1] TO MALPIGHI
Napoli, 29 June 1666

Text: BU, MS(ALS) 2085, VIII, *48*

Cornelio is glad to hear that Malpighi has safely arrived in Bologna and found everything
tranquil so far as letters and the practice of medicine are concerned. He thanks Malpighi for

316

information about their common studies. That Louis de Bils's glory has waned does not surprise Cornelio. He would greatly like to make the acquaintance of Nicolaus Steno. Anton Deusing's death would not be regretted much by good scholars. Malpighi's greetings have been conveyed to Lionardo di Capoa, who sends his greetings in return. Cornelio hopes to see Malpighi on his return trip to Messina and invites him to spend some weeks with him as his guest at Naples. He encloses a letter to be handed to Geminiano Montanari. See also Adelmann (1966, I, *293*).

Molto Illustre et Eccellentissimo Sigre., mio Pron. Colendissimo

Mi piace d'intendere che Vostra Signoria sia giunta in Bologna, et habbia quivi ritrovata tranquillità nelle cose spettanti alle lettere, e spezialmente nella maniera del medicare. Piacesse a Dio che io havessi fortuna di veder in simile stato la medicina di Napoli. Rendo a Vostra Signoria infinite grazie degli avvisi ch'ella m'hà dato intorno le cose spettanti a nostri studi. Che la gloria del Bilsio[2] sia caduta, non mi reca meraviglia, perche bisognava altro talento per sostenere un si gran nome ad onta di tutti i professori di tal sorte di studio; Hò gran desiderio di conoscere il Sr. Stenone[3] tanto più per la testimonianza che Vostra Signoria me ne fà. Per la morte del Deusingio[4] non havranno molto à dolersi i buoni Letterati. Hò salutato a nome di Vostra Signoria il Sr. Lonardo di Capua,[5] il quale m'hà imposto ch'io la riverisse da sua parte. Io hò speranza di riveder Vostra Signoria nel ritorno ch'ella farà a Messina, e la prego che sin da questo tempo si risolva di venir per Napoli, e trattenersi meco per qualche settimana.

Scrivo l'acclusa al Sr. Dottor Montanari,[6] si compiaccia Vostra Signoria di fargliela capitare et io in tanto finisco baciandole affettuosamente le mani.
Di Napoli 29 Giugno 1666
Di Vostra Signoria molto Illustre et Eccellentissima

Devotissimo et Obligatissimo Servitore
TOMASSO CORNELIO

1. This is the first letter I have been able to trace in the correspondence between Malpighi and Tomasso Cornelio; seven others will be dealt with later on. Whether this letter is a response to a letter from Malpighi informing Cornelio of his arrival in Bologna is not clear; Cornelio may have had the news from a friend.

On his way to Messina in the fall of 1662, Malpighi had stopped at Naples and established friendly relations with Cornelio and Lionardo di Capoa (see Malpighi [1697, I, *30*]), both disciples of Marco Aurelio Severino, ardent protagonists in championing the cause of the Moderns, and leading spirits of the Accademia degli Investiganti.

For references to Cornelio, see letter 97 n11.

For Di Capoa, see Amenta (1710); A. Fabroni (1795, XVI, *133-143*); M. Fisch (1953, *522-525, 533-535, 539-549, 551-552, 554-555, 557-558, 562*, and plate XLVIII); Adelmann (1966, I, *209-211, 292, 293, 398, 458, 459, 469, 476, 530*); and the additional titles cited by L. Ferrari (1947).

2. That is, Louis de Bils; see letter 122 n14.

3. That is, Nicolaus Steno; see letter 72 n8.
4. That is, Anton Deusing; see letter 80 n4.
5. That is, Lionardo di Capoa; see note 1 above.
6. That is, Geminiano Montanari; see letter 88 n6.

167 BORELLI TO MALPIGHI
Firenze, 17 July 1666

Text: BU, MS(LS) 2085, IX, *179-180*

Borelli advises Malpighi not to be disturbed because some *cavaliero*, supposed to be learned, has said that Francesco Avellini has reformed medicine; he points out that there are many such creatures in this region. Steno has arrived in Florence, where he will remain all summer, and he wants Borelli to teach him some things about geometry, and so forth. But Borelli, although he plans to be courteous, does not regard Steno as highly as they do at the palace, and he is suspicious of his motives.

Referring to an incident mentioned when he wrote Malpighi in the preceding week, Borelli says he would not abandon "the friend" unless it became necessary for him to show clearly that he was not responsible for the friend's actions, for it was not his duty to bear the blame for the escapades of another, as actually happened when the Grand Duke rebuffed him for things he knew nothing about, although the friend, who was present, understood them, and from what the friend told him from time to time of his actions, the duke's resentment no longer seemed strange to Borelli. Prince Leopold wished to send to Count Ranuzzi something Borelli had written against Father Giovanni Battista Riccioli, ordering Ranuzzi not to reveal Borelli's name, and Borelli would like to know what effect it has produced. See also Adelmann (1966, I, *286*).

Molt'Illustre et Eccellentissimo Sr. Mio et Prone. Colendissimo

Ricevo la gratissima sua de i 13.,[1] nella quale veggo che Vostra Signoria fa gran conto di non sò che cavaliero stimato letterato il quale gli disse, che Avellino[2] aveva riformato la medicina. ma di simili bestie credo anco che ne abbondi questo paese, perchè io ho inteso dire da alcuni Sigri. Senatori di Bologna, che fanno dei dotti, lodi tanto sbardellate del Dottor Magni,[3] che io mi stupij, se poi ella sentisse quì il nostro MonSr. Marsili[4] lodare il Dartona[5] fino alli Cieli gli farebbe vomitar le budella, voglio in somma dire, che de i giudizi di simili cavallacci non se ne deve far punto stima. gli do nuova che lo Stenone[6] è quì, e si tratterrà tutta l'estate, e mi ha detto che vuol venir quassù da me, e che vuol che io gl'insegni qualche cosa di geometria ecc. io non lascerò d'usarli tutte le cortesie possibili, ma non sono così credulo che lo stimi l'idea della modestia, e dei boni costumi come à palazzo lo predicano, perchè quell'epistolette che egli ha stampato danno chiaramente indizio della avidità di assorbire tutte le cose, e preoccupare gl'aditi ad altri, e sò che questi oltramontani vengon quì da noi preparati, e dispostissimi à star guardinghi, e cautelati à segno tale che per conto d'astuzie ci ponno dar quaranta, e la mano, si che à lungo andare tocca à noi à star di sotto. intorno al particolare che gli avvisai la settimana passata non vorrei, che ella pensasse che io sia mai per abbandonar l'amico[7] in quello io potrò tolto però se non fosse messo in necessità di mostrare con un'atto manifesto di segregazione che le azioni che fà l'amico sono tutte sue, e che io non vi ho parte veruna non essendo dovere, che io porti la pena delle scappate altrui come de fatto successe che il Gran Duca[8] fece una ribuffata un poco agra, e con sdegno tale che mai l'ho visto mutar di colore, come allora, per cose che io non ne sapevo nulla, ma l'amico che era presente l'intese molto più di me, e poi alla spezzata mi disse tante diligenze che aveva fatto che a me non mi parse più maraviglioso il risentimento sopradetto. ma passando ad altro sappia che il Sr. Principe Leopoldo[9] volse mandar certa mia scrittura al Sr. Conte Ranuzzi,[10] contro il Padre Riccioli[11] con ordine che non scoprisse il mio nome, io averei curiosità di sentire che effetto ha prodotto e però se Vostra Signoria ha occasione di parlarli potrebbe entrar sù la materia, e riverirlo da parte mia; e qui per fine la riverisco affettuosamente

Firenze 17. Luglio 1666

Di Vostra Signoria Molt'Illustre et Eccellentissima

Devotissimo Servitore
GIO[VANNI] ALF[ONSO] BORELLI

[Address:] Al Molto Illustre et Eccellentissimo Sr. Mio et Prone. Colendissimo / Il Sigr. Marcello Malpighi / Bologna

1. This letter from Malpighi has not been located.
2. That is, Francesco Avellini; see letter 74 n2.
3. That is, the youthful Luigi Magni; see letter 69 n6.
4. That is, Alessandro Marsili; see letter 5 n10.
5. That is, Jacobus Dartona; see letter 90 n6.
6. That is, Nicolaus Steno; see letter 72 n8.
Borelli's suspicions of Steno probably stemmed from the latter's studies on muscle, some results of which had been published in 1664 in his *De musculis & glandulis observationum specimen* and which Borelli probably felt encroached upon his own, especially since Steno had observed the course of the fibers of the heart and had concluded that it was merely a muscle and not the generator of innate heat or of vital spirits. See Steno (1910, I, *167-168, 178-182*) and cf. Giovanni Battista Capucci's letter of 25 July 1667 (no. 181).

7. Since Borelli's letter of the preceding week, in which, he says, he told Malpighi about this friend (possibly of both himself and Malpighi), and in which he may have named him, has not been found, he cannot be identified with certainty. It may have been Carlo Fracassati,

who, as we have learned from earlier letters of Borelli's, had often incurred his displeasure by his lack of candor.

8. Ferdinand II de' Medici.

9. Leopold de' Medici.

10. That is, Count Annibale Ranuzzi, who in 1682 succeeded his father in the Bolognese Senate and who was a poet, philosopher, and member of the Accademia degli Indomiti and of the Accademia dei Gelati (see Maylender [1929, III, *81-88, 232-233*]). He was a friend of the Grand Duke Ferdinand and Prince Leopold of Tuscany. See Dolfi (1670, *633*); G. B. Capponi (1672, *35-38*); Fantuzzi (1789, VII, *168-169*); Guidicini (1868, I, *327, 399-400*; 1876, II, *48-49*); Adelmann (1966, I, *468, 487* n2).

11. That is, Father Giovanni Battista Riccioli; see letter 10 n2. For the *scrittura* against him and for other references to the dispute in which Borelli and Riccioli were involved with Stefano degli Angeli, see letter 165 n3.

168 CAPUCCI TO MALPIGHI
Cotrone, 26 July 1666

Text: BU, MS(ALS) 2085, X, *51*

Capucci has received the letters which Malpighi, as he was about to leave Messina, had written him. Neapolitan friends have told him that Malpighi had passed through Naples, and supposing that he had delayed in Rome, Capucci does not think he has arrived home before this week. Capucci is apologetic about disturbing Malpighi, who will learn too late how much trouble he has brought upon himself in admitting indiscriminately to his favor everyone desiring it. But Capucci knows that Malpighi is better satisfied with moral than with speculative philosophy, and Lionardo di Capoa showed, in the profuse encomium he gave Capucci when speaking of his meeting with Malpighi in Naples, that he shares this opinion. Malpighi will deserve praise for his generosity and forbearance in permitting himself to be bothered just this once by Capucci's chatter; he will not repeat it provided Malpighi remains assured that, though silent, his affectionate and devoted soul is speaking continually to him. Giacopo Ruffo and Domenico Catalano have given Capucci hope that Malpighi will return to Sicily, and he prays that Malpighi will resolve to do so.

Capucci has received Thomas Willis's work on the brain, but aside from its figures, he does not know that it contains anything more than do the few leaves which Malpighi has penned on the subject. Willis has also written on fevers and on fermentation, but, while harvesting, he has let fall so many spikes of grain that there are enough left for someone else who knows more chemistry to reap another crop.

If Capucci knew that Malpighi was returning to Sicily he would ask him to bring him some books; he will feel himself highly favored if Malpighi will let him know about what has recently been published. He has written to Rome for Philip Jacob Sachs's Ἀμπελογραφία, about which, as about Johann Daniel Major's *Prodromus*, Domenico Catalano has been unable to tell him anything.

Capucci has secured a medal which he thinks will please Malpighi; he does not wish to be dilatory about furnishing ointments for Malpighi's "most noble itch," but the Petilian peasants say that this sort of thing is plowed up during the winter. See also Adelmann (1966, I, *293-294*).

Molto Illustre et Eccellentissimo Sigre. mio Pron. Osservandissimo

Io ricevei le lettere[1] che si degnò Vostra Signoria scriverme su'l procinto
del partir dà Messina[2] in quell'istesso tempo, che dà gl'amici di Napoli mi fù
avvisato il di lei passaggio per colà; e supponendo, che sarebbe ella trattenutasi
in Roma[3] più che in Napoli per sodisfare alle sue divozioni, non l'hò stimata
giunta nella Patria prima di questa settimana.[4] Quod foelix faustumque sit.
Eccome dunque in Bologna carico d'ossequio divotissimo à riverir il Sr.
Marcello, il quale s'avvederà troppo tardi di haversi tirato dietro inutilissime
brighe con l'aprir indifferentemente l'adito alla sua grazia, à chiunque se n'è
mostrato ambizioso, et à molti senza merito, tra quali convien, che m'annoveri
io, sè voglio confessare sinceramente il vero. Mà per altro verso sò, che Vostra
Signoria più si contenta meritar con l'esercizio della filosofia morale, che della
specolativa, e 'l Sr. Lonardo di Capova,[5] che la godè in quei pochi momenti
in Napoli, con un profusissimo encomio nella relazione datami di quel congresso, spalleggia questa mia opinione. Meriterà dunque Vostra Signoria la
lode di generoso, e longanime con lasciarsi tra gl'affari serij, che l'han chiamata alla Patria, infadar[6] almeno per una sol volta dà questi miei ciccalecci;
et io mi astenerò di replicargli, purche resti ella certa, che nel mio silenzio
parli di continuo à lei l'affettuosissima divozion del mio animo. Nel resto il
Sr. Don Giacomo Ruffo,[7] et il Sr. Catalano[8] tuttavia promettono vive
speranze del ritorno di Vostra Signoria à Sicilia; Io accompagno il buon
augurio con le preghiere al Cielo, ch'inspiri à lei una cosi buona risoluzione,
havendone cosi giusti motivi per gl'uffici di quei senatori, che non soffrono
veder impoverita quella loro Università del meglior lume, che vi habbia; e
voglio credere, che Vostra Signoria si lascierà tirarvi ogni volta, che urgentis-
sime non siano le cause, che la ritengano costi

Alla fine per via di Roma sono stato provisto del libro del Willio de cerebro[9]
Quei letterati Inglesi veramente sanno assai, mà sono più giudiziosi degl'Italiani in mostrarlo. In un libro di tanta espettazione oltre la richezza delle
figure, che gli dan prezzo, io non sò che vi sia più di quello ch'è in quei
quattro fogli[10] vergati dà Vostra Signoria. Egli scrisse anche de febribus et
fermentatione[11] con grand'applauso, mà di quella gran messe, mi par che
lasciò cader tante spighe, che potrebbono servir per un'altro raccolto, s'altri
più profondo nelle speculazioni chimich[e] vi badasse. Hor basti; ò le lettere
passano dall'Austro al Borea come diceva il Campanella,[12] ò almen la fama,
e la gloria d'esse. Io supplicarei Vostra Signoria à provederme d'alcune opere
di loro, quando sapessi, ch'ella è per riveder Sicilia à Novembre, poiche in
altro verso no sò come poterle corrispondere; Mi stimerò con tutto ciò
favoritissimo sè in qualch'hora più dissoccupata mi avviserà di quello, che
nuovamente è uscito alla luce Hò scritto à Roma per l'Ampelographia dello

Sacchs,[13] che suppongo sia un bel libro, sè l'autore è versato nell'osservazioni chimiche; mà il Sr. Catalano non hà saputo darmene conto, come nè meno del Prodromo del Sr. Daniel Maiore.[14]

Avvertito io dell'istruzzioni di Vostra Signoria intorno alle medaglie,[15] trà alcune, che mene son capitate, mi par ch'una grande ve ne sia del trionfo d'Augusto,[16] che potrà piacerle. Io non sarei pigro in apprestar unguenti per la nobilissima sua rogna, mà i paesani Petiliani[17] dicono, ch'il raccolto di questa robba si fà nell'inverno con l'aratro e qui humilmente la riverisco rassegnandomi

Di Vostra Signoria molto Illustre et Eccellentissima

Cotrone à 26 di Luglio 1666

Divotissimo et Obligatissimo Servitore

GIO[V]AN[NI] BA[TTIST]A CAPUCCI

[Address:] Al molto Illustre Sigre. mio Pron. Osservandissimo / Il Sigre. Marcello Malpighi / Bologna

1. This was probably Malpighi's response (letter 161) to Capucci's letter of 4 April 1666 (letter 160).

2. Malpighi (1697, I, *30*) tells us that he left Messina early in May and that he remained in Naples as long as he could, visiting there with Tomasso Cornelio, Lionardo di Capoa, and others of that school.

3. In Rome, Malpighi (1697, I, *30*) reports, he met and talked with Nicolaus Steno and dined with him at the home of Giovanni Guglielmo Riva.

For Steno, see letter 72 n8.

For Riva, see letter 255 n14.

4. Malpighi had probably reached Bologna late in May or very early in June. See Adelmann (1966, I, *293*).

5. That is, Lionardo di Capoa; see letter 166 n1.

6. *Infadar*, Neapolitan for *infastidire*.

7. That is, Giacopo Ruffo; see letter 3 n14.

8. That is, Domenico Catalano; see letter 46 n3.

9. That is, Thomas Willis's *Cerebri anatome* (Londini, 1664); for Willis, see letter 101 n13.

10. That is, Malpighi's *De cerebro*, contained in *Epistolae anatomicae* and *Tetras anatomicarum epistolarum*.

11. In Willis's *Diatribae duae medico-philosophicae, quarum prior agit de fermentatione . . . altera de febribus; . . . his accessit dissertatio epistolica de urinis*, which had been published in London in 1659. A fourth edition was published at Amsterdam in 1663.

12. The reference here is to the philosopher Tommaso Campanella's *De politica*, cap. VIII, 9-11, reading:

"9. Hinc factum est, ut septentrionales populi, quia armis ac multitudine, ob ferociam foecunditatemque, abundant, semper occuparint, sicut apes, regna meridionalia, meridionales vero, religione ingenioque potentes, semper leges septentrionalibus, quamvis victoribus, imposuerint. Sic Tartari & Turcae boreales religionem legesque ab Arabibus, a se devictis, acceperunt: Hunni vero, Vandali, Longobardi, & Gothi, a Romanis, in quorum regna irruerunt.

"10. Porro sic Deus hominum pastor, ut meridionales prole armisque, septentrionales vero religione scientiaque foecundaret, solet hos ad illos, & econtra, mittere, inserendo invicem, sicut arbores, ut fiant generosiores; destruendoque vetustatem, plantasque degenerantes utrobique puniendo, remunerandoque quoslibet, in quo magis exuberant deficiuntve, vicissim.

"11. Ex filiis Iaphet descendunt Imperia. Ex Sem Sacerdotia Legesque. Ex Cham servi, tyrannique. Sicuti apparet ex mundi partitione in boreales, medios, & australes; atque ex prophetia sapientissimi Noae" (Campanella [1623, 1st pagination, *386-387*]. Cf. *Idem* [1637, 4th pagination, *125-126*; 1941, *114, 176*].)

From the extensive literature on Campanella, I cite only Quétif (1721, II, *505-521*); Niceron (1729, VII, *67-86*; 1731, X, pt. 2, *232*); Corniani (1819, VII, *102-108*); Baldacchini (1847); Blanchet (1920); Dentice d'Accadia (1921); McColley (1939); Firpo (1940; 1964); G. Di Napoli (1947); Jacobelli Isoldi (1953); Pagel (1953); Ogg (1954, *520-523*); Corsano (1961); Squillace (1967); Femiano (1968); Bonansea (1969); and the additional references given by L. Ferrari (1947) and the *Isis Cumulative Bibliography* (1971, I, *218*).

13. That is, the Breslau physician Philip Jacob Sachs's Ἀμπελογραφία, *sive vitis viniferae ejusque partium consideratio physico-philologico-historico-medico-chymica* (Lipsiae, 1661). For Sachs (Sachs von Lewenhaimb; Sachse de Lewenheimb) see Portal (1770, II, *651-653*); Haller (1771, I, *512*; 1774, I, *430, 581*; 1774a, I, *372*; 1779, III, *107-108*); Eloy (1778, IV, *147-148*); Jourdan (1825, VII, *85*); Poggendorff (1863, II, *731*); Hirsch (1887, V, *139-140*).

14. That is, Johann Daniel Major's *Prodromus inventae a se chirurgiae infusoriae* (Lipsiae, 1664). See letters 143 & n15, 175 n5, 177.

15. For other references to Malpighi's interest in medals, see letter 94 n21.

16. The first Roman emperor, Gaius Octavius, later Gaius Julius Caesar Octavianus; his three triumphs were celebrated on 13, 14, and 15 August in 29 B. C.

17. That is, the peasants living in the environs of ancient Petilia (or Petelia), a region from which a rich crop of antiquities has been gathered over the years. The modern town of Strongoli occupies approximately the site of the ancient city.

169   CORNELIO TO MALPIGHI
Napoli, 31 August 1666

Text: BU, MS(ALS) 2085, VIII, *49*

Cornelio, fearing that his letter has gone astray, asks Malpighi to give him news of his health and studies and to tell him when he thinks of returning to Sicily. Once more he invites Malpighi to stay at his home en route. See also Adelmann (1966, I, *293*).

Molt'Illustre et Eccellentissimo Sigre. mio Pron. Colendissimo

Ricevei ne' mesi passati una lettera[1] di Vostra Signoria alla quale coll'ordinario di quella settimana prontamente risposi,[2] e con quella occasione scrissi ancora al Sr. Dottor Montanari:[3] et essendo poi sempre stato con grandissimo desiderio d'haver nuova di lei, in vano hò aspettato altre sue lettere. Ora dubbitando che la mia lettera non si fosse smarrita vengo con questa a pregarla che si compiaccia darmi raguaglio della sua salute e de suoi studi;

et avvisarmi ancora quando ella pensi di ritornare in Sicilia; nella quale occasione io spero di rivederla, e goderla per qualche giorno: e come coll'altra mia Le significai, io la supplico che voglia nel passaggio venire ad alloggiare in mia casa, la quale credo che sia proporzionato ricetto per filosofi. Il Sr. Lionardo di Capua[4] saluta Vostra Signoria et io pregandola a riverire in mio nome il Sr. Montanari le bacio affettuosamente le mani.
Di Napoli 31 d'Agosto 1666
Di Vostra Signoria molto Illustre et Eccellentissima

Devotissimo Servitore
TOMASSO CORNELIO

Sr. Marcello Malpighi

1. This letter of uncertain date from Malpighi has not been located.
2. On 29 June (letter 166).
3. That is, Geminiano Montanari; see letter 88 n6.
4. That is, Lionardo di Capoa; see letter 166 n1.

170 BORELLI TO MALPIGHI
Firenze, 11 September 1666

Text: BU, MS(LS) 2085, IX, *181-182*

Borelli has received the last sheets (of Malpighi's *De viscerum structura?*). He asks Malpighi to thank Giovanni Domenico Cassini for the gift of his *apologia*. As for Malpighi's book, he has been able only to glance through it, but he is pleased with the new things Malpighi offers and with the form in which he writes; it could, however, be much clearer. He has seen Montaigne's book, which did not seem as miraculous to him as it did to Domenico Catalano, to whom he will send it. It is unnecessary for him to say any more about Malpighi's return to Messina; he would not have said another word if he had known of Malpighi's decision (not to return). If Cassini adds anything to his *apologia*, Borelli asks Malpighi to send it to him. He himself is trying to finish at least the first book (*De vi percussionis liber*) of his work (*De motu animalium*), which he is thinking of sending to Bologna to be printed there. He asks Malpighi to make inquiries as to the cost of engravings. See also Adelmann (1966, I, *294, 295* & n6, *299, 314*).

Molto Illustre et Eccellentissimo Sr. Mio et Prone. Colendissimo

Ricevei iersera dal procaccio gl'ultimi fogli[1] inviatimi da Vostra Signoria, e diedi subito al Sr. Fracassati[2] il suo. ringrazierà poi Vostra Signoria da mia parte il Sr. Cassini quando l'incontri del dono che mi ha fatto della sua apologia,[3] e principalmente per l'onorata menzione che fà di me per sua cortesia. il libro[4] poi di Vostra Signoria per esser io molto distratto in specu-lazioni lontanissime da cose anatomiche non ho potuto leggerlo con quell'attenzione che vi bisogna, ma per una scorsa, che gli ho dato mi sono molto piaciute le novità che ella arreca, et anco il modo dello scrivere per via di trattato, il che non mi par poco al suo genio, benche per altro potrebb'esser molto più chiaro, e perspicuo, ma le nature non si posson mutare affatto. ho visto il libro di Monsù Montagnà[5] e se ella così si compiace lo mandarò à Messina al Sr. Catalano[6] che lo desidera, per me poi non occorre che Vostra Signoria si pigli briga di procurarne altra copia perchè per dilla non mi è riuscito così miracoloso, come lo predicava il Sr. Catalano, di quelle cose ne sono pieni i libri, quello stile poi infelicissimo mi martirizza, e però non fà per me che ho poco tempo da buttar via, e poca complessione da poter legger libri grossi. circa il ritorno di Vostra Signoria à Messina non occorre parlarne altro, nei[7] ne averei soggiunto parola, se prima mi fosse stata nota la sua risoluzione.[8] la priego se il Sr. Cassini aggiugnerà qualch'altra cosa à questa sua apologia,[9] che me la mandi. io sto travagliando per nettare almeno questo mio primo libro della mia opera[10] con pensiero di mandarlo costì à stampare prima di andarmene à Pisa, dove per quello mi ha detto il Sr. Bonfiglioli[11] con poca spesa si potrà far la stampa; et io sono necessitato ad andar con risparmio perchè non ho danari soverchi. la priego anco che parli con qualcheduno di cotesti che intagliano in rame con acqua forte, ò con bolino quanto costarebbe ciaschedun rame intagliato in quella forma che ella vedrà nella fine del mio libro delle medicee,[12] e me lo faccia avvisato, acciò che io risolva se è più risparmio farle quì, e quì per fine la riverisco affettuosamente.

Firenze 11. 7bre. 1666

Di Vostra Signoria Molt'Illustre et Eccellentissima

Devotissimo Servitore

GIO[VANNI] ALF[ONSO] BORELLI

[Address:] Al Molt'Illustre et Eccellentissimo Sr. Mio et Prone. Colendissimo / Il Sigr. Marcello Malpighi / Bologna

1. It is possible that these *ultimi fogli* were printed sheets of Malpighi's *De viscerum structura*, earlier sheets of which had probably been received as they came from the press; and it is possible that the receipt of these earlier sheets was mentioned in letters exchanged between 17 July, the date of the last previous letter I have found, and 11 September, the date of the present one.

Randall and Bennett (in: Indiana University, Lilly Library [1965, *38*]) describe an earlier issue of *De viscerum structura* which differs from the later one in lacking pages 101-172 (*De liene* and *De polypo cordis*) and the words *Accedit dissertatio eiusdem de polypo cordis* on the title page, where both issues are dated 1666. The Historical Library of the Medical Library of Yale University possesses copies of both issues. It is possible that the *ultimi fogli* here mentioned comprised the material added in the later, more commonly found, issue, but it should be noted that Luigi Belloni (in Malpighi [1967, *193*]) believes he has found evidence that the definitive issue containing all five treatises may not have appeared until 1668, though still dated 1666.

See also Adelmann (1966, I, *295-315, 338, 355, 488, 491, 507, 567, 574, 671, 672, 673, 702, 716*; II, *843-844*).

2. That is, Carlo Fracassati; see letter 18 n1.

3. Giovanni Domenico Cassini (see letter 3 n3) seems to have published nothing during 1666. In 1665, however, he had published a number of works (see Cassini [1665; 1665a, b, c, d]); perhaps it was one of these that he had sent to Borelli.

4. That is, Malpighi's *De viscerum structura*; see note 1, above.

5. Borelli was probably referring to the essayist Michel de Montaigne, and probably to his *Essais*, some of the seventeenth-century editions of which could be called *libri grossi* (for example, editions in French of 1649 [1129 pp., 8vo.] and 1657 [840 pp., fol.], and the Italian translation of 1633 [x, 782 pp., 4to.]).

6. That is, Domenico Catalano; see letter 46 n3.

7. *Nei* for *nè*.

8. That is, Malpighi's decision to remain in Bologna.

9. See note 3, above.

10. That is, Borelli's *De vi percussionis liber*, which he regarded as the first book of his *De motu animalium*. *De vi percussionis liber* was to be printed in Bologna in 1667. See letters 10 n4, 225 n5.

11. That is, Silvestro Bonfigliuoli; see letter 112 n1.

12. That is, Borelli's *Theoricae Mediceorum planetarum, ex causis physicis deductae* (Florentiae, 1666).

171 CAPUCCI TO MALPIGHI
Cotrone, 29 September 1666

Text: BU, MS(ALS) 2085, X, *52*

Capucci has finally received from Malpighi a reply to his letter. He is glad that Malpighi is not entirely indisposed to return to Messina, and he is praying to God that He will either remove the difficulties standing in the way of Malpighi's prompt return or so load him with honors at home that his friends in Messina will be reconciled to having him at a distance. He thanks Malpighi for telling him about books seen in the hands of friends and then proceeds to discuss a number of books and their authors. See also Adelmann (1966, I, *294*).

Molt'Illustre et Eccellentissimo Sigre. mio Pron. Osservandissimo

Il Sre. Don Giovanni Vincenzo Infusino,[1] ch'in Napoli hà cura delle cose mie, e trasmesse costà la lettera, ch'io scrissi à Vostra Signoria Eccellentissima nel luglio passato,[2] resta già meco giustificato della colpa, ch'io l'imputavo di non haverla ben instradata; E veramente dell'opra di lui potevo ben io sospettare, no' già dell'humanità di lei nell'esser consolato dell'honor della risposta,[3] ch'alla fine ricevei hierl'altro per via di Messina dopo 50 giorni di sua peregrinazione. Lodato Dio, che Vostra Signoria Eccellentissima si trova con buona salute, e no' dell'intutto disposta alla negativa di ritornar à quella Università,[4] che geme della sua absenza. Io priego Sua Divina Maestà che ò la scioglia dà tutti gl'impedimenti per farla renavigar presto colà, ò l'inceppi nella Patria con honori, e premij tanto gloriosi, che rendano men grave à gli amici, che le desiderano bene, l'haverla lontana. Rendo poi vive grazie à Vostra Signoria Eccellentissima della notizia, che mi dà di alcuni libri nuovi veduti in man d'amici. Et in quanto al Silvio[5] Ei veramente lavora in un argomento nobile, et altretanto pien di problemi curiosissimi, et utili, quanto d'oscurità, e d'incertezze; e sè giungerà egli allo scopo, che riguarda di rinvenir la radice delle febri[6] un po' più in là, che la scovesse il Willio,[7] fermatosi solamente nella fermentazione del sangue, e non trapassato alle cause d'essa, e al resto d'una materia cosi ampia; non è dubio, ch'appresso gl'ingegni liberi di pregiudizij si guadagnerà applauso, et encomij. Mà io Sre. Marcello, la dico cosi alla goffa Gl'Oltramontani imprendono gran cose, non le finiscono, e come son vaghi nelle loro peregrinazioni di veder molte città, et affezzionarsi à niuna, cosi nello scrivere mostrar vastità di pensieri, e lasciarci poi solamente con gli Prodromi, l'Idee, e le adumbrazioni. Mà pur questo vaglia per gloria di quella Nazione à confusione de gl'Italiani, che per esser troppo innamorati dell'anticaglie, non curano d'accomodarsi, e ripulirsi alla Moda, e vogli[o]no parer Discepoli, potendo esser Maestri. Io non posso dissimular con lei, che haverei à sommo piacere il veder quei libretti mà restringo i miei desiderij sotto l'impossibilità, che corre di potergli havere prima, che sian vecchi nelle librarie d'Italia Di Monsigr. Digbi[8] hò visto ben un'Orazione sopra le cose di Simpatia,[9] e parmi, ch'egli goda gran libertà ne' suoi discorsi, et ammetta gran cosa della Magia naturale; Dovrà esser veramente capricciosa, come Vostra Signoria Eccellentissima la chiama, questa nuova de Vegetatione Plantarum.[10] Mà s'egli violenterà il genio delle piante, come strapazzò quello de gl'animali per asserir l'immortalità all'huomo; sarà veramente una forza di filosofo soldato Delle dissertazion[i] chimiche del Rolfincio[11] speravo esser proveduto dà Roma dà Monsù Biagio[12] libraro in Parione[13] all'insegna della Regina, mà veggo già, ch'egli non si ricorda più dell'amicizie vecchie. Questo libro è venale da 4' anni in quà, e 'l Sigr. Guarnero[14] come Catredatico non sò, che possa del suo metter fuora in una professione, che richiede huomini sofferentissimi del fumo, e più dati à specular su'l fuoco che sù i libri, e le dispute. Pur è necessario vederlo, e sentirlo. perche in Lamagna il soffiare non è vergogna à letterati, come in Italia, e può esser ch'egli parli dà pratticone. L'Oedipo del Beckero[15] non sò che sia, e s'egli è profittevole à Medici, ò Alchemisti. Spero, che Vostra Signoria haverà Ozio, lo vedrà, e mi potrà dare più lucido conto. Gran curiosità mi muove il trattato de Sale del Sophronio,[16] ch'io hebbi in nota due anni sono dà Roma, mà non potei haverlo. Hor che Vostra Signoria

Eccellentissima mi dice, ch'egli passa à trattar del sangue materia, nella quale è tanto dà speculare, che non sò se l'ingegno d'un solo vi basti, tanto più ne resto invaghito, seben io non posso negare, che talhora i titoli di libri ci ingannino. Del Boyle[17] vorrei saper sè costi s'è visto altro fuori oltre lo chimista scettico,[18] e gl'esperim[enti] dell'aere.[19]

Mà io già abuso della longanimità sua, e sapendola applicata ad illustrar il Mondo con i suoi scritti, l'involgo con le tenebre di questo inchiostro. In riconoscimento del mio errore la priego dunque à non pigliarsi briga in rispondermi sapendola scarsissima di tempo, e tutti i suoi favori voglio, che si restringano in degnar me della sua grazia, e riputarme suo servitore.

In quel che s'offere di libri. Io in Venezia non hò amico, ne hò ben in Roma, in Napoli, et il Sr. Catalano[20] in Messina; mà non pretendo cosa alcuna dalla diligenza di Vostra Signoria Eccellentissima, sè prima non convien fra noi del muodo di imborzarle la spesa, non trovandosi quì Mercanti, che rimettano in altri di questi tre luochi. S'ella fusse certa del ritorno à Messina ardirei più. Qui me le inchino profundamente, e le bacio humiliss[imamente] le mani.

Cotrone à 29 di 7bre 1666

Di Vostra Signoria Eccellentissima

> Divotissimo et Obligatissimo Servitore Sempre
>
> GIO[V]AN[NI] BATT[IST]A CAPUCCI

[Address:] Al m[olt']Illustre et Eccellentissimo Sigre. Pron. Osservandissimo Il / Sigre. Marcello Malpighi / Bologna

1. Giovanni Vincenzo Infusino was Capucci's agent at Naples; he will be mentioned frequently in Capucci's later letters.

2. See Capucci's letter of 26 July 1666 (no. 168).

3. This reply of Malpighi's to Capucci's letter of 26 July, presumably dated 8 August, has not been found.

4. That is, the Studium at Messina.

5. That is, Frans de le Boë, who since 1658 had held the chair in medicine at Leiden; a prolific author, his chemical, physiological, and medical doctrines made him one of the most influential teachers of his day.

See Portal (1770, II, *610-614*); Haller (1774, I, *388-390*; 1777, II, *627-632*); Eloy (1778, II, *98-100*); Jourdan (1820, II, *302-307*); Dezeimeris (1828, I, pt. 1, *420-422*); Hirsch (1884, I, *498-499*); M. Foster (1901, *147* ff.); *Nieuw Nederlandsch biografisch Woordenboek* (1930, VIII, *1290-1292*).

6. Capucci is probably referring to Le Boë's two disputations on fever contained in his *Disputationum medicarum pars prima*, which had appeared at Amsterdam in 1663. They may also be found in his *Opera medica* (1679, *41-52*).

7. That is, Thomas Willis; see letter 101 n13.

For Willis's discussion of fever as essentially due to fermentation of the blood, see *De febribus* in his *Opera omnia* (1720, I, *29* ff.). In the 25th of the 46 conclusions of Malpighi and Catalano, fever is described as the disordered motion, excessive fermentation, and effervescence of the blood (see Adelmann [1966, I, *273*]).

8. That is, Sir Kenelm Digby, author, naval commander, diplomat, supporter of King Charles I, and one of the first members of the Royal Society of London. He claimed to have discovered a powder that cured wounds by "sympathy," and he is often credited with having discovered that plants require oxygen to survive. For his varied career, see Portal (1770, III, *78-79*); Haller (1774, I, *473*; 1779, III, *25*); Eloy (1778, II, *52-53*); Jourdan (1821, III, *478-482*); Hirsch (1885, II, *186*); Lee (1888); Longueville (1896); Bligh (1932); Fulton (1937; 1960); Petersson (1956); Gabrieli (1957); J. Needham (1959, *121* ff.); Adelmann (1966, II, *769-774, 777-778, 779, 903, 958* n1; III, *1035, 1115, 1332-1334*); *Dictionary of Scientific Biography* (1971, IV, *95-96*); and especially the sparkling vignette of Nicolson in Conway (1930, *11-14*). See also the *Isis Cumulative Bibliography* (1971, I, *346*).

9. That is, Digby's *Discours . . . touchant la guérison des playes par la poudre de sympathie*, which was first published in Paris in 1658. An edition in English appeared in London in the same year and a Latin translation in Nuremberg in 1660 in the *Theatrum sympatheticum* (pp. 1-192) edited by Endter, and in 1662 in the *Theatrum sympatheticum auctum* (pp. 72-126).

10. That is, Digby's *A Discourse Concerning the Vegetation of Plants. Spoken . . . at Gresham College on the 23. of Jan[uary], 1660. At a Meeting of the Society for Promoting Philosophical Knowledge by Experiments* (London, 1661). A Latin translation was published at Amsterdam in 1663.

11. That is, Werner (Guerner) Rolfinck; see letter 112 n3.

His *Dissertatio chimica prima, de tartaro* [*secunda, de sulphure*; *tertia, de margaritis*; *quarta, de metallis perfectis auro & argento*; *quinta, de antimonio*] (Jenae 1660) is the work here referred to.

12. This Monsù Biagio was probably the Roman bookseller and publisher Biagio Diversini; see Schullian (1974, *129*).

13. A district in Rome within which lie the Piazza Navona and the Campo dei Fiori. The "Regina" of Diversini's sign was undoubtedly Christina of Sweden, who had been established in Rome since 1655 but was at the time of this letter visiting Hamburg.

14. That is, Werner Rolfinck; see note 11, above.

15. That is, Johann Joachim Becher, who is "not only famous in the history of Chemistry for his theory of combustion, but is notable as a technologist, miner and metallurgist, and projector of various economical schemes" (Ferguson [1906, I, *90*]). See Haller (1771, I, *515-516*; 1774, I, *517-518*; 1779, III, *135-136*); Eloy (1778, I, *296-298*); Jourdan (1820, II, *87-93*); *Allgemeine deutsche Biographie* (1875, II, *201-203*); Hirsch (1884, I, *349-350*); Ferguson (1906, I, *86-90*); Duveen (1949, *55-59*); A. R. and M. B. Hall in Oldenburg (1965, I, *210*); *Dictionary of Scientific Biography* (1970, I, *548-551*).

Capucci is referring here to Becher's *Institutiones chemicae prodromae, id est . . . Oedipus chimicus* (Amstelodami, 1664).

16. That is, Johann Sophronius, whose *De sale medico* was published at Erfurt in 1663. Another work of his, *De hoemorrhagia*, was published at Ulm in 1666. See Zedler (1743, XXXVIII, *897*).

17. That is, Robert Boyle; see letter 57 n12.

18. That is, Boyle's *The Sceptical Chymist* (London, 1661); Latin editions were published in both London and Rotterdam in 1662. See Fulton (1961, *28, 30-31* [nos. 33, 36, 37]).

19. That is, Boyle's *New Experiments Physico-Mechanicall, Touching the Spring of the Air* (London, 1660); Latin editions were published in 1661 in Oxford and at The Hague, and in 1663 in London. See Fulton (1961, *13, 17-18* [nos. 13, 19-21]). In his letter of 29 November 1668 (no. 195), Capucci lists this as one of the books by Boyle which he already possessed.

20. That is, Domenico Catalano; see letter 46 n3.

171A PLACIDO PAPADOPOLI[1] TO MALPIGHI
[Messina?], 10 November 1666

Text: Forlì, Biblioteca Comunale "A. Saffi," Fondo Piancastelli, Autografi secolo XIII-
XVIII (ALS)

Papadopoli thanks Malpighi for the three thermometers and a book by Francesco Redi
which are being sent to him, and after reporting on the poor state of his health asks Malpighi
to suggest suitable medicines.

Molto Illustre et Eccellentissimo Sigr. Mio e Prone. Osservandissimo

Ricevo la cortesissima di Vostra Signoria Eccellentissima delli 9 d'ottobre[2]
con l'avviso che quanto prima ricevero un scatolino con tre termometri, et un
libro del Redi della vipera,[3] le ricevero con sommo mio gusto, ringratiandola
sommamente della memoria tenuta della mia servitu. Li raccontaro il stato
nel quale mi ritrovo per ricevere la salute dalle mani di Vostra Signoria
Eccellentissima si ricordera come per un altra mia l'accennava, che su il
principio di giugno cascai ammalato con lassezza di corpo e febre, dalla quale
benche per pochissimi giorni parea guarito, nulladimeno mi resto una celerita
di polso, la lassezza, e poca tosse, con dolore nel petto, infiammatione nella
gola, con il gargareon[4] relassato, e dopo il pranzo quella celerita di polso mi
cresceva molto con gran calore, seguitando per alcune hore, e su la sera per
alcuni giorni mi cresceva il dolore per tutto il petto grandemente, durarono
questi effetti tutto il giugno luglio et Agosto, nel qual tempo non lasciai
d'uscire al solito da casa per li mei affari, mi governava fra questo con boni
cibi, e molti giorni la mattina pigliava il morob di viole[5] con l'aqua fresca,
e per molti altri giorni pigliava l'orzo[6] di Napoli in menestra tanto la mattina
quanto di sera, attavola, dal quale incominciai a sentire qualche giovamento
circa il calore e dolore nel petto, ma l'infiammatione nella gola con il gargareon rellassato seguitava, e la tosse havea cresciuto grandemente senza sputi,
circa i quindici di settembre sentendomi un poco piu robusto mi risolsi di
purgarmi con un oncia di cassia[7] e drammi iii di cremore di tartaro,[8] dalla
quale purga senti qualche giovamento, ritornandomi mediocremente il colore
in faccia, mi incomincio per qualche giorno a cessare il dolore nel petto et a
rinutrirsi il corpo, seguitai migliorando intorno l'ottobre, sentendo giovamento
dalle pioggie,[9] che temperavano l'aere, mi si minoro la tosse, e l'infiammatione
nella gola, benche poco minorata, nulladimeno mi seguitava sentendo al
solito vellicatione di humor mordacissimo nel gargareon, stava di buon animo
sentendomi di mediocre salute, ma iDio continoando in volermi castigare,

ecco che ne li 18. d'ottobre un hora doppo pranzo havendomi nel cibo servito
d'aceto venutami la tosse nel escreato vidde un segno di sangue, seguitarono
questi segni per tre giorni, e nel quarto la mattina quando andava per alzarmi
da letto, mi assali la tosse, e incomincio il sangue in abondanza tossendo et
escreando, la quantita del sangue che di questo modo in tempo d'un miserere
buttai, fu circa oncie due, il sangue era rosso colorito e, nel mezzo vi se ne
ritrovava pezzetti accagliati, mi cavai per ordine del Sigr. Catalano[10] oncie
due di sangue per imperitia del barbiero dovendomene cavare tre, seguitai
tutta la giornata con tossire, et escreare sangue in tutto circa una mezza oncia,
il seguente giorno mi successe l'istesso nella medesima hora con la medesima
quantita, seguitando del medisimo modo come sopra d'escreare e tossire col
sangue per tre giorni, e doppo incominciarono a cessare detti sputi di sangue,
restando solo nel escreati qualche segno di detti sputi di sangue, e circa l'ottavo
del primo escreare di sangue ritornai del istesso modo e forma come sopra a
buttar sangue, mi cavai di novo sangue circa onze 4 per ordine del istesso, il
quale sangue fu di pessima qualita essendo nel cavarsi di color succineritio,
e dopo raffredatosi divento tutto ammodo di lardo bianco conforme il sangue
delli pleuritici, seguitai l'escreare di sangue per altri tre giorni, dopo manca-
rono del intutto e per gratia di Dio insino alla giornata che sotto gia cir[c]a
giorni nove non vi e stato sangue solo che due o tre volti in detti giorni, in due
o tre escreati ho veduto quasi un invisibile segno di sangue, la tosse tutta via
seguita con escreati di pituita gialla, con un poco di strettura nel petto, e
qualche doloretto ad tempus, hora vicino la mammela sinistra hora su la
destra, la celerita nel polso, e qualche volta doppo il cibo mi riscaldo, li
medicamenti delli quali mi ho servito ordinatemi dal Sigr. Catalano e Sigr.
Corvino[11] dal principio insino alla giornata sono stati, la mattina il latte di
Capra,[12] a tavola testudini,[13] e menestra d'amito,[14] nella sera ad hore 24 quando vi era il sangue una volta mi servi d'alcune goccie d'oglio di carabe,[15] e
dopo nel istessa hora ho seguitato a servirmi d'alcune goccie d'elesir proprietatis del Crollio,[16] che e composto d'aloe, mirra, et altri, medicamento che se
ne serviva Corvino nella sua consimile infermita come lui asserisce, seguito
insino al presente a servirmi di detti medicamenti, e per la tosse del diacodion[17]
e conserva di viole,[18] e di rosi,[19] e rare volte esco di casa, essendomi stato
prohibito per non riscaldarmi, per tanto prego Vostra Signoria Eccellentissima con la sua solita cortesia a favorirmi con scrivermi di che medicamenti
mi devo servire tanto per gu[a]rirmi, quanto per preservarmi da detta indispositione la mia mala fortuna fu la partenza di Vostra Signoria Eccellentissima
da Messina, sia fatta la volonta di Dio, e mi compatera per la briga che li
dono, la necessita mi costringe. di novita del paese non ho cosa alcuna della
sua catreda non si e fatta motione alcuna, ne meno si leg[g]e per interim, mio

Zio, e mio Padre caramente la riveriscono, mi honorera salutare suo fratello,[20]
e di cuore riverendola, li bagio humilmente le mani,
li 10 novembre 1666.
Di Vostra Signoria Eccellentissima
                    Devotissimo et Obligatissimo Servitore e Discepolo
                    PLACIDO PAPADOPOLI
    [P. S. on cover:] Carlo Calcagni[21] la riverisce.

[Address:] Al Molto Illustre et Eccellentissimo Sigre. e Prone. Mio / Osservandissimo Il Sigre. Dottor Marcello Malpighi / Lettor nel publico di
Bologna / Roma per / Bologna

    1. Papadopoli was a student of both Catalano and Malpighi in Messina. It was in his name
that Malpighi published his response to Michele Lipari; see letter 144 n2 and Adelmann
(1966, I, *281, 286, 287*).
    2. This letter from Malpighi has not been located.
    3. That is, Francesco Redi's *Osservazioni intorno alle vipere* (Firenze, 1664); see letter 89 & n3.
    4. Γαργαρεών, the uvula.
    5. I find *morob* in no Sicilian dictionary at my disposal. It appears to be derived from the
Arabic *murabban*, meaning made with or preserved with rob, the inspissated juice, or syrup,
of a fruit; that is, a jam or conserve. See E. Lane (1867, pt. 3, *1004c, 1024b*).
    For rob, see, e.g., Castiglione (1668, *112-113*); Schröder (1669, *133-134, 135-139*; 1677,
1st pagination, *278-280, 281-290*); Manget (1703, II, *715-717*); James (1745, II, *s.v.*
Decoctio). For conserve of violets, see Castiglione (1668, *435-436*); Schröder (1669, *80-81*;
1677, 1st pagination, *170-171*); Manget (1703, I, *630-631*); *Pharmacopoea Taurinensis* (1736,
89-90); *Antidotarium Coll. Med. Bononiensis* (1770, *116*).
    Violets, says James (1745, III, *s.v.* Viola), "are cooling, moistening, and laxative, good in
Affections of the Breast and Lungs, helping Coughs, and pleuritic Pains . . . . Officinal
preparations are only the Syrupus Violarum . . . . The Leaves are emollient and laxative . . . .
The Flowers loosen the Belly . . . . [The] Conserve keeps the Belly open." Of the conserve of
violets, the *Antidotarium Coll. Med. Bononiensis* (1770, *116*) says, *Pectori prodest, tussim mulcet, ac
somnium blande conciliat.*
    6. Barley, often used in the form of barley water, was esteemed as a pectoral; see Castiglione
(1668, *153*); Schröder (1669, *420-421*); Manget (1703, I, *994-996*); Lemery (1716, *265*);
James (1745, II, *s.v.* Hordeum); Lewis (1768, *284*); *Antidotarium Coll. Med. Bononiensis* (1770,
332); Spielmann (1783, pt. 1, *120-121*).
    7. Purging cassia; for references to its medicinal uses, see letter 11 n4.
    8. Cream of tartar; for references to its medicinal uses, see letter 12 n8.
    9. *Pioggie* is a conjectural reading.
    10. That is, Domenico Catalano; see letter 46 n3.
    11. That is, Giovanni Pietro Corvino, brother-in-law of Domenico Catalano and nephew
of Pietro Castelli (see letter 45 n5), with whom he lived in Messina after the death of his father.
He had obtained the doctorate in medicine and philosophy at Messina in 1650 and was
appointed to the second chair in medicine there on 30 December 1666. See Arenaprimo
(1900, *222*).
    12. For references to the medicinal uses of milk, see letter 51 n5.
    13. On the medicinal uses of turtle flesh, see, e.g., Schröder (1669, *538-539*; 1677, 2nd pagi-

nation, *369*); Manget (1703, II, *975-976*); *Antidotarium Coll. Med. Bononiensis* (1770, *154*); Spielmann (1783, pt. 1, *206*).

14. That is, *amido*; L., *amylum*; late L., *amidum, amydym*; Fr., *amidon*. For its medicinal uses, see, e.g., Lemery (1716, *25*). Cf. the OED, *s.v.* "Amydon": "The best wheat meal, put into water several times so that all the bran, etc., may float to the top and be skimmed off, the heavy meal being dried in the sun, broken into gobbets, and so made into fine meale."

15. That is, oil of amber or *succinum*. For the medicinal uses of amber, see, e.g., Castiglione (1668, *366*); Schröder (1669, *278-280*; 1677, 1st pagination, *505*); *Antidotarium Coll. Med. Bononiensis* (1770, *387-388*).

16. That is, the *elixir proprietatis Paracelsi*, as prepared by Oswald Croll; see Croll (1631, *250-252*); Schröder (1669, *89*; 1677, 1st pagination, *187*); Spielmann (1783, pt. 2, *136-137*).

For the physician Croll, who was an enthusiastic Paracelsian, see Eloy (1778, I, *736*); Jourdan (1821, III, *358*); Dezeimeris (1831, I, pt. 2, *890-891*); *Allgemeine deutsche Biographie* (1876, IV, *604*); Hirsch (1885, II, *107*); Ferguson (1906, I, *187*); Vannier (1937); *Dictionary of Scientific Biography* (1971, III, *471-472*).

17. Diacodium, poppyhead syrup, an opiate. See, e.g., Castiglione (1668, *76-78*); Schröder (1669, *437*; 1677, 2nd pagination, *136*); Manget (1703, I, *712-713*); *Antidotarium Coll. Med. Bononiensis* (1770, *110, 132*); Spielmann (1783, pt. 2, *321*).

18. Apparently the *morob di viole* mentioned earlier; see note 5, above.

19. See letter 9 n4.

20. Bartolomeo Malpighi, who had accompanied his brother to Messina.

21. Carlo Calcagni, who seems to have been a forwarding agent, is mentioned again in Fracassati's letter of 12 August 1670 (no. 227).

172   MALPIGHI TO THE SENATE OF MESSINA
Bologna, 27 November 1666

Text: BU, MS(in unidentified hand) 2085, VI, *13*
Publ.: Adelmann (1966, I, *294* n6)

Malpighi explains that he has returned to Bologna solely in order to attend to his family affairs. The Senate of Bologna has, however, acted to keep him there and so he regretfully finds himself prevented from continuing his service to the Senate of Messina. He will always cherish an indelible memory of the many favors it has bestowed upon him. It must not be displeased at his resigning so honorable a charge for the sake of his native country. See also Adelmann (1966, I, *294* & n6).

Illustrissimi Sigri. Sigri. Proni. Colendissimi[1]

Nel ripatriare, che feci, non ebbi altro scopo, che di sbrigarmi dal tedio de gl'interessi domestici per potere più francamente ripigliare il servizio delle Signorie Vostre Illustrissime; mà nella tardanza cagionatami de' proprij affari, hò sperimentata sollecita l'autorità di questo Illustrissimo Regimento in trattenermi. Confesso però, che frà simoli[2] emergenze più d'ogni altra cosa hò sentito con incredibile rammarico precludermi l'adito al proseguimento del-

l'attuale servitù verso le Signorie Vostre Illustrissime alle quali sicome io sò che per sempre conserverò indelebile memoria delle grazie in abbondanza conferitemi, così mi persuado, che con la solita gentilezza siano per ricevere in grado questi miei sentimenti della mia inalterabile divozione, e non debba riuscir loro discaro, che per la Patria, à cui nasciamo, rinunzij ad un tanto onorevole impiego. Supplicandoli dunque con tutto lo spirito ad ammettarmi questa riverente espressione, et à credermi sempre ambitioso dell'onore de' loro comandamenti con umilissima riverenza mi confermarò in eterno
Delle Signorie Vostre Illustrissime
Bologna 27 Novembre 1666.

Humilissimo Divotissimo Servitor Obbligatissimo
MARCELLO MALPIGHI

1. This salutation is followed by a note in Malpighi's hand: "Copia della mia lettera inviata all'illustre Senato di Messina."
2. *Simoli* for *simili*.

173   THE SENATE OF BOLOGNA (Cosimo Gualandi,[1] Secretary) TO THE SENATE OF MESSINA
Bologna, 27 November 1666

Text: BU, MS(copy in Malpighi's hand) 2085, VI, *12*

The Senate of Bologna requests that the Senate of Messina agree to Malpighi's remaining in Bologna. See also Adelmann (1966, I, *294*).

Illustrissimi Sigri. nostri Osservandissimi

L'honorate qualità del Dottor Marcello Malpighi, e la molta sufficienza ch'ei tiene tanto nel leggere, quanto nel practicare la Medicina accreditate l'una, e l'altra dal prudentissimo giudizio delle Signorie Vostre Illustrissime che già lo condussero alla Cattedra Primaria di cottesto famosissimo Studio, ci hanno fatto porre gl'occhi nella di lui persona considerandolo singolarmente a proposito, e per leggere e per attendere alle curationi del' infermi in questa Città. L'habbiamo però proveduto di conveniente impiego con speranza che la bontà loro havrà in grado ci vagliamo di quella autorità che tiene questa Patria con i suoi Cittadini per essigere dalla virtù loro quanto possa contribuire alle occorrenze di se medesima. E perche egli ci hà rappresentato haver ottenuto dalle Signorie Vostre Illustrissime nova ricondotta supplichiamo la loro somma cortesia a compiacersi ch'egli resti a questo servitio con buona grazia di loro medesime alle quali attestando le grandi obligazioni, che le

siamo per conservare con pregar loro dal Cielo tutte le prosperità, le baciamo per fine caramente le mani
Bologna li 27 Novembre 1666.
Delle Signorie Vostre Illustrissime

Affezionatissimi Servitori
Il Regimento di Bologna
COSMUS GUALANDUS Secretarius

1. For Count Cosimo Gualandi, see letter 51 n4.

174   THE SENATE OF MESSINA TO MALPIGHI
Messina, 17 December 1666

Text: BU, MS(in unidentified hand, signed by Gioseppe Azarello,[1] Secretary) 2085, I, *157*
Publ.: Malpighi (1697, I, *45, 109*; 1698, *63*)

Malpighi's return to the Studium of Messina is impatiently awaited; he is requested to hasten his departure for Messina, for a third of the school year has already passed without lectures by the holder of the first chair in medicine, and to report his decision in case he has determined not to return. See also Adelmann (1966, I, *294-295*).

E tanto il desiderio [che] habbiamo di riveder Vostra Signoria in questa nostra Patria ove possi con le sue dottrine illuminar questa nostra publica Accademia che ne ha sembrato un secolo la sua dimora; e maggiormente per il bisogno preciso di questa prima Cathedra Medicinale che anhela le sue dottissime lettioni a beneficio universale che però veniamo per mezo di questa ad affrettar la sua sollecita partenza verso questa Città perche essendo scorsa la prima terzeria senza leggersi la detta prima Cathedra; manchiamo in effetti non senza spezial difetto di questo studio siche in ricever di questa farà grazia partirsi ed avvisarne la sua partenza; ed in caso il che non crediamo risolvesse altrimente ne partecipi le sue risoluzioni per provedere quello stime-remo opportuno che è quanto dobbiamo dirle per mezo di questa con che fine le priegamo dal Cielo felicità
in Messina a 17 Xbre 1666
Di Vostra Signoria

Il Senato di Messina
GIOSEPPE AZARELLO P[rimo] Secretario

Sigr. Dr. Marcello Malpighi

1. I am unable to add any details about Gioseppe Azarello; cf. letter 62 n2.

175   CAPUCCI TO MALPIGHI
Cotrone, 21 January 1667

Text: BU, MS(ALS) 2085, X, *53*

Capucci reports that he has recovered from an attack of fever, and after alluding to books
on their way to him from Malpighi, he discusses at length the cause of fever and the use of
venesection in treating it. A box of medals for Malpighi is at Rome.

Hor che è piacciuto à Dio di rimetterme dopo 50. giorni d'infermità nella
primiera salute, convien, ch'io non tardi à darne conto à Vostra Signoria
Eccellentissima, à cui con un'altra[1] scrittale nel corso della mia malatia
havevo avvisato il mio cattivo stato. Son risorto, et à braccio, et à forze della
sola natura, la quale in un mal cieco, e bizzarro hà saputo destramente sfuggire
i mali passi, e condurme in salvo, non havendo ricevuto dalla nostra arte altro
soccorso, che della Dieta. Fù ella una spezie di febre sincopale per parlar
all'antica; et in voce antica;[2] Et in vero non è parte in mè, che più spesso, e
più gravemente s'ammali, che lo stomaco, ancorche io, e co'l non pigliar
moglie, e con lo schifar la pienezza, e la crapola habbi procurato, e procuri
sempre di non metter à cimento la di esso natia debolezza. Vostra Signoria
in fine goderà di haver vivo un suo divotissimo servitore, e tanto basti sù
questo.

Sè ben fin hora dal Sr. Don Iacopo Ruffo[3] non mi sian stati trasmessi i fogli
stampati[4] sù le nuove osservazioni fatte dà Vostra Signoria Eccellentissima,
nè i due libretti[5] dà lei indrizzatigli; contuttociò io credo fermamente, che dà
quel gentilissimo Cavaliere mi saranno mandati tan tosto, che gli capiteranno:
è vero però, che lo sconvolgimento de gl'elementi in quest'anno è cosi fiero,
che mi fà tener in dubbio s'il fardello giungerà mai colà salvo: intanto io conto
l'hore per anni, finche vegga queste sue utilissime fatiche, reso impaziente ad
aspettarle dalla cognizione, che hò dell'altre belle cose uscite dalla sua
felicissima penna; onde nobilissimo anche essere stimo il nuovo pensier di
Vostra Signoria Eccellentissima sù la generazione delle febri riportata alla
varia mistura co'l sangue di diversi sughi somministrati dalle glandole.[6]
Opinione favorita dà molte raggioni, e congetture, e fin ad un certo termine
accompagnata, e spalleggiata dal Van Helmont,[7] che à dir il vero in tal
materia hà scoverto assai, e più à dentro à parer mio penetrato egli haverebbe,
sè meglior notizia di Notomia, e men di rabbia contro le scuole havuto havesse;

Impercioche facendo egli la causa occasionale di tutte le febri humorali quel-
l'humor dà lui chiamato scoria, s'un ripigliasse à dire, che questo è un sugo
particolare d'alcune glandole della parte naturale,[8] che torcendo dal dritto
camino, và dove gir non dè, et entra ne' canali della Vita,[9] ove conosciuto
nemico, muove sedizione nel sangue; direbbe forsi un po' più chiaramente
d'Helmonzio,[10] nè offenderebbe con questo dire i disegni di lui indrizzati à
stabilir per causa prossima della febre il cruccio dello spirito;[11] cosa, che molto
prima fù conosciuta dal nostro Campanella,[12] dà Roderico Aveiga,[13] e forsi
d'altri; sè ben questi non passorno à metafisicare più oltre proponendo quel
paradosso, ch'Helm[onzi]o propone. Ch'il morbo penda dalla medesima
Vita[14] ecc. Resta contuttociò molto à parer mio dà fare per aggiustar tutti i
fenomeni delle febri con tal dottrina; onde si conosce il bisogno, che corre
d'esser portato tal negozi[o] dà ingegno non ordinario, e però riserbata la
gloria di egregiamente portarlo Al Sr. Malpighi

Intorno poi all'uso del salasso nella cura delle febri.[15] Io sò, come Vostra
Signoria Eccellentissima dice, ch'il Sr. Tomasso Cornelij[16] no'l prattica
volontieri, mà non sono informato à pieno delle raggioni ch'à cosi operare
quel grand'huomo consigliano. Io mi accomodo in questa facenda con
l'uso commune e faccio cacciar spesso sangue nelle continue, e talhora
nell'intermittenti quando l'abbondanza di quello è tale, che richiegga
cautela preveniente à tener lontana l'aggiunta d'alcun altro male sopra
la febre. Scuopro nondimeno sinceramente à Vostra Signoria Eccellentissima
il mio cuore, e le dico, ch'io qui la faccio più dà Politico, e dà Empirico,
che dà Medico, ò Dogmatico, ò Razionale, conciòsiache non uso l'insagnia,
perche resti convinto dalle raggioni, con le quali Galeno[17] in molti de
suoi libri la propone, e ciò perche non seguendolo io nella dottrina della
generazione de[l]le febri, non posso seguirlo in quelle prattiche, che dà
tal'insegnamenti derivano, oltreche essendo ò vera ò molto probabile l'opinione, alla quale Vostra Signoria Eccellentissima inchina, che nelle febri il
sangue patisca e gl'altri sughi siano gl'agenti, raggionevol pare, ch'à cacciar
quelli debba haver riguardo il rimedio delle febri, non à scemar il sangue. Et
i Medici Cinesi come riferisce il Padre Bartholi[18] che dell'insagnia nelle febri
non si vagliono, mi par, che non senza raggione de gli Europei si ridano, che
co'l diminuire l'accqua, che bolle à canto al fuoco nella pentola pretendono,
che manchi di bollire, ove per raffredarla ancorche piena l'espediente più
pronto è allontanarla dal fuoco. Così dunque io, che confesso di non saper fin
hora come si faccia la febre, ordino il salasso come gl'altri rimedij, ch'introdotti
senz'indrizzo di metodo, et empiricamente nella prattica della Medicina,
veggonsi talhora giovare, e talhora nò, siche con gire à voga della corrente,
mi sottraggo dà quegl'impacci, ne' quali spesso si trova involto il Sr. Tomaso[19]

in Napoli per sostener ne' Colleggi i suoi interni sentimenti contro la commune; Nè chiamando io il salasso rimedio Empirico, pretendo diffamarlo, perche forse gl'aiuti più efficaci nel medicare dall'Empirica, non dal metodo ci sono somministrati; E s'alcun dice, che questo operare à compiacenza è cattivo, potendo l'insagnia invece di giovare, far danno. Io dico, che nuocere ella mai potrà positivamente, sè non quando, ò è soverchia, e larga nelle febri salutari, e fà, ch'il male e la convalescenza s'allunghi, come osserva il Platero.[20] Overo nelle febri sospette di virulenza ella si faccia, nelle quali aumentar più tosto il sangue, e lo spirito si dè, che scemarsi, acciò la natura habbia maggior vigore à superar il male, come si vede nella Peste, et in altri mali simili, ne' quali l'insagnia evidentemente nuoce; Mà i nostri salassi, che non arrivano alle cotile[21] de gl'antichi, e non si fanno dà chi intende il mestiere in sospetto di pestilenza, ò restano invalidi, perche non cacciano la causa delle febri, che fin hora non si sà qual sia, overo innocenti perche non abbattono le forze.

Accuserà Vostra Signoria Eccellentissima per fine in questa lettera molti errori, mà di niuno io più mi dò in colpa, che d'haverla assordita con lungo, e sciapito ciccalare, e però mi resto baciandole humilissimo le mani.
Cotrone à 21 di Gennaio 1667
Di Vostra Signoria molto Illustre et Eccellentissima

Divotissimo et obligatissimo Servitore
GIO[V]AN[NI] B[ATTIST]A CAPUCCI

Con un'altra mia ancorche scritta d'altro pugno inviai a Vostra Signoria un polizino per contrasegno d'haver in Roma lo scatolino delle medaglie dal Sr. Abbate Muzio Suriano[22]

[Address:] Al molto Illustre et Eccellentissimo Sigre. Prone. Osservandissimo / Il Sigre. Marcello Malpighi Lettore nello / Studio di / Bologna

1. This letter of Capucci's of uncertain date has not been found.
2. See, for example, Galen, who often speaks of syncope in connection with fever (*De typis*, cap. 4 [Kühn, VII, *467*]; *De praesagitione ex pulsibus*, II, 5 [Kühn, IX, *290*]; *Methodus medendi*, XII, 1, 2, 3 [Kühn, X, *815, 820, 821, 825*]; *Hippocratis de acutorum morborum victu liber et Galeni commentarius*, I, 17 [Kühn, XV, *462*]).
Avicenna (1582, ff. 426-427, 428-429 [*Canon*, IV, fen 1, tractatus II, capp. 52-53, 58-59]) speaks of *febris syncopalis* and *febris syncopalis minuta subtilis*.
Cf. the following passages from Heurne and from Rivière:
(1) "Syncopem excepit febris phlegmatica, vel biliosa. Hanc Arabes appellant Syncopalem minutam: illam, Syncopalem humoralem nominant" (Heurne [1598, *100*]).
(2) "Syncopalis febris ea dicitur, in qua syncope, aut animi deliquium frequenter aegrotantem corripit. Duae illius species ponuntur ab Avicenna. Una ex bile tenui, acri, & venenata. Altera, ex pituita multa, aut crudorum humorum copia. Prior syncopalis, minuta appellatur: quia fit ab humore pauco, sed tenui, & venenato. Posterior ab eodem vocatur

syncopalis humorosa, sive repletionalis, quia a multa crudorum humorum copia generatur; idcirco ad pituitosas febres referri consuevit. Et ab aliis tantum differt, quod in hac major crudorum & pituitosorum humorum copia redundat. Et praeterea conjuncta est oris ventriculi debilitas, ex qua in primis aegri frequenter in syncopem incidunt" (Rivière [1723, *420*]).

3. For Don Giacopo Ruffo, see letter 3 n14.

4. That is, Malpighi's *De viscerum structura* (Bononiae, 1666). See letter 177 n7.

5. These were the books by Otto Tachenius (see letter 177 n8) and Johann Daniel Major (see letter 143 n15) which are identified in letter 177. See also letter 168 n14.

6. In nothing Malpighi had thus far published had he specifically ascribed fever to the admixture with the blood of juices supplied by the glands. It appears that Malpighi made this suggestion in the letter, now lost, to which Capucci is here replying. Earlier, however, Malpighi did ascribe fever to the action upon the blood of ferments produced by the viscera, which, however, he probably already conceived of as glandular in nature. For example, in the 25th (of which Malpighi was probably the author) of the 46 conclusions defended by Francesco Maria Giangrandi fever is described as the disordered motion, excessive fermentation, and effervescence of the blood, accompanied by heat, thirst, and other things disturbing the natural economy. This is true of the whole mass of the blood, which becomes heated by different kinds of fevers depending upon which of its parts effervesce and which of the various febrile ferments it takes in (cf. Adelmann [1966, I, *273*]; Malpighi [1697, II, *45*]).

Then in discussing fever in his *Risposta all'opposizioni registrate nel Trionfo de' Galenisti* (Malpighi [1697, II, *46-48*]), which, of course, Capucci knew, Malpighi develops the idea that the nature of a fever is determined by various abnormal ferments that at certain times issue from the viscera to excite abnormal intestinal motion and fermentation in the blood.

7. That is, Jan Baptista van Helmont; see letter 84 n6.

Van Helmont (1648a, 2nd pagination, *5* ff., *45-47*) teaches that there are two occasional causes or materials of fever—the first, degenerate aliment, which is sometimes produced during the last digestion, that is, during the assimilation of aliment by the solid parts; the second, the *scoria* (or liquid feces), which is drawn or sucked from the lower ileum and large intestine by the mesaraic veins. The *scoria* is normally carried to the urine, which it makes more watery and less liable to form stones. It is the *scoria*, and not the bile (as Galen [*De usu partium*, V, 6-7 (Kühn, III, *372-373*; Galen [1968, I, *261*]); *Hippocratis Prognosticon et Galeni in eum librum commentarius*, II, 30 (Kühn, XVIII, pt. 2, *155*)] teaches), which is responsible for coloring the urine. If the *scoria* is not carried to the urine but preternaturally retained elsewhere, it is borne not to the head to produce delirium but to the precordial veins, that is, to the seat of fever and the habitat of the "bowman" (*sagittator*) of delirium, whose target is the brain.

However, it is only the Archeus, or immaterial spirit, that effectively stirs up fever, and fever ceases when the Archeus departs at death. Heat, which the Archeus arouses in its struggle to expel the occasional materials of fever, as if they were an impacted thorn, is therefore a posterior accident of fever and subsequent to its essence. In other words, as Capucci puts it here, the *cruccio dello spirito* is the proximate cause of fever.

8. That is, the intestinal tract.

9. That is, the blood vessels.

10. That is, Jan Baptista van Helmont; see note 7, above.

11. See note 7, above.

12. That is, Tommaso Campanella; see letter 168 n12.

Cf. his *Medicinalium, juxta propria principia, libri septem* (1635, *602*): "Quod autem febris nil oblaeso corde in toto corpore accendatur, ex iis, quae de pulsibus diximus manifestum fuit: siquidem ex sola cogitatione, & amore variatur pulsus: & ex sola vigilia, & inedia, & obstructione cutis, fit pulsus magnus, & celerior, & calidior, & fervidior, ergo non laeso corde:

in quo nec cogitatio, nec obstructionis materia inest. Sola autem spiritus laesio febrem facere in cunctis videtur."

13. That is, Thomas Rodriguez de Vega (Thomas Rodericus a Veiga), physician, professor of medicine at the University of Coimbra, and commentator on Galen; see Eloy (1778, IV, *315-316*); Haller (1779, III, *423*); Jourdan (1825, VII, *406-407*); Dezeimeris (1839, IV, *315-316*); Hirsch (1888, VI, *77*).

It is possible that the reference here is to Vega's (1587, *433*) discussion of the emotions in relation to fever.

14. That is, the Archeus; see note 7, above.

15. Both Malpighi and his teacher, Andrea Mariani, practiced venesection in fever; see letters 51, 74.

16. For Tomasso Cornelio, see letter 97 n11.

17. Galen tells us that he employed venesection in order to evacuate either a superabundance of humors or undesirable ones because this method is quicker and easier than other methods and because it is controllable as other methods are not. See, for example, his *De venae sectione adversus Erasistratum*, capp. 4, 6, 7 (Kühn, XI, *156, 160, 167, 172*); *Methodus medendi*, IX, 11; XI, 15 (Kühn, X, *640, 785*).

As to Galen's teachings on the generation of fever, the subject is too extensive to treat here in detail. He believed that fever is caused by the conversion of the innate heat of the body into immoderate, fiery heat, this failure in the maintenance of the proper temperature being due to a lack of concoction and to a corruption of the humors, which can arise from a large number of different occasional causes, such as air-borne infection, putrefaction, cold, charms, poisons, suppressed perspiration, time of year, constitution of the time, grief, wakefulness, fatigue, corrupt food, poor concoction, constipation, and starvation. See, for example, his *De curandi ratione per venae sectionem*, cap. 5 (Kühn, XI, *264-265*); *De morborum causis*, capp. 2, 3 (Kühn, VII, *4-10, 17*); *De causis pulsuum*, IV, 7 (Kühn, IX, *165*); *Hippocratis Aphorismi et Galeni in eos commentarii*, II, 22, 47; III, 25 (Kühn, XVII, pt. 2, *503, 551, 630*); *Hippocratis Prognosticon et Galeni in eum librum commentarius*, III, 23 (Kühn, XVIII, pt. 2, *273*); *De tremore, palpitatione, convulsione et rigore*, cap. 6 (Kühn, VII, *618*); *Methodus medendi*, VIII, 2, 5, 7; X, 2, 4, 5; XI, 15; XII, 3 (Kühn, X, *536, 570-571, 584, 666, 679, 685, 788, 820-821*); *Hippocratis De acutorum morborum victu liber et Galeni commentarius*, I, 17 (Kühn, XV, *456*); *Hippocratis Epidem. VI. et Galeni in illum commentarius V.*, V, 31 (Kühn, XVII, pt. 2, *300*); *De locis affectis*, VI, 5 (Kühn, VIII, *417-418*); *De differentiis febrium*, I, 6, 7 (Kühn, VII, *288-289, 295*); *Hippocratis De humoribus liber et Galeni in eum commentarius*, II, 10 (Kühn, XVI, *245*).

18. That is, Daniello Bartoli, the distinguished Jesuit scholar and historian of the Society of Jesus. A prolific writer, his works include treatises on sound and hearing (*Del suono de' tremori armonici e dell'udito* [Roma, 1679]), on ice and the process of freezing (*Del ghiaccio e della coagulatione* [Roma, 1681]), and on the force responsible for the rise of mercury in tubes from which the air has been expelled (*La tensione e la pressione disputanti qual di loro sostenga l'argento vivo ne' cannelli, dopo fattone il vuoto* [Roma, 1677]). See Marchesi Buonaccorsi (1741, *216-219*); Mazzuchelli (1758, II, pt. 1, *435-440*); Portal (1770, III, *575-576*); Haller (1774, I, *666*); Barotti (1793, II, *278-287*); Corniani (1819, VII, *256-262*); Jourdan (1820, I, *604-605*); G. Petrucci (1833, *123-126*); De Backer (1869, I, *430-438*); Poggendorff (1879, *442*); Hirsch (1884, I, *317*); *Dizionario biografico degli Italiani* (1964, VI, *563-571*); Altieri Biagi (1969, *687-706*); *Dictionary of Scientific Biography* (1970, I, *483-484*).

In this letter Capucci is referring to the following passage in the volume of Bartoli's history of the Jesuits dealing with China, where he writes: "Il trar sangue, etiandio nelle febbri ardentissime, appena v'è chi l'usi: ma ben sè il prescrivere un isquisito rigore in dieta, e tanto, che per avventura, non ad ognuno parrà esser possibile, non che vero: nè io mi ci arrischierei altrimenti, che havendone in casa testimoni, e di veduta in altrui, e pruova in sè stesso. Ciò è, tener l'infermo sette, quattordici, e per fin anco venti dì, senza dargli una bricia di che che sia, per cibarsi. Bere acqua sì, quanta ne vuole, e due, tre, quattro volte al dì, sugo de pere. Così strettamente digiuno quattordici dì continuati, un nostro Fratel Cinese si campò d'una mortalissima infermità: ma gli stomachi Europei non reggerebbono à tanto. Va poi sopra questo lor' uso, frà Medici di colà, un cotal detto: Se la pentola bolle, e gorgoglia, e tu non vuoi, tralle di sotto il fuoco, o soprafondivi acqua fresca: non ne versar la bogliente: peroche la rimasta, non per tanto ribollirà: e voglion dire, doversi mittigare l'eccessivo ardore del sangue ne' febbricitanti; non iscemandolo coll'aprir della vena, ma sottrahendo il cibo, e correggendo l'uno estremo del troppo caldo, coll'altro de' rimedi possenti a refrigerare proportionatamente, al bisogno. Del qual detto massimamente in tanta universalità, comunque bene, o male sia per parerne a' maestri dell'arte, che per tutto altra via procedono, pure il vero si è, che quanto a' Cinesi, il loro stile cotidianamente riesce alla pruova di meravigliose, e canoniche curationi" (1663, *62-63*).

19. That is, Tomasso Cornelio; see note 16, above.

20. That is, Felix Plater, archiater and professor of medicine at Basel, whom Hirsch (1886, IV, *585*) calls one of the most skillful physicians of the sixteenth century. See Portal (1770, II, *83-85*); Haller (1771, I, *397*; 1774, I, *255*; 1777, II, *252-254*); Eloy (1778, III, *584-585*); Jourdan (1824, VI, *432-433*); Dezeimeris (1837, III, *723-724*); Th. Plater, the Elder (1840; 1878; 1882; 1890); Miescher-His (1860); Hirsch (1886, IV, *585-586*); Fiessinger (1897, *90-96*); Legré (1900); Cumston (1919); Rytz (1933); Karcher (1949); F. Plater (1961); *Isis Cumulative Bibliography* (1971, II, *332-333*).

In his *Praxeos medicae opus* (Basileae, 1656) Plater discusses venesection in fever at many points (II, *84, 90-91, 118, 119-121, 154, 160, 172-174, 207, 210, 215-216, 218*) but nowhere says exactly what Capucci here reports.

21. The *cotile* (cotyle, cotula) was a unit of liquid measure equivalent to about half a pint. See *De ponderibus et mensuris doctrina* (a spurious work in the Galenic corpus), capp. 10, 4 (Kühn, XIX, *769, 753*).

For Galen's use of this measure in venesection, see his *De curandi ratione per venae sectionem*, cap. 13 (Kühn, XI, *290*).

22. Another little box of medals to be forwarded from Rome by Abbate Muzio Suriano, whom I cannot identify further, is mentioned by Capucci in his letter of 25 July (no. 181). For other references to Malpighi's interest in medals, see letter 94 n21.

176   THE SENATE OF MESSINA TO MALPIGHI
[Messina], 22 January 1667

Text: BU, MS(written[?] and signed by Nicolo Antonino Ferrara,[1] Secretary) 2085, I, *161*
Publ.: Malpighi (1697, I, *46, 109-110*; 1698, *63-64*); Atti (1847, *105*)

The Senate of Messina regrets Malpighi's decision to leave his post at Messina and wishes him well. See also Adelmann (1966, I, *295*).

Di quanto sentimento sia stata à tutto questo universale, e particolare la risoluzione di Vostra Signoria di volerci abandonare e precisamente in tempo del nostro governo; dalle quali era certa la stima che della sua persona si facea non possiamo spiegarlo: ma lo lasciamo considerare alla sua molta prudenza;

e può esser sicura che non havrebbomo gia mai permesso che Ella ci abbando-
nasse; se cotesto Illustrissimo Regimento non l'havesse fermato per servizio
della Propria Patria; e non potendo controdire alla volontà di Vostra Signoria
e di cotesti Illustrissimi Sigri. habbiamo ricevuta la scusa benche mal volentieri si resti dunque Vostra Signoria con quella salute che tutti le desideriamo
e se cosa di sua sotisfazione potessimo incontrare se ne vagli liberamente
perche le conserviamo quelle memorie honorate che hanno meritato le sue
ottime qualità e per fine priegandole Salute gli auguriamo tutte le felicità
li 22 Gennaio 1667
Di Vostra Signoria

Il Senato di Messina

NIC[OLO] ANT[ONI]NO FERRARA p[rimo] Secretario

Sigr. Dr. Marcello Malpighi

[Address:] Al Sigr. Dr. Marcello / Malpighi Lettore nell Università di /
Bologna

1. I am unable to give any further information about Nicolo Antonino Ferrara, a member
of the Messinese senatorial family of that name. For the family, see Galluppi (1877, *218, 343,
368, 382*); Mango di Casalgerardo (1912, I, *283*).
    Was this Nicolo Antonino by any chance actually the Antonino Ferrara who was appointed
to the first chair in philosophy at Messina in 1655, who served twice as *protomedico*, who was a
member of the Accademia della Fucina, and who was forced to go into exile after the
revolution of 1674-1678? See Mongitore (1708, I, *66*); Gallo (1804, III, *489*); G. M. Mira
(1875, I, *349*); Arenaprimo (1900, *226-227*; 1904, *125*); Maylender (1929, III, *66*).

177 CAPUCCI TO MALPIGHI
Cotrone, 3 May 1667

Text: BU, MS(ALS) 2085, X, *54*

Capucci regrets continued postal delays and the late spring. He mentions the medals he has
sent to Malpighi and alludes to his earlier comments on venesection and fever. He acknowledges the receipt of the books which Malpighi has sent him, including Malpighi's *De viscerum
structura*, and he proceeds to comment on *De hepate*, contained in this work. He wishes for
Malpighi the mental tranquillity necessary for pursuing his studies during the coming summer
and then mentions books he has received (one of which he offers to have sent to Malpighi)
and the difficulty of procuring other new works. See also Adelmann (1966, I, *314-315*).

Speravo che finito l'inverno gl'ordinarij si mettessero in drittura, e le lettere
caminassero à meglior passo, ma veggo, che continua il medesimo disordine,

sè pure non habbiamo noi sbagliato in questo anno contando per Gennaio
Aprile, posciache di questi mesi il rigor dell'Inverno si fà niente meno sentir,
che di quelli: La Lettera dunque di Vostra Signoria Eccellentissima scritta
à 20 di Marzo[1] è giunta sù la fine d'Aprile, e mentre questa, ch'io le destino
in risposta le capiterà, adulto iam Vere, viene scritta con un po' più d'animo-
sità dovendola trovare sbrigata dalle funzioni Catredatiche.

Son securo di non haver incontrato con quelle poche medaglie[2] il gusto di
Vostra Signoria Eccellentissima; mà securissimo sono, che la sua generosità
si compiace del mio buon'animo in servirla, e ricordevole io dell'istruzzioni[3]
datemi sù questo negozio, hor che la distanza fra noi è più lunga, mi guarderò
per l'avvenire di noiarla co'l ricapito di cose non corrispondenti à dette
istruzzioni

Sò ch'il parer mio intorno al medicar le febri con il salasso[4] mi havera fatto
acquistare appresso di Vostra Signoria concetto più di Medico politico, che
di disinvolto, et intendente; mà à punto io la dissi à Lei schiettamente, e come
la sentivo, e sò che appresso alla candidezza del suo animo è anche in qualche
stima la sincera confessione de proprij difetti. Dio conceda lunga vita à Vostra
Signoria Eccellentissima, et à tutti coloro, che con haver cosi egreggiamente
intrap[r]eso lo squittino del corpo humano, e dell'ufficio delle sue parti, sono
vicini à scuoprir al Mondo una gran luce, et intorno alla generazione delle
febri, e de' remedij d'adoprarsi contro questo tanto à noi domestico male.

Io godo già del possesso de' duoni di Vostra Signoria trasmessimi dall'Illustrissimo Ruffo[5] per mezzo del Sr. Catalano;[6] cioè degl'opuscoli de structura
viscerum,[7] dell'Hipp[ocrate] Chimico del Tachenio,[8] e del Prodromo del
Maiore;[9] Mà perche il Sr. Catalano m'impose ch'io facessi vedergli al Sr.
Giovanni Battista Abati;[10] dopo haver dato loro una scorsa à lui gl'hò mandati.
Lessi con tuttociò prima con molta attenzione il trattato de Hepate, e già ella
può vantarsi d'haver trovato il vero ufficio di questa parte scuoprendola per
una glandola officiale del corpo humano, e con ciò hà dato preggio al fiele
stimato fin qui tanto poco dà molti. Le dico però ingenuamente che ella troppo
alla dismessa porta i suoi vantaggi in un secolo, nel quale ciaschun vende
lucciole per lanterne; imperoche ha[v]rebbe potuto Vostra Signoria Eccellentissima sù quell'ossatura del suo argomento, che si compiace ella cosi semplicemente proporre al Mondo, ammassar tanta polpa di pensieri, digressioni, e
problemi, che ha[v]rebbe fatto ingrossar il libro forsi più di quel del Glissonio,[11]
et io mi doglio, che non l'habbia fatto perche mentre la fatica maggiore era
fatta, non bisognava schifar la minore, e lasciar ch'altri, (come succederà) sù
i fondamenti da lei gettati, fabrichi un palaggio che parrà tutta opera sua.
Non dovea forsi Vostra Signoria Eccellentissima anche con un poco d'inchiostro soverchio spiegare, che mentre l'ufficio del fegato non consiste in altro,

343

ch'in lavorare quell'amaro liquore, ò generandolo, ò separandolo (e questa era un'altra quistione dà far volume) dalla massa del sangue, giustamente il fegato si potea chiamare autor di concozzione, poiche del fiele non per aiuto del sangue, come vogliono alcuni di noi moderni, mà ben del chilo, si vale la Natura, ò salsificando con esso l'acido generato nello stomaco, ò (tenendola almeno con la volgare) per isprone che conduca felicemente quel sugo per le strettezze delle lattee E cosi erigere un Epitaffio di Vita à questo buon viscere à rimpetto di quello di morte allatogli dal Sr. Bartolini[12] E se ben prima di Vostra Signoria alcuni havessero sputato questa dottrina intorno all'uso del fiele,[13] toccava à lei la gloria d'haverla dimostrata, mentre ella prima de gl'altri l'hà concordato con l'Anatomia; Mà forsi io quì fò troppo del presuntuoso, e dell'arrogante; onde basso le vele, e mi lascio correggere dalla sua gran modestia nell'uso della quale virtù Vostra Signoria Eccellentissima trova sommo piacere e più che nella gloria stessa.

L'ozio della state imminente non riuscirà per noi infruttuoso, onde crediamo che Vostra Signoria lo spenderà più che volontieri in qualche altra fatica consimile. Io la priego dal Cielo quella tranquillità d'animo ch'è necessaria à studij cotanto gravi

Fui provisto del Grimaldi[14] de luce dà Roma, e dà Napoli tutt'in un tempo, se ben con spesa inuguale, à segno, che ritenuto per me quello, che costò in Roma più di 20 giulij[15] per negligenza del mezzano, diedi l'altro al Sr. Abati nostro havuto in Napoli per tredici carlini:[16] Scriverò dunque al Sr. Catalano, che di quello trasmesso da Vostra Signoria colà al Sr. Scilla[17] (credo Ruffo)[18] ne disponga detto Sigr. ò in serviggio suo ò de gl'amici di lei, restando io intanto tenuto alla liberalissima cortesia con la quale Vostra Signoria hà preso già à confonderme non che à beneficarme. Et io vorrei, che dà quì ella potesse restar servita di qualche cosa, almen per segno della mia gratitudine.

M'è stato mandato dà Napoli il libro, che contiene alcuni paradossi del Sr. Sebastiano Bartoli,[19] et è la metà di quello, che fù stampato colà trè anni sono, e suppresso dà Regij.[20] Io l'havevo sin' dall'hora veduto, e se ben diverso hora lo trovo di titolo, et in alcune altre cerimonie, nell'essenziale è l'istesso. Vò pensando però, ch'in esso Vostra Signoria Eccellentissima non sarebbe per incontrar sgusto, perche l'Autore giurato settario de Dogmi Helmonziani,[21] non è meno seguace dell'istesso intorno allo stile, la frase, et in ogn'altra cosa contraria alle procedure delle scuole: L'opera non è, che di pochi fogli, et io ne posso mercè dell'amicizia, che hò co'l Sr. Bartoli, disporre d'una, e di due in Napoli, onde scrivo al Sr. Giovanni Vincenzo Infusino,[22] che le tenga pronte, acciò avisandolo Vostra Signoria del come inviarglile, l'eseguisca subito. Havendo commesso à Roma per la notizia di qualche novità, si scusano quei librari con le guerre;[23] e dà Lione ne meno si hà rincontro di quell'opere del Boijle[24] e del Hooke,[25] siche bisognerà lusingar la curiosità con le cose vecchie. Mà se Vostra Signoria Eccellentissima per via di Venezia ò di Francfur[t] è avvisata la supplico à dar lume à quei, che stanno nel buoio. E con tal fine le bacio riverentissimo le mani.

Dà Cotrone à 3 di Maggio 1667

Di Vostra Signoria molto Illustre et Eccellentissima

Divotissimo et Obligatissimo Servitore
GIO[VANNI] BATT[IST]A CAPUCCI

Il Sr Giovanni Battista Abati stato quì meco un giorno le fà humilissima riverenza

1. This letter from Malpighi has not been found.

2. For these medals, see letter 175. For other references to Malpighi's interest in medals, see letter 94 n21.

3. For these instructions, see letter 161.

4. See letter 175 for Capucci's discussion of these matters.

5. That is, Don Giacopo Ruffo; see letter 3 n14.

6. That is, Domenico Catalano; see letter 46 n3.

7. That is, Malpighi's *De viscerum structura* (Bononiae, 1666) comprising his *De hepate* (upon which Capucci proceeds to comment), *De cerebri cortice, De renibus, De liene, De polypo cordis.*

8. That is, Otto Tachenius's *Hippocrates chimicus, qui novissimi viperini salis antiquissima fundamenta ostendit* (Venetiis, 1666). In 1669 the work was reviewed in the *Philosophical Transactions*, IV, *1019-1020.*

For this apothecary, who is said to have earned a great deal of money from his "viper salt," see Haller (1774, I, *565*); Eloy (1778, IV, *354-355*); Jourdan (1825, VII, *293-294*); Dezeimeris (1839, IV, *246-247*); Hirsch (1887, V, *604-605*); Ferguson (1906, II, *424-425*); Duveen (1949, *569-570*).

9. That is, Johann Daniel Major's (see letter 143 n15) *Prodromus inventae a se chirurgiae infusoriae* (Lipsiae, 1664); see letters 168, 175 n5.

10. That is, Giovanni Battista Abbate; see letter 160 n10.

11. That is, Francis Glisson's (see letter 38 n8) *Anatomia hepatis*, which had first been published in London in 1654.

12. For the epitaph which the elder Thomas Bartholin (see letter 32 n2) wrote for the liver in denying it the office of hematopoiesis, see his *Vasa lymphatica, nuper Hafniae in animantibus inventa, et hepatis exsequiae* (Hafniae, 1653; cf. 1685a, *698-699*). See also letter 38 n6.

13. For Malpighi's explanation in *De hepate* of the uses of the bile, see Malpighi (1666, *47-49*; 1687, II, *267-268*) and cf. Adelmann (1966, I, *299*).

14. That is, Francesco Maria Grimaldi's epochal work, *Physico-mathesis de lumine, coloribus, et iride, aliisque annexis*, which appeared posthumously at Bologna in 1665.

For this distinguished Jesuit mathematician, physicist, and astronomer, see A. Fabroni (1779, III, *373-381*); Fantuzzi (1784, IV, *305-306*); Fischer (1801, I, *277, 491, 494-495*; 1802, II, *102-108, 152*; III, *4, 104, 147*; 1806, VII, *97*); Corniani (1819, VII, *202-204*); Poggendorff (1879, *294-295, 339-346*); Caverni (1891, I, *214-215*; 1892, II, *16-17, 82-86, 247-251*); De Backer (1892, III, *1833-1834*; 1900, IX, *440-441*); A. Wolf (1950, *254-256*); Savelli (1951-1952); Ronchi (1952, *118* ff. *et passim*; 1956, *122-149*; 1963); Busacchi (1956, *424*; 1958); *Dictionary of Scientific Biography* (1972, V, *542-545*).

15. For the giulio, see letter 16 n6.

16. For the carlino, see letter 16 n6.

17. That is, Agostino Scilla; see letter 110 n5.

18. That is, Don Giacopo Ruffo; see note 5, above.

19. That is, the *Artis medicae dogmatum communiter receptorum examen in decem exercitationes paradoxicas distinctum* by the physician Sebastiano Bartoli, who was an influential member of the Accademia degli Investiganti at Naples. It was edited by Giovanni Battista Capponi and published in 1666; the imprint reads Venice, but the actual place of publication may have been Naples. The earlier edition of this work, published at Naples in 1663, and entitled *Astronomiae microcosmicae, systema novum, . . . cui suasu amicorum accessit exercitationum paradoxicarum decas in eversionem scholasticae medicinae, opusculum in studiorum authoris tyrocinio elucubratum ac non bene digestum*, was, as Capucci goes on to say in this letter, suppressed. An attack upon scholastic medicine, it was condemned as blasphemous, and "nearly all the copies that had been printed were seized and destroyed" (Fisch [1953, *525*]).

See Mazzuchelli (1758, II, pt. 1, *451-452*); Haller (1779, III, *193*); D'Afflitto (1794, II, *63-66*); M. Fisch (1953, *524-526, 532-535, 537-538, 551-552*); *Dizionario biografico degli Italiani* (1964, VI, *591-592*); and the additional references given by L. Ferrari (1947, *78*).

20. That is, the Ministri Regij, as Capucci calls them in his letter of 27 April 1674 (letter 306).

21. That is, the doctrines of Jan Baptista van Helmont (see letter 84 n6).

22. For Giovanni Vincenzo Infusino, see letter 171 n1.

23. The Second Anglo-Dutch War, begun in 1665 (see letters 134, 139, 143), was now nearing its end. Louis XIV's War of Devolution would not actually begin until 24 May 1667, when his troops invaded the Spanish Netherlands.

24. That is Robert Boyle; see letter 57 n12.

Boyle's recently published works were his *Hydrostatical Paradoxes* (Oxford, 1666) and *The Origine of Formes and Qualities* (Oxford, 1666). The second edition of the latter appeared in 1667.

25. I read, doubtfully, "Hooke." If this reading is correct, the reference is to the experimental philosopher Robert Hooke, who since 1662 had been curator of experiments to the Royal Society and since 1665 professor of geometry at Gresham College. A second edition of his well-known *Micrographia*, first published in 1665, appeared in 1667. See Silvestro Bonfigliuoli's letters of 11 and 21 March 1671 (nos. 259, 263) for his report to Malpighi on this work. For Malpighi's relations with Hooke, see Adelmann (1966, I, *365, 366-367, 372,* *393* n4, *409* & n4, *410, 422* & n5, *431-432, 497, 498* & n2, *670, 673, 674, 678, 685, 686, 688,* *691, 692, 693, 697, 699, 703, 708, 709* & n15, *713* n4, *721* & n6, *724-725*; II, *868, 895*), and for further details of his distinguished career, see J. Ward (1740, *169-193*); Portal (1770, III, *563*); Haller (1771, *525-526, 605-606*; 1774, I, *527-529, 681*; 1779, III, *173, 450-451*); Eloy (1778, II, *558-559*); Fischer (1801, I, *272-273, 293-294, 311, 432-433, 442*; 1802, II, *31-32,* *48-49, 73-74, 82-84, 91-93, 98-100, 108-111, 150-151, 166, 224, 251-252, 269-270, 419-421,* *424, 523-524, 550, 606-607*; 1802, III, *59, 62, 75, 104, 134-135, 152, 162, 178-179, 260,* *273-274, 488-489*; 1803, IV, *684*; 1805, VI, *219, 398, 682*); Clerke (1891); W. S. Middleton (1927); Hooke (1930-1938; 1935); R. Waller (1930); Matzke (1943) McKie (1953); 'Espinasse (1956); Andrade (1960); Keynes (1960); *Isis Cumulative Bibliography* (1971, I, *592-594*); *Dictionary of Scientific Biography* (1972, VI, *481-488*).

178 HENRY SAMPSON[1] TO MALPIGHI
Livorno, 13 May 1667

Text: BU, MS(ALS) 2085, VII, *119*

While visiting Bologna, Sampson two or three times tried in vain to find Malpighi at home. He had hoped to return to Bologna but has now been called home. When he was in Bologna a bookseller told him that Malpighi had sent to press another book on the spleen, and he would like to be the first to carry this treasure to England. Would Malpighi send a copy of the complete work (or of whatever part of it has been printed) to Torino for him? He is very eager to see the work, because the subject is one of great interest to him. He will hold himself obliged to keep Malpighi informed of what the English school of philosophers is doing. See also Adelmann (1966, I, *337-338*).

Clarissime & eruditissime Vir

Mensis jam elapsus est, a quo Bononiam salutans bis terve aedes tuas pulsabam, sed frustra; aberas enim, non ab urbe, sed bono, ut credo, publico invigilans a negotijs medicis per oppidum distrahebaris. Sperabam mihi postea accidere faelicem occasionem ad urbem redeundi, in qua mihi non negaretur ansa te alloquendi. At (sic volunt mea nimis iniqua fata) ea etiam spe decidi: nuperrime enim ab Anglia literae mihi in patriam non modo reditum suadent, sed quasi volatum imperant. Nolui utcumque Italiam relinquere insalutato viro tam celeberrimo & ob scripta literato orbi notissimo. Certe eo fidentior factus sum hoc obsequium tibi offerre, ex quo Domini Barbati[2] Doctoris Veneti literis munitus primo ad te appuli, & jam sub illarum patrocinio ausim hoc animi benevoli in virum optime de Republica literaria meritum testimonium exhibere. Nec tamen ut verum fatear, istoc officio fungens ingenui animi solum partes ago, sed et avari, suaque bona poscentis. Bononiae dum haesi, libenter a Bibliopola accepi, te jam alterum librum de Lienis Anatomia[3] ornasse, et ut typis mandaretur dedisse: Si potuero ego tantum Thesaurum primus in Angliam apportare, satisfieri meo genio credam aliquomodo, & compensari ob id infortunij, quo perdidi suavissimum & exoptatissimum tuum consortium. Isthoc oneris nolo in te imponere homo peregrinus, & penitus ignotus: Hoc tantum ambio, ut Bibliopola quam citissime Taurinum mittat exemplar integrum, si jam perfectum sit, aut eam saltem partem quae praelum passa est: habet is, ut spero, suos amicos Bibliopolas ea in urbe, quibuscum agit, sin aliter, precor ut expediat ad me ipsum, (alla casa di Sigr. Giovanni Hanford[4] Inglese in Turino) qui ipsi de pretio lubentissime satisfaciam. Nescis, Vir ornatissime, quanto desiderio percellar hunc librum visendi, non

347

tantum quia tuus est, adeoque mihi omnium gratissimus, sed quoniam ipsum argumentum mihi cordi est, ex studiorum & ἐγχειρήσεως harmonia non dico in Anatomia solum generali, sed in ea praesertim parte quae lienem spectat. Fortasse non dolebit Viro Doctissimo hujus pensi: ita me constrictum tenebis, si libet, tibi innuere quid rerum nunc geritur in schola Philosophorum Anglicana,[5] ex qua non ut olim ex Affrica monstra, sed indies in scientia naturali experimenta & inventa nova prodeunt. Nolo intemperanter abuti otio et literis tuis; faveas, si placet, huic amicissimi, ut ut ignoti viri, petitioni, et aequi bonique consulas quae animo in te devotissimo scripsi, qui jure optimo me fecisti

Virtutum & meritorum tuorum cultorem devotissimum
HENRICUM SAMPSON Anglum

Liburni Maij. 13º. 1667.

[Address:] Al' Molt'Illustre & Eccellentissimo Sigr. Osservandissimo / Il Sigr. Dottor Marcello Malpighi / in / Bolognia
Franco

1. For Henry Sampson, Nehemiah Grew's half brother, a physician and fellow of the Royal College of Physicians, and a nonconformist minister, see Gordon (1897) and Adelmann (1966, I, *337-338, 372-373*).

2. That is, Girolamo Barbato; see letter 2 n13.

3. Sampson had apparently been told that Malpighi was publishing a second book on the spleen. Although he continued to record observations on this organ at various times in his notes from 15 March to 29 November 1667 (BU, MS 2085, II, *23, 28, 30, 31, 35, 36, 38, 40, 41*), no second treatise devoted to the spleen was published. Some additional observations on the spleen were, however, published in the *Philosophical Transactions* (VI, *2149-2150*) in 1671 (these were contained in a letter to Henry Oldenburg), in his *De structura glandularum conglobatarum* (1689, *10-13*; 1697a, *3-4*), and in the *Opera posthuma* (1697, I, *42-44*; 1698, *58-61*).

See Malpighi's reply (letter 179) to this letter of Sampson's.

4. I am unable to identify this John Hanford.

5. That is, the Royal Society.

179   MALPIGHI TO [SAMPSON]
[Bologna, May 1667]
In response to letter 178 (13 May 1667)

Text: BU, MS(ADuns) 2085, VII, *120*

Malpighi regrets that his practice prevented him from enjoying Henry Sampson's society when the latter was in Bologna. He is glad to hear that Sampson too is interested in the spleen;

he himself has made some discoveries but has not published them because he has lacked the leisure and because he intends to confirm them by observations on other parts. Meanwhile, Sampson will have Malpighi's book on the structure of the viscera, and he hopes that Sampson will not judge it harshly.

Inter innumera quae in dies ab infirmorum curationibus emergunt medicis damna hoc unum ipse retuli non leve ut tui presentia et eruditissimo colloquio dum hic iter haberes privarer. Imputandum sane hoc improbae sortis livori quae me tuis tuaeque patriae anatomicis inventis ditare noluit. Gaudeo Virum Clarissimum difficillimam de liene et ipsum assumpsisse provinciam in cuius structura visceris licet ego aliqua detexerim nundum tamen typis committere licuit ob otij indigentiam et quoniam in animo est haec consimilibus et analogis reliquarum partium structuris confirmare ideo procrastinatur editio. Habeas interim opusculum quod elapso anno de viscerum structura evulgavi[1] perficiendum historia lienis aliarumque partium depromenda Ingenij mei sterilitatem et inventorum paupertatem ne penitus damnes exoro licet enim ferax sit naturae penu non omnibus tamen datum est talibus afluenter potiri. Vale. Tuorum interim inventorum ubi luce fruentur me non minus scias avidissimum quam tui perpetuo amantissimum

1. Malpighi's *De viscerum structura* was published in Bologna in 1666.

180 BORELLI TO MALPIGHI
Napoli, 20 June 1667

Text: BU, MS(LS) 2085, IX, *191*

Borelli has arrived at Naples (on his way to Messina) and has found there no letters from Malpighi. He supposes that his book (*De vi percussionis*) has finally been printed; he asks that if copies of it have not already been sent to Florence and Livorno for distribution to friends, this be done immediately. He conveys greetings from Tomasso Cornelio, who wishes to see Malpighi's book as soon as it has been printed, and from other friends of Malpighi's in Naples. The length of his stay there will depend upon how soon the Marquis of Arena, with whom he is traveling, is able to dispatch his affairs. Malpighi should continue addressing him there for the present. He has found at Naples an outbreak of catarrh such as he had left at Pisa and Livorno. The weather is bad and summer delayed. He has no news of learned matters to pass on, especially since Tomasso Cornelio is taking his leisure. He asks for news of Giovanni Domenico Cassini, inquires about foreign books he wished Malpighi to secure for him, and sends greetings to some of his friends. See also Adelmann (1966, I, *331*).

Molt'Illustre et Eccellentissimo Sr. Mio et Prone. Colendissimo
Giunsi venerdì[1] à sera à Napoli dopo nove giorni di viaggio digiasosissimo,[2] quì credevo ritrovare lettere di Vostra Signoria perchè mi pare che io gliene facessi istanza prima della mia partenza da Toscana. suppongo che il mio libro[3] sia finito di stampare, e che à quest'ora ne abbi mandate alcune copie à Firenze, et à Livorno conforme io la supplicai, se cio non è successo la priego che si contenti mandarle subito, acciòche si possino distribuire fra questi SSri. amici. il Sr. Tomaso Cornelio[4] innamorato per dir così di Vostra Signoria la saluta carissimamente e desidera vedere il libro di Vostra Signoria[5] subito che sarà finito di stampare, quest'altri pochi amici letterati che vi sono ancor loro bramano di servirla, e la stimano conforme è dovere. io non so quanto doverà esser la mia dimora in questa Città perchè depende dalle faccende del Sr. Marchese d'Arena[6] col quale doverò andare à Messina, egli desiderarebbe sbrigarsi fra 15 giorni, ma dubito che sarà impossibile che in così breve tempo possa dar sesto à tanti suoi negozi domestici pure Vostra Signoria si contenti scrivermi direttamente à Napoli finchè riceva avviso della mia partenza, perchè in ogni evento lascerò commissione à questi SSri. Amici che mi mandino tutte le lettere, che capiteranno, à Messina. ho trovato quì ancora l'influenza de i catarri conforme io lasciai à Pisa, et à Livorno, vero è che non fa altro danno di mortalità, i tempi però seguitano pessimi al solito con scirocchi ostinati, siche la state non si risolve ancora di comparire. nuove di lettere non ve ne è punto da dargli da questa Città, massime che il Sr. Cornelio si è dato all'ozio, et alla comodità, però ne aspetto da Vostra Signoria, il qual so che continuerà à travagliare, di più la priego che saluti in mio nome tutti cotesti SSri. letterati amici, e mi dia nuova del Sr. Cassini[7] se ha mai finito di stampare quell'operetta incominciata, e di più mi avvisi dei libri forastieri particolarmente di quelli che io la supplicai che mi procurassi da Parigi dell'Eugenio,[8] Boile[9] e di qualunque altra novità letteraria, e quì per fine la reverisco affettuosamente insieme col Sr. Fracassati,[10] Buonfiglioli,[11] e Mariani.[12]
Napoli. 20. Giugno 1667
Di Vostra Signoria Molt'Illustre et Eccellentissima

Devotissimo Servitore
GIO[VANNI] ALF[ONSO] BORELLI

1. That is, on 17 June.
2. *Sic* for *disagiosissimo*.
3. That is, Borelli's *De vi percussionis* (Bononiae, 1667), the first copies of which reached him in July.
4. For Tomasso Cornelio, see letter 97 n11.
5. The last work which Malpighi had published was *De viscerum structura* (Bononiae, 1666),

and it would seem that Cornelio, like Borelli, knew of this work. Cornelio seems simply to have assumed that another work of Malpighi's would soon be forthcoming. He could not have known of Malpighi's next work, *Dissertatio epistolica de bombyce*, which had not yet been begun and which did not appear until 1669.

6. That is, Andrea Concublet, Marquis of Arena, in whose palace in Naples the Accademia degli Investiganti had been meeting; see M. Fisch (1953, *526-528, 529* n46, *536-537, 553*); Adelmann (1966, I, *148, 210, 398*).

7. That is, Giovanni Domenico Cassini; see letter 3 n3.

What work of Cassini's Borelli had in mind we have no way of knowing with certainty. If we may assume that it was a work of Cassini's published in 1667 or 1668, there appear to be three possibilities: (1) *Disceptatio apologetica de maculis Jovis et Martis annis 1666 et 1667* (Bononiae, 1667), cited by Lalande (1803, *268-269*); (2) *Spina celeste, meteora osservata in Bologna il mese di Marzo M.DC.LXVIII* (Bologna, 1668); and (3) *Ephemerides Bononienses Mediceorum syderum* (Bononiae, 1668), of special interest to Borelli, who in 1666 had published at Florence his *Theoricae Mediceorum planetarum, ex causis physicis deductae*.

8. That is, Christiaan Huygens; see letter 22 n7.

If I interpret this correctly, Borelli, in a letter I have not found, probably asked that any recent works of interest, particularly by Huygens and Robert Boyle, be sent him from Paris. The last book Huygens published in Latin before the date of this letter was his *Brevis assertio Systematis Saturnii sui* (Hagae Comitis, 1660); the next to be published was his *Horologium oscillatorium* (Parisiis, 1673). The latter work, however, was some years in preparation and Borelli may well have expected it to appear sooner.

9. The most recent works published by Boyle prior to the date of this letter were his *Hydrostatical Paradoxes* (Oxford, 1666) and *The Origine of Formes and Qualities* (Oxford, 1666). Another new work by Boyle would not appear until 1670.

10. That is, Carlo Fracassati; see letter 18 n1.

11. That is, Silvestro Bonfigliuoli; see letter 112 n1.

12. That is, Mario Mariani; see letter 66 n5.

181   CAPUCCI TO MALPIGHI
Cotrone, 25 July 1667

Text: BU, MS(ALS) 2085, X, *55*

The reasons Malpighi has given for the brevity of his anatomical works reveal his great modesty and embarrass Capucci for having suggested their amplification. But Malpighi will never make the world believe that he could not have enlarged them, for everyone is persuaded that he did not lack materials, but simply did not want to mingle the verisimilitudes of physiological opinion with anatomical fact. Other, bolder, and rasher men will build new works upon his observations, but this will always redound to Malpighi's praise and glory, for he has been the Columbus of this new America. Malpighi's work on the other parts is awaited, and it is expected that the spring of 1668 will bring some new and rare flower. Capucci prays that God will grant Malpighi the best of health and the tranquillity of mind necessary for his studies. Giovanni Alfonso Borelli is being delayed in Naples awaiting the convenience of the Marquis of Arena, his traveling companion. Borelli seems to have withdrawn and to be devoting himself to literary pursuits; he has promised the early appearance of his book on the motion of animals, and Capucci hopes to God that Nicolaus Steno has not skimmed the cream from this subject, as he has anticipated Borelli in publishing on it. One should not divulge his ideas about good things and protract the composition and printing if one does not want them to be stolen. Capucci is awaiting Steno's book from Rome and Malpighi should not bother further about it; he is concerned to find a way of reimbursing Malpighi for his expenditures on books so that he may feel free to ask him to send him new books on chemistry, natural philosophy, or anatomy. He has sent Malpighi another little package of medals and would like to scratch Malpighi's itch for them with more efficient nails, but he has no sharper ones; Malpighi should scratch Capucci's itch for books unsparingly. Enclosed in this letter is a note from Giovanni Vincenzo Infusino requesting directions for forwarding the package of medals to Malpighi. See also Adelmann (1966, I, *294* n1, *315*, *331-332*).

Molto Illustre et Eccellentissimo Sigre. mio Prone. Osservandissimo

Come sono freggi segnalatissimi della gran modestia di Vostra Signoria Eccellentissima le raggioni, che scrive nella humanissima sua del primo di Giugno[1] in iscusarsi della brevità usata ne' suoi opuscoli Anatomici;[2] così cuoprono elle di rossore, e di pentimento la mia petulanza scorsa ne' mesi passati scioccamente à dire, che potea Vostra Signoria Eccellentissima sù fondamenti così ampi d'osservazioni fabricar mole più vasta di discorsi, e problemi. Mà non potrà già ella mai far credere al Mondo questa scusa, che hora ne adduce, cioè di non haverlo potuto fare; imperoche ci troviamo tutti tanto ben persuasi del suo valore per l'altre sue nobilissime fatiche, che benissimo conosciamo à Lei non esser mancata punto la copia di materiali per alzar molto in alto la fabrica, mà solamente la voluntà per non intricare il vero, e reale della storia anatomica co'l verisimile dell'opinioni fisiologiche. Non mancheranno poi huomini d'ingegno più arrischiato, e bollente, che intraprenderanno d'alzar nuovi lavori sù tali osservazioni, però questo sarà sempre con lode, e gloria di Vostra Signoria Eccellentissima la quale è stata il Colombo di questa nuova America. Aspettiamo in tanto l'opera sua sù l'altre parti, e vogliam credere, che la Primavera del 68 ci recherà qualche nuovo, e pellegrino fiore, et io priego Sua Divina Maestà, che la conservi in ottima salute, et in quella tranquillità di animo, che richieggono i suoi studij.

Il Sr. Giovanni Alfonzo Borelli aspettato con tanto desiderio dal Sr. Catalano[3] in Messina, odo per lettere del Sr. Lonardo di Capova,[4] che fin hora si trattenghi in Napoli, aspettando, che sia sbrigato il Sr. Marchese d'Arena,[5] in compagnia di cui disegna far quel viaggio. Pensavo io ch'il Sr. Borelli volesse spendere il tempo di tutte queste vacanze estive in riveder la Patria, e gl'amici di passaggio, mà parme intendere, ch'egli à fatto si retira colà per vivere disciolto d'ogni facenda à sè stesso, et à suoi ozij litterati. Dio lo prosperi in così bel proposito. Hà promesso a' nostri amici di colà in brieve tempo il suo libro de motu animalium,[6] del quale argomento, Dio voglia, ch'il Sr.

Stenone[7] non se ne habbia tolto il meglio, cosi come hà prevenuto in publi-
carlo,[8] mentre questo come Vostra Signoria Eccellentissima dice anche
procede con principij geometrichi. Non bisogna publicar l'idee di belle cose,
e tirarne à lungo la composizione, e la stampa, sè non vogliono esser involate.
Questo libro dello Stenone mi fù anche promesso dà Roma perche là comparse
in una libreria, se ben sin hora non mi è giunto, onde supplico Vostra Signoria
Eccellentissima à non prendersi altro fastidio per esso (sè pur non se lo trovasse
inviato) et in tal caso vien me in acconcio di protestarme d'hora per sempre,
ch'io no' stimerò à favore, mà à mortificazione questi suoi spessi duoni di libri
comprati in bottega; mà s'ella vorrà farme dhor'avanti grazia singolarissima,
e legarmi per suo schiavo, concerti meco come possa imborzarsi di quello, che
và spendendo di man in mano per me in simili negozij, potendo io rimetterlo
à Roma, à Livorno, ò Genova, da quai luochi sarà anche facile spingerlo sin
à Bologna. In questa maniera haverò animo, et ardire di priegarla, che
capitandole qualche cosa nuova, e bella, ò in Chimica, ò Filosofia naturale,
ò Notomia la compri per me, e la mandi à Messina, ò Roma al Sr. Abbate
Suriano.[9] Et in altro verso non desidero, che la sola sua grazia.

Nella settimana passata mandai al Sr. Don Giovanni Vincenzo Infusino[10]
à Napoli un'altro scatolino con alcune medaglie[11] havute quasi tutte dal Sr.
Giovanni Battista Abati[12] dà Catanzaro discepolo del Sr. Catalano, e parmi
che ve ne siano delle belle. L'hò inviato ben suggillato con ordine che lo
indrizzi al Sr. Abbate Muzio Suriano à Roma, dà chi resterà ella servita, sè
no' l'è scommodo, ricuorarlo. Io vorrei grattar la rogna di Vostra Signoria
con unghie più efficaci, mà non le hò più acute; ella gratti la mia intorno à
libri senza risparmio finche ne venga fuori quel pochissimo sangue, che hò e
qui con riveri[r]la divotissimamente Io et il Sr. Giovanni Battista Abati mi
ratifico
Di Vostra Signoria Eccellentissima
Cotrone 25 Luglio 1667

>Divotissimo et Obligatissimo Servitore
>GIO[V]AN[NI] B[ATTIST]A CAPUCCI

[Address:] Al molto Illustre et Eccellentissimo Sigre. mio Pron. Osservandissimo / Il Sr. Marcello Malpighi Lettore nell'Univ[ersità] di Bologna

[Enclosed, the following letter from Giovanni Vincenzo Infusino:]
Mio Signore Osservandissimo
Sè Vostra Signoria tiene corrispondenza in Livorno, Io potrei mandare il
Cassettino[13] al Sr. Luigi Lemos[14] mio amico col ritorno delle Galere di Sua

Altezza[15] et lo porterà à questo un Prete mio amico, sè Vostra Signoria così comanderà altromente l'inviarò à Roma Facci grazia avisare il suo senso colla risposta mentre le Galere faran ritorno all'entrante 7bre dà Napoli
Di Vostra Signoria Molto Illustre

Humilissimo Servitore

D[ON] GIO[VANNI] VIN[CENZO] INFUSINO

1. This letter from Malpighi has not been located.

2. Cf. Capucci's comments in his letter of 3 May (no. 177), to which Malpighi's letter of 1 June was the response.

3. That is, Domenico Catalano; see letter 46 n3.

4. That is, Lionardo di Capoa; see letter 166 n1.

5. That is, Andrea Concublet; see letter 180 n6.

6. The allusion here is actually to Borelli's *De vi percussionis*, which had just been published in Bologna; Borelli regarded it as the first part of *De motu animalium*, the third and final part of which was published with this title at Rome in 1680 and 1681. See letters 10 n4, 225 n5.

7. That is, Nicolaus Steno; see letter 72 n8.

8. The book of Steno's which, as Capucci goes on to say, had now appeared in a bookstore in Rome, was probably Steno's *Elementorum myologiae specimen* (Florentiae, 1667); but it is possible that Capucci may rather have had in mind Steno's *De musculis & glandulis observationum specimen* (Hafniae, 1664).

9. The abbot Muzio Suriano acted as Capucci's agent at Rome; see letter 175 n22.

10. Don Giovanni Vincenzo Infusino was Capucci's agent at Naples; see letter 171 n1 and the enclosed communication from Infusino.

11. For other references to Malpighi's interest in medals, see letter 94 n21.

12. That is, Giovanni Battista Abbate; see letter 160 n10.

13. The package of medals referred to in Capucci's letter.

14. I have been unable to identify Infusino's friend, Luigi Lemos, further.

15. Ferdinand II de' Medici, Grand Duke of Tuscany.

182   HENRY OLDENBURG[1] TO MALPIGHI
London, 2 October, 28 December 1667 = 12 October 1667, 7 January 1668[2]

Text: BU, MS(ALS) 2085, I, *165-166*
Copies: LoRS, MS(ALS) O.1.54 (2812); LoRS, Lb, II, *146-148*[3]
Publ.: Malpighi (1697, I, *55-56*; 1698, *76-77*); Atti (1847, *112-113*); M. Foster (1897, *44-45*); (with translation) Oldenburg (1967, IV, *90-93*); (in part) G. Ricci (1927, *883*)

Oldenburg supposes that Malpighi has already heard of the Royal Society of London. He describes its purposes and activities, including the preparation of a natural history, and invites Malpighi to correspond with it, communicating the results of those studies of himself and others which would be of philosophical interest. In return Oldenburg promises to do whatever he can to deserve well of Malpighi and others like him. In a postscript he mentions

354

subjects of particular interest to the Society and inquires about the works of Giovanni Battista Odierna, Francesco Maurolico, and others. See also Adelmann (1966, I, *327, 338* & n1, *670* & n6, *671, 673*).

Celeberrimo Viro
Domino Malpighi, Medico Siculo
Excellentissimo,
Henricus Oldenburg, Societatis Regiae Anglicanae Secretarius Salutem

Iamdudum, opinor, uti in Italiam, sic in Siciliam vestram[4] fama penetravit, de Societate Regia, ab Augustissimo Magnae Britanniae Rege,[5] Londini eo quidem consilio instituta, ut qui eam componunt viri undequaque eruditi, utiles Scientias et Artes non meris speculationibus, sed probata Observationum et Experimentorum fide promovere satagant, (id quod ex ipsa Historia,[6] de praedictae Societatis instituto, methodo et rebus gestis concinnata jam et in lucem edita, uberius patescit.) Cumque intelligam Ego, qui officii ratione pariter ac affectu, Academiae hujus conatus et studia modis omnibus adornare annitor, Te, Virum Clarissimum, scrutandis Naturae Arcanis feliciter incumbere, et magna in hoc studio spatia Iugiter emetiri; cumque in confesso sit apud omnes, Artes ingenuas, rerumque cognitionem, Virorum Illustrium contesseratione et affectibus eximie foveri et enitescere, allicere Te equidem, inter alios, hoc scripto volui ad ingenia et studia ex animo consocianda, eo quidem fine, ut Experimentali rerum Naturalium indagine, Philosophiae fundamenta ponantur solidius, Vetera ad examen reducantur, nova nec minus utilia emergant et publici Iuris fiant. Colligimus ex iis, quae Tu ipse de Cerebro, Lingua, Nervo optico in Piscibus disseruisti,[7] Te vulgaris cognitionis pertaesum in rariora et magis abdita penetrare. De captis Tibi ex animo gratulamur, et felicem porro in laboribus aliis successum cooptamus. Si quid in iis elucescat imposterum, quod e re fuerit Philosophica, vel si quae aliis in Sicilia vestra Viris Eruditis peritisque occurrerint, quae ei provehendae conducant, ut ea benignus impertiaris, perquam officiose rogo. Quicquid in me fuerit, quo vicissim bene de Te tuique similibus mereri, et liberalitatem tuam Philosophicam ex penu nostro redhostire queam, id totum Tibi lubens addico. Fac, si placet, periculum. Experieris me Tui studiosissimum. Vale.

Dabam Londini Anglorum, postridie calend[as] Octob[ris] MDCLXVII.

P. S. Incumbimus concinnandae Historiae Naturali,[8] genuinae illi quidem et verae; Laboramus insuper, ut Virorum in Mathesi, Mechanicis, et Physicis probe versatorum Opera tum impressa tum manuscripta colligamus: Petimus igitur enixe, ut quaecunque observatu digna (quae permulta sunt in Insula vestra) sive de Plantis, sive Mineralibus, sive Animalibus et Insectis, inprimis de Bombycibus earumque opere,[9] de Meteoris denique et Terrae motibus,

Tibi aliisve Viris Ingenuis occurrerint; quaeque insuper extant vel supersunt Clarissimorum Virorum, Hodiernae,[10] Maurolyci,[11] aliorumve talium opera, ut id omne significare nobis per literas ne graveris. Eidem Civi Londinensi, qui hanc Epistolam nostram ad Te curandam suscepit, Tuae, si placet, ad mea[12] responsiones committi, facta solummodo ad me Inscriptione ut supra, tutissime poterunt. Iterum atque iterum vale.

[Address:] Celeberrimo Domino, / Domino Malpighi, Medico / Excellentissimo in Sicilia / Messinae

1. For Henry Oldenburg, the first secretary of the Royal Society, one of whose most important duties was to promote its commerce with the learned all over the world, and whose correspondence with Malpighi will continue until 1677, ceasing only a few months before his own death, see Birch (1757, III, *353-356*); Rix (1895); Stimson (1939; 1948, *69-75 et alibi*); Andrade and Martin (1960); Bluhm (1960); A. R. and M. B. Hall (1963; in Oldenburg [1965, I, *xxix-xl et passim*]; 1968); M. B. Hall (1965); Adelmann (1966, I, *327, 338-339, 374, 406, 409, 422, et passim*).

2. The autograph copy of this letter in the Biblioteca Universitaria at Bologna is dated *postridie calendas Octobris* (2 October); in the copy in the library of the Royal Society this date has been crossed out and 28 December substituted; this is also true of the copy in the Society's Letterbook; 28 December is also the date which M. Foster (1897, *45*) and A. R. and M. B. Hall in Oldenburg (1967, IV, *90-91*) adopt.

It is probable that the body of this letter was composed on 2 October, the postscript on 28 December (both dates Old Style), when it was handed to a citizen of London for delivery.

3. It should be noted that in accordance with my practice no notice is taken of the unimportant variations to be found in the copies of this letter; I have adhered strictly to the text of the copy received by Malpighi.

4. Oldenburg addressed this letter to Messina, where he erroneously supposed Malpighi was still residing. Actually, Malpighi had left there in the spring of 1666.

5. Charles II.

6. This was the historian and poet Thomas Sprat's *The History of the Royal Society of London for the Improving of Natural Knowledge*, which had only recently been published.

For Sprat, one of the original fellows of the Royal Society, and later to become dean of Westminster and bishop of Rochester, see Courtney (1898); Royal Society of London (1940, *16, 19, 37*); Stimson (1948, *70-76, 90-91*); H. Fisch and Jones (1951); Rosenberg (1952).

7. The allusion here is probably to the *Tetras anatomicarum epistolarum de lingua, et cerebro . . . Marcelli Malpighii . . . ac . . . Caroli Fracassati . . . Quibus Anonymi accessit exercitat[i]o de omento, pinguedine, & adiposis ductibus* (Bononiae, 1665).

For his acquaintance with this work, which he noticed on pages 490-493 and 552-553 of volume II of the *Philosophical Transactions*, see Oldenburg (1965, III, *476, 479* n5, *508*). It will be noticed that in this letter Oldenburg does not mention Malpighi's *De pulmonibus* (Bononiae, 1661) or *De externo tactus organo* (Neapoli, 1665), both of which he appears not yet to have known. Cf. Adelmann (1966, I, *670-671*).

8. For further references to the Royal Society's plan to compile a universal natural history, see letters 199, 202, 203, 209, 213, 214, 218, 219, 220, 222.

9. This remark of Oldenburg's immediately aroused Malpighi's interest in the silkworm.

When, on 1 April 1668 (letter 189), he answered this letter, Malpighi promised to write that spring a history of the silkworm, and he devoted himself so assiduously to the task that after some months his eyes became inflamed and he came down with fever. This remarkable work was completed within a year and published under the auspices of the Royal Society in 1669. See Malpighi (1697, I, *56*); Adelmann (1966, I, *327, 338-339, 347, 349, 350, 351, 354, 673-676*); Oldenburg (1969, VI, *421*); Poynter (1969, *326*); and letters 189, 196-199, 202-205, 207, 208, 210, 211, 214, 215, 219, 220, 225, 226, 228, 229, 231, 232, 234-237, 239 n3, 243, 246 & n5, 251 & n4, 255 & n8, 271 & n9, 283, 306.

10. That is, Giovanni Battista Odicrna (Hodierna) of Ragusa. This talented cleric, mathematician, astronomer, and microscopist also investigated the anatomy of the compound eye of the fly and the poison gland and fangs of the viper, and he is said to have been the first to recognize that the queen bee is the sole source of eggs in a hive. Pighetti (1961) gives a translation of Odierna's *L'occhio della mosca* (Palermo, 1644) and a useful list of references on his life and work; see also Mongitore (1708, I, *330-331*; 1714, II, 2nd pagination, *42*); Haller (1774, I, *423*); G. M. Mira (1875, II, *476*); Napoli (1881); Caverni (1892, II, *428-429*; 1893, III, *489*); Saccardo (1895, *119*); P. Riccardi (1952, I, 2nd pagination, *213-215*); L. Belloni (1969a); and the additional references cited by L. Ferrari (1947, *498*).

11. That is, the celebrated mathematician, Francesco Maurolico of Messina; for his life and works, see Mongitore (1708, I, *226-229*; 1714, II, 2nd pagination, *40*); Niceron (1737, XXXVII, *336-345*); Fischer (1801, I, *135, 160-163, 174, 206-207*); Corniani (1819, V, *129-135*); G. M. Mira (1884, II, *57-62*); Caverni (1891, I, *64-65, 358, 503-504*; 1892, II, *24-25, 32-33, 57-59*; 1895, IV, *86-87*); Perroni-Grande (1900); Crew in Maurolico (1940, *xi-xvii*); P. Riccardi (1952, I, 2nd pagination, *139-143*); *Isis Cumulative Bibliography* (1971, II, *158-159*).

12. *Mea* is clearly the reading of BU, MS 2085, I, *166*; Atti, however, emends to *me*, perhaps justifiably.

183   BORELLI TO MALPIGHI
Messina, 28 November 1667

Text: BU, MS(LS) 2085, IX, *193-194*

Borelli is pleased to hear that Malpighi is in good health and to get the other news sent to him along with Montanari's last epistle. Stefano degli Angeli's dialogues have come into his hands and, as Malpighi will see (from the accompanying manuscript), he has composed a response, which he has decided to publish in Tuscan, but if Father Giovanni Battista Riccioli wishes to put in his oar, he will reserve it for publication in Latin in his next book. Meanwhile he asks Malpighi to examine it, to show it in confidence to Giovanni Domenico Cassini and Pietro Mengoli, and if it seems wise to him, to give Riccioli an inkling of it. Before it is printed, he would also like Malpighi to send it to Pisa to be examined by Lorenzo Bellini and Alessandro Marchetti. He asks them all, and especially Malpighi, to change any wording likely to offend the censors or others; Malpighi can then have it printed in the same format as Borelli's *De vi percussionis*, and Donato Rossetti will reimburse him from the proceeds of the sale of some of Borelli's effects at Pisa. If Riccioli meanwhile prints his response, Malpighi should immediately send Borelli either a summary of it or the printed sheets. Although Borelli feels that Riccioli will use very sharp words in dealing with Degli Angeli, he will proceed modestly with Borelli himself, as he should; if he does not he will come off second best. Borelli would like to have copies of his book (on percussion) and the one on the Medicean stars sent to Paris. Now that Geminiano Montanari is disposed to write what comes to his notice, there is no remedy, and Borelli thinks he will not profit by it. He thanks Malpighi for the books he is sending to him and Domenico Catalano, comments on the lectureships now vacant, or about to become so, at Messina, and wonders how they can be filled; he cannot refrain from once more begging Malpighi to return to his old post there. He is pleased to hear that the box containing paintings belonging to Malpighi has arrived at Livorno and supposes that the boxes containing his books have now reached Venice. See also Adelmann (1966, I, *332*).

Molt'Illustre et Eccellentissimo Sr. Mio et Prone. Colendissimo

Questa volta per i tempi cattivi è arrivato una settimana doppo la lettera di Vostra Signoria de 29 ottobre[1] in ogni modo ella mi è stata carissima per sentir buone nuove della sua salute, per le notizie che mi dà, e per l'ultima epistola del Montanari.[2] io ebbi finalmente per via di mare i dialoghi del Padre Angelj,[3] e presto presto com'ella vede gli ho fatto una risposta[4] nella quale non ho voluto imitare le sue male creanze benche non mi averebbe mancato modo di pugnerlo, e trafiggerlo, ma ho stimato più decoro trattar alla grande, e da uomo costumato, e da bene, parendomi che la più efficace puntura che vi sia debba essere la ragione viva et per quale si vince la lite, e poi si ha un'altra vittoria di mostrarmi esente dal suo genio fratesco. io pensavo riserbar questa risposta per inserirla nel seguente libro[5] che doverò publicare, ma poi ho pensato esser meglio mandar questa fuori così in lingua toscana com'ella si trova, e se poi questa musica và innanzi et il Padre Riccioli[6] anco vi vorra ficcar la coda mi riserbero nell'occasione della stampa di detto mio libro di porre questa epistola in latino con l'altre cose aggiunte di più caso che vi bisognino, intanto vorrei che Vostra Signoria considerasse quest'epistola, e la facesse veder confidentemente à i SSri. Cassini,[7] e Mengoli,[8] e se gli paresse di farne penetrar qualche sentore al Padre Riccioli mi rimetto alla sua prudenza. prima però di stamparla vorrei che Vostra Signoria la mandasse à Pisa à vedere à i SSri. Bellini,[9] e Marchetti[10] con pregarli, e principalmente à Vostra Signoria che giudicando di mutar qualche paroluzza la qual potesse offendere, ò i revisori,[11] ò altri, particolarmente dove si nomina vertigine terrestre Vostra Signoria la levi assolutamente contentandosi dell'esempio dell'albero della nave trasportato per la superficie del mare senza parlar punto di torre, ne del suo moto, ò pure vi replichj 25 volte se bisognerà protesti che si parla sempre per ipotesi[12] d'una sentenza non vera del resto poi Vostra Signoria la potrà stampare in quarto della medesima forma del libro della forza della percossa,[13] e quelle poche figure che vi vanno si potranno far di legno replicando la medesima figura più d'una volta per comodità del lettore. circa la spesa che vi vorrà potrà farsela imborsare dal Sr. Dottor Rossetti[14] di quello che ha cavato di vendita di alcune mie robbe di Pisa. se intanto il Padre Ricciolj stamparà la sua risposta[15] favorisca di mandarmela ò in riassunto, ò in fogli come lei può subito, se bene io giudico che egli la vorrà inserire in quel suo gran librone cronologico,[16] et io non dubito che il detto Riccioli usarà termini asprissimi col Padre Angelj ma mi persuado che con me procederà modestamente come è ragione, ma se egli non lo farà credo che egli ne averà la peggior parte. ho à caro che si mandino copie del mio libro[17] à parigi, e potrebbe ora cotesto libraio Bernia[18] mandarne per conto suo insieme con altri delle medicee[19] gia che loro anno le corrispondenze, e veggono che ne possono cavar lucro. circa il Sr. Montanarj[20] gia che egli è entrato in questo umore di scriver cio che viene alla sua notizia non ci si può rimediare, ma io ho pensato che gli gioverà poco, perchè ò si tratta delle novità esperimentate, ò delle ragioni, e speculazioni che egli vi fonda sù. circa l'esperienze si sà per tutta europa che si sono fatte à Firenze da noi,[21] e che se ci è discorso, e filosofato da molti anni à questa parte, e così se egli dice qualcosa di buono non credo che vi sarà persona che si persuada che noi l'abbiamo preso da lui, tanto più che questo mestiero di filosofare non è per un giovane che fino avanti ieri fece il mestiero del procuratore. poi à noi non sta bene scriver cose in fretta per averci poi à pentire, e ritrattare; per altro l'amicizie che egli và procurando per l'Italia non potranno mai prevalere alla verità, et al merito di chi scriverà appresso. La ringrazzio poi de i libretti della Cometa[22] e contro il moto della terra[23] che mi manda, e quando giugneranno presentarò i suoi al Sr. Catalano,[24] il quale sappia che stà in bruno per la morte di suo cognato Giovanni Pietro Corvino[25] si che ora oltre la catedra d'Amarelli[26] vaca anco questa, et io vado pensando à chi potrei ricorrere per applicarlo à questa lettura, e dubito che bisognerà pensare anco alla prima della medicina perchè Cagliostro[27] si puo stimar cadavere vivente, che però non posso lasciare, e per l'istanze del Sr. Don Iacopo,[28] e di tutti questi SSri. amici, e per la gran consolazione che io ne averei di pregar di nuovo [——][29] che si risolvesse accettar il medesimo posto che occupò gl'anni passati[30] quì che à me mi darebbe l'animo di condurlo à fine, e forsi con maniere vantaggiose, e sicurezze maggiori di quelle che aveva prima. ma forsi di questo particolare avero occasione di scrivergliene appresso. rallegromi che la cassa de suoi quadri sia gia arrivata à Livorno, e suppongo che à quest'ora saranno arrivate le casse de suoi libri[31] à Venezia perchè è un pezzo che partirono sopra una pollacca. darò i suoi saluti à tutti questi SSri. amici da i quali tutti Vostra Signoria ne riceva altrettanti, e per fine l'abbraccio, e riverisco di tutto quore insieme con tutti cotesti SSri. amici

Messina. 28. 9bre 1667

Di Vostra Signoria Molt'Illustre et Eccellentissima

Devotissimo Servitore

GIO[VANNI] ALF[ONSO] BORELLI

1. This letter from Malpighi has not been located.

2. That is, Geminiano Montanari; see letter 88 n6.

The *epistola* referred to is Montanari's *Lettera* [de i 12. Agosto 1667] ... *in risposta ad alcune obiezioni intorno i suoi Pensieri fisico-matematici circa alcune esperienze del livellarsi i liquidi in sottili cannuccie di vetro ultimamente publicati* (Bologna, 1667), which is appended with a separate title page, but with continuous pagination, to his *Pensieri fisico-matematici sopra alcune esperienze fatte in Bologna ... intorno diversi effetti de' liquidi in cannuccie di vetro, & altri vasi* (Bologna, 1667).

In the *Risposta* certain questions which had been raised by Carlo Antonio Sampieri are dealt with (cf. P. Riccardi [1952, I, 2nd pagination, *170-171*]), and Montanari attributes capillarity to the shape of particles in the air. It evoked Donato Rossetti's *Antignome* (Livorno, 1667) and initiated a long and acerb controversy between the two men. For this controversy, see G. Montanari (1668; 1669; 1669a; 1678; 1678a); Rossetti (1668; 1668a; 1669; 1678); Targioni Tozzetti (1780, III, *240-241*); Tiraboschi (1783, III, *266* ff.); A. Fabroni (1795, III, *408-409*); Maylender (1930, V, *332*); Adelmann (1966, I, *333-337, 717* & n8); and letters 191, 200 & n17, 213 n16, 220 & nn6, 7, 222 n6, 240, 265, 372.

For Francesco Redi's comments in letters to Montanari, see Redi (1811, VIII, *222-227*).

3. That is, the distinguished Jesuit mathematician, Stefano degli Angeli, a native of Venice, who held the chair in mathematics at Padua from 1663 until his death in 1697; see Patin (1682, *41-44*); Papadopoli (1726, I, *188, 361*); Mazzuchelli (1753, I, pt. 2, *740-742*); P. Riccardi (1952, I, 1st pagination, *33-36*).

The *dialoghi* of Degli Angeli here referred to are his *Considerationi sopra la forza di alcune ragioni fisicomattematiche, addotte dal M. R. P. Gio. Battista Riccioli ... contro il sistema Copernicano, espresse in due dialoghi* (Venetia, 1667), an attack on Giovanni Battista Riccioli's opposition to the Copernican system (see Riccioli's *Almagestum novum* [Bononiae, 1651] and *Astronomiae reformatae tomi duo* [Bononiae, 1665]).

For further references to the controversy between Borelli, Riccioli, and Degli Angeli, see note 4, below, and letter 165 n3.

4. In the course of his *Considerationi* referred to above, Degli Angeli (1667, *29*) objects to a digression in Borelli's *De vi percussionis* (1667, *29*) in which Borelli analyzes the complex motion of a body subjected simultaneously to a uniform transverse (tangential) and an accelerated centripetal force. To these objections of Degli Angeli, Borelli wrote the response of which he sent Malpighi the manuscript along with this letter. It is, however, questionable whether this response, entitled *Risposta ... alle considerazioni fatte sopra alcuni luoghi del suo libro della forza della percossa del R. P. F. Stefano de gl'Angeli* and addressed to Michelangelo Ricci, was published at Bologna under Malpighi's direction, as Borelli wished it to be. Dated Messina, 29 November 1667, it was issued along with another response (this one to Riccioli and Michele Manfredi, dated Messina, 29 February 1668, and also addressed to Michelangelo Ricci) without a title page and without specific indication of the place of printing or the name of the printer or publisher. Mazzuchelli (1762, II, pt. 3, *1712*) and Riccardi (1952, I, 1st pagination, *159*) give the place of publication as Messina, but perhaps this was inferred from the dating of the responses.

The first of the responses mentioned above elicited Degli Angeli's *Terze considerationi* (for the second, see note 6, below) *sopra una lettera del ... Sig. Gio. Alfonso Borelli* (Venetia, 1668). This in turn was answered by Diego Zerilli in his *Confermazione d'una sentenza del Signor Gio. Alfonso Borelli ... di nuovo contradetta dal M. R. P. Fra Stefano de gl'Angeli ... nelle sue terze considerazioni* (Napoli, 1668), and Zerilli's book evoked Degli Angeli's *Quarte considerationi* (Padova, 1669), in which he also undertook to reply to Riccioli's *Apologia ... pro argumento physico-mathematico contra systema Copernicanum* (Venetiis, 1669).

Cf. letter 220 n27.

5. Borelli's *De vi percussionis* had already appeared when this letter was written; his next

book, which he had in mind here, was *De motionibus naturalibus a gravitate pendentibus*, regarded by him as the second part of his *De motu animalium*.

The Latin translation of Borelli's *Risposta* to Degli Angeli did not appear until 1686, when it was appended to *De vi percussionis* in an edition comprising both it and *De motionibus naturalibus* and published at Leiden (see P. Riccardi [1952, I, 1st pagination, *160*]).

6. That is, Giovanni Battista Riccioli; see letter 10 n2.

Riccioli did wish to *ficcar la coda* in this matter, doing so in his *Argomento fisicomattematico . . . contro il moto diurno della terra* (Bologna, 1668), published under the name of his pupil, Michele Manfredi, whose name does not, however, appear on the title page, but who signs the address to the reader. To Riccioli's *Argomento* Degli Angeli replied with his *Seconde considerationi sopra la forza dell'argomento fisicomattematico del M. Rev. P. Gio. Battista Riccioli . . . contro il moto diurno della terra, spiegato dal Sig. Michiel Manfredi nelle sue Risposte, e Riflessioni sopra le prime Considerationi di F. Stefano de gl'Angeli . . . espresse da questi in due altri dialogi III. e IV.* (Padova, 1668), and this elicited Riccioli's *Apologia . . . pro argumento physico-mathematico contra systema Copernicanum* (Venetiis, 1669). Degli Angeli returned to the fray again with his *Quarte considerationi* (Padova, 1669).

7. That is, Giovanni Domenico Cassini; see letter 3 n3.

8. That is, Pietro Mengoli; see letter 13 n2.

9. That is, Lorenzo Bellini; see letter 65 n9.

10. That is, Alessandro Marchetti; see letter 5 n11.

11. That is, the censors of the Holy Office; Borelli's instructions here reflect the strictness of the control they still exercised.

12. Setting forth as mere hypotheses ideas that might be judged heretical was a device often employed to obviate action by the Holy Office. However, in the *Risposta* of Borelli as printed I find no such disclaimer as he suggests should be made, and the example of a tower imparting transverse motion to a weight dropped from it because the tower is moved as a result of the rotation of the earth is not abandoned.

13. That is, Borelli's *De vi percussionis* (Bononiae, 1667).

14. That is, the philosopher and mathematician, Donato Rossetti, who had been a pupil of Malpighi, Borelli, and Bellini at Pisa, who had begun lecturing on logic, and who held successively lectureships in philosophy there from 1668 to 1674 and in mathematics at Torino from 1674 until his death. His *Antignome*, four copies of which he sent to Malpighi (see letter 184), led to the final estrangement of Malpighi and Borelli. See Cinelli Calvoli (1747, IV, *175-176*); Targioni Tozzetti (1780, I, *238-241, 452-453*); A. Fabroni (1795, III, *405-409*); Antinori (1841, *85-86*); Adelmann (1966, I, *103, 333-337, 353, 361, 717* & n8); and consult the Index of this work.

15. As already pointed out (see notes 4 and 6, above), Riccioli did respond to Degli Angeli on two occasions.

16. That is, Riccioli's *Chronologiae reformatae et ad certas conclusiones redactae tomus primus [-tertius]*, which was to be published at Bologna in 1669.

17. Borelli's *De vi percussionis* (Bononiae, 1667).

18. This Bolognese bookseller may have been the Girolamo Bernia at whose expense the *Dendrologiae . . . libri duo* of Ulisse Aldrovandi was published at Bologna in 1667. See Sorbelli (1907, *124*).

19. That is, Borelli's *Theoricae Mediceorum planetarum, ex causis physicis deductae* (Florentiae, 1666).

20. See note 2, above.

21. That is, by members of the Accademia del Cimento.

22. I cannot certainly identify this book "on the comet." We may assume, with some degree of probability, that it was one rather recently published, and, perhaps less probably, that it was published at Bologna.

Lalande (1803) lists but one work on comets published during 1667 and five during 1666, none at Bologna.

The year 1665, however, as Lalande (1803, *257*) points out, was remarkable for the large number of books published on the comet visible from 2 December 1664 until 20 March 1665 and on another visible in April 1665. Of these books two were published at Bologna: Geminiano Montanari's *Dissertatio astronomico-physica de cometa Bononiae observato* and Giovanni Domenico Cassini's *Lettere astronomiche . . . sopra il confronto di alcune osservazioni delle comete dell'anno 1665*. From Borelli's letter of 13 March 1668 (no. 187) we may perhaps assume that the latter was the work sent. Or was it perhaps Cassini's *Theoria motus cometae anni 1664*, published in 1665 at Rome?

23. This was probably Riccioli's *Argomento fisicomattematico . . . contro il moto diurno della terra* (Bologna, 1668); the dedication is dated 10 January 1668, and Malpighi probably knew that it would shortly appear when he wrote to Borelli on 29 October 1667 and said that he would send it when it became available.

24. That is, Domenico Catalano; see letter 46 n3.

25. That is, Giovanni Pietro Corvino; see letter 171A n11. Arenaprimo (1900, *222*) erroneously gives the date of Corvino's death as November 1668.

26. That is, the jurist, Giovanni Leonardo Amarelli, who since 1619 had been a lecturer on civil law at Messina. He died on 3 November 1667. See Arenaprimo (1900, *190-194*); Galati (1928, *109*); Vaccaro (1934, *21*); Aliquò Lenzi and Aliquò Taverriti (1955, I, *31-32*).

27. That is, Count Bernardo Cagliostro; see letter 76 n7.

28. That is, Giacopo Ruffo; see letter 3 n14.

29. A hole in the paper here makes a short word irrecoverable.

30. For earlier occasions on which Borelli urged Malpighi to return to Messina, see letters 152, 156, 158, 170.

31. For these books, see also letters 185-187.

184   DONATO ROSSETTI[1] TO MALPIGHI
Pisa, 14 February 1668

Text: BU, MS(ALS) 2085, X, *3*

Rossetti sends Malpighi four copies of his dialogues for himself and friends. See also Adelmann (1966, I, *334*).

Molto Illustre et Eccellentissimo Sigr. Sigr. mio et Pron. Osservandissimo

Sapendo quanto Vostra Signoria Eccellentissima sia Partiale de i Sigri. Dottori Borelli e Bellini,[2] e delle loro Cose, piglio ardire d'Inviargli 4 esemplari de miei dialoghi,[3] assicurato che Vostra Signoria Eccellentissima à chi delli amici si contenterà dargli, gli esorterà al Compatire le debolezze di chi la prega à permettergli che di qui avanti si possa sempre professare

Pisa 14. Febbraio 1668

Di Vostra Signoria molto Illustre et Eccellentissima

Devotissimo Servitore
DONATO ROSSETTI

Al Sigr. D[ottor] Malpighi Bologna

[Address:] Al Sigr. D[ottor] Marcello Malpighi / Bologna
  Con uno involto librj

1. For Rossetti, see letter 183 n14.
2. That is, Giovanni Alfonso Borelli and Lorenzo Bellini; see letters 2 n1, 65 n9.
3. That is, Donato Rossetti's *Antignome fisico-matematiche con il nuovo orbe, e sistema terrestre* (Livorno, 1667), which is written in dialogue form and dedicated to Leopold Cardinal de' Medici. The prefatory letter is addressed to Borelli and Bellini and is dated 18 December 1667. For the role this book played in estranging Malpighi and Borelli, see Adelmann (1966, I, *333-337*); see also letters 186, 191, 193, 195.

185 BORELLI TO MALPIGHI
Messina, 21 February 1667 = 21 February 1668

Text: BU, MS(LS) 2085, IX, *184-185*

Borelli is happy to hear that Pietro Mengoli and Giovanni Domenico Cassini were not displeased with his response to Stefano degli Angeli's book. He describes the experiment which he imagines Cassini was thinking of to test the correctness of his opinion regarding the direction a body in mixed motion would take, and he asks Malpighi to find out from Cassini whether they are in agreement. The objections raised by Giovanni Battista Riccioli, Borelli regards as more worthy of a Peripatetic than of a man who knows something about mechanics and geometry. He discusses his responses to Degli Angeli and Riccioli and gives Malpighi directions for editing and printing them. If Geminiano Montanari wishes to put in his oar he will make himself ridiculous too if he does not do better than Degli Angeli. Borelli asks Malpighi to send him immediately any writing of importance to him bearing on these controversies. If a literary gazette is published monthly in Rome with translations of the French gazette, it will be unnecessary for Malpighi to take the trouble of continuing to send him translations of the latter. Malpighi should remind Michelangelo Ricci to send Borelli the Roman gazette. He is sorry for the trouble Malpighi has had over his books. See also Adelmann (1966, I, *332*).

Molt'Illustre et Eccellentissimo Sr. Mio et Prone. Colendissimo
  Ricevo questa volta la gratissima sua de 28 del passato,[1] e prima rallegromi che à i SSri. Mengoli,[2] e Cassini[3] la mia risposta al Padre Angeli[4] non sia dispiaciuta: e circa quello che và pensando il Sr. Cassinj del modo d'assicurarsi se la mia opinione intorno la linea del moto misto sia più vera di quella del Padre Angeli, ò nò credo di poterlo indovinare; e credo che sij questo se si farà rivolger una tavola rotonda equidistante all'orizonte sopra il suo asse eretto al medesimo orizonte in maniera che nel centro di detta ruota vi sij un forame per il quale possa pender, e calare un peso di piombo il qual tiri

una palla liscia per mezzo d'un filo, e sia tal palla ritenuta nella circonferenza di detta ruota fin tanto che se gli conferisca una vertigine, et allora mentre si muove la ruota si spicchi, ò pur si stacchi la detta palla dalla circonferenza della ruota, averà ella due impeti, uno trasversale equabile per la tangente di detta ruota, e l'altro verso il centro di essa con moto uniformemente accelerato per esser tirato dal peso, premente, allora secondo l'opinione del Padre Angeli doverebbe la palla accostarsi al centro per il medesimo semidiametro disegnato nella stessa ruota, ma secondo la mia opinione doverebbe tal palla rimaner indreto notabilmente secondo che più s'accosta al centro, et io crederei fermamente che così dovesse seguire quando l'esperienza si potesse fare esattamente, il che io giudico difficilissimo. favoriscami di comunicar questo pensiero al Sr. Cassinj per veder se abbiamo incontrato. à me però non mi è paruto travagliar à far cotal esperienza difficilissima parendomi d'aver ragioni molto efficaci, e forsi demostrative dalla mia parte non ostante le puerili difficoltà che fà il Padre Riccioli, le quali sono più degne di peripatetico, che di persona introdotta nella meccanica, e geometria. Per questa ragione non ho stimato bene far nuova risposta alle repliche del detto Padre Ricciolj,[5] et avendo come scrissi[6] à Vostra Signoria inviato al Sr. Ricci[7] una seconda epistola[8] pure gli ho soggiunto che io inclinarei à far una semplice poscritta alla prima epistola[9] nella quale si dicesse di non aver ritrovato nella detta replica del Riccioli,[10] ò pur del suo Manfredi[11] cosa che non sia stata convinta nel mio libro della forza della percossa,[12] e però non aver voluto soggiugner altro ma rimettermi al giudizio de lettori però Vostra Signoria ò con questa poscritta, ò con quella epistola che gli invierà il Sr. Ricci potrà far stamparla senza trattenersi più avvertendola, che io feci alcune mutazioni per maggior chiarezza nella prima epistola le quali inv[i]ai à Vostra Signoria alcune settimane sono, e di più le posi in quella copia che io mandai à dirittura al Sr. Ricci; però Vostra Signoria avverta ò di servirsi di dette emendazioni che io gli mandai, ò pure scriva al Sr. Michelagnolo[13] che gli mandi la medesima copia che io gli mandai à dirittura a Roma chè è la più emendata, e corretta. che poi il Sr. Montanari[14] voglia ancor lui entrar in dozzina se non fà cosa meglio del Padre Angeli si renderà anch'egli ridicolo, ma de fatti loro à me importa poco dovendo io pensare solamente à quello che appartiene à me.

Farà benissimo Vostra Signoria ad inviarmi per la posta ò scritture, o libretti quando gli paia che importi che io l'abbia subito nelle mani perche le comodità di mare sono rare, et eterne et io mi sarei disperato in queste occasioni di queste apologie se non l'avesse avuto subito. se poi in Roma si stamperanno come scrive il Sr. Ricci le gazzette letterarie[15] ogni mese col sunto della gazzetta di Francia[16] Vostra Signoria non averà questa briga di

mandarmela tradotta come hà fatto fin ora della quale la ringrazio sommamente ma di questo Vostra Signoria ne sarà avvisata del medesimo Sr. Ricci,
e potrà anco favorirmi di ricordargli che me le mandi lui, dispiacemi del-
l'interessi che Vostra Signoria ha patito per i suoi libri;[17] ho dato i suoi saluti
à tutti questi SSri. Amici da i quali ella ne riceva altrettanti, e per fine la
riverisco caramente insieme con i SSri. Cassinj, Mengoli, Bonfiglioli,[18] e
Mariani[19]

Messina 21 Febbraio 1667
Di Vostra Signoria Molt'Illustre et Eccellentissima

Devotissimo Servitore

GIO[VANNI] ALF[ONSO] BORELLI

[Address:] Molt'Illustre et Eccellentissimo Sr. Mio et Prone. Colendissimo /
Il Sigr. Marcello Malpighi / Bologna

1. This letter from Malpighi has not been located.

2. That is, Pietro Mengoli; see letters 13 n2, 183.

3. That is, Giovanni Domenico Cassini; see letters 3 n3, 183.

4. That is, Borelli's response to Stefano degli Angeli's *Considerationi* (see letter 183 & n4),
dated Messina, 29 November 1667, a manuscript copy of which had been sent to Malpighi.
For further references to the controversy between Borelli, Riccioli, and Degli Angeli, see
letters 165 n3, 183 n4.

5. That is, Giovanni Battista Riccioli (see letter 10 n2), who raised these difficulties (which
Borelli calls puerile) in his reply to Stefano degli Angeli's *Considerationi*. Riccioli's reply was
published as coming from his pupil, Michele Manfredi; it was entitled *Argomento fisicomattematico . . . contro il moto diurno della terra* (Bologna, 1668), and the dedicatory letter of the
printer, Emilio Maria Manolessi, is dated 10 January 1668. In it Manfredi, that is, Riccioli
(1668, *70-79*), deals with the objections made by Borelli (1667, *111-113*) to Riccioli's analysis
of the motion of a body subjected simultaneously to a uniform transverse (tangential) and an
accelerated centripetal force. Cf. letter 183 n6.

6. This letter of Borelli's, written some time after 28 November, has not been found.

7. That is, Michelangelo Ricci, the mathematician, to whom Borelli addressed his *risposte*
both to Degli Angeli and to Riccioli (see letter 183 n4) when these were published. Ricci,
who was associated with Francesco Nazzari in issuing the *Giornale de' Letterati* at Rome, was
elevated to the purple by Pope Innocent XI on 1 September 1681; he died on 12 May 1682.
See Cinelli Calvoli (1747, IV, *152-153*); A. Fabroni (1778, II, *200-221*); Targioni Tozzetti
(1780, I, *455-456*); Tiraboschi (1834, XXVIII, *160-163*); Melzi (1848, I, *452*); Moroni
(1852, LVII, *177*); Poggendorff (1863, II, *628*); P. Riccardi (1952, I, 2nd pagination, *370*);
Hofmann (1964).

8. This "second epistle" appears to be Borelli's reply to Riccioli's *Argomento fisicomattematico*
(Bologna, 1668); dated Messina, 29 February 1668, it was finally printed along with Borelli's
Risposta to the *Considerationi* (Venetia, 1667) of Degli Angeli (see letter 183 n4) and was not,
as Borelli suggests in this letter it might be, reduced to the status of a postscript to the reply
to Degli Angeli.

9. As previously pointed out (letter 183 n4), it is uncertain whether these responses of
Borelli's were published at Bologna under Malpighi's direction.

365

10. That is, Riccioli's *Argomento fisicomattematico* (Bologna, 1668); see note 5, above, and letter 183 nn6, 23.

11. That is, Michele Manfredi, the supposed author of Riccioli's *Argomento fisicomattematico* (Bologna, 1668); see note 5, above, and letter 183 n6.

12. That is, Borelli's *De vi percussionis* (Bononiae, 1667).

13. That is, Michelangelo Ricci; see note 7, above.

14. That is, Geminiano Montanari; see letter 88 n6.

15. That is, the *Giornale de' Letterati*, which had just begun to appear at Rome.

16. That is, the *Journal des Sçavans*, which had begun to appear in 1665.

17. That is, the books from Malpighi's library being shipped from Messina; see letters 183, 186, 187.

18. That is, Silvestro Bonfigliuoli; see letter 112 n1.

19. That is, Mario Mariani; see letter 66 n5.

186 BORELLI TO MALPIGHI
Messina, 5 March 1668

Text: BU, MS(LS) 2085, IX, *187-188*

Borelli believes that Malpighi has probably received his epistles in response to Stefano degli Angeli and Giovanni Battista Riccioli. He is contemplating a third epistle, dealing with his old experiment on the approach and separation of floating *fuscellini*, which is being talked and written about without his being mentioned. This third epistle, when it arrives, can be published with the other two. He is awaiting Cassini's new epistle on the rotation of Venus and gives directions about the books that have arrived at Livorno. Donato Rossetti's book has come, and Borelli wishes that Rossetti had not neglected so much and that he had sought counsel from his friends. Borelli will do what he can to get a chair at Messina for Carlo Fracassati, but the latter's youth and very youthful appearance are obstacles. Except for three of them, Malpighi's dissecting knives were packed with his books, and he will either have found them or they have been lost. There is a rumor at Messina that Malpighi has married, and if so, Borelli rejoices with him. See also Adelmann (1966, I, *332-333*).

Molt'Illustre et Eccellentissimo Sr. Mio et Prone. Colendissimo

Ricevo la carissima sua lettera degl'11 del passato,[1] e non dubito che à questa ora non abbi ricevuto oltre la mia epistola da Pisa[2] anco quelle aggiunte[3] che io scrissi à Roma et una seconda epistola fatta in risposta del Padre Riccioli,[4] la quale inviai la settimana passata al Sigr. Ricci,[5] il quale gli l'invierà con la licenza della sacra congregazione[6] per poterla stampar costì.[7] stò poi con pensiero di aggiugner una terza epistola[8] d'una materia disparata che è d'una mia antichissima esperienza dell'accostarsi, e discostarsi fra di loro i fuscellini galeggianti della quale se ne parla, e scrive[9] troppo senza nominarmi punto, e perchè niuno fin ora ne ha penetrata la vera cagione, anzi ne pure saputane l'istoria vera, benche credo che sia stampata nel libro dell'accademia[10] del Sigr. Principe,[11] mi par necessario publicarne non solamente l'istoria ma ancora la dimostrazione purissima perchè a lungo andare qualcheduno potrebbe frugar tanto finche la trovasse anch'egli, Vostra Signoria l'aspetti per questa settimana che viene al più lungo, e la potrà aggiugnere all'altre due epistole, e così non verrà tutta la scrittura tanto piccola aspetto con desiderio la nuova epistola del Sr. Cassini[12] intorno la vertigine di venere. le balle de i libri[13] capitate à Livorno credo che per la maggior parte anderanno à Venezia, ma se ne rimaranno costì et à Roma la priego che Vostra Signoria procuri darmene notizia, et essendovi cosa che gli paia che facci per me, favorisca di prenderlo subito senza aspettar mio avviso. il libro del Dottor Rossetti[14] mi è capitato, et averei voluto che egli non fosse trascorso tanto col suo genio focoso e se ne avesse consigliato con gli amici. ma non si puo far altro. circa queste catedre si assicuri che non ho bisogno di ricordi per gli amici, e se vi sarà occasione di poter servire il Sigr. Fracassati[15] lo farò volentieri, benche m'arrechi qualche ostacolo l'esser egli troppo giovine, e parere anco molto più di quello che egli è. riceverò volentieri le cose che Vostra Signoria finisce ora di stampare. ho parlato con Elia[16] il qual mi dice che nelle casse de i libri di Vostra Signoria egli in una scatola v'incluse tutti i suoi coltellini[17] d'anotomia eccetto tre smarriti dal Dottor Manadopoli,[18] sicche ò Vostra Signoria ve gli averà trovata ò pure si saranno smarriti à Venezia. qui si è sparsa una favola che il Sr. Dottor Marcello Malpighi abbia preso moglie[19] sè è così io mene rallegro con esso lei, e quì per fine l'abbraccio, e riverisco carissimamente insieme con tutti cotesti SSri. Amici.

Messina 5. Marzo. 1668

Di Vostra Signoria Molt'Illustre et Eccellentissima

Devotissimo Servitore

GIO[VANNI] ALF[ONSO] BORELLI

[Address:] Al Molt'Illustre et Eccellentissimo Sigr. Mio et Prone. Colendissimo / Il Sigr. Marcello Malpighi / Bologna

1. This letter from Malpighi has not been located.

2. That is, the manuscript copy of Borelli's response to Stefano degli Angeli which he had asked Malpighi to send to Pisa to be reviewed by Lorenzo Bellini and Alessandro Marchetti. See letter 183, and for further references to the controversy between Borelli, Riccioli, and Degli Angeli, see letter 165 n3.

3. These *aggiunte* were addressed to Michelangelo Ricci; see letter 185.

4. That is, Giovanni Battista Riccioli; see letter 10 n2.

It has already been noted (see letters 183 n4, 185 n8) that Borelli's response to Riccioli was printed along with that to Degli Angeli.

5. That is, Michelangelo Ricci (see letter 185 n7), to whom Borelli's responses to Degli Angeli and Riccioli were addressed.

6. The Sacred Congregation of the Roman and Universal Inquisition, or the Congregation of the Holy Office.

7. That is, at Bologna. As previously pointed out (letter 183 n4), it is uncertain whether Borelli's responses to Degli Angeli and Riccioli were actually printed at Bologna under Malpighi's direction; I think it unlikely. They do not bear the license of the Sacred Congregation.

8. On 13 March (letter 187), in the last letter of his to Malpighi that I have been able to find, Borelli reverts to this "third epistle," dealing with the approach and separation of floating light slivers of wood, saying that he will finish it and then think about the advisability of publishing it. It was not published with Borelli's responses to Degli Angeli and to Riccioli, nor was it published independently; Borelli deals with the subject in his *De motionibus naturalibus* (1670a, *386-390*), telling us there that he had performed his experiment with such floating bodies thirty years earlier and had communicated his findings to friends in both Sicily and Rome and, later, in 1655, to Grand Duke Ferdinand and Prince Leopold de' Medici at Florence, and also that he had demonstrated his experiment to the Accademia del Cimento and to innumerable distinguished men of various nations. Targioni Tozzetti (1780, II, pt. 2, *654*) records an experiment with light floating bodies performed in the Accademia del Cimento on 7 August 1657. In this letter and letter 187 Borelli's remarks make it appear that he believed that his experiment on the approach and separation of light floating bodies is described in the *Saggi di naturali esperienze fatte nell'Accademia del Cimento*, but this is not the case.

9. As, for example, by Geminiano Montanari (see letter 88 n6) in his *Pensieri fisico-matematici* (1667, *13*).

10. That is, the *Saggi di naturali esperienze fatte nell'Accademia del Cimento*.

11. That is, Prince Leopold de' Medici.

12. That is, Giovanni Domenico Cassini; see letter 3 n3.

In 1667 Cassini had published at Bologna his *Disceptatio apologetica de maculis Jovis et Martis annis 1666 et 1667, et de conversione Veneris circa axen suum* (title from Lalande [1803, *269*] and Houzeau [1882, *466*]). Here, however, Borelli seems rather to be referring to the *Extrait d'une lettre de M. Cassini … à M. Petit … touchant la découverte qu'il a faite du mouvement de la planete de Venus à l'entour de son axe. Du 18. Juin 1667*, which was published in the *Journal des Sçavans* for 12 December 1667 (pages 261-268 in the Amsterdam edition). A translation of this letter was published in the *Philosophical Transactions* for 10 February 1667/68 (II, *615-617*).

13. See letters 183, 185, 187.

14. That is, Donato Rossetti's (see letter 183 n14) *Antignome* (Livorno, 1667). See letters 184, 191, 193 n10, 195 n6.

15. That is, Carlo Fracassati; see letter 18 n1.

In 1670 Borelli did eventually manage to have him appointed to a post at Messina in spite of his former dissatisfaction with Fracassati's performance at Pisa (see letter 102 n16).

16. That is, Elia Tedesco; see letter 65 n4.

17. These scalpels were finally found; see letter 187.

18. I have been unable to trace a Doctor Manadopoli. It is possible that Borelli's amanuensis misunderstood Manadopoli for Papadopoli, Placido Papadopoli (see letter 171A) being the student of Malpighi's at Messina in whose name the *Risposta all'opposizioni registrate nel Trionfo de' Galenisti* was first distributed in manuscript and finally published in the *Opera posthuma* (1697, II, *8-83*; 1698, *161-257*).

19. Malpighi had indeed taken a wife; he had married Francesca Massari (see letter 67 n4), the sister of his teacher, Bartolommeo Massari, on 21 February 1667, over a year before Borelli wrote this letter. See Adelmann (1966, I, *320-321*).

187 BORELLI TO MALPIGHI
Messina, 13 March 1668

Text: BU, MS(LS) 2085, IX, *189-190*

Borelli acknowledges the receipt of Giovanni Domenico Cassini's epistle; he supposes that Cassini will observe the new comet, and he asks Malpighi to tell him of the observations of it made at Bologna by Cassini or anyone else. Bad weather has prevented Borelli from seeing it until that very evening, and even then the head was obscured by clouds; but he will continue his efforts to observe it. His response to Giovanni Battista Riccioli has been sent to Michelangelo Ricci, who will send it to Malpighi from Rome along with a license to print it; but it will perhaps be better to await the last response of Stefano degli Angeli before printing. Borelli is writing a new epistle on the approach and separation of floating *fuscellini*, an old experiment of his, which is being written about without his being mentioned; when he finishes the epistle he will decide whether to print it. He has received the Scotsman's book on the quadrature of the circle, and he is glad that Malpighi has finally recovered his books and dissecting knives. There are two vacant chairs in the Studium at Messina which he is endeavoring to fill. Again he says that he has heard that Malpighi has taken a wife. See also Adelmann (1966, I, *332-333*).

Molt'Illustre et Eccellentissimo Sr. Mio et Prone. Colendissimo

Ricevo la gentilissima sua de 18 del passato[1] con l'inclusa epistola del Sr. Cassini[2] della quale rendo grazie à Vostra Signoria et à lui, e perchè io giudico che egli averà avuto fortuna et agio di osservar la presente cometa,[3] la priego che mi mandi l'osservazioni che egli averà fatto ò qualsivoglia altro di costì. quì i tempi pessimi non anno permesso che io l'abbi potuta vedere se non questa sera la prima volta, e perchè verso occidente vi erano alcune nuvole non è stato possibile vedere il suo capo, ma solamente una lunga striscia della coda dirittissima, e sottile la qual passava per alcune stelle dell'Eridano, e conietturalmente ho giudicato che il suo capo potesse cadere intorno al principio del toro con gran latitudine meridionale seguitarò domani à sera et anco dopo se averò fortuna di poterla osservare, ma perchè ella vien ad esser occultata da certi nostri monti alti occidentali credo che mi riuscirà difficile. favorisca dunque Vostra Signoria con la sua solità carità di parteciparmi non solo quello che si osserverà costi, ma anco quello che verrà di fuori del che il Sr. Cassini ne sarà puntualmente avvisato. intorno alle mie epistole da stamparsi gia ho mandato la seconda in risposta del Padre Riccioli[4] al Sr. Michelagnolo Ricci[5] il qual non dubito che gliela manderà spedita da Roma con la sua licenza,[6] ma gia che à Vostra Signoria et a lui medesimo pare che si debba aspettare quest'ultima replica del Padre Angeli[7] lo stimo anch'io ben fatto, e se ben son d'opinione che il detto Padre Angeli non s'intrigarà più con esso meco ma che solamente se la prenderà col Padre Riccioli con tutto cio è bene vederne l'esito dove credo che averemo da rider da dovero perchè il Padre Angeli ha preso una mala strada per difender una causa giusta, ma con mali modi e poco efficaci, e sussistenti, sicche sentiremo altre scappate di nuovo pero la priego che mi mandi quest'ultima sua risposta benche à Vostra Signoria paia ch'io non vi sia interessato. io ora stò distendendo una nuova epistola[8] in proposito dell'accostarsi e discostarsi fra di loro i fuscellini galeggianti, esperienza mia antichissima, e fatta publica nell'academia[9] del Sr. Principe,[10] e veggo che se ne scrive senza nominarmi anzi senza esser ben informati dell'istoria non che della dimostrazione della quale si mostrano lontani toto celo. io la finiro, e poi pensarò se sia bene stamparla. gia ricevetti il libro dello scozzese de quadratura circuli.[11] ho à caro che Vostra Signoria abbi ritrovato tutti i libri et i coltelli anatomici[12] dispiacemi dell'interesse che ella ha avuto per conto di detti libri, tanto più che non furono assicurati dal Sr. Elia.[13] darò i suoi saluti à tutti questi SSri. amici. sappia poi che quì è stata levata la prima catedra al Sr. Cagliostro[14] per via di contra privilegio, e così per l'avenire le prime, e le seconde catedre ò anno à rimaner vacanti ò si anno à dare à forastieri meritevoli e che abbin tutte le condizioni ricercate per i capitoli dello studio.[15] il Sr. Tomaso Cornelio[16] par che si sia mezzo pentito dell'offerta che gli feci et in questo caso mi trovo molto imbrogliato perchè il Sr. Leonardo di Capua[17] accetta la seconda, purche nella prima non si ponga suggetto più giovine di lui, il che poi perturba il disegno che avevo del Sr. Fracassati.[18] ma forsi il tempo mi darà qualche lume. intendo poi che Vostra Signoria Eccellentissima abbi preso moglie[19] sia in buon ora, e me ne rallegro, e per fine l'abbraccio, e riverisco caramente come fò à i SSr[i]. Cassinj, Mengoli[20] e Bonfiglioli.[21]

Messina 13. Marzo 1668
Di Vostra Signoria Molt'Illustre et Eccellentissima

Devotissimo Servitore
GIO[VANNI] ALF[ONSO] BORELLI

[Address:] Al Molt'Illustre et Eccellentissimo Sr. Mio et Pron. Colendissimo / Il Sigr. Marcello Malpighi / Bologna

1. This letter from Malpighi has not been located.
2. That is, Giovanni Domenico Cassini; see letter 3 n3.
For the identification of the epistle referred to, see letter 186 n12.
3. For this comet of 1668, see Holetschek (1896, *471-473*); cf. Targioni Tozzetti (1780, I, *786-788*).
For Cassini's observations of it, see his *Apparizioni celesti dell'anno 1668. osservate in Bologna*

da Gio. Domenico Cassini (title from *Journal des Sçavans* for 2 July 1668 [page 83 of Amsterdam edition]; cf. *Philosophical Transactions* [III, *683-684*]).

4. That is, Giovanni Battista Riccioli; see letter 10 n2.

Borelli's response to Riccioli was, as previously noted (letter 183 n4), published along with his response to Stefano degli Angeli. For further references to the controversy between Borelli, Riccioli, and Degli Angeli, see letter 165 n3.

5. For Michelangelo Ricci, see letter 185 n7. Cf. letters 183 n4, 186.

6. That is, a license from the Sacred Congregation of the Holy Office.

As previously noted (letter 186 n7), Borelli's responses to Degli Angeli and Riccioli were published without such a license.

7. That is, Stefano degli Angeli; see letter 183 n3.

The work of Degli Angeli's referred to here is his *Seconde considerationi sopra la forza dell'argomento fisicomattematico del M. Rev. P. Gio. Battista Riccioli ... contro il moto diurno della terra spiegato dal Sig. Michiel Manfredi* (Padova, 1668), his response to Riccioli's *Argomento fisicomattematico ... contro il moto diurno della terra*, published under the name of his pupil Michele Manfredi.

8. For this projected third epistle, see letter 186 n8.

9. The Accademia del Cimento; see letter 186 n8.

10. That is, Prince Leopold de' Medici.

11. This Scot was James Gregory, professor of mathematics at St. Andrews at this time and later at Edinburgh; he was elected a fellow of the Royal Society on 11 June 1668. See Poggendorff (1863, *948*); Clerke (1890); *Isis Cumulative Bibliography* (1971, I, *512*); *Dictionary of Scientific Biography* (1972, V, *524-530*).

Gregory's *Vera circuli et hyperbolae quadratura* was published at Padua in 1667, reviewed in the *Philosophical Transactions* for 16 March 1667/68 (III, *640-644*), and reprinted in Gregory's *Exercitationes geometricae* (Londini, 1668, *1-8*). For the criticisms of Christiaan Huygens and Gregory's responses, see the *Journal des Sçavans* for 2 July and 12 November 1668 (pages *74-81, 154-161* of the Amsterdam edition) and the *Philosophical Transactions* for 13 July 1668 and 15 February 1668/69 (III, *732-735, 882-886*).

12. See letter 186.

13. That is, Elia Tedesco; see letter 65 n4.

14. That is, Bernardo Cagliostro; see letter 76 n7.

15. That is, the Studium of Messina.

16. For Tomasso Cornelio, see letter 97 n11.

Borelli seems to have been authorized to offer the first chair in medicine to Cornelio, who was three years older than Lionardo di Capoa.

17. For Lionardo di Capoa, see letter 166 n1.

18. That is, Carlo Fracassati; see letter 18 n1. Cf. letter 186.

19. See letter 186 & n19.

20. That is, Pietro Mengoli; see letter 13 n2.

21. That is, Silvestro Bonfigliuoli; see letter 112 n1.

188 BELLINI TO MALPIGHI
[Pisa?], 22 March 1665 = 22 March 1668?[1]

Text: Atti (1847, *100-101*)

Lorenzo Bellini questions Malpighi about the Bologna stone. Giovanni Alfonso Borelli has told him of Giovanni Battista Riccioli's response (to Stefano degli Angeli) and of his own counter responses and of his hope that Malpighi will have them printed promptly. Bellini too urges haste, for he is anxious to see how the controversy will turn out. He fears that Degli Angeli is in real difficulty, for he has both Borelli and Riccioli as opponents. See also Adelmann (1966, I, *402*).

Per certa mia curiosità averei bisogno sapere, se la pietra Bolognese[2] nel tempo, che svapora il fuoco imbevuto ha alcun sensibile calore, e se ne ha, quanto egli è, e quanto dura. E perchè ei mi par di ricordarmi, ed aver sentito dire dal signor Borelli nostro, che V. S. ha fatto esperienza di questa pietra, e la ha vista risplendere, e far quegli effetti, che si dicono, ho preso ardire d'incomodarla di questo favore con sua comodità, o almen con sua minor briga, che sia possibile, che le ne resterò ecc. Tengo lettera del suddetto signor Borelli, e mi dà parte della risposta del Padre Ricciuoli,[3] e m'avvisa delle sue contrarrisposte,[4] e dice, che spera nella puntualità di V. S. che le saranno quanto prima stampate.[5] Io sto con grandissimo desiderio, aspettandole però per quel poco, che mi s'aspetta di fare; io la prego a far più presto, che si può, e mandarle alla luce con ogni sollecitudine per vedere un poco, dove ha da ire a parare questa faccenda, e chi abbi da restarne al di sotto; e in quanto a me e' mi par di vedere il Padre Angeli[6] molto imbrogliato avendo il Borelli, che lo travaglia con la verità, ed il Padre Ricciuoli credo, che lo sopraffarà con la presunzione, ed insolenza. Basta: vedremo; ed intanto resto al solito.

1. I have been unable to find the original manuscript of this letter, which Atti (1847, *100*) says was given to someone in Spoleto by the owner (see Adelmann [1966, I, *667* n9]). In the copy which Atti made of it he "found the date 1665," and recognizing that this date was incorrect, he assigned the letter to 1669. On internal evidence, however, I am assigning it to 1668.

2. Barite or barium sulphate, phosphorescent when calcined; see letter 215 n12 and Adelmann (1966, I, *367* n3).

3. That is, Giovanni Battista Riccioli; see letter 10 n2.

Bellini is referring to Riccioli's *Argomento fisicomattematico . . . contro il moto diurno della terra* (Bologna, 1668), his response to Stefano degli Angeli's *Considerationi sopra la forza di alcune ragioni fisicomattematiche, addotte dal M. R. P. Gio. Battista Riccioli . . . nel suo Almagesto nuovo, & Astronomia riformata contro il sistema Copernicano* (Venetia, 1667). See letters 183 & nn6, 23, 185 n5, 187 n7.

4. That is, Borelli's responses to both Degli Angeli and Riccioli. For further references to the controversy between these men, see letter 165 n3.

5. As already noted (letter 183 n4), it is doubtful whether Malpighi did oversee the printing of Borelli's responses to Degli Angeli and Riccioli. Cf. letters 185, 186.

6. That is, Stefano degli Angeli; see letter 183 n3.

189   MALPIGHI TO OLDENBURG
Bologna, 1 April 1668
In response to letter 182 (2 October, 28 December 1667)

Text: LoRS, MS(ALS) 103, no. 1
Copies: ADS owned by Signor Giancarlo Brazzetti of Bologna; LoRS, Lb, II, *411-414*
Publ.: M. Foster (1897, *46-47*); (with translation) Oldenburg (1967, IV, *269-273*)

Malpighi replies to Henry Oldenburg that he has indeed heard of the Royal Society but has not seen the published history of it, perhaps because the wars are preventing communication. He expects great things from the diligence of its members; he himself is using his scanty leisure to investigate the minute parts of animals. It is two years since he has returned from Messina, where he was occupied for the three years of his stay solely with his lectureship and practice, never traveling about the island because of its unhealthy air.

He proceeds to report on the learned men at Messina, including Tomasso Cornelio, whom he expects to succeed him. Oldenburg having mentioned the Society's interest in the silkworm, Malpighi declares his intention of investigating it that spring. He is sending his *De viscerum structura*; the less important viscera remain to be investigated, and he is thinking of studying the structure of plants, especially their fistulae which conduct air. A description of new plants is being prepared in Bologna, and Giovanni Domenico Cassini is sending the Society his history of the Medicean stars. Malpighi closes with a promise to be of service. See also Adelmann (1966, I, *149, 314, 338, 672-673, 676, 716, 722*).

Eruditissimo Viro
Domino Henrico Oldenburg Societatis Regiae Anglicanae Secretario
Marcellus Malpighius Salutem Plurimam Dat[1]

Academiae vestrae nuper excitatae pro solidiori astruenda philosophia, celebris porro ad meas aures fama devenerat: haud tamen licuit edita iam historia[2] perfrui, forte ob bellicos motus[3] comercia exterorum in Italia prohibentes: nec vulgaria expectanda veniunt e tantorum Virorum sedula diligentia, cum evulgata Sociorum circa res naturales monumenta,[4] philosophicae libertatis conscia, plenam in mechanicis peritiam apprime testentur. Libuit mihi otia, quae inter assiduas Medicinae curas supersunt, mitioribus studijs consumere, corporis animalis interdum rimando partes, quae cum tanto opificio, et mira exiguitate fuerint fabrefactae, sensum, et mentis meae hebetem subterfugiunt aciem, ita ut alijs non nisi viam videar indicasse.

Iam alter excurrit annus, quo redux in Patriam, relicta Messanensi Cathedra[5] conquiesco, unde Sicularum rerum suppeditandae notitiae impos efficior; integrum enim trium annorum spatium, quibus illic detentus sum, totum in solius praxis, et Lecturae munere absumpsi, nec unquam mihi per Insulam divagari licuit ob Laethalem aeris labem, autumnali praesertim tempore, ingruentem.

Scio antecessorem meum Petrum Castellum[6] Insectorum historiam, ab eius haeredibus mihi ostensam, iconibus concinasse, proprijsque manibus variegato colore elocubrasse,[7] quae tamen cum nudo oculo, nec microscopij ope fuerint observata, plura, si bene memini, ex Aristotele colligit de huiusmodi generatione, et metamorphosi, propria tamen addit ex diutina observatione: Opus hoc cum quamplurimis variarum rerum exercitationibus nondum praelo commissum, Messanae extat in praedefuncti mox Nepotis Musaeo. Plura typis edidit ad historiam spectantia, inter quae de Hyaena odorifera,[8] insertis[9] anatomicis iconibus, extant non nulla. Varia item de Balsamo[10] eiusque notis evulgavit. De Vesuviano incendio librum[11] italice conscripsit, in quo accensionis causas ex principijs chymicis non incongrue deducit. De Helleboro[12] et smilace aspera,[13] exercitationes deprompsit, quae omnia, si opportuna censeres, facili ad te negotio transmitterem.

Opusculorum Hodiernae,[14] quae apud me sunt adiunctum indicem recipies. Maurolici[15] opera diversis temporibus, et locis evulgata non parum desiderantur. Scio iam pridem apud ipsius haeredes manuscripta perdurasse, quae in sagaciorum manus pervenere, eiusdem tamen operum elenchum ab ipso exaratum hic habebis.

Vivunt adhuc in Sicilia non paenitendi nominis Viri, inter quos Io[hannes] Alphonsus Borellus Pisis iam pridem Matheseos Professor, cuius elucubrationum famam ad tuas devenisse aures non ambigo: modo de animalium motu[16] plura molitur, et quia patriae regionis memorabilia probe callet, ideo plura suppeditare cupientibus poterit. Thomas item Cornelius,[17] ex physica progymnasmatum edita serie[18] iam universo Orbi clarus, meam mox est Cathedram occupaturus:[19] hic assidua rerum naturalium indagine detentus plura tibi enuntiare valebit.

Circa Bombicinum [sic] historiam, quia regio etiam nostra [ijs][20] affluit, ineunte vere laborabo.[21] Placuit in tesseram devinctae meae servitutis opusculum quoddam de Viscerum Structura[22] ruditer a me compaginatum transmittere, in quo auctoris ingenijque tenuitati compati enixe oraris. Aliqua supersunt de minus principalibus evulganda partibus, et si otium, quod tamen ob artis, et domesticae rei taedium deficit, superesset, de Plantarum partibus aliqua, quae iam in animo sunt, meditarer, et praecipue de fistulis[23] quibusdam per plantas, et arbores dispersis, quibus aer transducitur. Proxime in hac Urbe

374

typis excudenda digeritur novarum plantarum historia.[24] A Domino interim Cassino[25] Professore nostro editas Mediceorum Ephemerides[26] recipies, novique phoenomeni observationes,[27] et iconem.[28] Pluribus, si quae in promptu essent, novitatibus, tuis satisfacere votis contenderem. Haec interim habeas, ut tuis me devinctum, promptissimumque mandatis in aevum deprehendas. Vale

Bononiae Calendis Aprilis 1668

Adnexam epistolam[29] ut reddas rogo.[30]

1. Here follows a note in an unidentified hand: "read Decr:10:68. enter'd LB.2.356."
2. Thomas Sprat's *The History of the Royal Society of London* (London, 1667), to which Oldenburg had called Malpighi's attention; see letter 182 n6.
3. Louis XIV's War of Devolution was still in progress; it was ended by the treaty of Aix-la-Chapelle in May 1668.
4. That is, the *Philosophical Transactions*, which had been appearing since 1665 under the editorship of Oldenburg.
5. It will be recalled that Oldenburg had addressed his first letter to Malpighi at Messina.
6. This work on insects by Malpighi's predecessor at Messina, Pietro Castelli (see letter 45 n5), has never been published.
7. *Sic* for *elucubrasse*.
8. Castelli's work on the civet cat, *Hyaena odorifera*, had been published at Messina in 1638. Another edition was published in Frankfurt in 1668.
9. The copy received by Oldenburg has been altered (by Malpighi?) here, apparently to *insertis*, which is the reading of the copy in the Letter Book of the Royal Society. The Brazzetti autograph draft, however, clearly reads *iunctis*, which would seem preferable.
10. That is, Castelli's *Balsamum examinatum* (Messanae, 1640); see also letter 57 & n8.
11. That is, Castelli's *Incendio del Monte Vesuvio* (Roma, 1632).
12. That is, Castelli's *Epistola . . . in qua agitur, nomine Hellebori simpliciter prolato, tum apud Hippocratem tum alios auctores intelligendum album* (Romae, 1622) and *Epistola secunda de helleboro* (Romae, 1622).
13. That is, Castelli's *An smilax aspera Europea sit eadem ac salsa parilla Americana* (Messanae, 1652).
14. That is, Giovanni Battista Odierna; see letter 182 n10. For a list of his works, see Mongitore (1708, I, *330-331*).
15. That is, Francesco Maurolico; see letter 182 n11. For a list of his works, see Mongitore (1708, I, *226-229*) and Niceron (1737, XXXVII, *342-345*).
16. Borelli had published what he considered the first part of his work on the motion of animals, that is, *De vi percussionis*, in 1667. The second part, *De motionibus naturalibus a gravitate pendentibus*, would appear at Reggio di Calabria in 1670. The final part, *De motu animalium*, would not appear until 1680-1681. See letters 10 n4, 225 n5.
17. That is, Tomasso Cornelio; see letter 97 n11.
18. The reference is to Cornelio's *Progymnasmata physica* (Venetiis, 1663).
19. Cornelio did not, however, succeed Malpighi at Messina. The chair, as we learned from Borelli's letter of 13 March (no. 187), had been offered Cornelio, and Borelli says that Cornelio had "half repented" about it; but he must finally have refused it.
20. This word [*ijs*] has been added by Foster from LoRS, Lb, II, *414*, but it is not present in LoRS, MS 103, no. 1, or in the Brazzetti autograph copy.
21. Malpighi did set promptly to work on an investigation of the silkworm; the manuscript

of the finished epistle was presented to the Royal Society by Oldenburg on 18 February 1669, and it was in print by July. For other references to Malpighi's *De bombyce*, see letter 182 n9.

22. Malpighi's *De viscerum structura* had been published at Bologna in 1666. The minutes of the Royal Society for 10 December 1668 (Birch [1756, IV, *333*]) record the receipt of this copy; see letter 196 for Oldenburg's acknowledgment of it. He reviewed the book in the *Philosophical Transactions* for 15 February 1668/69 (III, *888-891*).

23. That is, the tracheids, which had come to Malpighi's attention in 1663, while he was in Sicily. See letter 74 n13.

24. That is, Giacomo Zanoni's (see letter 335 n6) *Descrizione di alcune piante nuove* (Bologna, 1670).

25. That is, Giovanni Domenico Cassini; see letter 3 n3.

26. That is, Cassini's *Ephemerides Bononienses Mediceorum syderum* (Bononiae, 1668).

27. That is, Cassini's *Spina celeste, meteora osservata in Bologna il mese di Marzo M.DC.LXVIII* (Bologna, 1668).

28. This was probably the plate in Cassini's *Spina celeste*.

29. According to A. R. and M. B. Hall (in Oldenburg [1967, IV, *273*]), who transcribe *adnexas epistolas* for *adnexam epistolam*, this letter was addressed to James Allestry (see letter 196 n27).

30. Here follows a note (in Oldenburg's hand?) which reads: "Sr. Malpighi's Letter Containing several philosophical particulars, together with an intimation of the present of his Book De Viscerum structura, made to ye R. Soc."

190   CAPUCCI TO MALPIGHI
Cotrone, 24 July 1668

Text: BU, MS(ALS) 2085, X, *57*

Capucci is taking advantage of Malpighi's respite from his duties in the Studium to greet him, though of course Malpighi is never idle, but busy with his own affairs when not dealing with public ones. Capucci had hoped last April to give Malpighi a long account of the gigantic skeleton found in a very ancient tomb opened in the vicinity of Tiriolo. He has examined a small sample of the substance in which it was immersed, and he suspects that it is a mixture of common pitch with some other balsam. A tooth from the same specimen was also promised him along with some bronze medals found in the same tomb, but his hopes of getting them have come to naught. Giovanni Battista Abbate, believing that the whole thing is a hoax, has refused to investigate, although he lives nearer Tiriolo and is better able to get information. If Capucci has an opportunity of getting some old curiosities for Malpighi's museum he will be on the alert to do so.

Capucci has heard that the package sent by Malpighi has arrived in Sicily, and he hopes that it will soon be delivered to him. He will read very attentively Malpighi's thoughts on the spleen, and he hopes that during the present vacation Malpighi will lay siege to the palace of our body. It would be a great damage to the public if the few pages Malpighi had written about the lungs were not added to his *De viscerum structura*, for otherwise they might be lost.

Since Malpighi has often told him about what has recently been discovered and about the books that are being published, he will make no further demands upon his kindness. He does

not care much for doctrinal works in medicine unless they contain observations; if any such
should appear he hopes Malpighi will let him know. He concludes with a list of earlier works
which he still lacks. See also Adelmann (1966, I, *315*).

Molto Illustre et Eccellentissimo Sigr. mio Pron. Osservandissimo

Ecco ricomparsa la state, e con essa restituita à Vostra Signoria Eccellentissima la quiete dà gli tumulti del Ginnasio. Vengo à rallegrarmine seco, e
valendomi dell'opportunità del tempo à riverirla con queste mal vergate righe,
sè pur non sarò sempre importuno, non essendo ella mai in ozio, mà cambi-
ando solamente le fatiche publiche con le private Sperai nell'Aprile prossimo
haver materia di scriver à Vostra Signoria Eccellentissima una lunga lettera
sopra il ritrovamento d'un sepolcro antichissimo aperto nella campagna di
Tiriolo Terra di questa Provincia,[1] et in esso d'una ossatura di cadavero
gigantesco[2] innatante in una notabile quantità d'un cerume, la mostra del
quale è stata portata anche fin à Napoli al Sr. Tomasso Cornelio[3] sotto nome
di balsamo, et io ne hò visto qualche minuzia, ch'essaminata al di fuori parea
una pece bruzia[4] addensata, et invecchiata, mà nel fuoco spirava un'odor
megliore della pece [——][5] comune Onde hò preso à sospettare che sia mistura
e di pece d'altra raggia di meglior fumo. Un dente anche mi fù promesso del
medesimo cadavere, che corre voce sia stato di quindeci palmi di statura, e
qualche medaglia di rame delle quali si dice esser ne state trovate nel medesimo
sepolcro; mà ò la negligenza de gl'amici, ò la mia cattiva fortuna, o 'l fatto
diverso da quello, ch'è stato qui riportato, hà fin hora sconvolto il mio disegno;
e cosi le mi presento con le man vuote quando pensavo portarle ben cariche.
Il nostro Sig. Giovanni Battista Abati,[6] che dà Catanzaro è più di mè vicino
à Tiriolo, haverebbe potuto meglio informarsi, mà egli incaparbito à tener il
riporto menzogna, et il cerume, e l'ossa imposture, ò favolosi, non hà voluto
impacciarsi un poco per separare dal falso il vero, sè di quello, come è solito
in tutte le novità, vi è mistura notabile nella storia. Non mancherò con
tuttociò dà sollecitar gl'amici, che mi caccia fuora di questa briga, e sè potrò
giovare al Museo di Vostra Signoria Eccellentissima con qualche curiosità
antica, sarò qual devo esser desto, et accorto nel serviggio, e ne' gusti di lei.

Hieri con le lettere di Sicilia hebbi alla fine avviso, che sia giunto colà quel
fardellotto[7] inviato da Vostra Signoria Eccellentissima dà tanti mesi con
gl'altri del Sr. Borelli, e spero, che per mezzo del Rettor della Chiesa del-
l'Anime del Purgatorio conosciuto, e dal Sr. Giovanni Alfonzo,[8] e dal Sr.
Scilla,[9] e dà tutti mi sarà presto trasmesso. Con somma attenzione leggerò i
bei pensieri di lei sù la milza,[10] viscere non meno intricato nella struttura, che
negl'usi, e spero, che in queste vacanze ella porterà l'assedio formato alla
reggia del nostro corpo. parendome, che de polmoni habbia in altri tempi

filosofato, mà è gran danno del publico se quelle poche carte non s'uniscono à questo più grosso volume de Structura Viscerum, potendosi tra gli scartabelli voluminosi facilmente smarrire.

Nel resto io sono già in possesso dà ricever spesso dà Vostra Signoria qualche lume intorno à quelche si và di nuovo inventando, et esce fuor de libri; e però non pigliero fatica di più raccomandarme alla humanità sua. In Medicina non curo molto di libri dottrinali sè pur ne fussero d'huomini liberi: mà ben di quei che ci contano qualche osservazione, e però comparendone alcuno, terrà memoria Vostra Signoria di farmelo sapere; e de gli fin hora usciti alla luce mi mancano l'osservazioni del Salmud,[11] Dell'Histtetero,[12] e del Dodoneo.[13] Se pur costi si trovano. Ratifico per fine a Vostra Signoria Eccellentissima la mia divotissima osservanza, e la riverisco con profondissimo inchino.
Dà Cotrone à 24 di Luglio 1668
Di Vostra Signoria Eccellentissima

Divotissimo et Obligatissimo Servitore
GIO[VANNI] BA[TTIST]A CAPUCCI

1. Here a marginal note in Capucci's hand explains: "Questo Tiriolo fù il Tyrio Colonia de gl'Ateniesi sotto Hierone. Onde non è meraviglia se per quella campagna si veggono e scuoprono ogni giorno anticaglie."

Perhaps Capucci took this doubtful statement from Plutarch, who in his life of Nicias (V.2) says that this Hiero was brought up in the household of Nicias, the Athenian, and "becoming the leader of a colony going to Italy, founded Thurii." But it seems very probable that Capucci really relied upon the following passage in Marafioti:

"Appresso Catanzaro si vede un castello antichissimo in luogo alto edificato chiamato Tiriolo, la cui prima fondatione è stata dagl'Enotrij, . . . ma doppo 'l detto castello è stato colonia degl'Ateniesi. Ben che Plutarco in Nicia dica, che Ierone Ateniese venuto in queste parti d'Italia havesse edificato 'l predetto castello, le cui parole son queste. *Hieron Coloniae, quam Athenienses in Italiam miserunt, ductor constitutus fuit, & Tiriorum civitatem edificavit*" (1601, *219*; cf. Barrio [1571, *401*ff.; 1723, *171* ff.] and Fiore [1691, *191*]).

Modern Tiriolo, situated about 10 kilometers from Catanzaro, lies, according to Pais (1922, II, *62-91*) and Pauly-Wissowa (1934, 2. Reihe, V, *725-727*; but see Lenormant [1884, III, *75-104*]), approximately at the site of the ancient Greek settlement, Terina, a colony of Crotone, which was under the domination of Syracuse until about 350 B.C. I have found no convincing evidence to connect either Tiriolo or Terina with the Athenians.

2. Many archeological remains have been found in the vicinity of Tiriolo. The *cadavero gigantesco* mentioned here appears to be the one discovered at Tiriolo in June 1665 and described by Tomasso Cornelio in a report sent to the editor of the *Giornale de' Letterati* and printed on pages 24-25 of that journal in the issue for [February?] 1669, as follows:

"Dic'egli [Cornelio] dunque, che in Tiriolo (Castello della Calavria soprana, in cui si scorgon spesse, e meravigliose Anticaglie) cavando alcuni operarij pietre nel giardino del Prencipe di esso luogo, in parte dove si vedeano vestigie d'antichi edificij; s'abbatterono in alcune fabriche di mattoni tramezzati da tufi grandi intagliati, e disposti in lunge schiere, & ordini, che formavano un amplissimo Teatro circondato da molte stanze, le quali si può congetturare, che fossero ruine di qualche publico edificio, come di Tempio, ò d'altre cose simili.

378

"In una parte di quest'anticaglia si vedea una volta non molto alta, che formava come una grotta, ove furon trovate le ossa, che nella figura sembravano tuttavia esser humane, mà nella grandezza mostravano esser d'huomo di smisurata statura, formando una lunghezza di diciotto piedi Romani. La testa era lunga due piedi, e mezzo; i denti molari pesavano un'oncia, e un terzo in circa, chi più, e chi meno; e ciascuno de i denti ordinarij, più che tre quarti d'un oncia. Quest'ossa per la grand'antichità divenute assai fragili, si stritolavano facilmente, ma i denti eran molto più duri. Il suolo ò pavimento, in cui giacevano le dette ossa, era lastricato d'una gran massa di certa materia bituminosa somigliante alla pece: della quale se ne raccolsero più di 300. libre, e non è cosa facile a determinare di che sostanza ella sia; percioche non hà tutte le proprietà della pegola, se forse per la molta antichità non si fosse alterata. Hà il colore più oscuro della pece greca, e più chiaro della pece navale, arde in guisa di pece, ma stridendo, e gettando spesse scintille di fiamme. Strofinata su'l panno attrahe i corpicelli leggieri come fà l'ambra: La sua tintura estratta coll'acqua vite è rimedio efficace contro a molti mali: applicata sù le ferite, e sù le membra addolorate hà giovato maravigliosamente; e presa per bocca hà liberate le donne da fieri sintomi, che procedevano da passioni isteriche. Crede che di quasi tutte le suddette virtù sia dotata anche la pece comune: e gli par verisimile, che di questa mistura, che ella sia, fosse imbalsamato il cadavero del Gigante. Vi fù anche trovato un ferro dalla ruggine quasi destrutto, che pareva essere stato di lancia. Tra quelle ruine di mattoni se ne trovarono due intieri lunghi due palmi, e larghi uno, e grossi cinque dita, segnati con questi caratteri, ΛΛΜΟ."

The foregoing account is referred to in the *Giornale de' Letterati* for 1676 (pages 80-81) by an anonymous reporter who also tells of the finding of the skeletons of twelve giants near Ancona. Fiore (1691, I, *191*) speaks of *le molte* [sic] *sepolchri degl'antichi Giganti, che giornalmente vengono fuori* in the region of Tiriolo.

It appears almost certain, however, that the bones found near Ancona and Tiriolo were not human, but of animal origin. Cuvier (1821, I, *97*), who refers to the find, was doubtful that the bones found at Tiriolo were human, and also, because of the small size of the teeth, that they were those of an elephant. Brocchi (1843, I, *359-360*), assuming that the remains found near Tiriolo were those of some animal, concludes that they were not the bones of elephants. Topa (1924, *61-62* n2), agreeing that these remains were those of animals, remarks, "Non vi è nulla di strano se circa tre secoli fa si fossero potuti attribuire a resti umani gli avanzi fossili di grossi animali forse antidiluviani, quando si pensi quanto fortemente fosse radicata in quel tempo la convinzione dell'esistenza di giganti in tempi a noi molto lontani."

Norman Douglas (1955, *234*) reports that he had "revisited Tiriolo, once celebrated for the 'Sepulchres of the Giants' (Greek tombs) that were unearthed here." But there seems to be some confusion here with the so-called *tombi dei giganti* (see Ebert [1929, XIII, *325*]), a technical term for a certain type of prehistoric tomb found particularly in Sardinia.

For their assistance in the writing of this and the foregoing note I am indebted to the kindness of Dr. Antonio Pelaggi, director of the Museo Provinciale of Catanzaro, and of Professor Luigi De Siena of Gagliano di Catanzaro.

3. For Tomasso Cornelio, see letter 97 n11.

4. *Bruzia* is a conjectural reading. Capucci appears to have had in mind the well-known *pix bruttia* (Bruttian, Brettian, or Calabrian pitch) which is mentioned by Strabo (*Geography*, VI.1.9; 1892, I, *391*; 1924, III, *35*) and other ancient authors (see Bochart [1692, I, *595-598*]). It was obtained from the *pino della Sila* (*Pinus nigra* [*Pinus laricio*], var. *Calabrica*; see Douglas [1955, *213*]).

5. There are indications that Capucci really intended to delete and replace this now illegible word with *comune*. Was it originally *abrusta*?

6. That is, Giovanni Battista Abbate; see letter 160 n10.

7. See letter 191.

8. That is, Giovanni Alfonso Borelli; see letter 2 n1.

379

9. That is Agostino Scilla; see letter 110 n5.

10. Capucci's remark here suggests that he had earlier been sent one of the copies of Malpighi's *De viscerum structura* lacking *De liene* and *De polypo cordis* (cf. letters 170 n4, 175, 177, 181) and that only now had these parts been sent on to him. Capucci goes on to suggest that Malpighi's *De pulmonibus* should also be incorporated in *De viscerum structura*.

11. That is, the physician Philip Salmuth, a native of Leipzig who resided at Dessau and Zerbst while serving the house of Anhalt. He died of the plague in 1626. See Van der Linden (1686, *921*); Zedler (1742, XXXIII, *1082*); Jöcher (1751, IV, *70*); Haller (1774, I, *358*; 1777, II, *345*); Eloy (1778, IV, *167*); Dezeimeris (1839, IV, *59*); Hirsch (1887, V, *156*).

Capucci is evidently referring here to Salmuth's posthumously published *Observationum medicarum centuriae tres posthumae* (Brunsvigae, 1648).

12. That is, the Augsburg physician Philipp Hoechstetter; see Van der Linden (1686, *913-914*); Haller (1774, I, *619*; 1777, II, *348-349*); Eloy (1778, II, *539*); Jourdan (1822, V, *234-235*); Hirsch (1886, III, *230*).

Capucci is here referring to Hoechstetter's *Rararum observationum medicinalium decades tres* (Augustae Vindelicorum, 1624).

13. That is, the physician, botanist, and polyhistorian Rembert Dodoens; a native of Malines, for a while he served as physician to the emperors Maximilian II and Rudolf II, and at the time of his death on 10 March 1585 he was professor of botany at Leiden. See Van der Linden (1686, *935-936*); Haller (1774, I, *253*; 1777, II, *228-230*); Eloy (1778, II, *65-68*); Jourdan (1821, III, *498-500*); Dezeimeris (1834, II, pt. 1, *105-106*); Hirsch (1885, II, *193-194*); *Dictionary of Scientific Biography* (1971, IV, *138-141*); *Isis Cumulative Bibliography* (1971, I, *351-352*).

Capucci is perhaps referring here to Dodoens's *Medicinalium observationum exempla rara*, which first appeared with his *Historia vitis et stirpium nonnullarum aliarum* (Coloniae, 1580).

191   CAPUCCI TO MALPIGHI
Cotrone, 3 September 1668

Text: BU, MS(ALS) 2085, X, *58*

Capucci reports that he has received the package which Malpighi sent to Messina, and he thanks him for his many kindnesses. He has sent to Giovanni Battista Abbate the copy of Malpighi's *De viscerum structura* intended for him as well as certain other books which Malpighi had sent in duplicate. He suspects that Malpighi has spent on his behalf more than 21 paoli for books. He chides Malpighi for his extravagance, especially since Malpighi can expect no return in kind. Giovanni Battista Abbate has finally let him see Rossetti's book, and he has ordered a copy to peruse at leisure. In glancing at it he has noticed that aside from taking issue everywhere with Geminiano Montanari, Rossetti disagrees in one passage with Malpighi's views. He disapproves of Rossetti's hotheadedness and rashness, though he admires the acuteness of his intellect. In the Studium at Naples a new chair has been established in anatomy, and Capucci has heard that it has been awarded to Sebastiano Bartoli. Capucci has not yet had an answer from Malpighi to his letter written in June. He cannot refrain from writing Malpighi at least two or three letters a year, and he asks Malpighi not to punish him for this excess by withdrawing his favor. He will inclose a list of the books he wishes to have and gives directions for their shipment. See also Adelmann (1966, I, *334*).

Molto Illustre et Eccellentissimo Sigre. mio Pron. Osservandissimo

Devo dar conto à Vostra Signoria Eccellentissima d'haver alla fine nella settimana passata ricevuto il fardellotto di libri[1] da Vostra Signoria inviati à Messina, et in esso compitamente trovato il tutto secondo la nota, ch'ella mene diede con sue lettere di Gennaio passato.[2] Ricordo con tal occasione a Vostra Signoria li moltiplicati partiti di miei debbiti, e priego l'humanità sua à lasciarsene almeno ringraziare in testimonianza della mia gratitudine, quando per conoscerme à fatto inhabile à poterla quì servire in qualche suo gusto, voglia restarsi di sperimentare la prontezza del mio animo ne suoi commandamenti.

Hò non solamente mandato al Sr. Giovanni Battista Abati l'opera de Structura Viscerum[3] destinatagli dà Vostra Signoria con suo chirografo, mà etiandio gl'Opusculi del Sr. Montanari,[4] quello de Quad[ratura] Circuli,[5] e le l[ette]re del Padre Davisi[6] perche havendosi trovati duplicati, hò pensato, che in piacer di lei fusse che si diano ad amici e 'l Sr. Abati[7] e 'l caro tra carissimi, e molto capace, e meritevole di simili duoni per il suo talento Difficilmente m'induco à credere, che Vostra Signoria Eccellentissima non habbia speso più che 21 paoli[8] in Venezia mentre ella manda tant'altra robba delle stampe di Bologna e di Padova, che non può esserle data tutta. Io mi son protestato altre volte contro la prodigalità sua. Hora piglio anche confidenza di sgridarla, e tanto più ch'ella non può aspettar dà mè rincontri in simili materie, e le ricordo, che nè meno si compiacque darme ordine, che le mandassi li paradossi del Sr. Bartoli,[9] il quale stà hora lavorando sù la Thermologia Aragonia,[10] essendo per indrizzo di lui stati ristorati gl'antichi Bagni di Pozzuolo[11] dal Sr. Vicerè di Napoli[12]

Dal Sr. Abati nostro mi è stato fatto vedere il libro del Sr. Rossetti,[13] che per haverlo à leggere più agiatamente hò commesso al Sigr. Infusino[14] in Napoli, che mel procuri dà Livorno. Nella Scorsa che hò fatto in esso hò trovato un passetto, ove egli discorda dà Vostra Signoria oltre di pigliarla dapertutto contro il Sr. Montanari.[15] Fervido ingegno, et arrischiatissimo, che non sò come sia uscito dalla scuola d'un Maestro cosi maturo, et assettato, qual'è il Sr. Borelli. Io ammiro l'acutezza dell'intelletto di lui, mà più la vastità della sua fantasia, nella quale alloggia idee tanto stravaganti, che rappresentano novi Mondi.[16] Egli però ancorche degno di molt'applauso per l'Enciclopedia, che mostra di maneggiare, e per la professione che fà di filosofar liberamente, è caduto in quell'Errore di molti altri di voler formare subito un sistema di nuova filosofia dall'haver sciolto quattro ò sei problemi naturali con il suo Orbe, Ond'io vò congetturando ch'il calor dell'ingegno penda dal caldo dell'età sua; e desiderarei esser informato un po' più à dentro delle prerogative di questo soggetto.

In Napoli fra tante altre opere utili al publico messe in piè dà quel Sigr. Vicerè è stata anche eretta una nuova Catreda in quello studio d'Anatomia, et ottenutasene dà Spagna la conferma con soldo di sei cento ducati; et intendo che sia stata conferita la lettura perpetua dessa al Sr. Sebastiano Bartoli, che Vostra Signoria forsi conoscerà per le controversie d'Agnano[17] ecc. Veramente ivi si vivea con molta scarsezza d'Anatomia; onde quel Principe non hà potuto meglio pensarla per riparare alla reputazione di quel Ginnasio già discaduto. Vanno hora cercando un Ministro dà taglio, e credo si faccia prattica di trovarlo in Padova.

Scrissi à Vostra Signoria un'altra mia nel Giugno passato, non voglio credere ch'il Sr. Don Giovanni Vincenzo Infusino non l'habbia dà Nap[oli] inviata, mà che giusti impedimenti di lei, mene habbiano ritardata la risposta. Io non posso esserle meno importuno di due ò trè volte l'anno. Ella usi meco della sua clemenza, e non mi castighi di questo eccesso co'l discapito della sua grazia, mà solamente co'l silenzio, ch'io mi merito quando sono e noioso, e lungo.

Noterò à piè della lettera alcuni libri, che desidero,[18] acciò incontrando ella occasione possa pigliarli senza aspettarne altro avviso dà mè. Io potrò trasmetter danaro ò à Roma, ò à Livorno per mezzo del Sr. Francesco Catani,[19] che ivi tiene corrispond[enza] e per Livorno ancora ricever qualche involto sè à Vostra Signoria fusse incommodo di mandarlo colà segnato co'l nome del medesimo Sigre. e facendolo consignare al Sigre. Giovanni Battista Olivieri che haverà cura di trasmetterlo à Napoli al medesimo Sr. Catani. E questo per schifar la lunghezza del giro di Sicilia. Protesto però, che ciò siegua senza molto incommodo di Vostra Signoria E qui per non gravarla di magior tedio finisco facendole humilissima riverenza.

Cotrone à 3 di 7bre 1668

Di Vostra Signoria molto Illustre et Eccellentissima

Fidelissimo e Devotissimo Servitore

GIO[V]AN[NI] B[ATTIST]A CAPUCCI

1. This is the package referred to in letter 190.

2. This letter of Malpighi's written to Capucci in January 1668 has not been located.

3. That is, Malpighi's *De viscerum structura* (Bononiae, 1666).

4. That is Geminiano Montanari; see letter 88 n6.

The works of Montanari referred to are possibly his *Pensieri fisico-matematici* (Bologna, 1667) and his *Lettera . . . in risposta ad alcune obiezioni intorno i suoi "Pensieri fisico-matematici"* (Bologna, 1667), which is appended, with a separate title page, to the former. See letter 183 n2.

5. This was James Gregory's *Vera circuli et hyperbolae quadratura* (Patavii, 1667). See letter 187 n11.

6. That is, the Jesuate priest, Urbano D'Aviso; he was born in Rome on 25 May 1618 and studied theology, philosophy, and mathematics at Bologna, the last-named subject under Bonaventura Cavalieri (see letter 16 n4). Upon suppression of his order in 1668, Clement IX

appointed him *parroco* of S. Giovanni della Malva in Trastevere. He died in Rome on 17 September 1685. See Forcella (1877, IX, *354*, no. 731); *Bibliografia romana* (1880, I, *22-23*); P. Riccardi (1952, I, 1st pagination, *398-399*).

The work here referred to is D'Aviso's *Due lettere . . . in una delle quali da sensate esperienze si deducono alcuni effetti meteorologici, e nell'altra si dimostra la vera origine de' fonti, e de' fiumi* (Bologna, 1667). The first of these letters is addressed to Giovanni Battista Capponi (see letter 56 n2) and the second to Geminiano Montanari.

7. That is, Giovanni Battista Abbate; see letter 160 n10.

8. See letter 82 n6.

9. That is, Sebastiano Bartoli; see letter 177 n19. Capucci is referring to the ten paradoxes contained in Bartoli's *Artis medicae dogmatum communiter receptorum examen in decem exercitationes paradoxicas distinctum* (Venetiis, 1666).

10. That is, Bartoli's *Thermologia Aragonia, sive historia naturalis thermarum in occidentali Campaniae ora inter Pausilippum et Misenum scatentium* (Neapoli, 1679), which was published posthumously in two volumes.

11. Cf. Bartoli's *Breve ragguaglio de' Bagni di Pozzuolo dispersi, investigati e ritrovati da Sebastiano Bartoli* (Napoli, 1667) and Trifogli (1958).

12. That is, Pedro Antonio de Aragón, viceroy of Naples from 1666 to 1671.

13. That is, Donato Rossetti; see letter 183 n14.

The book referred to is his *Antignome fisico-matematiche con il nuovo orbe, e sistema terrestre* (Livorno, 1667), which proved to be the final straw in estranging Malpighi from Borelli. For Rossetti's disagreement with Malpighi, to which Capucci refers in this letter, see Rossetti (1667, *18* ff.), Adelmann (1966, I, *333-337*), and letters 184, 186, 193, 195.

14. That is, Capucci's agent, Giovanni Vincenzo Infusino; see letter 171 n1.

15. For the dispute between Geminiano Montanari and Rossetti, see letter 183 n2.

16. An allusion to the title of Rossetti's *Antignome* and to his statement in his dedicatory letter addressed to Leopold Cardinal de' Medici that he found himself in a *nuovo orbe*.

17. For Bartoli's part in the controversy over the waters of Lake Agnano, see M. Fisch (1953, *525* ff.).

18. I have been unable to find this list of books; it seems not to have survived.

19. This Francesco Catani, Capucci explains in later letters, was a Florentine gentleman living in Naples who was in correspondence with Giovanni Battista Olivieri (usually styled Oliverio by Capucci) of Livorno, who is mentioned here. See also letters 193, 198, 200, 209, 213, 219, 222, 231, 267, 286.

192 ADRIEN AUZOUT[1] TO MALPIGHI
[Roma? October? 1668][2]

Text: BU, MS(ALS) 2085, VIII, *32*

A fall from his horse in Carrara, where he was delayed for two weeks, has prevented Auzout from writing earlier to Malpighi. He has now been here (Rome?) for a week and is about to leave. He has little of interest to report. He would like to hear news of the state of Malpighi's health, and he sends greetings to a number of friends. See also Adelmann (1966, I, *346* n3).

Eccellentissimo Sigr. e Pron. Colendissimo

Non ho volsuto mancare di farle sapere il mio arrivo costi[3] con buona salute

dopo pero aver avuto la disgrazia duna cascata pericolosa da Cavallo in
Carrara che mi ha trattenuto 15 giorni per essermi ferito la Gamba benche
sperassi ogni giorno di poter partire il che e stato causa che di la non scrissi
a Nessuno. Sono gia 8 giorni che son qui[4] arrivato e speravo di partirne
Domani senza il rincontro duna meza festa che a fatto serare la dogana dove
si ritrova la mia valigia. Son stato qui favorito due o tre volte dal Sigr. Marchese Girolamo Spinola[5] e spero ancora dopo pranzo andar con lui a veder
qualche palazzo. e lui al quale mi raccomand[ò] il Sigr. Conte Rinieri
Marescotti[6] al quale Vostra Signoria Eccellentissima mi fara gratia di far
dalla parte mia un complimento delli piu ossequiosi se non ho il tempo di
scriverli questa sera come desiderei per ringratiarlo de tutti suoi favori Non
saprei di che trattenerla di curioso non avendo veduto qui Nessuno letterato
e non avendo per strada ritrovato niente che mi satisfaccia poiche le cave di
Carrara che ho viste poco per il mio accidente, m'hanno Imbrogliato piu che
mai non capiscendo niente alla Generatione di quel marmo. Sentirei volontieri
delle nuove della sua salute che stimo pero dover essere buona come la
desidero. Saluto con sua licenza Sgri. dottori Buonfiglioli[7] Montanari[8]
Mengoli[9] e Bellini[10] e supplico Ultimo a far le parti mie appresso Monsigr. il
Vicelegato[11] che m'a favorito del libro del Padre Casati.[12] Riverisco parimente
il Sigr. Conte Zani[13] il Sigr. Marsili[14] e tutti li altri miei Padroni e resto di
tutto cuore
Di Vostra Signoria Eccellentissima

Divotissimo et Obligatissimo Servitore
ADRIANO AUZOUT

[Address:] All Eccellentissimo Sigr. e Pron. Colendissimo / Il Sigr. Dottore
Marcello / Malpighi Medico in / Bologna

1. This distinguished French mathematician and astronomer was one of the first members
of the Académie des Sciences. As early as 23 May 1666 (2 June, N.S.) he was also elected a
member of the Royal Society, meetings of which he attended when visiting London in 1682.
Auzout left France for Italy on 27 June 1668 and arrived in Florence that summer (see
Delcorno [1967, *140* n10]). From Malpighi's notes (BU, MS 2085, II, *59-60*) we know that
Auzout visited him when passing through Bologna in September 1668. Early in 1669 he was
in Rome, where in 1671 he was made a Roman citizen and, as we shall learn, was associated
with Malpighi's friend Silvestro Bonfigliuoli in research (see letters 234, 237, 239, 241-243,
246-248, 250-252, 254, 255, 257-264, 266). Auzout remained in Rome until 1676 and then
returned to France; he was not to set out for Italy again until late in 1685, and then he
resided there until his death at Rome in May 1691.

The best sketch of Auzout's life is given by McKeon (1965, *289-324*). See also letter 206 and
Jöcher (1750, I, *672*); Birch (1756, II, *24, 26, 31, 63, 87, 88, 90, 95, 107, 139, 143, 164, 207,
237, 301, 319, 432*; 1757, III, *41, 369*; IV, *58, 154, 155, 162, 291, 297, 301, 517, 521, 532*);

Magalotti (1769, I, *31*); A. Fabroni (1773, I, *308-311*; 1775, II, *165, 167, 170*); Targioni Tozzetti (1780, I, *299-303, 366, 522*; II, pt. 1, *301-307*, pt. 2, *766-783*); Jourdan (1820, I, *421*); *Biographie universelle* (1854, II, *489*); Poggendorff (1879, *566, 569, 639*); Del Gaizo (1907); Alexander (1962, *108*); Adelmann (1966, I, *316* & n6, *346* & n3, *350* & n4, *351* n1, *358-362, 364-367, 399, 401, 422, 500* & n4, *501, 543, 550, 708* & n4); *Dictionary of Scientific Biography* (1970, I, *341-342*).

2. Scherz (in Steno [1952, I, *216* n4]) assumes this letter was written from Rome subsequent to Auzout's visit to Bologna in September 1668, but this is open to question.

3. Bologna?

4. Rome?

5. I am unable to trace this member of the numerous and distinguished Spinola family, for which see Spreti (1932, VI, *422* ff.).

6. For Count Rinieri Marescotti, see letter 130 n8.

7. That is, Silvestro Bonfigliuoli; see letter 112 n1.

8. That is, Geminiano Montanari, see letter 88 n6.

9. That is, Pietro Mengoli; see letter 13 n2.

10. That is, Lorenzo Bellini; see letter 65 n9.

11. The vice-legate of Bologna in 1668 was Francesco Nerli; see Moroni (1847, XLVII, *293-295*); Muzzi (1846, VIII, *28, 32*).

12. This was probably the Jesuit mathematician, Paolo Casati, who is said to have played a decisive part in the conversion of Queen Christina of Sweden to Catholicism; see Niceron (1727, I, *173-177*; 1731, X, pt. 2, *290*); Tiraboschi (1834, XXVIII, *174-175*); De Backer (1891, II, *799-803*; 1900, IX, *2-3*); P. Riccardi (1952, I, 1st pagination, *269-273*); E. N. Harvey (1957, *135-137*); and the additional references given by L. Ferrari (1947, *188*). See also letter 708.

It is not possible to identify the work alluded to here; possibly it was the last work published by Casati prior to the date of this letter, his *Fabrica et uso del compasso di proporzione* (Bologna, 1664).

13. Either Count Carlo Antonio Zani (see Dolfi [1670, *740*]), who is referred to again in letters from Silvestro Bonfigliuoli to Malpighi (March 1671 [no. 255]) and from Malpighi to Bonfigliuoli (11 March 1671 [no. 258]) and who was prior of the Arciconfraternità di Santa Maria della Morte in 1663 (Muzzi [1846, VIII, *24-25*]), or Count Ercole Zani (see letter 215 n12).

14. Probably Alessandro Marsili; see letter 5 n10.

193   CAPUCCI TO MALPIGHI
Cotrone, 8 November 1668

Text: BU, MS(ALS) 2085, X, *59*

Capucci rejoices at Malpighi's recovered health. He thanks him for the generous way in which he has supplied him with books. He will order Donato Rossetti's new book, in which he expects to find stuff either as esoteric as the dreams of Giordano Bruno or so old as to nauseate him. He is pleased that Malpighi intends to avoid Rossetti's attack but concerned because Malpighi has been disturbed by Rossetti's idle chatter with Giovanni Alfonso Borelli, who can only be distressed by the breaking off of Malpighi's correspondence with him.

Capucci begs Malpighi to overlook these suspicions and disagreements with his friend of so many years. He believes that Domenico Catalano will be of the same opinion and will bend his every effort to reconciling the two, for it is everyone's duty to remove this scandal among scholars in the sight of the world. Capucci transmits greetings from Giovanni Battista Abbate, who is all devotion, affection, and deference toward Malpighi, and in a postscript he asks what works have recently been published by Nicolaus Steno and Frans de le Boë. See also Adelmann (1966, I, *333, 335-336*).

Molto Illustre et Eccellentissimo Sigre. mio Pron. Osservandissimo

Le lettere di Vostra Signoria Eccellentissima de' 6[1] del caduto mi liberano dà un gran timor concepito intorno alla sua salute, perche il silenzio usato dà lei meco per alcuni mesi mene tenea sollecito, nè male io l'haveva pensata, Hora convien che mi rallegri con lei della superata malatia, e della ricuorata sanità, che priego Dio g[l]iela confermi per un secolo

Scrissi à Vostra Signoria Eccellentissima con altre mie,[2] che non solo io restava contento della spesa de' 41 paoli[3] per quei libri, mà ch'era in credenza, ch'ella d'alcuni si fusse smenticata darmine debbito, come dell'opere di Paesani, e d'altri libri minuti, che trovai nel fardello, E mia gran ventura sarebbe, che l'opera de gl'altri amici sù la compra de' libri in Roma e Napoli mi riuscisse cosi vantaggiosa, come mi riesce la diligenza di Vostra Signoria Eccellentissima nel medesimo negozio utile, e lucrosa, ond'io sono per confessarmele, e professarmele eterne ubligazioni, supplicando la benignità sua à non lasciarsi stancare dalla mia importunità, e compatir questo mio vecchio male. E mentre con altre le hò cennato quelche desidero in questo particolare, lascierò operare alla sua carità

Farò commettere dal Sr. Francesco Catani[4] gentilhuomo firentino che si trova in Napoli al Sr. Giovanni Battista Oliverio[5] suo corrispondente in Livorno, la compra del nuovo libro del Rossetti[6] del quale Vostra Signoria Eccellentissima mi manda l'idea in quel polisino stampato,[7] e son securo, che haverò dà trovarvi robba, ò tanto exoterica, che uguagli i sogni di Gioardan Bruno,[8] ò tanto vecchia, che con l'esser stata tante volte riposta, mi muova à nausea. Io voglio poi credere, che questo galanthuomo e Reverendo Prete havendo contratto già il pessimo morbo di vergar le carte, non ci lascierà senza buona quantità de' suoi libri, e pure bisognerà, che noi altri ci stiamo, e spendiamo i nostri bezzi per sentir i ghirbezzi di lui. Piaceme sommamente il proposito di Vostra Signoria Eccellentissima di schifar l'attacco appostato con questo Sre. Matematico, à cui baste[rà] opporre la destrezza, e 'l valor del Sr. Montanari,[9] et ella riserbarsi per affari più utili, e più importanti al publico concernenti alla nostra professione, nè potrà andar molto à lungo, che non venga in acconcio à Vostra Signoria Eccellentissima di fargli conoscer[e] obiter, ch'ella sà, e può diffender le cose proprie senza mettersi in

cimento d'Apologie, che sono quelle scritture nelle quali si consumano parole
assai, e si spaccia poca dottrina. Duolme poi nel più vivo dell'anima del-
l'avviso, che Vostra Signoria Eccellentissima mi dà d'essersi alquanto scomposta
per queste ciarle del Rossetti co'l Sr. Borelli[10] huomo quanto ogniun'altro
conoscente et ammiratore del merito di lei, e che per quanto io sò, non può
che sentir con molto disgusto questa sospension di commercio con lui, e voglio
anche credere che non sarebbe egli mancato alla propria ingenuità co'l giusti-
ficar le sue procedure sù questi emergenti, quando havesse conosciuto essern[e]
corso bisogno, ò haverlo ella desiderato per appagarsine. E quì vorrei io haver
più efficacia di quella che mi concede la propria debolezza, e più alto luoco
appresso Vostra Signoria Eccellentissima, per supplicarla instantissimamente
à trasandar queste ombre, e questi dissapori con un'amico di tanti anni, e di
tanto affetto verso di lei. E penso, ch'il Sr. Catalano[11] sarà ne' medesimi senzi
miei, e tenterà à tutto potere questa s[ant]a opera, come è debbito di tutti
noi ricordare à Vostra Signoria Eccellentissima, che si tolgia questo scandalo
de letterati appresso il Mondo, che vede due anime generose in picca di
duellanti senza legitima causa di rottura fra loro.

Il Sr. Giovanni Battista Abati[12] è tutto divozione, e tutto affetto, et ossequio
verso Vostra Signoria Eccellentissima, e salutato per lei, mi impone ch'io per
lui debba riverirla profondamente, come faccio hora qui con la penna, e con
l'anima in ogni tempo rassegnandome come è mio debbito.
Di Vostra Signoria molto Illustre et Eccellentissima
Cotrone 8 9bre 1668.

Divotissimo et Obligatissimo Servitore Sempre
GIO[V]AN[NI] B[ATTIST]A CAPUCCI

Vorrei sapere che opere fin qui han dato alla luce lo Stenone,[13] et il Silvio
della Boè;[14] che niente di loro hò fin qui visto

[Address:] Al molto Illustre et Eccellentissimo Sigre. mio Pron. Osservandissimo / Il Sigre. Marcello Malpighi Lettore nello / Studio di / Bologna

1. This letter from Malpighi has not been located.
2. See letter 191.
3. Though 41 paoli seems clearly to be the correct reading here, this may be an oversight,
for in letter 191 Capucci spoke of an expense of 21 paoli for what seem to be the same books.
For the paolo, see letter 82 n6.
4. For Francesco Catani, see letter 191 n19.
5. Elsewhere Olivieri; see letter 191 n19.
6. That is, Donato Rossetti; see letter 183 n14.
This *nuovo libro* of his was *Dimostrazione fisico-matematica delle sette proposizioni che promesse
Donato Rossetti* (Firenze, 1668).

For a report on this book made to the Royal Society of London on 12 November 1668, see Birch (1756, II, *322*).

7. This *polisino stampato* is apparently a reference to the *cedole stampate* which Ottavio Finetti (1669, *4-5*) says Rossetti had Carlo Fracassati distribute during the summer of 1668 and in which he promised to demonstrate physicomathematically the seven propositions finally dealt with in his *Dimostrazione* referred to above. This work appeared late in 1668 (the license to print is dated 28 August and the dedicatory letter 21 August), and Finetti says that two sheets of it were sent to Fracassati when the latter wrote to Rossetti asking how he intended to prove some of his propositions.

The *cedole ed avisi del Rossetti stampati in fogli volanti* mentioned by P. Riccardi (1952, I, 2nd pagination, *395*) seem also to be the *polisino* here in question.

8. That is, the renowned philosopher Giordano Bruno, who was burned at the stake on 17 February 1600 for his heretical opinions.

9. That is, Geminiano Montanari; see letter 88 n6.

10. That is, Giovanni Alfonso Borelli (see letter 2 n1), whom, together with Lorenzo Bellini, Rossetti addressed in a letter prefatory to his *Antignome* and whom Malpighi evidently held responsible for the features of Rossetti's book which he considered offensive. Malpighi seems to have commented in a letter to Capucci upon some remarks made by Rossetti in this prefatory letter, and these are here dismissed by Capucci as chatter (*ciarle*).

11. That is, Domenico Catalano; see letter 46 n3.

12. That is, Giovanni Battista Abbate; see letter 160 n10.

13. That is, Nicolaus Steno; see letter 72 n8.

14. That is, Frans de le Boë; see letter 171 n5.

194 MALPIGHI TO ANTONIO RUFFO[1]
Bologna, 24 November 1668

Text: V. Ruffo (1916, *121-122*)

Malpighi, having returned from Mirandola where he had been attending a German patient, reports that he has been unable to get the painting (ordered by Ruffo) from Carlo Cignani, for although Cignani is a good workman, he is slow to finish. He gives Ruffo news of the nephews of Giovanni Francesco Barbieri, of the sale of various paintings, and of Carlo Cesare Malvasia's intention to write a history of painters. Malpighi is pleased to hear that Ruffo and his family are enjoying good health and recalls with pleasure Ruffo's academy and summer on the balconies of Ruffo's home. He has had a young painter copy some pictures by the Carracci for himself, and if he had not been in bed with fever this autumn he would have liked to visit Parma and Correggio to see works by Parmigiano and Correggio. He sends his greetings to Giacopo Ruffo and his family and Christmas wishes to Antonio. See also Adelmann (1966, I, *346*).

Illmo sig. mio Sig.^{re} e P.^{ron} Col.^{mo}

Giunto dalla Mirandola, dove sono stato alcune settimane, per assistere alla cura d'un Sig.^{re} Tedesco[2] ivi amalato, ho ritrovato l'umanissima di V. S. Illma ripiena al solito dei segni di cortesia et affetto. Non è mai stato possibile il potere havere quella mezza figura, benchè tutto giorno io prieghi, e scongiuri il Sig.re Cignani,[3] quale veramente fà bene, mà tardi compisce. I Nepoti del già Sig: Gio: Fran:co[4] se la passano al solito, e l'estate passato furono a Roma; altro, in questi paesi anche circonvicini, non si sente che habbi fama. Nei giorni che sono stato alla Mirandola quel Sig.re Duca[5] ha comprato a Verona uno studio di pittura, ch'era d'un Avocato, e vi sono molte opere di Paolo da Verona,[6] e d'altri di Venetia, vero è che sono quadri piccoli, e mi sono maravigliato sentendo che sia stato venduto, poi so che il Duca di Mantova[7] e poi quello di Modena[8] tempo fa lo volsero comprare, ne mai se ne volle privare il padrone. Il prezzo è stato di 15 m.a Ducati Venetiani.[9] Con l'occasione di detto viaggio ho veduto una Venere nuda di Titiano,[10] quale è fatta d'un impasto di mezze tinte di Paradiso, con due figurine di due cerve in macchia, che non si può far di vantaggio è questa è in un gabinetto del sudetto Sig.r Duca.

Il Sig.r Contestabile Colonna[11] nel passaggio che ha fatto ultimamente per quà, ha comprato alcune pitture de i Caracci[12] e del Albani,[13] sì che ogni giorno più si rende scarsa la piazza di cose buone Carlo Manolani[14] molt'anni sono morì, et il suo negotio è stato diviso in due parti, e la stampa hoggi si è in mano di persone poco prattiche. Il Sig.re Conte Carlo Malvasia[15] dottore di legge haveva intentione di proseguire la Storia de i Pittori aggiungendovi i Lombardi, e particolarmente i Bolognesi, intendendosi esso Sig.re del disegno, mà non credo che sin hora habbi perfettionato cosa alcuna che possa vedersi alla luce. Godo poi della buona salute di V. S. Ill.ma e di tutta la sua famiglia, e che i Sig.ri suoi figli[16] continuino l'avanzamento nelle bell'arti, e particolarmente nella musica, et io spesse volte con gl'amici rammemoro la consolatione ch'io avevo nella sua Accademia[17] e l'estate ai balconi della marina.[18] Io poi me la vado passando al meglio, che si può, e per havere quest'estate un giovane pittore pronto per dessegnarmi alcune cosette hò fatto fare alcune copie da quadri de i Caracci, e con pochi denari ho nutrito il vitio, e se quest'autunno havessi havuto buona salute atteso che sono stato a letto con febre molti giorni, volevo far un viaggio a Parma, et a Correggio per vedere l'opere del Correggio[19] e del Parmigiano.[20]

La prego a riverire per mia parte il sig.re D. Giacopo[21] et i sig.ri suoi figlij mentre io humilmente riverendolo resto al solito augurandole ogni felicità in questo Santo Natale.

Di V. S. Ill.ma

Bologna li 24 Novembre 1668

Humilissimo et oblig.mo servitore
MARCELLO MALPIGHI

1. For Antonio Ruffo and the gallery of paintings assembled by him, see letter 81 n11 and V. Ruffo (1916).

2. I cannot identify this German patient.

3. That is, the distinguished Bolognese painter, Carlo Cignani; see Thieme and Becker (1912, VI, *576-582*) and Adelmann (1966, I, *346* n7).

4. That is, the celebrated painter, Giovanni Francesco Barbieri, called Guercino; see Carlo Malvasia (1678, II, *358-386*); Bolognini Amorini (1839); Thieme and Becker (1922, XV, *216-222*).

One of Guercino's nephews was Benedetto II Gennari (see letter 577 n36), who mentioned Malpighi in letters he wrote to Antonio Ruffo on 29 December 1666 and 8 April 1667 (see V. Ruffo [1916, *119-121*]), saying in the former that he knew that Malpighi had told Ruffo that his uncle had died on 22 December 1666, and in the latter that Malpighi would send, along with certain books, nine drawings by Gennari's uncle, which he and his brother Cesare had selected for Antonio Ruffo and his nephew Giacopo.

5. That is Alessandro II Pico; see letter 69 n3.

6. That is, Paolo Cagliari, called Veronese; see Thieme and Becker (1911, V, *392-397*).

7. At the time of this letter Ferdinando Carlo Gonzaga, a youth of sixteen, was duke of Mantua; Malpighi was probably referring to Ferdinando's father, Carlo II.

8. The duke of Modena at the time of this letter was Francesco II d'Este, still a child; Malpighi was probably referring to his father, Alfonso IV, who had died in 1662, or, possibly, to his grandfather, Francesco I, who had died in 1658.

John Ray (1673, *237*) mentions seeing on his visit to Modena in 1664 a collection of paintings and "natural rarities" made by Alfonso IV.

9. For the *ducato* and the *ducatone*, see Martinori (1915, *123-137*).

10. That is, Tiziano Vecellio (or Vecelli); see Thieme and Becker (1940, XXXIV, *158-172*).

11. That is, Lorenzo Colonna, duke of Tagliacozzo and high constable of the city of Naples; see V. Ruffo (1916, *121* n4); Adelmann (1966, I, *346* n11).

12. For the celebrated Bolognese family of painters—Lodovico Carracci, his cousins Annibale and Agostino, and the latter's natural son, Antonio Marziale, regarded as the founders of the Eclectic School—see Carlo Malvasia (1678, I, *357-524*); Thieme and Becker (1912, VI, *53-61*); and the bibliography in Bologna, Mostra dei Carracci (1958).

13. That is, Francesco Albani; see Thieme and Becker (1911, V, *392-397*).

14. I can trace no Carlo Manolani. I suspect that there is an error in transcription here and that Carlo Manolessi (see letter 3 n7), the Bolognese publisher, who died "a little after 1660" according to Sorbelli (1929, *152*), is the man Malpighi was referring to.

15. That is, the Bolognese polymath, Count Carlo Cesare Malvasia, lecturer on the Institutes, Decretals, and civil law at Bologna from 1647 to 1687, and lecturer emeritus until his death in 1693. See G. B. Capponi (1672, *131-134*); Cinelli Calvoli (1746, III, *247*); Crespi (1769, *1-15*); Fantuzzi (1786, V, *149-158*); Mazzetti (1848, *193*); Brascaglia (1965); and letter 951 n15.

Malvasia's *Felsina pittrice* was published at Bologna in 1678, his *Le pitture di Bologna*, also at Bologna, in 1686.

16. For the fifteen children of Antonio Ruffo and Alfonsina Gotho, see Litta (1915, Ser. 2, no. 72, Ruffo di Calabria, plate XVI).

17. For Antonio Ruffo's academy, see V. Ruffo (1916, *122* n1), and for the Accademia degli Innocenti founded by Antonio's son, Giovanni Antonio, in 1690, see Maylender (1929, III, *201-202*).

18. For the Palazzo Ruffo, built by the Duchess of Bagnara, Antonia Spatafora, and her son Flavio, and inherited by her son Antonio in 1656, see V. Ruffo (1916, *222* ff.).

19. That is, Antonio Allegri da Correggio; see Thieme and Becker (1912, VII, *459-466*).

20. That is, Girolamo Francesco Maria Mazzola, called Parmigiano; see Thieme and Becker (1930, XXIV, *309-312*).

21. That is, Giacopo Ruffo, nephew of Antonio; see letter 3 n14.

195 CAPUCCI TO MALPIGHI
Cotrone, 29 November 1668

Text: BU, MS(ALS) 2085, X, *60*

Giovanni Battista Abbate has received from Domenico Catalano letters in which he deplored Malpighi's action in breaking off relations with Giovanni Alfonso Borelli and defended Borelli against Malpighi's charges. These letters Abbate has sent on to Capucci, who begs Malpighi to banish the notion that Borelli has had anything to do with Donato Rossetti's book and to resume correspondence with his friend. Capucci points out that Malpighi has no just quarrel with Borelli, who has truly had no part in the affair, or even with Rossetti, who has merely taken the liberty advocated by Malpighi himself of differing courteously with him. It is indeed Malpighi who has offended in resenting another's difference of opinion. Has he himself not differed from others? Capucci closes with an earnest plea to Malpighi to remove this scandal from the republic of letters. In a postscript he lists works of Robert Boyle which he would be glad to have. See also Adelmann (1966, I, *333, 336-337*).

Molto Illustre et Eccellentissimo Sigr. mio Pron. Osservandissimo

Due settimane sono scrissi à Vostra Signoria Eccellentissima una mia lettera;[1] onde il replicarle con quest'altra la noia di legger le mie sciapitezze, può costituirme men'accorto, e modesto di quello, che vorrei passar appresso di lei mà la supplico à perdonarmela per questa volta, mentre ne hò giustissime cause.

Il Sr. Giovanni Battista Abati[2] mi hà communicato alcune lettere scrittegli dal Sr. Catalano,[3] nelle quali dandogli alcuni avvisi di cose concernenti à letterati deplora con molto senzo che Vostra Signoria Eccellentissima habbia interrotto il commercio co'l Sr. Borelli per il quale egli metterebbe le mani al fuoco giustificandolo di quello, che Vostra Signoria Eccellentissima gli imputa, et esagerando con parole, et argomenti troppo convincenti, il rispetto, la riverenza, e l'ossequio, che il Sr. Giovanni Alfonzo[4] à Vostra Signoria Eccellentissima professa, anche dopo che l'è piacciuto allontanarsi dà lui, Ond'io che mal soffro veder due si grand'huomini, et amici scomposti, hò risoluto sodisfar alle parti del mio debito, e buttarme à piedi di Vostra Signoria Eccellentissima con preghiere caldissime à fin d'espugnar il suo animo, e distorlo dalle apprensioni già fatte, ch'il Sr. Borelli habbia havuto parte nelle fantasie del Sr. Rossetti,[5] ò concertato con esso cosa alcuna delle stampate dà lui, confessione, ch'oltre all'esser stata fatta dal medesimo Sr. Borelli, portata solamente dal Sr. Catalano, e dà altri, può bastare à Vostra Signoria Eccellentissima, et ubligar la sua bontà à rimettersi nella primiera corrispondenza co'l suo amico. Nè quì voglio io restare, mà giache la buona grazia di lei mi hà ricevuto trà suoi servitori, la fedeltà, e 'l candor di questi penso, che non potrà mai dispiacerle, e però mi fò lecito di ricordarle, che no' solo co'l Sr. Borelli, che non hà havuto veramente parte in quel libro, mà di vantaggio co'l Sr. Rossetti, che ne è l'autore, sia ella disubligata à romperla; si perche co'l sentir questo diversamente dell'opinione di Vostra Signoria Eccellentissima intorno all'uso delle papille dà lei inventate siegue quello, ch'ell'istessa in più luoghi de suoi dottissimi libri hà consigliato intorno alla libertà del filosofare, come per haver egli ciò fatto non senza quella urbanità, che de' correre in casi simili, e con accusar il tempo, che stimò esser mancato à Vostra Signoria Eccellentissima nella specolazione di cosa nuova,[6] non già l'ingegno, la dottrina, e 'l valore. Dio buono. E perche non son' io un Demostene per poter quì con fortissimi entimemi convincere il Sr. Malpighi à credere, ch'invece d'esser stato egli offeso in minimo pelo, offenda et oscuri la magnanimità propria co'l chiamarsi tale, e co'l mostrar di pigliare à picca, ch'altro nello scrivere camini per sentiero diverso dal suo. La bella libertà piaccia sigr. mio anche negl'altri fuor di noi, e non ci renda odioso chi la professa. In ciò parmi, che consista l'esser d'un'anima grande, e ben nata. Ricordo anche à Vostra Signoria Eccellentissima, che intorno alla struttura delli Reni ella non và tutta d'accordo co'l Sr. Bellini;[7] non senza qualche divario dal Willio[8] nella struttura del cielabro, e che dà persone di minor fama, e talento d'Homero fù scritto Quandoque bonus dormitat;[9] senza però toglier dà quel gran posto d'honore, quel grand'huomo. Mà io non vorrei che per riconciliar altri con Vostra Signoria Eccellentissima, restasse io discapitato di concetto di prudente e modesto e tanto più, che hò impreso una facenda cosi ardua con poco mio talento, e con niun merito appresso di lei, che legitimi il mio attrevimento. E già mi avvedo d'esser trascorso con la penna se ben resto con l'animo tutto divoto, e rassegnato à lei, e parechiatissimo, non solo à pagar di questa mia ardita confidenza la pena, mà d'adossarme tutta quella, che giudica ella poter toccare al Sr. Giovanni Alfonzo[10] per l'imputato delitto, purche Vostra Signoria Eccellentissima si rassereni verso gl'amici, e tolga questo scandalo dalla Republica letterata. Faccialo ella à richiesta almeno della generosità del suo cuore, e per consolar tutti noi altri comuni amici, che ne la priegamo; Mentre io augurandole felicissimo il prossimo Santo Natale mi rassegno come sempre

Di Vostra Signoria Eccellentissima

Cotrone 29 9bre 1668.

Divotissimo Obligatissimo e Fedelissimo Servitore

GIO[VANNI] BATT[IST]A CAPUCCI

Odo che sian fuor delle stampe molte opere del Boyle.[11] Io non hò sè no' le sotto scritte desidero però ardentissimamente l'altre e mi raccomando in ciò à Vostra Signoria Eccellentissima caldamente le chimiche in particolare.
Chymista scepticus
Experimenta physico Mechanica de Aere
Experimenta et considerationes de coloribus
Tentamina physiologica et Historia fluiditatis

[Address:] Al molto Illustre et Eccellentissimo Sigre. mio Pron. Osservandissimo / Il Sigr. Marcello Malpighi Lettore nello / Studio di / Bologna

1. The last earlier letter of Capucci's which I have found is dated 8 November.

Atti (1847, *115*) quotes from a memorandum of Malpighi's a passage which refers to a letter of 12 November from Capucci: "Il signor Cappucci [in his letter of 3 September; no. 191] dà il suo giudizio sopra l'opera del signor Rossetti. Replica lo stesso sotto il 12 novembre 1668. Porta alcuni motivi per riunirmi col signor Borelli. Lo stesso fa il signor Giambattista Abati scrivendo al signor Cappucci, quale replica [on 29 November] lungamente sopra questo fatto."

It is possible (and I believe even probable) that the letter of "two weeks ago" mentioned by Capucci in his letter of 29 November is identical with the letter of 12 November mentioned in Atti's transcription of Malpighi's memorandum, and that both are actually Capucci's letter of 8 November (no. 193).

2. That is, Abbate; see letter 160 n10.

3. That is, Domenico Catalano; see letter 46 n3.

4. That is, Giovanni Alfonso Borelli; see letter 2 n1.

5. That is, Donato Rossetti; see letter 183 n14. Cf. letters 186, 191, 193.

6. Capucci is probably referring to the passage in the *Antignome* in which Rossetti (1667, *20*) says that after discovering the dermal papillae Malpighi immediately wished to tell the world about them and did not stop to inquire into their true function, and that it appears that he believed them to be only dubitatively, as it were, the true instrument of touch: "Questo Dottore [Malpighi] subito doppo lo scoprimento, avendone immediatamente voluto dar notitia al mondo, non si trattenne nel ricercarne il vero officio, e quasi solo in modo di dubitare, pare che li creda lo istrumento del tatto."

7. That is, Lorenzo Bellini; see letter 65 n9.

For Malpighi's differences with Bellini as to the structure of the kidneys, see Bellini (1662, *13*, *18-22*); Malpighi (1666, *78-81*; 1687, II, *281-282*); Grondona (1963; 1963a; 1964); Adelmann (1966, I, *305*).

8. That is, Thomas Willis; see letter 101 n13.

For Malpighi's differences with Willis as to the structure of the brain, see Willis (1720, I, *142*, *151*); Malpighi (1666, *68-69*; 1687, II, *277*); Adelmann (1966, I, *302*).

9. Horace, *Ars poetica*, 359: "Quandoque bonus dormitat Homerus."

10. See note 4, above.

11. That is, Robert Boyle; see letter 57 n12.

The works of Boyle listed are, respectively:

(a) *Chymista scepticus*, first published in English at London in 1661; the Latin translation was published at London in 1662 and reprinted at Rotterdam in 1662 and 1668. See Fulton (1961, *28*, *30-31* [nos. 33, 36-38]).

(b) *Nova experimenta physico-mechanica de vi aeris elastica*, first published in English at Oxford in 1660; the Latin translation was published at Oxford in 1661 and was reprinted at London in 1663 and at The Hague in 1661. See Fulton (1961, *13*, *17-18* [nos. 13, 19-21]).

(c) *Experimenta et considerationes de coloribus*, first published in English at London in 1664; the Latin translation was published at London in 1665 and was reprinted at Amsterdam in 1667. See Fulton (1961, *43-45* [nos. 57, 59-60]).

(d) *Tentamina quaedam physiologica . . . Cum historia fluiditatis et firmitatis*, first published in English at London in 1661; the Latin translation was published at London in the same year and was reprinted at both London and Amsterdam in 1667. See Fulton (1961, *21*, *22-24* [nos. 25, 27-29]).

196 OLDENBURG TO MALPIGHI
London, 22 December 1668 = 1 January 1669
In response to letter 189 (1 April 1668)

Text: LoRS, MS(ADS) O.1.93(2870)
Copy: LoRS, Lb, II, *414-418*
Publ.: M. Foster (1897, *47-49*); (in part) Adelmann (1966, II, *821* n3); (with translation) Oldenburg (1968, V, *276-281*)

Oldenburg acknowledges Malpighi's letter of 1 April and thanks him for the gift of books by Giovanni Domenico Cassini, Geminiano Montanari, and Malpighi himself which accompanied it. He then comments on each of these books and urges Malpighi to prosecute his work on the other parts of animals (not already treated in *De viscerum structura*, the book sent by Malpighi) and on plants and their fistulae. The news of other books and their authors mentioned in Malpighi's letter is then discussed, the Royal Society's scheme for a universal natural history is mentioned again, and Malpighi is told that his projected work on the silkworm will be most welcome. Oldenburg turns next to report on the studies in which the Society is interested and on the activities of its members; he will send Malpighi whatever works are published in Latin, and he asks that Malpighi share with him the new philosophical works which appear in Italy and Sicily. See also Adelmann (1966, I, *149* & n7, *339*, *671* n3, *672* nn2, 5, *673*, *676-677*, *712* n5, *713* n7[2], *714* & n7, *716*, *717*, *722*).

Celeberrimo Viro
Domino Marcello Malpighio, Philosophiae et Medicinae Doctori
Henricus Oldenburg Societatis Regiae Secretarius
Salutem.

Quam ad me dederas epistolam Calendis Aprilis,[1] junctumque librorum munus gratissimum, nonnisi nuperrime, 4to scilicet Decembris accepi. Exhibitis omnibus Regiae Societati,[2] jussit illa, ut Tibi, felicia adeo de Instituto et Conatibus ipsius auguranti, uberrimum suum in Te studium significarem, deque eruditis ingeniosisque tuis circa Viscerum structuram Exercitationibus[3] prolixe gratularer. Voluit insuper, ut tum de Tuo, tum de Sociato illo Clarissimorum virorum, Domini Cassini,[4] et Domini Montanari,[5] munere, debitas vobis omnibus gratias refunderem. Non pauca sane in Anatomicis depromere Tu videris, eximio ingenio studioque elaborata, quaeque testantur mentem Te gerere authoritatibus emancipatam; nec velle Te scriptis et commentationibus aliorum, sed experimentis et observationibus propriis sapere, et rem Philosophicam augere et exornare. Egregia quoque est opera, a Caelesti Cassino in concinnandis quibusdam siderum Medicaeorum Ephemeridibus feliciter admodum navata. Equidem habita nuper Londini observatione quadam Eclipsis Iovialis, deprehendimus utique, eam accurato ejus calculo [tantum non] ad amussim[6] consonare.[7] Hinc Astronomi nostri sciscitantur, aliasne de futuro idem Cassinus Ephemerides digesserit: quod si factum, officiose rogant, ut, prima quaque occasione commoda, eas nobis transmittere dignetur, qui operam omnino daturi sumus, ut curatis sedulisque observationibus, hic Londini habendis, eas comprobemus, sociatisque nostris cum vestris Bononiensibus veras Meridianorum inter haec duo loca differentias inveniamus. Illa etiam Cogitata Physico-Mathematica, ab Eruditissimo Domino Montanario adornata,[8] non vulgare Ingenij acumen redolent. Innuit idem in illo tractatu, aliquoties sese de Liquorum Aequilibrio in Illustrissima Academia Sampierana disseruisse.[9] Uti impense rogo, ut officiorum meorum, qualiumcunque, promptitudinem ipsi exhibeas, ita scire perquam aveo, quicquamne earum dissertationum publicam lucem viderit. Quae Tu ipse, Vir Doctissime, tum de reliquis Animalium partibus, tum de Plantis, earumque, ut vocas, fistulis es meditatus, ea ne diu premas, rogitamus.[10] Quamprimum ea, quam in Urbe vestra excudendam significas, novarum plantarum Historia,[11] prodierit, speramus, quoddam illius exemplar nobis transmissum iri. Miramur nonnihil, Celebris Castelli[12] Insectorum historiam non excudi; reliquosque illos libros, quos Tu indigitas, ab ipso conscriptos, de Vesuviano scilicet incendio, de Helleboro et Smilace, deque Balsamo,[13] necdum in oras has pervenisse. Cupidi expectamus ea, quae Clarissimus I[ohannes] Alph[onsus] Borellus molitur de Animalium motu,[14] inque votis maxime habemus, ut tum ille, tum Eximius Cornelius,[15] quae in Sicilia et Italia de rebus Naturalibus indagarunt, in lucem emittant. Impense nos devincires,[16] Vir Egregie, si desideria votaque nostra ipsis velles exponere, una cum prolixa affectus nostri testificatione. Pergratus erit ille labor, quem Tu ipse circa Bombycum Historiam[17] ineunte vere Te suscepturum spondes. Si hac ratione ubivis terrarum Philosophis dispertiri inter se liberet de observandis conscribendisque rebus cujusvis Terrae naturalibus operam, fore tandem confideremus, ut, in desideratissimum Physicae stabilimentum, genuinam perfectamque Historiae naturalis syllogen consequeremur.

Nostra hic loci studia quod attinet, occupatur nunc Regia Societas in examinandis sanciendisque legibus motus; et plurimi ex ejusdem Consortibus, privatis meditationibus, diversa Philosophiae argumenta vestigant. Nobilissimus Boyle[18] Paradoxa sua Hydrostatica, novis experimentis, maximam partem Physicis, evicta, ex sermone Anglico in Latinum versa, excudi nuper curavit. Dominus Doctor Lowerus,[19] Anatomicus insignis, tractatum praelo commisit, de Motu Cordis et sanguinis,[20] eximia multa, hactenus, credo, non observata, depromentem. Praeclarus noster Wallisius[21] brevi in lucem emittet satis amplum de motu, deque tota Mechanice, volumen.[22] Edidit non ita pridem Dominus Iohannes Wilkins,[23] Episcopus Cestriae dignissimus, librum perquam Philosophicum de Charactere Reali, & lingua Philosophica,[24] qui jam ex Anglico in sermonem Latinum traducitur, omnium litteratorum censurae et animadversionibus hac ratione exponendus. Praetermittendum non est, praedictum Dominum Boylium nuperrime continuationem experimentorum suorum Physico-Mechanicorum, de Gravitate et Elastere Aeris, ejusque effectibus,[25] Anglice evulgasse. Sunt ea numero 50, multaque continent omnino nova, subactumque Authoris in Naturae Scrutinio judicium, nec non indefessam industriam & vix imitandam ἀκρίβειαν abunde testantia. Alii alia inter nostrates moliuntur, ex quibus quae Latina prodierint, ferente occasione, vel terra vel mari ad Te transmittam; enixe rogans, ut quaecunque per Italiam et Siciliam nova Philosophica emerserint, quantocius, prout commodum fuerit, impertiri digneris Virtutis et Doctrinae tuae Cultori Studiosissimo. vale.

Dabam Londini Die 22. decembris 1668.

Annexam epistolam tuam[26] Iacobo Allestry[27] tradendam curavi. Si quid me velis, rogo peramice, ut literas tuas, mihi destinatas, per tabellionem ordinarium, sic inscribas

A Monsieur

Monsieur Grubendol[28]

à Londres

Dummodo hujusmodi literae cura tua Paresios mittantur, inde tuto ad manus meas pervenient

Si vero contigerit, ut vel per amicum vel mari quicquam ad me transferri cures, opus erit ut isto casu omnia meo ipsius nomini inscribantur, hac ratione:

A Monsieur

M. Oldenburg, Secretaire dela Soc.

Royale, dans le Palmal à Londres.

1. See letter 189.

2. The minutes of the Royal Society for 10 December 1668, as reported by Birch (1756, II, *333*), record the receipt of Malpighi's letter of 1 April and his gift of books as follows: "Mr. Oldenburg communicated three letters; one from Mr. Hevelius, another from Signor

Malpighi, and the third from Dr. Wallis. . . . The second in Latin, dated at Bologna, April 1, 1668, sent by sea with two books, one written by Signor Malpighi himself, intitled, *De Viscerum Structura Exercitatio anatomica*, printed at Bologna 1666, in 4to; and the other intitled, *Pensieri Physico-mathematiche* [sic] *sopra alcune esperienze fatte in Bologna nell'academia philosophica interno diversi effetti de' liquidi in cannuccie di vetro &c. dal dattor* [sic] *Gemminiano Montaneri* [sic]. Signor Malpighi's letter shewed his regard for the society, and his readiness to correspond with it, and to communicate to it philosophical matters. . . . These three letters were ordered to be entered in the Letter-Book."

3. That is, *De viscerum structura exercitatio anatomica* (Bononiae, 1666); see the preceding note.

4. That is, Giovanni Domenico Cassini; see letter 3 n3.

The book of Cassini's which Oldenburg goes on to mention is his *Ephemerides Bononienses Mediceorum syderum* (Bononiae, 1668), which in his letter of 1 April 1668 (no. 189) Malpighi had said was being sent to the Royal Society. Its receipt is not explicitly recorded in the passage from Birch given in note 2, but it may be inferred from what Oldenburg says here and from the following record in Birch (1756, II, *334*): "Mr. Hooke acquainted the society, that he had lately made an observation of one of the eclipses of Jupiter by the satellites, and that it had happened at the very time, assigned by Cassini in his *Ephemerides Mediceorum*."

5. That is, Geminiano Montanari; see letter 88 n6.

His gift was his *Pensieri fisico-matematici sopra alcune esperienze fatte in Bologna ... intorno diversi effetti de' liquidi in cannuccie di vetro, & altri vasi* (Bologna, 1667); annexed, with a separate title page but continuous pagination, is his *Lettera ... in risposta ad alcune obiezioni intorno i suoi "Pensieri fisico-matematici" circa alcune esperienze del livellarsi i liquidi in sottili cannuccie di vetro ultimamente publicati* (Bologna, 1667). Cf. note 2, above.

6. The reading of LoRS, Lb, II, *415*, adopted by Foster.

7. See note 4, above.

8. See notes 2, 5, above.

9. In his *Pensieri fisico-matematici* and the annexed *Lettera*, Montanari (1667, *19*, *50*; 1667a, *58*, *87*) alludes to his discussions of the equilibrium of fluids before the Abbot Carlo Antonio Sampieri's academy; the subject was subsequently treated in his *Prostasi fisicomatematica*; cf. letter 200 n17.

For the Accademia della Traccia, founded at Bologna by the Abbot Carlo Antonio Sampieri at the instance of Montanari, see Medici (1852, *8*, *10-11*); Maylender (1930, V, *330-333*); Adelmann (1966, I, *103-104*); Brascaglia (1966, *22-34*).

10. See letter 189 n23, and Adelmann (1966, I, *672*, *676-677*).

11. That is, Giacomo Zanoni's (see letter 335 n6) *Descrizione di alcune piante nuove* (Bologna, 1670).

12. That is, Pietro Castelli; see letters 45 n5 and 189.

13. See letter 189 nn10-13.

14. That is, Giovanni Alfonso Borelli's work on the motion of animals, the second part of which, *De motionibus naturalibus a gravitate pendentibus*, was published in 1670. See letters 10 n4, 225 n5.

15. That is, Tomasso Cornelio; see letters 97 n11, 189.

16. *Sic* for *devinceres*.

17. For other references to Malpighi's *De bombyce*, see letter 182 n9.

18. That is, Robert Boyle; see letter 57 n12.

Boyle's *Hydrostatical Paradoxes* had been published in English at Oxford in 1666; the Latin translation was published at Oxford in 1669. See Fulton (1961, *53* [nos. 72, 73]).

19. That is, the English physiologist, Richard Lower; see Portal (1770, III, *301-315*); Haller (1771, I, *534*; 1774, I, *558-559*; 1779, III, *164-165*, *235*)); Eloy (1778, III, *110-111*); Jourdan (1824, VI, *121-122*); Hirsch (1886, IV, *51*); Payne (1893); Franklin in Lower (1932); Hoff and Hoff (1936); *Isis Cumulative Bibliography* (1971, II, *114-115*).

20. That is, Lower's *Tractatus de corde, item de motu & colore sanguinis et chyli in eum transitu* (Londini, 1669).

21. That is, the English mathematician, John Wallis; see Portal (1770, III, *454*); Marie (1884, IV, *149-165*); Clerke (1899); Scott (1938) Stimson (1948, *2, 37-38, 40, 45, 46-47, 54, 77*); Loria (1950, *519-522, 554-556, et passim*); Oldenburg (1965-1966, I-III, *passim*); Scriba (1966; 1970).

22. Wallis's *Mechanica, sive de motu* (Londini) was not published until 1670.

23. That is, John Wilkins, bishop of Chester; see Sanders (1900); P. A. W. Henderson (1910); Stimson (1931; 1948, *33-39, 45-51, 54-55, 58, 65, 78-80, 83, 85-86, 97, 105, 107, 109-111, 126, 199, 227*); McColley (1939); Oldenburg (1965-1966, I-III, *passim*); Shapiro (1969); *Isis Cumulative Bibliography* (1971, II, *627*).

24. That is, Wilkins's *An Essay towards a Real Character, and a Philosophical Language* (London, 1668); a Latin edition did not appear. A. R. and M. B. Hall in Oldenburg (1968, V, *281* n7) state that "a translation had been prepared (or at least begun) by John Ray."

25. That is, Robert Boyle's *A Continuation of New Experiments Physico-Mechanical, Touching the Spring and Weight of the Air, and Their Effects* (Oxford, 1669); Fulton (1961, *15* [no. 16]).

26. See letter 189 & n29. This postscript was not transcribed in the Society's Letter Book, nor did M. Foster (1897) print it.

27. With John Martyn, a printer to the Royal Society; see Plomer (1907, *2-3, 123*; 1922, *199*).

28. The anagram of Oldenburg; see A. R. and M. B. Hall in Oldenburg (1966, III, *xxvi-xxvii*).

197 MALPIGHI TO OLDENBURG
Bologna, 15 January 1669

Text: ALS owned by Signor Giancarlo Brazzetti of Bologna
Publ.: (with translation) Oldenburg (1968, V, *323-324*)

With this letter Malpighi transmits to Oldenburg the manuscript of his epistle on the silkworm and asks that both be presented to the Royal Society. See also Adelmann (1966, I, *673* n6).

Eruditissimo et Praeclarissimo Viro
Domino Henrico Oldenburg Regiae Societatis Anglicanae Secretario
Marcellus Malpighius Salutem Plurimam

   Observationes Bombycum transacta aestate collectas placuit hac epistola[1] almae huius Societatis Regiae nomini inscribere, ut aliquod servitutis meae apud ipsam pignus extaret. Illam igitur huic iniunctam recipere ne graveris, rogo, unaque Societati exhibere.[2] Scio a me nequaquam expectationi satisfactum, nec ullam tam magnis mentibus philosophandi ansam me praestitisse. Qualescunque tamen eae sint, cum circa minima[3] laborent, multoque taedio sint comparatae, mei saltem obsequij perpetuum atque evidens testimonium perhibebunt. Si in reliquis non supervacaneam undequaque meam existimas operam, id mihi aperto patefacias animo deprecor, ut tui addictissimum, et obsequentissimum experiaris. Vale meque amare ne desinas.

Dabam Bononiae XV Ianuarij 1669.

1. That is, Malpighi's *Dissertatio epistolica de bombyce*, which was already in print by July. See Adelmann (1966, I, *338-339, 347, 353-354, 673-676*).

2. Birch reports that at a meeting of the Royal Society held 18 February 1668/69 (that is, 28 February 1669) "Mr. Oldenburg brought in severel papers: One was a packet sent to him for the society by Signor Malpighi, containing a manuscript history of the silk-worm, its whole life, and the anatomy of all the parts thereof, delivered to the society, consisting of twelve folio-sheets, and of as many microscopical draughts in folio. It was ordered, that the hearty thanks of the society be returned to the author by a letter to be drawn up by Mr. Oldenburg; and that he and Mr. Hooke be desired to peruse those papers, and to make a report thereof to the society at their next meeting; and that the consideration of publishing them be referred to the council." Birch reports further that at a meeting of the Council on 22 February (4 March) "It was ordered, . . . That the history of the silk-worm, written in Latin by Signor Marcello Malpighi, and dedicated to the society, be printed forthwith by their printers, and that notice be given to the author of this order; the form of which order to be as follows: 'Tractatus, cui titulus, Marcelli Malpighii *dissertatio epistolica de bombyce Soc. Regiae dicata*, imprimatur a Johanne Martyn et Jacobo Allestry, dictae societatis typographis.' "

Then, at a meeting of the Society held on 25 February (7 March) "Mr. Hooke reported, that he had perused Signor Malpighi's discourse of silk-worms, and found it very curious and elaborate, well worth printing. This was seconded by Mr. Oldenburg, who thereupon read the letter [see letter 199], which he had drawn up for Signor Malpighi, thanking him for his great respect in dedicating the said discourse to the society: which letter was approved of, and ordered to be entered in the Letter-Book." At a meeting of the Council on 3 June (13 June) "the Latin preface composed by Mr. Oldenburg, and to be prefixed to Signor Malpighi's dissertation on the silk-worm, was read, and approved" (Birch [1756, II, *348, 349, 350, 376*]). For other references to Malpighi's *De bombyce*, see letter 182 n9.

3. For Malpighi on Nature's employment of *minima*, see Adelmann (1966, I, *296-298, 568*; II, *843-844, 902* & n5, *957*).

198 CAPUCCI TO MALPIGHI
Cotrone, 14 February 1669

Text: BU, MS(ALS) 2085, X, *61*

Capucci is looking forward to receiving a package of books from Malpighi and wonders how he can repay him. It is actually a piece of good fortune that Malpighi's book on the silkworm has been condemned by Italian censors to be sent to England for publication. Capucci is amazed that the objection should have been made to Malpighi that it was addressed to Protestants, for there are many precedents for doing so. He hopes that Malpighi will send him a copy. He comments upon the controversy between Giovanni Carlo Lanzi Paltroni and "Spadone" (Giovanni Battista Capponi), who he believes has the better of the argument.

He would like to know who Spadone really is. He comments on Giovanni Domenico Cassini's call to France, and although recognizing the honor that has been paid to Italy, he regrets Italy's lack of patrons of her own and the fate of Italian scholars. With his prayers and wishes he will continue to promote the cause of peace between Malpighi and Giovanni Alfonso Borelli, but he will henceforth be silent about the interruption of their intercourse. See also Adelmann (1966, I, *337, 347*).

Molto Illustre et Eccellentissimo Sigre. mio Pron. Osservandissimo

Sono accertato dall'humanissime lettere di Vostra Signoria Eccellentissima di 19 del caduto[1] capitatemi hoggi, del ricapito dato à Livorno del fagottino di libri, onde spero che dal Sr. Francesco Catani[2] dà Napoli sarò presto avvisato di quello, che ne gl'haverà scritto il Sr. Oliverio[3] suo corrispondente ivi, e sè cattiva fortuna non farà colpo in contrario, spero goder fra poche settimane il frutto de' favori di Vostra Signoria Eccellentissima alla quale non sò con quai termini di complimento, e di divozione render più vive grazie di tanti beneficii, che di mano in mano colloca nella sterilissima servitù mia, onde la supplico, ò che alzi mano, ò che si lasci una volta ringraziare con l'esequzione de suoi commandamenti, e mi faccia questo honore almeno per una sol volta.

La stampa del libro dà Vostra Signoria Eccellentissima composto su'l verme dà seta[4] non potea incontrar meglio fortuna di quella, che per rigore degli censori Italiani[5] hà conseguito con l'esser stata condamnata à navigare fin ad Inghilterra, dove piglierà porto con meglior ascendente di quello, che ha[v]-rebbe ò in Venezia ò in Bologna, ove le stampe sono infelici; e di là darà volo più ampio e lungo, che non dà nostri paesi; Mà io non posso contenermi di stupire come à lei sia stata fatta questa obiezzione d'esser la lettera diretta à Protestanti mentre et il Sr. Thomasso Cornelio[6] ne suoi proginasmi[7] al Glissonio,[8] et al Willio[9] (per non recar altri esempii) e 'l Padre Scotto[10] Giesuita, se no' m'inganno, al Conte Palatino del Rheno,[11] niente meno protestanti, ne scrissero altre gia stampate; Mà bisogna dire, ch'i frati han il cervello sempre pieno di sofisticherie scolastiche; che talhora le applicano anche al maneggio d'altre facende. Io dà hora mi raccomando all'humanità sua per esserne proveduto d'uno sè ne saranno mandati in Italia, disperando per altra strada poterlo ottenere.

Non prima di questi ultimi giorni di Gennaio hò dato una scorsa per quei libretti del Sr. Lancio[12] tanto Hippocratico, e del suo Antagonista Spadone,[13] e dovendo con Vostra Signoria Eccellentissima aprir, come è solito, il mio cuore, non posso restar di dirle, che lo Spadone la passa meglio del Poltronio nella scherma, et haverei voluto, che questo non havesse fatto la 2.ª poltroneria con la risposta.[14] Perdoni il mio Sr. Marcello questa mia Napolitanata, e non si scandalizi cotanto di questa mia, ò libertà, ò licenza di filosofare; ò di

giudicare. Scapham scapham voco.[15] Insonma quel libretto mi è piacciuto
assai assai, et ex ungue leonem.[16] Onde perche il nome mi par coverto d'ana-
gramma, vorrei (sè cosi è come io sospetto) saperne il vero, e chi stà sotto
quella maschera, perche lo metta nel nostro catalogo ecc. E se l'autore havesse
scritto sopra altre materie; che fussero usciti alle stampe, vorrei anche saperlo.
La chiamata del Sr. Cassini[17] in Francia, ove lo studio delle matematiche è
cosi celebre, honorato, e frequentato anche[18] dà Cavalieri e Sigri., et ove sono
tanti soggetti famosissimi nel mestiere, porta un'honore straordinario non solo
a 'l detto Sre. mà anche à tutta la nazione Italiana. L'honorario veramente è
d'un Rè grande di stato, e d'animo. Infelice Italia, che non hà prencipi fautori
delle lettere, et infelici ingegni Italiani, che sono condannati per vivere alle
due Galee della legge e della Medicina, ò morir di stento.

   Hò letto con molta attenzione quello che Vostra Signoria Eccellentissima
mi scrive intorno all'interrotto conmercio co'l Sr. Borelli,[19] e veggo già im-
proporzionata l'opera di noi altri qui poverelli à portar una si gran facenda
à buon' fine. Dijs maiorum gentium opus est.[20] Io mi costituisco legge inviolabile, quanto Vostra Signoria Eccellentissima sù questo particolare m'ordina,
e seben co'i voti, e col desiderio non mancherò di promovere questa pace, non
ardirò però negoziarla più con le parole, nè mettere altra briga alla patienza
di lei co'l sentirme arringar più sù questa lite. Riverisco Vostra Signoria
Eccellentissima con tutto l'animo à lei divotissimo, la supplico à continuarmi
la sua grazia e tenermi al solito
Di Vostra Signoria molto Illustre et Eccellentissima
Cotrone à 14 Feb[brai]o 1669

                              Divotissimo Obligatissimo e parzialissimo Servitore
                              GIO[V]AN[NI] B[ATTIST]A CAPUCCI

[Address:] Al molto Illustre et Eccellentissimo Sigre. Pron. mio Osservandissimo / Il Sigre. Marcello Malpighi Lettore / nello Studio di / Bologna

   1. This letter from Malpighi has not been located.
   2. For Francesco Catani, see letter 191 n19.
   3. That is, Giovanni Battista Olivieri; see letter 191 n19.
   4. That is, Malpighi's *Dissertatio epistolica de bombyce*; for other references to this work,
see letter 182 n9.
   5. There is no suggestion elsewhere that Malpighi's *De bombyce* had been sent to England
because of Italian censorship; see Adelmann (1966, I, *347*).
   6. That is, Tomasso Cornelio; see letter 97 n11.
   7. That is, Cornelio's *Progymnasmata physica* (Venetiis, 1663), which contains a letter addressed by the author to Francis Glisson and Thomas Willis.
   8. That is, Francis Glisson; see letter 38 n8.
   9. That is, Thomas Willis; see letter 101 n13.

10. That is, Gaspar Schott; see letter 129 n9.

11. That is, Karl Ludwig, Count Palatine, to whom Schott dedicated his *Physica curiosa* (Herbipoli, 1662).

12. That is, Giovanni Carlo Lanzi Paltroni, who obtained the doctorate in philosophy and medicine at Bologna on 19 December 1651, who had been a lecturer there first on logic and then on medicine, and who in this academic year, 1668-1669, was for the first time assigned to anatomy. See Fantuzzi (1786, V, *21*); Mazzetti (1848, *178*; 1848a, *65*); Bronzino (1962, *154*); Adelmann (1966, I, *88* n2, *381-383*, *466* n4); Ascanelli (1969, *248-250*).

13. That is, Charisius Thermarius Spado, the pseudonym of Giovanni Battista Capponi (see letter 56 n2). Capucci suspected an anagram in the pseudonym.

14. The *libretti* here under discussion are: a) Lanzi Paltroni's *Hippocratis oracula, dum febrium ac symptomatum fere omnium auspicabatur naturam, ac causas desumebat J. C. L. Paltronius . . . Opusculum in quo plurimas modernorum observationes Hippocratis doctrinae adaptabat* (Bononiae, 1667.)

b) Capponi's reply to the foregoing: *Ad Hippocratis oracula, dum febrium, ac symptomatum fere omnium auspicabatur naturam, ac causas, desumpta a . . . Io. Carolo Lancio Paltronio . . . Charisii Thermarii Spadonis . . . distagmaticae animadversiones* (Bononiae, 1667).

c) Lanzi Paltroni's rebuttal: *Ad V. C. Charisii Thermarii Spadonis . . . Distagmaticas animadversiones in Hippocratis oracula a Io. Carolo Lancio Paltronio, desumpta responsiones* (Bononiae, 1667).

15. Cf. Lucian, *Quomodo historia conscribenda sit*, 41: τὰ σῦκα, σῦκα, τὴν σκάφην δὲ σκάφην ὀνομάσων; see Liddell and Scott, *A Greek-English Lexicon, s.v.* σκάφη.

16. Cf. Alcaeus, 113: Ἐξ ὀνύχων λέοντα; see Liddell and Scott, *A Greek-English Lexicon, s.v.* ὄνυξ.

17. That is, Giovanni Domenico Cassini (see letter 3 n3), who was lured to Paris in 1669.

18. The initial *a* of *anche* has been written over an original *d*.

19. For Capucci's attempts to reconcile Giovanni Alfonso Borelli (see letter 2 n1) and Malpighi, see letters 193, 195.

20. This may be translated, "The Gods need greater men [than we are]," or "Greater gods are needed" (cf. Cicero: "ipsi illi maiorum gentium di [on the analogy of the *patres maiorum gentium*, the 100 senators chosen by Romulus] qui habentur hinc profecti in caelum reperientur" [*Tusc. disp.*, 1.13.29 (1927, *34*)]).

199 OLDENBURG TO MALPIGHI
London, 25 March 1669 = 4 April 1669
In response to letter 197 (15 January 1669)

Text: BU, MS(ALS) 2085, VII, *10-11*
Publ.: (in part) Malpighi (1673, ff. A2[i.e., A3]-A4; 1687, II, *51-52*); Atti (1847, *119-120*);
(with translation) Oldenburg (1968, V, *457-460*)

Oldenburg has received Malpighi's epistle (*De bombyce*) dedicated to the Royal Society and has presented it at one of its meetings. The Society, recognizing his good will toward it and his skill and sagacity, has ordered Oldenburg to convey its thanks and its conviction that Malpighi is on the right road to a true knowledge of Nature. In order to make public its appreciation of his learning, it has elected him to membership in the Society and is sending him its diploma. It will have *De bombyce* published handsomely as soon as possible and welcomes heartily Malpighi's suggestion that he undertake further studies. Oldenburg then discusses the Society's plan to compile a universal natural history, to which he hopes Malpighi and others like him in Italy and Sicily will contribute. He closes with a request that if Giovanni Domenico Cassini has composed ephemerides of the motion of the Medicean stars for future years Malpighi send them. See also Adelmann (1966, I, *349, 674, 675*).

Celeberrimo Viro
Domino Marcello Malpighio, Medicinae Doctori etc.
Henricus Oldenburg Salutem

Quam Epistolam[1] Societati Regiae inscripseras, Vir Clarissime, recte nuper accepi, et, prout Iusseras, in publico Ejusdem Consessu lubentissime exhibui. Facile Ipsa agnoscit tum propensam Tuam in Institutum suum voluntatem, tum solertem, qua vales, Naturae scrutandi opera sagacitatem. In mandatis itaque mihi dedit, ut debitas quantocyus gratias, Ipsius nomine, pro eximio isthoc munere Bombycino Tibi reponerem, deque singulari ejus in Te et Studia tua affectu certiorem Te redderem. Reputat equidem illa Philosophorum Corona, genuinum Te insistere tramitem, qui ad veram Adytorum Naturae cognitionem ducit, dum, missis Scholarum, generalia fere hactenus consectantium, argutiis, ad res ipsas accurate contemplandas et minutim eviscerandas mentem et manus addicis. Utque haec animorum suorum de lucubrationibus et laboribus tuis sensa eo testarentur uberius, simul et suae de doctrina tua Existimationis monumentum statuerent publicum, mox equidem unanimi consensu in Sodalium suorum Album Te cooptarunt[2] (ut ex Diplomate[3] hic juncto est videre;) [Here in margin:] Quandoquidem Diploma hic memoratum non adeo commode poterat per tabellarium transmitti, idipsum sejunxi, et alia commodiori via ad te expediendum, Deo dante, curabo. [End of addition] simul et summa cum lubentia decrevere, quamprimum Se curaturos, ut Scriptum illud tuum, cujus dedicatione ornare Ipsam voluisti, suorum-met Typothetarum[4] operis nitidioribus in lucem emittatur. Qua equidem ratione curata haec Tua de Bombyce Historia eo commodius Eruditorum quorumvis sententias explorabit, ab iisque forsan, ubi Tu necdum clare cernis, ampliorem quodammodo lucem faenerabitur.

Caeterum, Vir Doctissime, cum insuper abunde adeo lubentiam tuam nobis significes, aliis porro meditationibus et studiis tuis supellectilem nostram Philosophicam augendi, ambabus equidem ulnis idipsum amplexamur, Tibique vicissim quaecunque proficisci a Nobis officia possunt, sincera mente pollicemur. Illud sane prae caeteris (quod jam antehac innui) in votis habemus, ut quorumvis locorum cordati Philosophi Historiam suae quique Regionis Naturalem, genuinam illam quidem et probe elaboratam, condere satagant.[5] Ad tale quid audendum complures variarum Terrarum viros Sagaces stimulare jam caepimus, spesque haud levis nos succollat, Te et Tui similes in Italia Naturae mystas, quae per locupletissimam patriam vestram Siciliamque notatu digna occurrerint, sedulo collecta congestaque, literarum deinceps monumentis summa fide tradituros, inque Gazophylacium Philosophicum, concinnandae aliquando Historiae Naturae Universali destinatum, liberalissime collaturos. Quo facto, fore omnino confidimus, posteritatem nostram, quantumlibet seram, excussa isthac rerum quarumvis Naturalium segete, solertique instituta omnium inter se comparatione, subacti judicii adminiculo, solidum inde et humanis usibus accommodatum Philosophiae Systema condituram. Quod superest, Vir Eximie, memorem Te esse ejus velim, quod in literis meis novissimis Te rogabam, ut nempe, si forte Clarissimus Cassinus[6] suas de Mediceorum Syderum motu Ephemerides in futuros aliquot annos digessisset, tempestivam earum ad Nos transmissionem curare velis. Vale, et me, Virtutis et Eruditionis Tuae Cultorem, amare perge.

Dabam Londini d. 25. Martis 1669.

[Address:] Celeberrimo Viro, Domino / Marcello Malpighio Medicinae Doctori / et Regiae Societatis Anglicanae / Sodali Dignissimo etc. / Bononiae.

1. That is, Malpighi's *Dissertatio epistolica de bombyce*; for other references to this work, see letter 182 n9.

2. At a meeting of the Council of the Royal Society held on 1 March 1668/69 (11 March 1669, N.S.) it was ordered "that Signor Malpighi, upon the motion of Mr. Oldenburg of choosing him an honorary member of the society, be proposed as such at the next meeting of the same." When the Society met three days later, "Signor Malpighi was proposed by Mr. Oldenburg for an honorary member, and elected as such *nemine contradicente*, he having by his letters and the dedication of his dissertation on the silk-worm expressed a singular respect for the society. Upon the election Mr. Oldenburg was ordered to draw up a diploma, as a testimony of the same, to be sent to Signor Malpighi at Bologna" (Birch [1756, II, *351*, *352*]).

This diploma, as entered into the Letter Book of the Society, reads as follows:

"Praeses Concilium et Sodales R. Societatis Londini ad Scientiam Naturalem promovendam institutae, Omnibus et Singulis, ad quas praesentes pervenerint Salutem

"Cum Virtute, et Medica atque Anatomica peritia Clarissimus Dominus Marcellus Malpighius, Philosophus et Medicus Bononiensis, inque Messanensi Academia Med[icinae] Proffesor, primar[i]us Singularem suum in praedictae Societatis institutum et Studia affectum humanissimis doctissimisque suis literis, ad Ipsam datis, uberrime fuerit testatus, suisque meritis egregijs Solidam imprimis Philosophiam provehere et augere pro virili Satagat, dicta Soc[ie]tas laudatum Dominum Malpighium .d. 4. Mart[is] in Solemni consessu, conspirantibus omnium Suffragijs, in Sodalium suorum album cooptavit, inque hujus rei Testimonium, monumentum hoc publicum extare, et Sigillo suo munire Voluit. Dat Londini Anno Aerae Christianae 1669. Regni Caroli. II.[di] Augustissimi M[agnae] Brit[anniae] Franciae et Hib[erniae] Regis dictae Societat[is] fundatoris et Patroni. Vicessimo primo" (LoRS, Lb, III, *47-48*; cf. Birch [1756, II, *352*] and Atti [1847, *118-119*]). See also letters

202, 214, 215, 219, 220, 222, and Oldenburg's letter of 9 March 1668/9 to John Downes (in Oldenburg [1968, V, *439-440*]).

3. This letter and Malpighi's diploma were delivered by Giovanni Battista Gornia (see letter 16 n7). Cf. Adelmann (1966, I, *349, 351, 675*).

4. That is, John Martyn and James Allestry; see letter 196 n27.

5. For the Royal Society's plan to compile a universal natural history, see letter 182 n8.

6. That is, Giovanni Domenico Cassini; see letter 3 n3. I cannot find that Cassini published a supplement to his *Ephemerides Bononienses Mediceorum syderum* (Bononiae, 1668), with which the Society was already acquainted; see letters 189, 196.

200   CAPUCCI TO MALPIGHI
Cotrone, 26 May 1669

Text: BU, MS(ALS) 2085, X, *62*

Capucci has finally received the package of books sent by Malpighi, containing everything Malpighi had said he was sending, and he hopes to get the observations of Steno which had been left out of the package. Reading Thomas Bartholin's epistles, Capucci was glad to see that Malpighi is celebrated in Holland and in the University of Leiden for his few observations on the lungs, from which can be inferred how much these professors will be embarrassed by Malpighi's second work on the structure of the viscera. He comments on the views of Oluf Borch, Anton Deusing, and Thomas Bartholin regarding the structure of the lungs and regrets that he does not own Malpighi's work on that organ, which he asks Malpighi to send him. If this is not possible, he will borrow the book again from Giovanni Battista Abbate, at whose home he once examined it, for he must read it in a more leisurely fashion in order to refute the disbelief of Dutch professors. He concludes by commenting upon a number of books he would like to secure and by reporting in a postscript that he has acquired a medal of the Emperor Marcus Aurelius. See also Adelmann (1966, I, *294* n1, *315* n3, *337*).

Molto Illustre et Eccellentissimo Sigre. mio Pron. Osservandissimo

Devo hormai dar conto à Vostra Signoria Eccellentissima d'esserme già capitato l'involto di libri[1] raccomandati al Sr. Giovanni Battista Oliverio[2] in Livorno, e dà quello al Sr. Francesco Catani[3] gentilhuomo firentino à Napoli d'onde quà è stato trasmesso. In esso hò trovato tutto quello ch'ella scrisse d'haver involto con sua de' 5 di Gennaro passato,[4] et ammiro come al solito mi fà cosi ben trattar dà librari per altro verso dà me sperimentati molto interessati nel prezzo di libri Oltremontani. Per l'osservazioni del Sr. Nicolò Stenone[5] che restorno per mia disaventura fuori del fardello, hò prevenuto co'l Sr. Catalano,[6] e Sr. Scilla[7] in Messina, e credo, che sè colà arriverà tutto il fangotto salvo, le grazie dà lei fatteme con tal duono saranno dà' favori di quei SSri. accompagnate sin quà. Io hò dato di mano alle Pistole del Sr. Bartholino[8] un tempo mio sigr. et amico in Napoli,[9] e nella lettura d'alcune d'esse, hò sommamente goduto d'incontrar il nome di Vostra Signoria Eccellentissima celebrato in Olanda, e nell'Accademia di Leida,[10] che hoggi possiamo dire esser tra l'altre abondante di belli ingegni, per quelle poche osservazioni fatte dà lei nè' polmoni;[11] onde si può argomentare quanto imbarazzo haveranno dato à quei Professori (che mi paiono gelosissimi della gloria d'esser i primi nel ritrovare) le seconde fatiche intorno alla struttura delle visceri. Io hò notato, seben di passaggio, in dette pistole qualche motivo del Borrichio,[12] e d'altri, come anche nel Deusingio[13] intorno al non credere, che la carne del polmone sia altro, ch'un involto di vasi, ò sanguiflui ò aerij, mà il Sr. Tomasso Bartholino[14] parche sia più sodo nell'opinione di lei, come penso, che meglio se ne dichiari nella sua opera de pulmonibus,[15] che mi doglio non trovarsi trà questi miei altri pochi libri. Nè voglio lasciarmi raffrenar dalla modestia in supplicar Vostra Signoria che mi proveda di quello ch'ella stampò negl'anni passati intorno à polmoni; il che seben viddi una volta appresso il Sr. Giovanni Battista Abati,[16] hò bisogno hora di rileggere più adaggiatamente per ribatter alle invidiose miscredenze di professori d'Olanda, purche di dette stampe se ne trovi alcuna in Casa, ch'in altro caso ricorrerò all'istesso amico per nuovo impronto.

Sè poi il Sr. Montanari[17] hà risposto al Rev[erendo] Rossetti,[18] io spero co'l favor di Vostra Signoria Eccellentissima vederne l'opera, massime sè si vince con l'istesse armi del nemico, come ella dice. Nè minor curiosità tengo di imparar qualche cosa dalle dottissime Apologie del Sre. Capponi Mascherato,[19] che hò appreso per huomo libero nel filosofare, e non niente Idolatra dell'antichità Sè pure s'è espugnato il cacozelo de censori ecc.

Il libro di morbis cerebri dato fuori dal Willio[20] sarà securamente ingegnoso, mà non sò sè utile per la prattica di curargli, poiche io m'imagino (e lo deduco dà qualche cosa cennata nel trattato di cerebro)[21] ch'havend'egli formato un tal sistema di nervi, forse all'uso degli Astronomi supposto, e non pruovato, con quello si metterà à salvare tutti i fenomeni di quell'intricatissime malatie. Il medesimo difetto alcuni parche havessero rinfacciato al Silvio[22] per la sua hipotese delle febri ecc. Mà sinche non vegga io in fonte la cosa, voglio ben persuaderme del valore di tanti e tali grand'huomini. Mi rivolgo però tutto alla gentilissima humanità del Sr. Malpighi per ottener questi gusti in conformità di quella ch'altre volte l'hò scritto, poiche nè dà Napoli, nè dà Roma mi si manda più cosa alcuna.

La Notomia Reg.ᵃ del Sr. Bartholino[23] s'ella è fuori, e Vostra Signoria Eccellentissima l'hà veduta, desidero, prima di comprarla, sentirne il parer di lei, e 'l prezzo che ci corre per haverlo à rimetter prima, e se non è ella resa Ruffa di tante mie importunità, si ricordi di proveder à questa mia vecchia rogna dà quando in quando con qualche notizia nuova; et io confesserò

sempre esser sua creatura, e cliente nelle dottrine, come per infinite altre grazie
fatteme con somma benignità sono è sarò sempre
Di Vostra Signoria Eccellentissima
Cotrone 26 Maggio 1669

Divotissimo et Obligatissimo Servitore
GIO[VANNI] B[ATTIST]A CAPUCCI

Sè Vostra Signoria non è guarita di quella sua rogna delle medaglie,[24]
perche non se ne fà sentir? Hoggi ne hò havuto una in Rame dell'Imp[eratore]
M. Aurelio. Che sò io?

[Address:] Al molto Illustre et Eccellentissimo Sigre. mio Pron. Osservandissimo / Il Sigre. Marcello Malpighi Lettore nello / Studio di / Bologna

Franco per Roma
Tarino[25]

1. See letter 198.
2. That is, Olivieri; see letter 191 n19.
3. For Catani, see letter 191 n19.
4. This letter from Malpighi has not been located.
5. That is, Nicolaus Steno; see letter 72 n8.
The identity of the work mentioned, containing *osservazioni* of Steno, is uncertain. Capucci
mentions it again, without identifying it, in letter 202. *Osservazioni* suggests the most recent
of Steno's works containing the word, his *De musculis & glandulis observationum specimen*, which
appeared both at Copenhagen and Amsterdam in 1664. Or was it, perhaps, Steno's
Elementorum myologiae specimen, which had appeared at Florence in 1667 and was reprinted
at Amsterdam in 1669?
The possibility should also be kept in mind that the work in question was Steno's *De
solido intra solidum naturaliter contento dissertationis prodromus*, which, according to Scherz in
Steno (1952, I, *29*), appeared at Florence in the beginning of 1669. I have, however, found
no record of Malpighi's having ordered this work from an agent until 26 October 1669 (see
letter 211). See also letter 206.
6. That is, Domenico Catalano; see letter 46 n3.
7. That is, Agostino Scilla; see letter 110 n5.
8. That is, Thomas Bartholin, the Elder; see letter 32 n2.
The *Pistole* of Bartholin here mentioned are those found in his *Epistolarum medicinalium
a doctis vel ad doctos scriptarum centuria* I[–IV] (3 vols., Hafniae, 1663-1667).
9. According to J. Petersen (1933, *207-208*) Bartholin was in Naples and Sicily in 1643
and refused at that time a professorship at Messina. After a trip to Malta he returned to
Naples, where he spent considerable time studying with Marco Aurelio Severino, and then
returned to Padua in 1644. It was probably during this period that Bartholin and Capucci
became friends.
10. That is, the University of Leiden.
11. Capucci is referring here to Malpighi's observations on the lungs contained in the

two parts of his *De pulmonibus* (Bononiae, 1661); a little farther on he refers to Malpighi's *De viscerum structura* as his second work on the structure of the viscera.

For comments on Malpighi's work on the lungs in Bartholin's correspondence, see T. Bartholin (1667, III, *307, 351-354*; IV, *45, 82, 117, 120, 200-201, 220-221, 232-233, 329, 348-350, 364-365, 369, 430, 432, 446-447*).

12. That is, Oluf (Ole) Borch, who since 1660 had been professor of philology, botany, and chemistry at Copenhagen; see Van der Linden (1686, *848-854*); Portal (1770, III, *424-427*); Haller (1771, I, *533-535*; 1774, I, *495-497*; 1779, III, *114-119*); Eloy (1778, I, *417-420*); Jourdan (1820, I, *381-384*); Dezeimeris (1831, I, pt. 2, *455-458*); Hirsch (1884, I, *525-526*); *Dansk biografisk Leksikon* (1934, III, *454-456*); *Dictionary of Scientific Biography* (1970, II, *317-318*).

For Borch's comments on Malpighi's work on the lungs, see T. Bartholin (1667, IV, *329, 446-447*). Writing on 1 March 1663, Borch told Bartholin that he had been unable to find the vesicles described by Malpighi; on 12 May 1663 he wrote that he had found the inner surface of the lungs of the frog marked out by fine lines (*lineolis*) or little chambers (*cancellulae*), but not the infinite number of minute vesicles described by Malpighi.

For doubts expressed by Steno, see T. Bartholin (1667, IV, *349-350*).

13. That is, Anton Deusing; see letter 80 n4.

Deusing discusses the blood supply of the lungs in three of his works. In his *De motu cordis et sanguinis* (1655, *80-81*) he remarks that the lungs are filled with the branches of veins, arteries, and bronchi, and that the parenchyma of the lungs is spongy. In his *Idea fabricae corporis humani* (1659, *194-196*) he describes again the rich blood supply of the lungs, and in his *Exercitationes de motu animalium* (1661, *172* ff.) he describes once more the ramification of vessels for blood and air in the parenchyma of the lungs. In none of these passages does Deusing say precisely what Capucci attributes to him here, but it is nevertheless possible that it was the sense of one or more of these passages that Capucci had in mind.

14. Capucci is referring to Thomas Bartholin's discussion of the structure of the lungs in his *De pulmonum substantia & motu diatribe* (Hafniae, 1663).

15. That is, Malpighi's *De pulmonibus observationes anatomicae* and *De pulmonibus epistola altera*, both published at Bologna in 1661.

16. That is, Giovanni Battista Abbate; see letter 160 n10.

17. That is, Gemiano Montanari; see letter 88 n6.

The response of Montanari alluded to here is entitled by P. Riccardi (1952, I, 2nd pagination, *171*) *Prostasi fisico-matematica circa gli equilibrj, e dispareri per essi insorti tra il Dottor Geminiano Montanari e il Dottor Rossetti* (Bologna, 1669); this appears to be identical in content with the following title not given by Riccardi: *Prostasi fisicomatematica; discorso apologetico d'Ottavio Finetti intorno le gare letterarie nate frà . . . Donato Rossetti . . . et . . . Geminiano Montanari . . . nel quale, oltre le repliche à quanto hà stampato il Sig. Rossetti in risposta d'un manuscritto del Sig. Montanari, si risponde eziandio all'Antignome in difesa de Pensieri fisicomatematici del medesimo Sig. Montanari, e vi si inseriscono varie scritture dello stesso circa le medesime materie* (Bologna, 1669).

For the controversy between Montanari and Rossetti, see letter 183 n2.

18. That is, Donato Rossetti; see letter 183 n14.

19. That is, Giovanni Battista Capponi; see letter 56 n2.

Malpighi had now evidently revealed to Capucci that Capponi was the *Spadone* (that is, Charisius Thermarius Spado) upon whose response to Lanzi Paltroni Capucci had commented in letter 198.

20. That is, Thomas Willis; see letter 101 n13.

Willis's work on the diseases of the brain, referred to here, is his *Pathologiae cerebri et nervosi generis specimen*, which had appeared at Oxford in 1667 and had been reprinted in Amsterdam in 1668.

21. That is, in Willis's *Cerebri anatome* (Londini, 1664).

22. That is, Frans de le Boë (Silvius); see letter 171 n5.

For Le Boë's discussion of fevers, see his *Opera medica* (1679, *41-52, 225-262, 794-872, et alibi*).

23. The reference is probably to the edition of T. Bartholin's *Anatomia* which was published in Leiden and Rotterdam in 1669.

24. For other references to Malpighi's interest in medals, see letter 94 n21.

25. That is, Giovanni Alberto Tarino, a bookseller in Naples, who will often be referred to in Capucci's later letters. See letters 202, 209, 213, 218, 222, 231, 267, 268, 286.

201   MALPIGHI TO [ANTONIO FERRARINI][1]
Corticella, 28 June 1669

Text: MAS, Archivi per materie, Ser. Medici e medicine, Busta 7 (ALS)

Malpighi advises the duke of Modena's physician as to his patient's use of mineral waters. He tells of his own ill health and because of it asks to be pardoned for not communicating with Alberto Fabri as his correspondent had requested. See also P. Gaddi (1868, *9*); Adelmann (1966, I, *349*).

Illustrissimo Sig. Sig. et Pron. Colendissimo

Ricevo la gentilissima[2] di Vostra Signoria Illustrissima nella quale ella m'espone lo stato di Sua Altezza Serenissima,[3] e desidera sapere il mio sentimento intorno all'uso dell'aque termali già proposte a Sua Altezza. Io stante ciò, ch'ella avisa non vi hò difficultà, e stimo, che si possino pratticare quelle della Brandola, o della Villa,[4] et è hora il tempo opportuno, essendo passato il solstitio. Penso domattina cominciare a prender l'aqua della Villa, atteso che da un mese a questa parte rendo l'urine torbide e sanguigne, con qualche senso nel rene sinistro, e non sò determinare, se vi sia un calcolo, o pure un'apertura fatta dagl'humori acidi, et erosivi, provando un' gran senso nell'altre escrettioni. Quando faccio un picolo moto, anche con commodità, s'augmenta, si che sono confinato quasi in casa, e mi trattengo in Villa, e non sò cosa sia per succedere di me. La prego a scusarmi, se non participo al Sig. Fabri[5] ciò, ch'ella comanda perche non mi movo di casa, et egli per quanto intendo stà ritirato in letto, onde sarà necessario scrivergli, o tentare altra strada. Circa le novità io non hò veduto cosa di rimarco, mentre faccendole humil[men]te riverenza mi confermo per sempre
Di Vostra Signoria Illustrissima
Corticella li 28 Giugno [16]69

Devotissimo et Obligatissimo Servitore
MARCELLO MALPIGHI

1. I am informed by Professor Pericle Di Pietro, who has consulted the documents in the Archivio Storico (*Registro dei morti*, 1681-1695, p. 90), the Archivio di Stato, and the Biblioteca Estense at Modena, that Antonio Ferrarini was named physician in the service of Alfonso IV d'Este, duke of Modena, on 16 September 1660, and to the same office in the service of the regent duchess, Laura, on 1 August 1669. He became the *protomedico* of her son, Francesco II, on 15 August 1680; meanwhile, he had accompanied the regent duchess to England in 1673 for the marriage of her daughter (see letter 326). Ferrarini consulted with Malpighi at intervals until his death in 1689. For other letters of Malpighi to him and for Malpighi's correspondence with Bernardino Ramazzini regarding Ferrarini's last illness, see later volumes of this work, Nannini (1962a), and Ramazzini (1964, *56-60, 68-73*; 1965).

2. This letter of uncertain date from Ferrarini has not been located.

3. That is, Francesco II d'Este, duke of Modena. He was the son of Alfonso IV and Laura Martinozzi (the niece of Cardinal Mazarin) and the brother of Mary Beatrice of Modena, consort of James II of England. His father died when he was only two years old and from then until his fourteenth year his mother and a council of state ruled in his stead. While she was absent in England for the marriage of her daughter Mary, Francesco, with the support of his cousin Cesare Ignazio, seized the reins of government. See Amorth (1967, *139-158 et alibi*). For an excellent survey of Malpighi's advice on the treatment of the duke, and for the hereditary diseases of his family, see Nannini (1962; 1962a; 1962b).

4. For the waters of Brandola in the province of Modena, see Capello (1754, *215*); Vandelli (1763); Nannini (1962, *146*). Villa is one of the main watering places comprising the Bagni di Lucca; for its waters, see Regali (1713); Capello (1754, *216*); Schivardi (1899, *81-82*).

5. That is, Alberto Fabri; see letter 101 n4.

202   CAPUCCI TO MALPIGHI

Cotrone, 8 July 1669

Text: BU, MS(ALS) 2085, X, *63*

Capucci is glad to hear of the arrival of Malpighi's work on the silkworm in England, of its favorable reception by the Royal Society, and of the decision to print it. He asks Malpighi to have a copy made of the diploma granted him by the Society upon his election. He reports the experiments of Otto Tachenius on the venom of the viper, the results of which are at variance with Redi's conclusions, and he asks whether Malpighi can reconcile the views of the two men, or, if not, which he is inclined to believe. The Royal Society's plan to found a true natural history is admirable, but there are difficulties involved. He will gladly cooperate so far as he can and he asks for further directions. He comments upon the work of Tomasso Cornelio and Sebastiano Bartoli. In a postscript he reports finding two medals and inquires whether Malpighi has been cured of his old itch for them; he has not been cured of his own for books. See also Adelmann (1966, I, *294* n1, *314* n5, *337, 349*).

Molto Illustre et Eccellentissimo Sigre. mio Pron. Colendissimo

Mi rallegro d'intendere con lettere di Vostra Signoria Eccellentissima de 9 del caduto,[1] che lo scritto dà lei intorno al verme di seta[2] sia giunto finalmente in Inghilterra, e ricevuto con applauso dà quei SSri. della Regia

410

Accademia,[3] e destinato anche alle stampe le quali essendo in quei Paesi assai meno infingarde delle Italiane, mi fan credere, che dovranno presto portarlo alla luce in honore, e gloria di Vostra Signoria Eccellentissima, che intrap[r]ese e portò a 'l fine in poco tempo cosi nobile fatica. Haverò caro poi, capitandole il Diploma[4] dell'aggregazione fatta della persona di lei à quella Società, vederne il tenore, e se sarà lecito farlo trascrivere dà un suo scolare, e mandarmelo, ne le confesscrò singolare ubligazione.

Il Giornalista[5] di Roma è un pezzo, che non fà vasi perche gli manca la creta oltramontana sù la quale facea il suo buon guadagno, mentre dell'Italiana sempre poca ne gli è stata somministrata in tutto quel tempo, ch'egli esercita questo mestiere; l'ultima relazione, ch'io hò visto, è stata l'osservazione del Tachenio[6] sù l'esperienza fatta in Venezia del latte reso velenoso dalla pietra di cobra postavi dentro dopo esser caduta sazia del suo uffizio di succhiare il veleno dalla morsicatura della vipera;[7] alla quale istoria non accordandosi l'opinione del Redi,[8] che stima innocente il veleno di questo animale preso per bocca, habbiamo co'l Sr. Abbati[9] fatto alcuni motivi, ò dà discredere al racconto del Tachenio, ò di tener per falso quel che osservò il Redi: Onde sentirei volontieri, se Vostra Signoria Eccellentissima non hà un altro modo più sublime di conciliare ambodue, à qual d'essi più inchini à credere.

Non si può che egregiamente lodare la generosità dello spirito di quei SSri. Inglesi, che inherendo à voti del gran Verulamio[10] hanno in idea di fondare una vera istoria naturale,[11] à fin d'appoggiarvi una soda filosofia; e siam noi tutti ubligati à priegar Dio, che favorisca à si grande impresa, e conceda à quei valenti huomini il duono della perseveranza in si heroica risoluzione, mà non è molto difficile il considerare quanto debba riuscir malagevole questa opera, imperoche dovendo la verità esser l'anima di tale istoria, vi corre pericolo sempre di falso, non potendo chi scrive di molte cose osservarle tutte co' i proprij sensi, et astenersi à fatto di pendere dalle relazioni d'altri, e tra molti il zelo della verità è sempre men fervente; et in somma bisognerà allo spesso servirsi del ferunt, ch'è il rinversare al costume Pliniano della Porta,[12] del Nierembergio,[13] e d'altri, che hanno messo tra le cose vere gran fasci di menzogne. Hò visto altresi quello, che Vostra Signoria Eccellentissima in Latino trascrive del desiderio di quei SSri. d'esser in ciò aiutati dà letterati d'Italia, e per quella parte, che la somma humanità sua suppone poter esser sostenuta dalla mia debolezza mentre l'incombensa non gira, ch'intorno al fedel racconto di quello ch'è più notabile in ciaschun paese, non isfuggirei d'applicarmevi; Mà non trovandosi quì di questa robba, bisognerà, ò peregrinare per ambodue le Provincie,[14] ò commetterne le diligenze ad altri amici; Cosa, che farò volontieri, e trovando materia degna, la noterò diligentemente,

411

28

et à lei la trasmetterò. Et intanto sarebbe bene, quando le stesse à comodo, che Vostra Signoria Eccellentissima per comunicarla à gl'amici mi desse una istruzzioncella più precisa di quello, che s'hà d'investigare. Il Sr. Tomaso Cornelio[15] non hà per quanto io sappia faticato mica sù le cose di Pozzuolo, mà hoggi nella Accademia degl'Investiganti[16] attende à tutto potere sù l'esperienze dell'aere. Il Sr. Sebastiano Bartoli[17] è quello, che per ordine del Sr. Don Pietro d'Aragona[18] ViceRè di Napoli hà rinvenuto molti bagni deperduti in Pozzuolo,[19] e stampato hà alcune notecelle sù il libro del Lombardi[20] e d'altri che di quelli hanno scritto e tuttavia intendo che lavori sù la dà lui promessa Thermologia Aragonia.[21]

Le balle d'Olanda che scrisse Vostra Signoria Eccellentissima aspettarsi in Venezia, credo, che non portorno poi cosa di rilievo, nè il Sr. Catalano[22] fin hora mi dà conto del libretto dello Stenone[23] inviato nel fardello del Sr. Scilla[24] Se ella hà qualche notizia si ricordi di questo suo humilissimo servitore. Di Roma il Sr. Infusino[25] si scusa con dirme, che quei librari spaventano à soli nomi d'alcuni autori, ch'egli chiede per me. S'ella hà visto la Notomia Reg.ᵃ del Bartolino,[26] faccia grazia cennarme che cosa è. Hebbi dà Livorno il 2.º libro del Rossetti,[27] e credo ch'il Sr. Montanari[28] non sia stato con le mani in cintola, mentre colui è tutto faccende.

Non devo con più ciarle cimentar la patienza di Vostra Signoria Eccellentissima alla quale priego da Dio tranquillità d'animo, et ozio honorato, e non guadagni dal brutto nostro mestiere e le bacio humilissimo le mani.
Cotrone à 8 di Luglio 1669
Di Vostra Signoria Eccellentissima

Divotissimo et Obligatissimo Servitore Sempre
GIO[V]AN[NI] B[ATTIST]A CAPUCCI

Vò buscando alcune medaglie, et hieri l'altro me ne capitorno due di [———] Antonio[29] filosofo e di Hadriano. Guarì forse Vostra Signoria di quella antica Rogna?[30] Io non sono guarito della mia intorno à libri.

[Address:] Al Molto Illustre et Eccellentissimo Sigre. mio Pron. Colendissimo / Il Sr. Marcello Malpighi Lettore nello Studio / di Bologna

Franco per Roma

[In another hand (G. A. Tarino's?) on the cover:] Quando Vostra Signoria responde al Sr. Giovanni Battista[31] scritore di questa faccia Vostra Signoria la sopra Coperta à me Giovanni Alberto Tarino[32] libraro in Nap[o]li, che sarà peso mio di mandarcella che cossi ne Tengho ordine dal detto Sr. Giovanni Battista se posso servire Vostra Signoria me comanda.

1. This letter from Malpighi has not been located.

2. That is, Malpighi's *Dissertatio epistolica de bombyce*; for other references to this work, see letter 182 n9.

3. That is, the Royal Society of London.

4. Malpighi sent a copy of this diploma to Capucci with his letter of 26 April 1670, and Capucci acknowledged receiving it on 19 May. See letters 199 n2, 222.

5. This Roman journalist was Francesco Nazzari, professor of philosophy at Rome and editor of the *Giornale de' Letterati*; see Jöcher (1751, III, *838*); Renazzi (1805, III, *182*); Adelung and Rotermund (1816, V, *421*); Tiraboschi (1834, XXIX, *98-99*); Melzi (1848, I, *452*); *Biographie universelle* (XXX, *258*); A. Belloni (1952, *580-581*).

6. That is, Otto Tachenius; see letter 177 n8.

7. The experiments referred to here were described in a letter of Tachenius to Johann Friedrich, duke of Brunswick, an extract from which was published in the *Giornale de' Letterati* for 28 October 1668 (pp. 143-144).

8. That is, Francesco Redi; see letter 89 n3.

For Redi's remarks on the innocuousness of venom taken by mouth, see his *Osservazioni intorno alle vipere* (1664, *17* ff.).

9. That is, Giovanni Battista Abbate; see letter 160 n10.

10. That is, Francis Bacon, first Baron Verulam and Viscount St. Albans, who in his *Instauratio magna* containing his *Novum organum* (Londini, 1620) and in other works advocated the abandonment of the deductive method and the adoption of the inductive approach to the study of natural phenomena.

11. For other references to the Royal Society's plan to compile a universal natural history, see letter 182 n8.

12. That is, the versatile Neapolitan physicist, Giambattista della Porta; founder of "one of the earliest of all societies for scientific research," the Accademia dei Segreti (for which, see Maylender [1930, V, *150-151*]), later a member of the Accademia dei Lincei (for which, see Maylender [1929, IV, *183-190*]); celebrated especially for his works on natural magic and physiognomy, he was also a writer of comedies. See Van der Linden (1686, *536-537*); Portal (1770, II, *100-101*); Haller (1771, I, *228*; 1774, I, *216*; 1777, II, *125-126*); Eloy (1778, III, *608-609*); Jourdan (1824, VI, *475-479*); Poggendorff (1879, *132-136, 168-169, 274-275, 349, 395-396, 530-531*); Hirsch (1886, IV, *612*); Ferguson (1906, II, *215-217*); Duveen (1949, *481*); and, especially, Clubb (1965). See also the *Isis Cumulative Bibliography* (1971, II, *346*).

13. That is, the Jesuit, Juan Eusebio Nieremberg, who was for fourteen years professor of natural history at Madrid; see Van der Linden (1686, *575*); Jöcher (1751, III, *939-940*); Haller (1771, I, *452*); Adelung and Rotermund (1816, V, *714-715*); De Backer (1894, V, *1725-1766*).

Nieremberg's *Historia naturae, maxime peregrinae, libris XVI. distincta*, though first written in Spanish, first appeared in Latin at Antwerp in 1635.

14. That is, Calabria Citeriore (the modern province of Cosenza) and Calabria Ulteriore (the modern provinces of Reggio di Calabria and Catanzaro).

15. That is, Tomasso Cornelio; see letter 97 n11.

16. For the Accademia degli Investiganti, see Maylender (1929, III, *367-369*) and M. Fisch (1953).

17. For Sebastiano Bartoli, see letter 177 n19.

18. That is, Pedro Antonio de Aragón; see letter 191 n12.

413

19. Cf. letter 191.

20. That is, the Neapolitan theologian and physicist, Giovanni Francesco Lombardi; see Zedler (1738, XVIII, *313*); Jöcher (1750, II, *2509-2510*); and the additional references given by L. Ferrari (1947, *413*).

The book of Lombardi's here referred to is his *Synopsis authorum omnium qui hactenus de balneis, aliisque miraculis Puteolanis scripserunt . . . Adjectis ejusdem locis obscurioribus . . . scholiis,* first published at Naples in 1559.

21. See letter 191 & n10.

22. That is, Domenico Catalano; see letter 46 n3.

23. That is, Nicolaus Steno; see letter 72 n8. The identity of the *libretto* of his mentioned here is discussed in letter 200 n5.

24. That is, Agostino Scilla; see letter 110 n5. For the package mentioned, see letter 200.

25. That is, Giovanni Vincenzo Infusino; see letter 171 n1.

26. That is, Thomas Bartholin, the Elder; see letter 32 n2. For the work of his mentioned, see letter 200 n23.

27. That is, Donato Rossetti; see letter 183 n14.

The work of Rossetti's referred to is his *Insegnamenti fisico-matematici . . . dati ad Ottavio Finetti . . . sopra la Prostasi che quegli stampò per [Geminiano Montanari]* (Livorno, 1669).

For the controversy between Rossetti and Montanari, see letter 183 n2.

28. That is, Geminiano Montanari; see letter 88 n6.

29. Capucci appears to be referring here to the Emperor Marcus Aurelius Antoninus, called the Philosopher. The word preceding *Antonio* here is illegible; it is possibly an awkward attempt to alter to *Marco* an original false start; or Capucci may simply have intended to delete it.

30. Capucci on an earlier occasion (letter 168) jocularly referred to Malpighi's hobby of collecting medals as his "most noble itch." For other references to this hobby of Malpighi's, see letter 94 n21.

31. That is, Giovanni Battista Capucci.

32. For Giovanni Alberto Tarino, see letter 200 n25.

203   MALPIGHI TO OLDENBURG[1]
Bologna, 15 July 1669
In response to letter 199 (25 March 1669)

Text: LoRS, MS(ALS) 103, no. 2
Copies: LoRS, Lb, III, *165-167*
Publ.: Atti (1847, *120-121*); M. Foster (1897, *50*); (with reproduction of autograph) Pizzoli (1909, *126-127*); (with translation) Oldenburg (1969, VI, *101-103*)

Malpighi has received Oldenburg's letter brought from England by G. B. Gornia. He has been astonished at his election to the Royal Society and is most grateful to Oldenburg, whom he believes in large part responsible. He feels that he will be but a useless, weak part of such a body, but he hopes to be able to undertake commissions from others. Already he has begun to enlist his Italian friends in the Society's project of compiling a natural history, and he mentions Giovanni Battista Capucci as a man willing and able to contribute. He himself would report what is of interest in his own part of the country if his practice permitted. A package of recent books which he has assembled will be sent in a ship bound for England. Giovanni Domenico Cassini is in Paris, where he has been received into the Royal Academy, but has published nothing further about the Medicean stars. Malpighi has observed the silkworm again, especially those structures which he suspects are comparable to bile and pancreatic ducts and which may also serve to form the juice that softens the cocoon (at the time of emergence of the moth). He asks Oldenburg to present an enclosed letter to the Society. See also Adelmann (1966, I, *349-350, 667* & n4, *674-675, 716, 717*).

Eruditissimo, et Praeclarissimo Viro
Domino Henrico Oldenburg Societatis Regiae Anglicanae
Secretario
Marcellus Malpighius Salutem Plurimam Dat[2]

Humanissimas tuas epistolas,[3] Clarissimi Gorniae,[4] amicissimi mei, cui datum est eruditissimo tuo colloquio frui, diligentia ad me transmissas, tandem recepi, Vir Praeclarissime; nec sine ingenti admiratione me huic sapientum coronae adscriptum intellexi, quos inter cum praecipuum fautorem te extitisse non ambigam, quas possum humillimas, licet tanto muneri impares, tibi grates rependo. Scio me inutilem, et imbecillam tam validi corporis futurum partem, ut pote nullo sapientiae spiritu afflatam; utinam aptus saltem ad capescenda caeterorum mandata forem, qualem me exopto: Hinc, ut tibi morem geram, amicos in Italia degentes sollicitare iam coepi pro recolligenda singulari cuiuscunque Patriae naturalium rerum historia,[5] et Excellentissimus Io[hannes] Baptista Capuccius[6] Crotoni morans, Vir in genuina philosophandi methodo, et in re chymica apprime versatus, mihi non modicum spei pollicetur, totamque suam operam spondet in fideliter observando, quae in utraque Calabria, et extrema Italiae ora mirabilia deprehenduntur. Ego si medicae praxis iugum,[7] cui rerum improba sors submisit invictum, excutere possem, nostrae regionis quaecunque occurrerent notatu digna exararem.

Opusculorum fasciculum,[8] quae in dies apud nos emergunt, collegi, et opportuna navium expeditione transmittam. Doctissimus Dominus Cassinius[9] iam Parisijs in Regia Societate[10] receptus moram trahit, nihilque ultra de Mediceis[11] edidit. Transacti veris occasione iterum de bombyce observationes institui, et flava intestinula,[12] quae ventriculi fundo inserta olim observavi, cholodochi, et pancreatici vasis vires[13] supplere non improbabiliter ulterius censui, et in aurelia, papilioneque adhuc extare comperi, ut contento ichore, veluti aqua regia, contumax folliculi textura solvatur. Iniunctam epistolam[14] Societati reddas, rogo, meque tui amantissimum continuo favore prosequere, quo diutius tibi devinctissimum experiaris.
Bononiae Die decima quinta Iulij 1669

1. This letter and letter 204 were read at a meeting of the Royal Society held 21 October 1669 (31 October, N.S.). Birch (1756, II, *396*) reports that "Mr. Oldenburg produced several letters . . . come to his hands since the last meeting of the society. 1. A Latin letter of Signor Malpighi to the society dated at Bologna July 15, 1669, acknowledging their favour in electing him into their body, and in causing his discourse on the silk-worm to be printed. 2. Another from him to Mr. Oldenburg of the same date, signifying his care of increasing the philosophical correspondence in Italy, and adding some farther observations made by himself on the silkworm."

It is of interest to note that the copy of this letter which was retained by Malpighi and which was transcribed by Atti (1847, *120-121*) led to the latter's discovery of the trove of Malpighi manuscripts in the possession of the Pigozzi family (see Adelmann (1966, I, *667-668*). Commenting upon gaps in this copy, Atti says, "Il vano, che trovasi nella surriportata lettera, per cui resta a desiderarsi una parola, trovavasi in essa ancora, quando mi venne in originale alle mani. In quel luogo manca la carta, come qua e colà per la lettera. Nè è meraviglia, perocchè questa è la benefica famosa carta, che appresentatamisi alla vista, e caduta in mia possessione mi diede indizio, che potesser trovarsi manoscritti del gran Marcello in quella casa, ove essa mi occorse, ed ove scoprii tutto il Malpighiano tesoro. Questa oltre essere in diversi luoghi lacera stropicciata sudicia trovavasi in un'antica cucina nel ripostiglio dei solfanelli, destinata certamente ad ardere, dopo di aver servito agli usi più vili, come è aperto dalle untuose macchie, ond'essa è bruttata. Fortunatamente però leggesi, benchè a stento tutta per intero la lettera, meno in quel luogo, ove manca la parola, che vedesi ommessa."

2. Here a note in an unidentified hand: "(Read Octr: 21:69. Enter'd LB. 3.134.)."

3. That is, Oldenburg's letter of 25 March 1669 (no. 199).

4. That is, Giovanni Battista Gornia; see letter 16 n7.

5. For other references to the Royal Society's project to compile a universal natural history, see letter 182 n8.

6. That is, Giovanni Battista Capucci; see letter 160 n1.

7. This is the first time that Malpighi's distaste for practice is revealed in this correspondence; it will often be apparent later. See Adelmann (1966, I, *315, 321, 350, 351, 359, 369, 379, 394, 395, 409, 426, 432, 457, 459, 493, 515, 528, 569, 593, 605, 627, 672, 676, 680-681, 685, 710, 711*).

8. For the further history of this package, see letters 214, 215, 220, 225, 240, and Adelmann (1966, I, *337, 717-718*). Cf. the memorandum made by Oldenburg (1969, VI, *467*) on 7 February 1669/70.

9. That is, Giovanni Domenico Cassini; see letter 3 n3.

10. That is, the Académie Royale des Sciences.

11. Cassini's *Ephemerides Bononienses Mediceorum syderum* had been published at Bologna in 1668.

12. These tubes or *intestinula* belong to the system of tubules subsequently named "Malpighian tubules." They were first described by Malpighi in his *De bombyce* (1669, *40-41, 42-43, 56, 57, 60, 63-65, 78*; 1687, II, *23, 24, 30, 31, 33, 39*) and in the *Opera posthuma* (1697, I, *57, 58, 59*). Here, for the first time, he makes a suggestion which he repeats in his letters to Silvestro Bonfigliuoli of 1 December 1670 (no. 234) and of 7 and 24 January 1671 (nos. 237, 239), namely, that these intestinules are the source of the "phlegm" which in *De bombyce* he says is expelled from the mouth to soften the cocoon at the time of emergence ("Papilio, libertatem adeptus, novam exoptans auram, folliculi claustra urget; ab ore itaque copiosum eructat phlegma, quo proximum folliculi acumen madescit" [1669, *66*; 1687, II, *34*]). This fluid, however, is not an *aqua regia* or *aqua fortis*, as Malpighi here and elsewhere suggests, but is neutral or weakly alkaline in nature and contains an active protease. Its origin is still uncertain; it may arise in the proventriculus (see Cornalia [1856, *259-260*];

Honda [1926]; Wigglesworth [1953, *334*]). The Malpighian tubules have been found to produce uric acid (Wigglesworth [1953, *367*]).

13. *Vires* is definitely the reading in LoRS, MS 103, no. 2, the autograph received by Oldenburg. In LoRS, Lb III, *167*, the copyist has transcribed *vices*.

14. Letter 204.

204   MALPIGHI TO THE ROYAL SOCIETY
Bologna, 15 July 1669

Text: LoRS, MS(ALS) 103, no. 3
Copies: Cento (ALS), reproduced by Atti (1847, facing p. viii); LoRS, Lb, III, *167*
Publ.: Atti (1847, *121-122* and reproduction [see above]); M. Foster (1897, *51*)

Malpighi finds it quite beyond his powers to thank the Royal Society as it deserves for its kindness in electing him to membership, an honor of which he feels himself unworthy, and in publishing his *De bombyce*.

Doctissimis, et Experimentissimis
Regiae Societatis Anglicanae
Viris[1]
Marcellus Malpighius Salutem Plurimam
   Promeritas, quas vobis grates reponam, Sapientissimi Patres frustra perquiro cum nec mens ipsa tanti muneris amplitudinem capiat, nec tantum suppetat virium, ut aeque digna rependam; Naturae enim beneficium perpendens, quae sapientiae semina nobis insevit, et Societatis humanae, quae bonarum artium incoamenta, et successiva incrementa excoluit, his omnibus maius aliquid hodierna luce in me collatum agnosco, dum solo vestrae dignationis munere tot Sapientum socius renuntior, et eos inter, quos semper Praeceptorum loco suspexi, sedere iubeor. Nec sat erat his titulis, me vobis adstrictum fecisse, nisi etiam elocubratiunculam meam[2] de Bombyce,[3] laeto animo exceptam, publici iuris facere decrevissetis: Hanc si animadversionibus vestris, ac censura castigatam, excultam auctamque videro, summa omnia mihi contigisse fatebor. Valete.
Bononiae Die decima quinta Iulij 1669.

1. Here a note in an unidentified hand: "(Read Oct: 21:69. Enter'd LB. 3.135)."
2. *Elocubratiunculam* for *elucubratiunculam*.
3. That is, Malpighi's *Dissertatio epistolica de bombyce*.

205   OLDENBURG TO MALPIGHI
London, 4 August 1669 = 14 August 1669

Text: LoRS, MS(ADS) O.2.9(2911)
Publ.: M. Foster (1897, *51-52*); (with translation) Oldenburg (1969, VI, *174-175*)

Oldenburg informs Malpighi that a parcel containing six copies of his *Dissertatio epistolica de bombyce* has been sent to him. He hopes that the letter which he handed to Giovanni Battista Gornia some months ago has been delivered. A letter accompanying the parcel of books will tell Malpighi about other matters. See also Adelmann (1966, I, *350, 675, 676*).

Celeberrimo Viro
Domino Marcello Malpighio Philosopho et Medico Bononiensi
H. Oldenburg Salutem

Hisce tantummodo significare Tibi volui, me proxime praegressa septimana tradidisse bibliopolae cuidam nostro, Jacobo Allestry,[1] fasciculum librorum, mari transvehendorum Ligorniam, indeque porro transportandorum Florentiam ad Franciscum Passarini,[2] civitatis illi[u]s bibliopolam. Continentur in eo sex Exemplaria Historiae tuae de Bombyce,[3] quam Regiae nostrae Societati dedicaveras, typis Londinensibus excusa. Ea ut boni consulas, enixe rogamus. Exhibui ante aliquot menses Doctissimo Domino Gorniae[4] literas[5] ad te per tabellionem curandas, quibus, nomine dictae Societatis, gratias debitas pro singulari tua in ipsam voluntate retuli. Spero, eas rite tibi fuisse traditas. Epistola,[6] quam fasciculo supra memorato junxi, de nonnullis aliis Te edocebit. Vale et Tuum Oldenburgium amare perge.
Dabam Londini d. 4. Augusti A[nno] 1669.

P. S. Navis, cui traditus est Fasciculus ille, vocatur *The Royal Defence*:[7] Capitaneus appellatur Captain Bonneel.

[Address:] Clarissimo Viro, / Domino Marcello Malpighio / Philosopho et Medico Bononiensi / Amico plurimum colendo. / Bononiae.[8]

1. That is, James Allestry, one of the printers to the Royal Society; see letter 196 n27.
2. That is, Francesco Passerini, the Florentine bookseller; see letters 207, 208, 210, 211, 214, 220, 226, 228, 229, 232.
3. For the further history of these six copies of Malpighi's *Dissertatio epistolica de bombyce*, see letters 207, 208, 210, 211, 214, 215, 220, 225, 226, 228, 229, 232, 236, 237, and Adelmann (1966, I, *350-354, 675, 676*). They finally arrived in Italy about a year later, as we learn from a letter from Malpighi to Francesco Passerini, dated 16 August 1670 (no. 228).

4. That is, Giovanni Battista Gornia; see letter 16 n7.

5. That is, Oldenburg's letter of 25 March 1669 (no. 199; cf. letter 203).

6. I have been unable to trace this letter of Oldenburg's of uncertain date which was sent with the package containing six copies of Malpighi's *De bombyce*.

7. The books were eventually carried by the "John Noble." Cf. letters 211, 215, 226.

8. A. R. and M. B. Hall in Oldenburg (1969, VI, *175*) note that "this letter was fully addressed and sealed, but presumably it did not in fact leave London."

206 AUZOUT[1] TO MALPIGHI
Roma, 23 August 1669

Text: BU, MS(ALS) 2085, VIII, *33-34*

Auzout reports receiving the book by Giovanni Battista Riccioli which Malpighi had sent him. He refers briefly to Hevelius's *Cometographia*, tells Malpighi that his letter of 4 April was delayed in reaching him, remarks on the high cost of shipping the package which Malpighi had sent to France for him, and reports receiving Steno's *De solido intra solidum naturaliter contento*. He says further that he has learned nothing about medicine or anatomy since reaching Rome and mentions two forthcoming books by Giovanni Alfonso Borelli. He thinks that Geminiano Montanari, to whom he sends greetings, has also promised a book; he has not written Montanari because he has made no observations at Rome except some on the temperatures recorded there; if Malpighi has a thermometer similar to his, he would like to know what temperatures have been observed at Bologna. He has heard nothing from France about Giovanni Domenico Cassini except that he wished to demolish a great part of the observatory he had designed. Giacomo Pasi has promised to send Auzout a signature from Stefano degli Angeli's first "Considerations." See also Adelmann (1966, I, *350*, *351* n1).

Mio Signore Sigre. & Pron. Colendissimo

Ho ricevuto sono alcuni giorni il Piego nel quale era il libro del Padre Riccioli[2] del quale m'ha favorito. ho visto li due luoghi ne quali parla di me, e nel primo mi pare che non haveva nessuna necessita di farlo, p[agina]—[2a] particolarmente riferendo la cosa totalmente d'un'altra maniera che e stata non havendo mai detto cio che riferisce nel senso che me lo fa dire anzi piu tosto il contrario poiche in questo non son stato mai dun'altro pensiero che 'l Signor Montanara[3] il quale sa bene che non e del sentimento del padre. e se mai li ho detto che un grave venendo della medesima altezza e toccando un piano al quale fosse inclinato dovrebbe salire alla medesima altezza d'uno che cadesse perpendicolarmente (del che non mi ricordo) non e stato nel caso suo ma nel caso che un grave cascando dalla medesima altezza sopra il medesimo piano horizontale sia per la perpendicolare sia per una Inclinata et acquistando consequentemente il medesimo Impeto e la medesima velocità havrebbe ancora la forza di risalire dopo la riflessione a una eguale altezza il quale sara admesso di tutti li mechanici fuori del Padre Riccioli, ma mai non li ho detto applicandolo al suo caso dove il piano non e horisontale nelle due esperienze come dovrebbe essere perche altrimente la riflessione non e determinata all'insu per il piano inclinato al horisonte ma alcune volte all'ingiu, come quando l'Inclinatione e maggiore (o secondo che la pigliara dalla perpendicolare minore) di 45 Gradi come se n'accorgera. Ma se volesse attendere alla distanza dal piano toccato non dovrebbe pigliar la GK che arriva solamente al piano horisontale HBG, ma la perpendicolare da K sopra il piano toccato FBE prolongato, ma non voglio ne anche ho 'l tempo d'essaminar ne le sue raggioni ne le sue esperienze benche sarebbe facile di convincerlo di molti errori. questi altri signori che si sono impegnati per la stampa lo potranno fare, noto solamente che non dovrebbe mai un autore stampare cio che crede che uno li habbia detto in una conversatione particolare perche puol haver mal pigliato il suo senso e non l'haver Inteso, e non me credo in questo caso obligato di disingannare li altri quando ne havessi 'l tempo, ma non l'ho adesso, e anche meno mentre che resto qui per rispondere sopra l'altro luogo. Non credo pero che nessuno sia per appagarsi delle sue risposte particolarmente quando adduce in comparatione li misteri principali sopra li quali subsiste nostra Relligione con una questione di fisica totalmente indifferente alla fede et a i boni costumi, quando Indovina non so che secundaria Intentione, et quando vuol constituirsi mallevatore che non si trovara dimostrazione cio che arrivando mi pare che si restarebbe Imbroglio assai. Vedo che Hevelio[4] nel sua Cometografia[5] ne promette una dimostrazione cavata dalla paralasse annua, laquale se si puol osservare sensibilmente bisognara fare quel che ha detto il Padre Fabri[6] ma basti questo.

Ricevei la sua Humanissima del 4 d'Aprile molto dopo la partenza di M[onsieur] Blondel[7] perche non ne trovavo nel fagotto de forastieri come erano avezzi di metterli ma l'havevano messa tra quelle de Italiani. havevo avanti ricevuta la nuova di Francia dell'arrivo del fagotto che m'havevo [sic] fatto la Gratia di mandare ma che il S. Valenti[8] haveva pigliato per il porto del libro di M[onsieur] Petit[9] e della dozina de saponette[10] delle quali m'haveva favorito, ancora un'altra dobla di Spagna,[11] del qual non posso troppo meravigliarmi poiche tutta la roba costa poco piu, e che potrei mandar di qua una cosa simile quando la manderei per la posta quasi per questo prezzo e mandandola per via d'un mercante costarebbe meno d'un scudo. Cosi o bisognara che paghi il porto o si lamentarebbero di me miei amici. Ma come Vostra Signoria non a contribuito niente a questo disordine non doverei trattenerla in queste cose se non fosse il Caso che havesse qualche cosa da mandare in Parigi accioche pigliasse un'altra strada.

Ricevei hieri di Fiorenza il prodromo della dissertationi [sic] de M[onsieur]

Stenone[12] *de solido intra solidum naturaliter contento,*[13] ma non ne ho letto ancora niente. non dubito che non ne habbia mandatole un essemplare come haveva fatto e gia un pezzo a molti qui.

Non ho Imparato niente dopo che son qui che tocchi la medicina o l'Anotomia, e come in un luogo di passo dove mi mancano tutte le commodita fo poca causa. Sapra forse che 'l Sre Borelli[14] stampa l'historia dell'Incendio di Mongibello[15] e che il suo trattato *de fluido*[16] e per comparire quanto prima. mi pare che ne prometteva uno anche il Signore Montanara[17] al quale con la sua licenza bascio humillissimamente le mani. non li ho scritto insino a questa hora non havendo fatto nessune Osservationi se non fosse alcune del Termometro[18] il quale nel piu gran freddo e arrivato a 13 e nel piu gran caldo anch'esposto al sole non ha passato 39. adesso si ferma 'l Giorno a 33 o 34 e la notte a 24 o 25. Se ne havesse uno della medesima misura havrei gusto di sapere dove sarebbe arrivato a Bologna perche qui il caldo non m'ha parso eccessivo ed in Francia mi pare piu grande fuori del sole. Scrivono quest'anno che ha fatto un caldo fiero in Francia et altresi in Inghilterra. La riverisco et ringratiando la resto
Di Vostra Signoria Mio Signore
Roma li 23 Agosto 1669.

> Divotissimo & Obligatissimo Servitore
> ADRIANO AUZOUT

Non mi scrivono niente di Francia del S. Cassini[19] ho solamente inteso che haveva voluto rovinare la piu gran parte dell'Osservatorio del quale haveva dato il dissegno senza havere potuto sapere cosa fosse o perche. se resta in Francia come vedo che si crede qui p[otrà][20] sapere col tempo suoi pensieri.

[From verso of preceding page:] M'haveva promesso il Signore Giacomo Pasi[21] di mandarmi il foglio D. delle prime considerationi del Padre de Angelis.[22] li saro obligato e la riverisco

[Address:] Al Sigre. Mio Sigre. et Padron Colendissimo / Il Sigre. Marcello Malpighi / Bologna

1. For Adrien Auzout, see letter 192 n1.
2. That is, Giovanni Battista Riccioli; see letter 10 n2.
The book of Riccioli's here referred to is his *Apologia . . . pro argumento physico-mathematico contra systema Copernicanum. Adjecto contra illud novo argumento ex reflexo motu gravium decidentium* (Venetiis, 1669). The passages and the figure which Auzout discusses a little farther on in this letter will be found on pages 36-39 and 101-106 of Riccioli's work.
2a. Auzout neglected to fill in the page or pages he was referring to here.
3. That is, Geminiano Montanari; see letter 88 n6.

4. That is, the celebrated German astronomer, Johann Hevelius; see Fischer (1801, I, *483, 484, 487-491, 495, 500*; 1802, II, *138-139, 531, 546*); Delambre (1821, II, *455-495*); Poggendorff (1879, *295, 448-449, 567, 569, 636, 641*); MacPike (1937); *Isis Cumulative Bibliography* (1971, I, *568-569*); *Dictionary of Scientific Biography* (1972, VI, *360-364*).

5. That is, Hevelius's *Cometographia totam naturam cometarum . . . exhibens* (Gedani, 1668). The passage in this work to which Auzout is referring is found on pages 779-780, where Hevelius says that although the motion of the earth is not proved *demonstrative* by an argument he has been discussing based on the "cone-shaped" path of comets, it is in the highest degree probable, and he trusts that in time to come weightier arguments taken from the annual parallax of the earth will come to light, by means of which the motion of the earth will be established not *probabiliter*, but *demonstrative*.

6. That is, Honoré Fabri, Jesuit theologian, physicist, astronomer, and archeologist; see Jöcher (1750, II, *477*); Fischer (1801, I, *301-302, 306-307, 360*; 1802, II, *17-18, 98-99, 149, 206-207, 305*; 1802, III, *153*); Poggendorff (1879, *371-374*); De Backer (1892, III, *511-521*; 1900, IX, *309-310*); Lindemann (1927); *Dictionary of Scientific Biography* (1971, IV, *505-506*).

Auzout assumes, probably correctly, that Fabri is actually the author of the work entitled *Pro sua annotatione in Systema Saturnium Christiani Hugenii adversus eiusdem assertionem*, which was published at Rome in 1661 under the name of Eustachio Divini. In this work the passage to which Auzout refers is found on page 49. Here it is maintained that a demonstration of the motion of the earth had been sought many times but never found, and that if one was ever found (though the author could scarcely believe that this would ever happen), then the Church would not hesitate to declare that the passages in Scripture which establish the immobility of the earth (and which must now be taken literally) were to be understood figuratively. The question of religion which Riccioli (1669, *101-102*) had injected into his work to Auzout's displeasure thus concerned the motion or immobility of the earth. As Riccioli says, Auzout also commented on this in his *Lettre à Monsieur l'Abbé Charles* (1665, *49*).

7. That is, the French mathematician and architect, François Blondel; see Jöcher (1750, I, *1137*); *Biographie universelle* (1854, IV, *451-452*); *Dictionary of Scientific Biography* (1970, II, *200-202*).

8. I cannot identify this Signor Valenti.

9. That is, the mathematician and physicist, Pierre Petit (of Montluçon); see Jöcher (1751, III, *1426-1427*); Fischer (1802, II, *307*; 1802, III, *328-329*; 1803, IV, *629, 631-634*); *Biographie universelle* (XXXII, *589*).

The book of Petit's referred to may well be his *Dissertation sur la nature des comètes* (Paris, 1665), which contains a letter from Auzout to Petit.

10. That is, the soap- or wash-balls for which Bologna was famous; see Adelmann (1966, I, *12* n2).

11. For the dobla (doubloon), see Martinori (1915, *113-115*).

12. That is, Nicolaus Steno; see letter 72 n8.

13. That is, Steno's *De solido intra solidum naturaliter contento dissertationis prodromus* (Florentiae, 1669); see letters 200 n5, 211.

14. That is, Giovanni Alfonso Borelli; see letter 2 n1.

15. That is, Borelli's *Meteorologia Aetnaea, sive historia & meteorologia incendii Aetnaei anni 1669* (Pisis, 1669 [title cited from Mazzuchelli (1762, II, pt. 3, *1712*)]). Another edition, with a slightly altered title, appeared at Reggio di Calabria in 1670.

16. The reference is to Borelli's *De motionibus naturalibus a gravitate pendentibus* (Regio Iulio, 1670); see Adelmann (1966, I, *351* n1).

17. That is, Geminiano Montanari.

18. The thermometer used by Auzout appears to have been one of the Florentine type employed by the Accademia del Cimento, consisting of a hermetically sealed glass bulb

containing alcohol with an attached glass tube graduated into 50 degrees. This form of thermometer, according to the *Saggi* of the Accademia (1666, *vii*; 1841, *14*), "ne' maggiori stridori del nostr'inverno si riduce . . . ordinariamente a 12, e 11 [gradi], e per somma stravaganza un'anno è arrivato a 8, e un'altro a 6. Per lo contrario . . . ne' di piu affannosi, e nelle maggiori vampe della nostra state esposto al Sole in sul mezzo giorno . . . o non passerà, o passerà di poco i 40."

13.5 degrees on this form of thermometer corresponds to the temperature of melting ice; 50, approximately to 55°C.

Cf. Gerland (1885, *11-13*); Caverni (1891, I, *265-298*); *Encyclopaedia Britannica* (ninth ed., XXIII, *288*); W. E. K. Middleton (1966, *27* ff.).

19. That is, Giovanni Domenico Cassini; see letter 3 n3.

20. This gap is due to a tear.

21. This was the Giacomo Pasi who received the doctorate in philosophy and medicine at Bologna on 25 August 1662 and who, after lecturing on logic from 1664 to 1667, lectured on medicine there until 1704, when he was named emeritus. See Mazzetti (1848, *236*); Bronzino (1962, *171*); Adelmann (1966, I, *318*, *648*); Ascanelli (1969, *409-412*).

22. That is, Stefano degli Angeli; see letter 183 n3. The work of his referred to is his *Considerationi sopra la forza di alcune ragioni fisicomattematiche addotte dal M. R. P. Gio. Battista Riccioli . . . nel suo Almagesto nuovo, & Astronomia riformata contro il sistema Copernicano, espresse in due dialoghi* (Venetia, 1667).

207   MALPIGHI TO [FRANCESCO PASSERINI][1]
Bologna, 1 October 1669

Text: FiN, MS(ALS) VIII, 735

Malpighi directs Passerini to open a package when it arrives from James Allestry of London, give one of the little works it contains to Francesco Redi with his greeting, and send the remainder on to him at Bologna. See also Adelmann (1966, I, *350*).

Molto Illustre Sig. e Pron. Osservandissimo

Intendo, che dal Sig. Allestri[2] di Londra sia stato trasmesso una balla di libri, nella quale si trova un fagottino diretto a me,[3] onde capitando prego Vostra Signoria a favorirmi d'aprirlo, e levarne una copia di quei opusculetti, che vi troverà, e consegnarla al Sig. Francesco Redi,[4] riverendolo per mia parte: Il rimanente poi la prego a consegnarlo al Procaccio, inviandomelo a Bologna. Mi scusi di tanta briga, e se posso in qualche maniera servirla, m'honori comandarmi, mentre resto

Bologna primo ottobre 1669

Di Vostra Signoria Molto Illustre

Devotissimo Servitore
MARCELLO MALPIGHI

1. The Florentine bookseller: for other references to him, see letter 205 n2.

2. That is, James Allestry; see letter 196 n27.

3. This was the package containing the six copies of Malpighi's *De bombyce* which Henry Oldenburg had told him were being sent to him; for other references to it, see letter 205 n3.

4. For Francesco Redi, see letter 89 n3.

208 MALPIGHI TO [PASSERINI]¹
Bologna, 8 October 1669

Text: FiN, MS(ALS) VIII, 735

Malpighi agrees that the package of books from England has been delayed; whenever it arrives he will be glad to receive it. He cannot persuade himself that, as Passerini has suggested, his bagatelles deserve a place in the library of His Serene Highness, but he is sending a list and will send copies of those desired. When the package arrives from England, Passerini can remove from it the copy (of *De bombyce*) for Francesco Redi and another for the duke's library. See also Adelmann (1966, I, *350*).

Molto Illustre Sig. e Pron. Osservandissimo

Concorro col parere di Vostra Signoria, che tardi sia per arivare la balla de i libri² d'Inghilterra, non essendo stata spedita per mezo Agosto: qualunque volta però, che giunga, riceverò volontieri l'honore del recapito, come la pregai. Intorno a ciò, che soggiunge con la sua, io non mi posso persuadere che quelle mie bagatelle meritino luoco nella libreria di cottesto Serenissimo,³ pure per servirla invio la notarella, e caso volesse esser servita mandarò le copie, e quando giungerà il fagottino d'Inghilterra potrà oltre la copia del Sig. Redi⁴ Levarne un altra per cottesta libreria, se pure giudicherà che sia a proposito mentre di tutto cuore riverendola resto
Di Vostra Signoria Molto Illustre
Bologna li 8 Ottobre 1669

Devotissimo et Obligatissimo Servitore
MARCELLO MALPIGHI

1. For other references to Francesco Passerini, see letter 205 n2.

2. This package contained six copies of Malpighi's *De bombyce*; for other references to it, see letter 205 n3.

3. That is, Prince Cosimo de' Medici, who succeeded to the grand dukedom in 1670.

4. That is, Francesco Redi (see letter 89 n3); cf. letter 207.

209 CAPUCCI TO MALPIGHI
Cotrone, 8 October 1669

Text: BU, MS(ALS) 2085, X, *64*

Capucci acknowledges the receipt of Malpighi's letter of 7 September. For compiling the account of the natural history of the two provinces of Calabria, Capucci has had recourse to reliable friends; when he has completed it, he will present it to Malpighi, who may select from it what he wishes to transmit to the Royal Society. He wishes Malpighi had not promised the Royal Society so much in his name, but Malpighi's affection for him has made him careless. He has communicated to Giovanni Battista Abbate some of his thoughts about reconciling the opinions of Otto Tachenius and Francesco Redi, and Abbate has warned him not to try. Yet if both men are speaking the truth, finding the reason why this is so would not be inglorious. But he does not wish these trifles to divert Malpighi from his more useful and valuable occupations. He has seen the list of books Malpighi is sending him and is greatly pleased at how much Malpighi has done for him. There is no doubt that the Germans are yielding the palm to the British in inventions, but it is necessary to see what the Germans are dreaming up in their academy. With the last expenses which Malpighi has incurred in his behalf Capucci is now still further in his debt. Through Lionardo di Capoa he will send Malpighi's greetings to Tomasso Cornelio, with whom he himself rarely corresponds. The members of the Accademia degli Investiganti appear to be digging up again the experiments of the Accademia del Cimento, and Cornelio is devoting himself to these physico-mathematical speculations whenever his practice leaves him a breathing space. In a postscript Capucci adds that he has finally received from Messina the package sent to him by Malpighi.

Molto Illustre et Eccellentissimo Sigre. mio Pron. Osservandissimo[1]

Hò le lettere di Vostra Signoria Eccellentissima de' 7 del passato[2] statemi trasmesse dal Sr. Giovanni Alberto Tarino[3] Mercante di libri in Napoli mio caro amico, dà chi sarà anche questa à lei indrizzata, mentre il Sr. Don Giovanni Vincenzo Infusino[4] tuttavia si trattien in Roma. Per compilar il racconto di tutte quelle cose naturali,[5] che si trovano in queste due Provincie, hò havuto ricorso ad amici di lettere, e di buona moralità, perche non affascino festuche, e spighe; Riuscendome come spero, sarà presentato à Vostra Signoria Eccellentissima perche lo crivelli, e facendone cader quello, che, ò non è buono, ò non bisogna, trasmetta à quei SSri.[6] quanto le piacerà. Vedrà Vostra Signoria Eccellentissima una fasciuglieria, per dir cosi, di cose un po' triviali, poiche in queste parti non sono Cave di metalli, sè non che Una di ferro, ancorche gli paesani riferiscano, che vi siano terre metallifere, et un tempo messe in lavoro. Miniere vi sono di sal comune, Nitrarie, e varietà di terre. Onde non correndovi abbondanza di cose peregrine, e stupende, bisognerà riferir quelche veramente ci è, e poi starà ad arbitrio di Vostra Signoria Eccellentissima di riformare, et abolire. E però havrei disiderato, ch'ella non mi havesse impegnato appresso quei SSri. per un gran capitale; mà la candidezza del suo cuore, e 'l buon'affetto, che mi hà, non s'è curata di promettere laureolam in mustaceo,[7] come si dice. Horche comincia à rimettersi la staggione in temperie, si darà mano: che fin hora non s'è potuto far qui altro in folla d'ammalati, che guardarsi la pelle.

Su'l problema della piedra di cobra secondo l'esperienza del Tachenio[8] hò comunicato alcuni pensieri miei à quel valente spirito del Sr. Giovanni Battista Abati[9] discepolo del Sr. Catalano,[10] per accomodar la capra, e i cavoli cioè l'osservazioni del Sr. Redi,[11] e del Sr. Tachenio; mà dà lui sono stato avvertito di non cogliere. Et in fatti sè l'un e l'altro dice il vero, non sarebbe inglorioso il trovarne la raggione come habbi potuto essere. Mà io non penso, nè ardisco occupar Vostra Signoria Eccellentissima in queste cosuccie e disviarla dal più utile e più preggiato lavoro in che stà lodevolmente applicata.

Hò visto la nota di libri che hà designato mandar à Livorno al Sr. Giovanni Battista Oliverio[12] corrispondente del Sr. Francesco Catani[13] in Napoli, e piacceme oltramodo quanto ella hà per me operato, pigliandosi cosi pietosamente à grattar questa mia incurabile rogna.[14] Non hà dubbio, che hora i Tedeschi par che la cedano à gli Brittanni nell'invenzioni, mà pure bisogna veder che vanno fantasticando quegl'altri massimi nella loro Accademia di Curiosi.[15] Mà Vostra Signoria Eccellentissima con quest'ultima spesa fatta per me resta creditore di altri Paoli,[16] quali non potendosele inviar cosi pochi, bisognerà che le recchino con laggià somma altri fastidij. E per Dio, ch'io tremo in ardir tanto appresso Vostra Signoria Eccellentissima à cui non mancano fastidij et impacci; mà che posso fare? Darolle merito co'l farla patire à favor d'un povero curioso confinato in questo estremo d'Italia, e già arrollato nel bianco di suoi divoti. Farò che il Sr. Tomasso Cornelio[17] resti da lei salutato per il mezzo del Sr. Capova,[18] mentre con lui di rado hò commercio di lettere, perche s'infastidisce di facile. Si rivangano (mi pare) nell'Accademia degl'investiganti[19] l'esperienze di quella del Cimento,[20] e 'l Sr. Tomasso[21] è molto applicato à queste specolazioni fisicomatematiche quando respira dalla prattica, con la quale fà anche danari. Sed manum de tabula.[22] Riverisco profondamente Vostra Signoria Eccellentissima e mi le ratifico

Cotrone à 8 di 8bre 1669

Divotissimo et Obligatissimo Servitore
GIO[V]AN[NI] B[ATTIST]A CAPUCCI

Hò ricevuto finalmente dà Messina l'involto mandato da Vostra Signoria per me, e le ne rendo divotissime grazie.

[Address:] Al molto Illustre et Eccellentissimo Sigre. mio Pron. Osservandissimo / Il Sr. Marcello Malpighi Lettore nello Studio / di / Bologna
Franc[o] per Roma

1. A note in another hand (Gaetano Atti's?) follows the salutation: "Qui era la lettera del Auzut sotto i 23 Agosto" (see letter 206).

2. This letter from Malpighi has not been located.

3. For Giovanni Alberto Tarino, see letter 200 n25.

4. For Giovanni Vincenzo Infusino, see letter 171 n1.

5. For other references to the Royal Society's project to compile a universal natural history, see letter 182 n8.

6. That is, to the fellows of the Royal Society.

7. Cf. Cicero, *Ad Att.*, V. 20: "In eodem Amano coepit laureolam in mustaceo quaerere."

8. That is, Otto Tachenius; see letter 177 n8.
For Tachenius's experiments on the "cobra stone," see letter 202.

9. That is, Giovanni Battista Abbate; see letter 160 n10 and cf. letter 202.

10. That is, Domenico Catalano; see letter 46 n3.

11. That is, Francesco Redi; see letter 89 n3. His observations on viper venom were referred to by Capucci in letter 202.

12. That is, Giovanni Battista Olivieri; see letter 191 n19.

13. For Francesco Catani, see letter 191 n19.

14. See letter 202 for another allusion by Capucci to his "itch" for books.

15. That is, the Academia Naturae Curiosorum, founded on New Year's Day, 1652, and still in existence as the Deutsche Akademie der Naturforscher; for its history, see Ornstein (1928, *169-175*) and Stern (1952).

16. See letter 82 n6.

17. For Tomasso Cornelio, see letter 97 n11.

18. That is, Lionardo di Capoa; see letter 166 n1.

19. For the Accademia degli Investiganti of Naples, see letter 202 n16.

20. That is, the Accademia del Cimento; see letter 17 n2.

21. That is, Tomasso Cornelio.

22. Cf. Cicero, *Ad fam.*, VII.25: "Sed heus tu, manum de tabula; magister adest citius, quam putaremus."

210 MALPIGHI TO ANTONIO MAGLIABECHI
Bologna, 15 October 1669

Text: FiN, MS(ALS) VIII, 735

Malpighi would be pleased if Magliabechi should honor him by keeping a copy of his work on the silkworm and placing it in the library of the prince. The few small works he has written, with the exception of his book on touch printed in Messina, were printed in Bologna. See also Del Gaizo (1890, *26*); Adelmann (1966, I, *350*).

Molto Illustre Sigre. e Pron. Osservandissimo

Rendo vive grazie alla cortesia di Vostra Signoria espressami con la sua humanissima,[1] e già che vedo gradirsi, quelle poche mie bagatelle, volentieri

427

goderò, che lei mi honori trattenere una copia dell'historia del verme da seta,[2] che con altre mediante il Sig. Passerini[3] mi viene trasmessa, e questa la riporà nella libreria del Serenissimo Sig. Principe.[4] Quelle poche cosette, che hò publicato, sono stampate in Bologna, fuori che un opusculetto del tatto,[5] che sotto nome di Napoli fù stampato in Messina, mà tutte le copie furono trasmessa[6] quà. Attenderò, se in altro la devo servire, e di tutto cuore riverendola le rassegno con ogni affetto la mia divotione, e resto
Di Vostra Signoria Molto Illustre
Bologna li 15 8bre [16]69

Devotissimo et Obligatissimo Servitore
MARCELLO MALPIGHI

[Address:] Al Molto Illustre Sig. e Pron. Osservandissimo il Sigre. / Antonio Magliabechi. / Firenze

1. This letter from Magliabechi (see letter 60 n6) has not been located.
2. That is, Malpighi's *Dissertatio epistolica de bombyce* (Londini, 1669); the six copies sent by the Royal Society had not yet arrived in Italy. See letter 205 n3.
3. That is, Francesco Passerini, the Florentine bookseller; for other references to him, see letter 205 n2.
4. That is, Prince Cosimo de' Medici; cf. letter 208.
5. That is, Malpighi's *De externo tactus organo* (Neapoli [that is, Messina], 1665).
6. *Trasmessa* for *trasmesse*.

211   MALPIGHI TO PASSERINI[1]
Bologna, 26 October 1669

Text: FiN, MS(ALS) VIII, 735

Malpighi has been informed from England that the package containing his books was sent some time ago on the "Jean and Abigail" and addressed to Passerini. He requests Passerini to send him four copies of Nicolaus Steno's last prodromus. See also Adelmann (1966, I, *350*).

Molto Illustre Sig. e Pron. Osservandissimo
D'Inghilterra m'avisano, che non fù consegnato il fagottino de miei libri al già scritto Mercante, mà bensi al Capitan Morgan sopra la nave Jean, et Abigail,[2] che partì tempo fà e è diretto a Vostra Signoria, e ciò le serva d'aviso. Con questa occasione ardisco pregare Vostra Signoria a favorirmi d'inviarmi quattro copie del Prodromo ultimo del Sig. Stenone,[3] cioè de solido concre-

scente intra solidum, e m'aviserà del costo, che subito le farò capitare il denaro, e di tutto cuore riverendola resto

Di Vostra Signoria Molto Illustre

Bologna li 26 8bre 1669

Affezionatissimo Servitore
MARCELLO MALPIGHI

[Address:] Al Molto Illustre Sig. e Pron. Osservandissimo Il Sig. Francesco / Passerini / Firenze

1. For other references to Francesco Passerini, see letter 205 n2. Cf. letter 208.

2. In his letter of 4 August (no. 205), Oldenburg had told Malpighi that these books (six copies of Malpighi's *De bombyce*) were being carried by "The Royal Defence." They were eventually carried by the "John Noble"; see letter 226. For other references to this package, see letter 205 n3.

3. That is, Nicolaus Steno; see letter 72 n8. The work of his mentioned here is *De solido intra solidum naturaliter contento dissertationis prodromus* (Florentiae, 1669). Cf. letters 200 n5, 206.

212   NICOLAUS STENO[1] TO MALPIGHI
Vienna, 27 October 1669

Text: BU, MS(ALS) 2085, VIII, *36*

Publ.: Steno (1952, I, *212-213*).

Returning from Hungary to Vienna, Steno has found a letter from Malpighi; he is sorry to hear that Malpighi has been suffering from his usual fevers; may God restore him to health, for little can be hoped from the imperfect art of medicine. Malpighi would do him a favor if he sent him an abstract of the rarest observations contained in two books (by Giovanni Alfonso Borelli) which Malpighi had mentioned. Steno's visit to the mines has been satisfactory, largely because he has seen for himself things which are difficult to understand when merely read about. He has seen some things which confirm his opinions regarding changes occurring in the earth, for example, strata of macigno inclined to the horizon, a position in which they could not have been laid down. He has no doubt that the veins of gold, silver, and copper are merely a filling for spaces in the macigno. He hopes to finish his travels during the present autumn. If Malpighi wishes to have Steno do anything for him in Holland, he should continue to address him in care of Signor Druyvenstein. See also Adelmann (1966, I, *350-351*).

Molto Illustre e Eccellentissimo Sigre. mio Pron. Colendissimo

A' 12 d'ottobre tornato dal viaggio d'Ungaria,[2] trovai a Vienna la cortesissima di Vostra Signoria da' 17 di Settembr[e],[3] la quale di molto m'afflige

per sentire in essa i travagli, ch'ella patisce dalle riprese delle sue solite febbri, iddio sia quello, che le rendi una sanità perfetta, già che noi troviamo tanto imperfetta la nostra arte che poco da essa si può sperare. La relazione dell'incendio di Mongibello[4] sara curiosa come anch'il libro del fluido. Vostra Signoria mi fara un favore particolare, se delle più rare osservazioni mi vorrebbe mandare un ristretto. Il mio viaggio per vedere le fodine m'è stato d'assai grand contento non tanto per la novità delle osservazioni, che sono state pochissime, quanto per l'autopsia di quelle cose, che nel leggere gli autori metallici difficilmente si capiscono. V'ho però anco visto qualche cosa in confirmazione delle mie opinioni intorno alle mutazioni fatte nella terra, essendo che ne' medesimi luoghi si trovano suoli di macigno inclinati all'orizonte, che in tal sito naturalmente non possono esser fatti. Nè più mi par dubio, che le vene dell'oro, argento, e rame sieno solamente un ripieno degli spazii fra macigno e macigno, e delle crepature di essi macigni. Io sperava finire il mio pellerinagio coll'autunno presente, ma sono adesso tanto avanzato ne' miei affari, quanto io l'era essendo da Vostra Signoria[5] e, manca poco, ch'io non abandoni ogni pensiero di tornare al paese. Se ella vuole, ch'io le servi à qualche cosa in Olanda, ella continui à inviare le lettere al Sigr. Druijvestein.[6] Bacio le mani a' Sigri. Montanara,[7] Fracassati,[8] Buonfigliolo,[9] e resto di cuore
di Vostra Signoria Eccellentissima
Vienna. 27. Ottobre 1669

devotissimo servitore amico vero
NICCOLÒ STENONE

[Address:] Al Molto Illustre e Eccellentissimo Sigre. / Il Sigr. Dottore Malpighio / Bologna

1. For Nicolaus Steno, see letter 72 n8.

2. For Steno's travels in Hungary, see Plovgaard (1953, *56*); Scherz (1956, *99-101*; 1958, *34-35*; 1964, *84-85*); Bierbaum (1959, *37-38*); Cioni (1962, *84*).

3. This letter from Malpighi has not been located.

4. The reference here is to Giovanni Alfonso Borelli's (see letter 2 n1) *Meteorologia Aetnaea, sive historia & meteorologia incendii Aetnaei anni 1669* (Pisis, 1669 [title from Mazzuchelli (1762, II, pt. 3, *1712*)]; Regio Iulio, 1670), Malpighi apparently having passed on the news he received from Adrien Auzout (letter 206) that this and Borelli's *De fluido* (that is, his *De motionibus naturalibus a gravitate pendentibus* [Regio Iulio, 1670]; see Adelmann [1966, I, *351* n1]) were about to appear.

5. On 9 February 1669, Malpighi recorded in his journal (BU, MS 2085, II, *60*) that Steno was his guest in Bologna and had shared with him the results of his observations. See also Malpighi (1697, I, *47*) and Adelmann (1966, I, *347-348*).

6. That is, Johannes Druyvenstein, identified by Scherz in Steno (1952, I, *213*) as a Venetian bookseller.

7. That is, Geminiano Montanari; see letter 88 n6.

8. That is, Carlo Fracassati; see letter 18 n1.

9. That is, Silvestro Bonfigliuoli; see letter 112 n1.

213   CAPUCCI TO MALPIGHI

Cotrone, 22 November 1669

Text: BU, MS(ALS) 2085, X, *65*

Capucci reports his efforts, and the difficulties he has met with, in attempting to comply with Malpighi's request that he assemble materials for the Royal Society's planned natural history. He would be glad to hear that others, both physicians and literary men of the kingdom of Naples, have responded to Malpighi's request and furnished materials about their provinces. This would really be necessary in order to show the English that Italians do not grudge them this glory and that the desire to restore natural philosophy is not extinct in Italy, where, perhaps, the freedom to philosophize first made its appearance. Capucci speaks next of the package of books which Malpighi is sending him, of the kinds of medical books which he likes, and of the amount he still owes Malpighi for books. He will do all he can to secure the medals Malpighi would like to have. In a postscript he speaks of Borelli's account of the eruption of Mount Etna and of Ottavio Finetti's book in defense of Geminiano Montanari.

Molto Illustre et Eccellentissimo Sigre. mio e Pron. Osservandissimo

Gl'ordini datime dà Vostra Signoria Eccellentissima sopra l'inventario dà farsi delle cose naturali[1] di questi paesi fù dà me ricevuto, et abbracciato con quella prontezza, che io professo alla molta autorità, che lei tien sopra di me, et intorno al fatto son molte settimane, che mi sono applicato in raccogliere quanto si può, e quanto si truova nel recinto di queste due Provincie[2] ultime d'Italia che tanta può essere e non più larga la sfera della mia attività; Mà havendo sin dal principio pensato aiutarme in ciò con qualche peregrinazione attorno, oltre le relazioni commesse à persone di buona fede per quello, che non potrò osservare con proprij occhi; non hò incontrato buona ventura; imperoche in questi mesi autunnali, che sarebbono stati opportuni à viaggiare, mi son trovato inchiodato d'una si mal concia salute, sotto la quale fin hora peno, che nè men fuor di Casa mi è concesso l'uscire dà un mese in quà; e pruovo Sr. Marcello mio, che in me la Vecchiezza accelera il suo corso, e fruttifica quattro, ò cinque anni prima del 60: tanto male è l'esser tagliato, come si dice, in mala luna; Mi son dunque rivolto tutto per questo inverno à gli uffici della penna, e preso in Collega il Sr. Giovanni Battista Abati[3] tanto anche divoto servitore d[i] Vostra Signoria Eccellentissima non si perde tempo

431

in andar ammassando le notizie necessarie. Mà già bisogna pure far rider un puoco Vostra Signoria, contandola con quanti stenti si cavano dà bocca d'alcuni Medici comprovinciali dieci parole per volta, e dà molti di loro niuna, tanto ò perplessi, ò infingardi, ò inetti eglino sono, ò voglion lo essere in un tal niente commessogli; mà la nostra costanza spero, che espugnerà alla fine la loro durezza, e portaremo questa santa opera à fine con l'aiuto di Dio; nè voglio credere, che saremo discari, sè tardi; sentirei poi volontieri, e con gusto, che havessero à cenni di Vostra Signoria Eccellentissima ubidito altri, ò Medici, ò letterati del Regno di Napoli per quelche spetta alle loro Provincie; e sarebbe veramente ciò necessario per far conoscere à quei SSri. Inglesi[4] tanto anelanti all'avanzo delle scienze, che gl'Italiani non invidiano à loro questa gloria, nè in Italia è à fatto, et in tutti è estinto l'appetito di ristorar la filosofia naturale quando in Italia forsi è comparsa prima la libertà di filosofare.

Già l'involto da Vostra Signoria Eccellentissima inviato al Sr. Giovanni Battista Oliverio[5] à Livorno fù dà questo fatto capitar subito al Sr. Francesco Catani[6] gentilhuomo firentino amico, e benefattore di virtuosi, il quale mi scrive dà Napoli tenerlo pronto per chi anderà à chiederlo per mè; sè gl'amici di Napoli, che sono più letterati più curiosi, et assai più richi di mè, mà meno assai larghi in comprar libri, non vorranno sollazzarsene per qualche settimana il vedrò presto quà; nè io mi tengo, che contentissimo dell'opere che contiene secondo la nota dà lei mandatamene, non potendo per mia fortuna trovar chi meglio di Vostra Signoria Eccellentissima intenda il mio genio in questa cosa, et hor che fà grazia di ordinarme, che meglio me ne dichiari, resti servita intendere, che à mè due sorti di libri piacciono di Medicina, ò quelli di mera Empirica, e che contengono osservazioni, et historie, ò quei di doctrina libera, o sciolta. Degl'altri non soglio curar più che tanto, sè non in caso di straordinaria erudizione, ò peregrino argomento. Io confesso poi d'andar ne' miei conti, sè non fallisco, debbitor à Vostra Signoria Eccellentissima fin ad hoggi in paoli[7] quaranta, tanto havendone ella speso per mè oltre gli quindeci scudi rimessigli nell'anno passato. Vi aggiungerò altri sei scudi,[8] e farò che il Sr. Infusino[9] dà Roma ne rimetta costà diece, perche Vostra Signoria Eccellentissima habbia i sei in mano come ricordo in qualche occasione di spendergli.

Dall'inchiesta, che Vostra Signoria Eccellentissima mi fà di medaglie[10] apprendo, e con molto mio gusto, che sia ella restituita al suo genio, et à qualche tranquillità d'animo, nella quale si gode degli studi ameni. Io non sarò mica tiepido in servirla in queste sodisfazzioni. E seben hò tanto di questa robba in rame, che ne potrei mandar decina di libre, con tuttociò non trovandome di presente di quella, che secondo il lume datome in altre sue, è desiderata, metterò spie per tutto, e qualchuna ne capiterà delle buone. Un Arci-

vescovo di Santa Severina[11] ancorche niente intendente di questa materia, ne fà incetta per non sò qual beretta rossa, e nella sua Metropoli me ne hà tolto molte di mano; mà noi non sparagneremo diligenza e spesa se vene bisognerà. S'assicuri dunque il mio Sr. Marcello che io mi ricorderò sempre delle molte obligazioni, che le porto e che non desidero meglior fortuna, che di poterle con l'opere comprobare che sono
Di Vostra Signoria molto Illustre et Eccellentissima
Cotrone à 22 di 9bre 1669
Obligatissimo divotissimo e parzialissimo Servitore
GIO[VANNI] B[ATTIST]A CAPUCCI

Sappiam quì per lume del Sr. Catalano,[12] che essendo stato commesso al Sr. Borelli[13] l'istoria del nuovo incendio d'Etna dalla Società Anglicana, questo dovea gir colà, e scrivere; mà non habbiam nuova d'essersi stampato fin hora; è però credibile ch'un huom tanto fecondo partorisca presto i suoi concetti, godendo ozio, serenità d'animo, e la munificenza del Sr. Don Giacomo Ruffo,[14] che altro vuol dir che mendicar il pane dalla Mendicina ecc.

Il Sr. Giovanni Alberto Tarino[15] libraro in Napoli mio corrispondente et amico mi hà trasmesso il libro del Sr. Finetti[16] in difesa del Sr. Montanari[17] dove trovo notate queste parole—Al Sr. Giovanni Battista Capucci l'Authore: tardi mi son poi chiarito dà conti co'l libraro che questo libro gli sia stato donato à mio conto, et egli non sà dirme nè come nè dà chi. Io non devo, per cognizion che hò della mia debolezza, supporre un'honor cosi grande altro che per isbaglio; e per altro sfuggir vorrei l'intacco d'ingrato, et incivile. Onde supplico Vostra Signoria Eccellentissima ove bisogni, scusarme, obligarme, esibirme, e far tutto per mè.

[Address:] Al molto Illustre et Eccellentissimo Sigre. mio Pron. Osservandissimo / Il Sr. Marcello Malpighi Lettore nello / Studio di / Bologna

1. For references to the Royal Society's plan to compile a universal natural history, see letter 182 n8.
2. That is, Calabria Citeriore and Ulteriore.
3. That is, Giovanni Battista Abbate; see letter 160 n10.
4. That is, the members of the Royal Society.
5. That is, Giovanni Battista Olivieri; see letter 191 n19.
6. For Francesco Catani, see letter 191 n19.
7. For the paolo, see letter 82 n6.
8. For the scudo, see Martinori (1915, 454 ff.).
9. That is, Giovanni Vincenzo Infusino; see letter 171 n1.
10. For other references to Malpighi's interest in medals, see letter 94 n21.

11. That is, Francesco Falabelli (Falabella or Falabello); see Gams (1873, I, *922*) and Eubel *et al.* (1935, IV, *314*).

12. That is, Domenico Catalano; see letter 46 n3.

13. In his letter to Giovanni Alfonso Borelli (see letter 2 n1) of 18 May 1669 (Halliwell [1840, no. 2895]; LoRS, MS O.1.116), Henry Oldenburg had requested Borelli to furnish an account of the eruption of Mount Etna (see also Birch [1756, II, *385*]), which had begun on 8 March and was to continue until 2 July, and in a letter dated 24 July 1669 (in LoRS; Halliwell [1840, no. 345]) Borelli had promised to send such an account (see also Birch [1756, II, *396*]). It was not until 2 November 1671 that Oldenburg reported to the Society the receipt of "A Latin letter of Signor John Alfonso Borelli dated at Messina 10 April, 1671 [printed by Rigaud (1841, I, *165-166*)], accompanied with a present of six copies of his *Historia, & Metereologia Incendii Aetnaei anni 1669*, printed [in] *Regio Julio* in 1670, in 4to, one of these copies to be presented to the body of the society, another to the president, and the rest to be distributed amongst the members of the same" (Birch [1756, II, *486*]). Cf. letters 215, 225, 226.

14. That is, Giacopo Ruffo; see letter 3 n14.

15. For Giovanni Alberto Tarino, see letter 200 n25.

16. The book by Ottavio Finetti referred to here was *Prostasi fisicomatematica; discorso apologetico d' Ottavio Finetti intorno le gare letterarie nate frà . . . Donato Rossetti . . . et . . . Geminiano Montanari . . . nel quale, oltre le repliche à quanto hà stampato il Sig. Rossetti in risposta d'un manuscritto del Sig. Montanari, si risponde eziandio all' Antignome in difesa de Pensieri fisicomatematici del medesimo Sig. Montanari, e vi si inseriscono varie scritture dello stesso circa le medesime materie* (Bologna, 1669). It was, however, actually written by Montanari himself. For an oration by Finetti, see Cinelli Calvoli (1735, II, *320*), and for the controversy between Montanari and Donato Rossetti, see letter 183 n2.

17. That is, Geminiano Montanari; see letter 88 n6.

214   MALPIGHI TO OLDENBURG
Bologna, 29 November 1669[1]

Text: LoRS, MS(ALS) 103, no. 4
Copy: LoRS, Lb, III, *249-250*
Publ.: Atti (1847, *122*); M. Foster (1897, *52*); (with translation) Oldenburg (1969, VI, *319-321*); (in part) G. Ricci (1927, *884*)

Malpighi reports receiving from Giovanni Battista Gornia the diploma which had been entrusted to the latter by the Royal Society. Francesco Passerini has not yet received the copies of *De bombyce* being sent by the Royal Society. As soon as possible, Malpighi will send the package of books he has promised the Society. He is still urging his friends to collect natural phenomena and is endeavoring to avoid attending to domestic affairs and the practice of medicine in order to have time to attend to such matters. But alas! Nature harasses those who love her with a lack of everything, while she heaps everything in abundance upon those who do not even recognize her name. See also Adelmann (1966, I, *351* & nn, *675, 716, 717*).

Eruditissimo, et Praeclarissimo Viro
Domino Henrico Oldemburg Regiae Societatis Anglicanae Secretario
Marcellus Malpighius Salutem.[2]

Redux tandem Florentiam Doctissimus Gornia[3] commissum sibi a Regia
hac Societate diploma[4] mihi transmissit, illudque tuis iunctum litteris[5] ad-
di[c]tissimo animo recepi, quod tantorum Virorum munificentiae pignus
perpetuo apud me stabit. Historiola mea de bombyce,[6] quam luce iampridem
gaudere tuis binis epistolis[7] significasti, nondum adhuc in Domini Passerini[8]
manus devenit. Quamprimum promissum opusculorum fasciculum[9] ad
Dominum Verbeqij[10] dirigam, quem litteras meas tibi, Regiaeque Societati[11]
pro debita gratiarum actione elapsis mensibus datas, reddidisse spero. Adhuc
laboro in solicitandis amicis pro naturae phoenomenorum collectione,[12]
omneque studium, ut domesticae rei negotium, medicamque praxim a me
avertam, adhibeo, quo imperturbabili otio gaudenti pro viribus consimilia
moliri mihi liceat: Sed proh dolor! qui naturam perdite amant, eos cunctarum
rerum inopia fatigat, eos vero, qui nec ipsius nomen olfaciunt, omnium
rerum cumulat affluentia. Felix diu vivas, meque amoris tui favore prosequi
ne desistas, et valeas.
Dabam Bononiae Die 29. Novembris 1669.[13]

[Address:] Eruditissimo, et Praeclarissimo Viro. Domino Henrico / Oldemburg
Regiae Societatis Anglicanae / Secretario / Londini[14]

1. Dated 13 November by Atti (1847, *122*).
2. Here a note in an unidentified hand reads, "(Enter'd LB.3.206.)."
3. That is, Giovanni Battista Gornia; see letter 16 n7.
4. A. R. and M. B. Hall in Oldenburg (1969, VI, *320* n1) remark that Gornia was in
Amsterdam in June and thence went to Paris, where he posted letter 199, retaining the
diploma sent with it. For other references to this diploma, see letter 199 n2.
5. In letter 203 (15 July 1669), Malpighi had already acknowledged Oldenburg's letter
of 25 March 1669 (no. 199).
6. That is, Malpighi's *Dissertatio epistolica de bombyce*; for other references to the package
containing the six copies of it sent to Italy, see letter 205 n3.
7. Letters 199, 205.
8. That is, Francesco Passerini; see letter 205 n2.
9. That is, the package of books which Malpighi spoke of in his letter of 15 July; see letter
203 & n8.
10. Possibly the Thomas Verbecq or Verbeck, a native of Paris, who was naturalized at
London in 1663. See Adelmann (1966, I, *351* n3).
11. Letters 203, 204.
12. That is, for the Royal Society's projected universal natural history; for other references
to this plan, see letter 182 n8.

13. Here a note in an unidentified hand reads, "A Letter, signifying ye receipt of ye Diploma sent to Signr. Malpighi, together wth his care of contributing to the History of nature."

14. Here a note in an unidentified hand reads, "Acc. d. 22 Dec. 1669. Respond. d. 15. jan. 1669." This reply is letter 215.

Printed in Belgium